U0284314

"儿科疾病诊疗规范"丛书

新生儿疾病诊疗规范

第2版

中华医学会儿科学分会 组织编写

人民卫生出版社
·北京·

图书在版编目（CIP）数据

新生儿疾病诊疗规范 / 周文浩，杜立中主编 . —2
版 . —北京：人民卫生出版社，2023.6
ISBN 978-7-117-34443-2

Ⅰ. ①新… Ⅱ. ①周… ②杜… Ⅲ. ①新生儿疾病 –
诊疗 – 规范 Ⅳ. ①R722.1–65

中国国家版本馆 CIP 数据核字（2023）第 022735 号

人卫智网	www.ipmph.com	医学教育、学术、考试、健康，
		购书智慧智能综合服务平台
人卫官网	www.pmph.com	人卫官方资讯发布平台

新生儿疾病诊疗规范
Xinsheng'er Jibing Zhenliao Guifan
第 2 版

主　　编：	周文浩　　杜立中
组织编写：	中华医学会儿科学分会
出版发行：	人民卫生出版社（中继线 010-59780011）
地　　址：	北京市朝阳区潘家园南里 19 号
邮　　编：	100021
E - mail：	pmph @ pmph.com
购书热线：	010-59787592　　010-59787584　　010-65264830
印　　刷：	天津善印科技有限公司
经　　销：	新华书店
开　　本：	889×1194　1/32　　印张：16　　插页：1
字　　数：	445 千字
版　　次：	2016 年 6 月第 1 版　　2023 年 6 月第 2 版
印　　次：	2023 年 6 月第 1 次印刷
标准书号：	ISBN 978-7-117-34443-2
定　　价：	99.00 元

打击盗版举报电话：010-59787491　**E-mail: WQ @ pmph.com**
质量问题联系电话：010-59787234　**E-mail: zhiliang @ pmph.com**
数字融合服务电话：4001118166　**E-mail: zengzhi @ pmph.com**

编写委员会

总 主 编　桂永浩　王天有

副总主编　孙　锟　黄国英　罗小平　母得志　姜玉武

主　　编　周文浩　杜立中

编　　者（按姓氏汉语拼音排序）

陈　超　复旦大学附属儿科医院

程国强　复旦大学附属儿科医院

丁国芳　中国医学科学院北京协和医院

杜立中　浙江大学医学院附属儿童医院

冯　星　苏州大学附属儿童医院

富建华　中国医科大学附属盛京医院

何振娟　上海交通大学医学院附属新华医院

李文斌　华中科技大学同济医学院附属同济医院

梁　琨　昆明医科大学第一附属医院

刘　俐　西安交通大学第一附属医院

马晓路　浙江大学医学院附属儿童医院

母得志　四川大学华西第二医院

施丽萍　浙江大学医学院附属儿童医院

史　源　重庆医科大学附属儿童医院

童笑梅　北京大学第三医院

王　瑾　复旦大学附属儿科医院
谢利娟　上海交通大学医学院附属新华医院
薛辛东　中国医科大学附属盛京医院
严超英　吉林大学白求恩第一医院
余加林　南方科技大学医院
袁天明　浙江大学医学院附属儿童医院
周文浩　复旦大学附属儿科医院
周晓玉　南京医科大学附属儿童医院
朱建幸　上海交通大学医学院附属新华医院
庄思齐　中山大学附属第七医院

编写秘书　王　瑾

序　言

　　第 2 版"儿科疾病诊疗规范"丛书是在深受欢迎的 2016 版基础上，本着高质量、高水平、同质化服务儿科人群的宗旨，由中华医学会儿科学分会率领全国儿科资深专家共同编写。

　　儿童保健和儿科医疗技术的发展日新月异，新理念、新技术、新方法不断涌现，尖端技术和设备不断更新。与此同时，我国有待进一步完善的儿科医疗资源和同质化的医疗质量需要与时俱进、相对统一的行业诊疗规范，并由此规范诊疗行为，缩小和消除不同地域、不同机构和不同医师之间存在的儿科医疗水平和服务效率的差距，提升临床诊治效果和降低诊疗费用。该诊疗规范同时可以作为卫生和健康管理机构培训和评价儿科医师岗位胜任力的宝贵资源。

　　在第 1 版所涉及的儿科临床领域基础上，该版的修订新增了儿童消化系统疾病、神经系统疾病、皮肤病、眼科疾病、罕见病、康复和儿科临床营养支持治疗这 7 个领域的诊疗规范，以及分别扩充了儿童保健和发育行为这两个领域。旨在有利于儿科医师跟踪和应对儿科世界的变化发展、疾病谱的变迁与医疗模式的调整、多维度医疗保健服务模式的建立以及慢性病与慢性病管理等。充分体现了儿科服务对象在行为习惯、社会条件以及环境状况等方面的因素将通过多维度复杂的相互作用对疾病产生影响。该版的修订突出了专业核心能力，并使之与主要实践环节相结合，加入相对成熟的新技术、新方法。在内容丰富的基础上，努力提升系统性、实用性和可读性。为了体现诊治思路且便于快速领会，特别更新突出了诊疗流程图。

使用该套丛书的儿科专业人员,在规范儿科临床服务的同时,可以借此学习儿科以及相关学科国内外新理念、新理论和新技术等新进展。可在一定程度上有助于儿科医疗工作者确定符合客观条件、符合社会需要的日常服务标准及研究方向,有助于选定具有学术意义、学术创新的研究课题,且与国家对儿科临床医学人才的专业素质要求相一致。期待本套丛书成为各级儿科从业人员日常学习和参考的案头工具书,为儿科学科发展起到积极的促进作用!

桂永浩　王天有

2023 年 3 月

前　言

　　《新生儿疾病诊疗规范》第1版已于2016年出版,该书受到了读者的一致好评。随着新生儿医学发展的进步,新的技术和诊疗方法不断涌现,第1版已经不能满足临床需要。

　　第2版在保留上版写作风格的基础上,对内容进行了取舍、整合、优化,使得书的内容更贴近于临床,方便临床医生阅读。与上版比较增加了部分章节,更加突出了临床应用,如新生儿免疫性疾病与预防接种、神经重症监护技术、遗传性疾病、新生儿缺氧缺血性脑病亚低温治疗、体外生命支持技术等。对有较大进展的章节进行了修订,如营养和营养性疾病、呼吸支持技术等。在形式上对流程图进行了规范化,更贴近于临床,从病史、症状、体征、实验室检查、特殊检查,到诊断、鉴别诊断和治疗。

　　新生儿医学进展较快,本书并不能囊括所有的新生儿疾病,在编写过程中可能存在瑕疵,本书出版之际,恳切希望广大读者在阅读过程中不吝赐教,欢迎发送邮件至邮箱renweifuer@pmph.com,或扫描封底二维码,关注"人卫儿科学",对我们的工作予以批评指正,以期再版修订时进一步完善,更好地为大家服务。

　　感谢所有编者付出的努力,没有你们无私奉献,精益求精的精神,就没有该书的完美呈现。

周文浩　杜立中

2023年5月

目　录

第一章　一般监护问题

第一节　新生儿重症监护的场所与设备

自 20 世纪 70 年代初,随着发达国家对危重新生儿救治的重要性不断认识,尤其是持续气道正压通气(continuous positive airway pressure,CPAP)被引入新生儿呼吸窘迫综合征的治疗以来,对围产期和新生儿疾病特点的认识不断提高,逐渐形成和完善了新生儿重症监护治疗病房(neonatal intensive care unit,NICU),并发展为以 NICU 为中心的地区性三级新生儿医疗救护协作系统和转运系统,使新生儿疾病的病死率大大降低。我国 NICU 工作起步于 20 世纪 80 年代早中期,此项工作的开展已使我国新生儿的诊疗技术有了飞速的发展,对降低新生儿及婴儿死亡率做出了重要贡献。NICU 属第三级医疗机构,负责管理各类重危新生儿,特别是极低出生体重儿;除了提供一系列完整的医疗护理外,还能处理围产期新生儿疾病。新生儿重症监护是一门新兴、多学科综合的临床学科。当重危新生儿进入 NICU 时,常伴有多脏器损伤等复杂的专科问题;设立 NICU 后可以集中管理危重症新生儿,以便对其进行密切观察和积极治疗,使其得到最大限度地康复。

【新生儿重症监护的工作场所】

1. **监护室所处位置及分级**　在设置产科的医院,新生儿重危监护中心应尽可能地设在产房附近、且应在同一楼层。NICU 亦可设在儿童医院内,但重危新生儿的产后复苏应在其出生医院及时进行,经稳定后转入儿童医院。根据诊疗难易程度及设备条件,将新生儿病房分为 4 级:①Ⅰ级新生儿病房(Level Ⅰ),又称普通婴儿室;适于健康新生儿;②Ⅱ级新生儿病房(LevelⅡ),又称普通新生儿病房或中间护理区(intermediate care),用于收治胎龄≥32周、出生体重≥1 500g的早产儿,或有疾病但无需循环或呼吸支持的足月儿;③Ⅲ级新生儿病房,即NICU,治疗从Ⅰ、Ⅱ级新生儿病房转运来的危重新生儿;应具有高水平的新生儿急救医务人员及危重新生儿转运系统,一般设立在较大的儿童医院或妇儿医院;④Ⅳ级新生儿病房(又称Ⅲ级+),一般设立在医学院校的教学医院,除了有NICU的基本功能外,还能承担复查先天性心脏病等新生儿外科治疗能力的新生儿中心;Ⅳ级新生儿病房所在医院,儿内科、儿外科、小儿麻醉等亚专科齐全,能承担危重新生儿转运及专科医生规范化培训、继续教育辐射等能力。根据病情,患儿可在不同分级的新生儿病房间转入或转出。

在NICU中,常设1~2个隔离室,主要收治经呼吸道或消化道感染的患儿。有条件的NICU可设小型实验室,以进行血气分析、血电解质、血细胞比容、血糖、血胆红素及尿比重、尿渗透压等测定。同一楼层中还应有医生值班室、医生和护士长工作室、示教室、家属接待室、喂奶间、休息室及储藏室等。如有条件可安排1~2间母婴同室病房,用于极低出生体重儿出院前家长对新生儿护理的适应过渡。近年来,家庭参与式护理(family integrated care,FICare)作为一种新型的NICU护理模式,由家长参与护理,对新生儿已显示出较明显的益处。因此,有条件的NICU,可设置更多的单间母婴同室病房,便于家庭参与式护理的实施。由于NICU的诊治仪器较多,如床边超声仪、移动式X线机等所占空间较多,以及常用设备如保暖箱、人工呼吸机等,都必须周期性消毒、清洁和存放,上述仪器设备存放空间也应该考虑和安排。

2. NICU病室安排 NICU床位数由所服务地区人口的多少,医院的人员及技术条件、地区医疗经济条件、所属地区医院转运量而定,在很大程度上亦决定于当地低出生体重儿的发生率、当地三级医疗中心及相应的转运系统是否发挥作用。目前,在三级医院(主要指儿童医院)的NICU中,≥Ⅲ级新生儿病房总床位数为20~30张,常配有整套的监护及治疗(主要是呼吸治疗和神经重症)的救治单元。为了抢救及护理方便,便于大型检查仪器进入床边检查,可将 NICU 设计在一个独立的大房间内,每个抢救床位占用面积约需 $(8\sim10)m^2$。但上述设置仅考虑了医疗的方便。近年来,NICU 的设置理念有了较大的变化,强调将 NICU 床单位设置为 1 人单间或每间仅 2~4 名患儿的范围,便于开展家庭参与式护理,同时最大限度地降低院内获得性感染的机会,提高医疗和护理质量。

抢救单位应提供生命信息监护与生命支持系统两大部分。基本设备为辐射保暖床或保暖箱、心率呼吸监护仪、经皮血氧监护仪、吸引器、氧监测仪、复苏皮囊,以及各种型号面罩、输液泵和人工呼吸机等。每个抢救床旁需有一个治疗柜,柜内定点定位存放患儿所需各种医护用品,如各种型号针筒、取血针头、胶布、衣物、尿布、消毒棉棒、碘酒、酒精、输液泵等。治疗柜的设置有利于节省护士往返取物所需时间,专柜专人应用可避免交叉感染。

NICU 床单位的呼吸治疗及相关设施应在病房设计时充分考虑,安排位置,相应的抢救单元应有氧气源 2~3 个、压缩空气源 2 个及负压吸引源 2 个。压缩空气及氧气源的压力应符合人工呼吸机使用的要求。病室中心应有大工作台,工作台附近应设有数个脚踏或感应式洗涤槽供洗手用。应设有患儿洗澡用具,存放奶及药物的冰箱。病室内有电话机、对讲系统及计算机系统。病室入口处应设有放置隔离衣柜,衣架及脚踏洗手设备以便工作人员入室时更换衣服及洗手用。为避免空气传播疾病,病室内最好装有空气调节器;新建病房如设置层流空气装置,可减少因空气污染所致的院内感染。

3. 场所的消毒隔离 NICU 中集中了较多的极低出生体重儿,其免疫功能低下,且因进行某些有创监护及呼吸机治疗,故感染机会增加。必须有健全的消毒隔离制度,控制感染措施包括以下几方面。

(1)工作人员的消毒措施:NICU 工作人员必须无传染性疾病,凡患有呼吸道、胃肠道、皮肤等可传染性疾病时应暂时调离病房,病原菌携带者必须 2 次细菌培养阴性后才能回病房工作。工作人员应自觉遵守各项消毒制度,入室前应洗手、更衣、换鞋(或穿上鞋套)。洗手时应将手表、戒指取下。手的消毒为主要环节,先用肥皂刷 2~3 分钟,最好洗至双手肘部,再用自来水冲洗干净后以一次性消毒纸巾擦干或用电烤手器烤干。此外,护理每一患者前、双手处理过任何引流物(痰、伤口、胃肠、胸腔引流物、粪便等)或接触过污染的器材、敷料、尿布、导管后,均需重新彻底洗手,再用消毒剂喷洒双手;推荐工作人员在 NICU 穿专用的短袖洗手衣。在各项措施中,接触患者前及检查每个患者之间洗手是公认的最有效的预防感染方法。在紧急抢救患者时,如不能及时洗手,推荐采用消毒剂喷洒双手的方法,也能取得较好的效果。患者家属进入 NICU 探望患儿或行家庭参与式护理时,必须穿隔离衣、换鞋,接触婴儿前必须洗手,然后用消毒剂喷洒双手。

(2) 环境消毒:NICU 应保持室内空气流通,当无层流设施时室内需每天通风换气。NICU 区内的清洁工作应按下列次序进行,即NICU—中间护理室—隔离室—走廊。病区内有清洁区(病室、治疗室、办公室、值班室、洗澡室、配奶室)与污染区(污物间、厕所)之分。确诊或疑似呼吸道和肠道等传染性疾病须送入隔离室。地面、水槽、病床、暖箱、门窗、共用桌面均应定期消毒。

【新生儿重症监护的特点】

1. 较强的人员配置 除了训练有素的医护人员对患者直接观察监护外,尚需配有各种先进监护装置,用系列电子设备仪器对患儿生命体征、体内生化状态、血氧、二氧化碳等进行持续或系统地监护,并集中了现代化精密治疗仪器以便采取及时相应的治疗措施,对患者全身各脏器功能进行特别的护理,尽快使患者转危为安或防止突然死亡。

医疗工作应由各级训练有素的专职医护人员承担,技术过硬、职责分明,有独立抢救应急能力,责任心强。此外,还需各类小儿专科如麻醉科、小儿外科、放射科、心血管科专家及呼吸治疗师等参与工作。

2. 精良的医疗设备 NICU 精密仪器集中,能最有效地利用人力、物力,以便于保养、维修、延长机器使用期限。设有 NICU 的三级医院常有较强的生物医学工程(biomedical engineering,BME)人员配备,使各种仪器得到及时、有效地维修和预防性保养(preventive maintenance)。

3. 具有对危重新生儿的转运能力 人口稠密地区建立的区域性NICU,既承担了危重新生儿的转运、接收工作;还对所属地区Ⅰ、Ⅱ级医院进行业务指导及培训教育,负责协调所属地区围产期产、儿科及护理会诊工作,保持与高危产妇集中的产科单位密切联系,以便直接参加产房内高危儿的抢救复苏工作,并将其转入NICU。

4. 进行规范化培训和继续教育的能力 NICU应向基层普及新生儿救治技术,并作为新生儿专科医生培训的重要场所。NICU专业医师还应进行跨学科技术、理论研究,以推动新生儿急诊医学的发展;能开展围产期及新生儿理论实践进展的各种形式的继续教育学习班。目前,各地有省级继续教育学习班及国家级继续教育学习班可供选择,此类学习班常将理论授课与实际操作相结合,同时介绍国内外最新进展,在很大程度上促进了我国新生儿学科的发展。

【新生儿重症监护的人员配备和职责分工】

NICU中均为危重患儿,病情变化快,需进行持续观察,加上较多仪器设备,治疗复杂,所需人力、物力比一般病房多。目前,很多单位将NICU作为年轻医师的培养基地,这些医师在NICU的轮转相对比较频繁,但医师和护士应相对固定,必须为一支业务水平高、全心全意为患儿服务的医护队伍,尤其是三级医疗单位NICU的骨干人员更应有特殊专长和主攻方向。一般认为NICU中护士与患儿之比为(2~3):1,而在国外发达国家,该比例可能更高,最理想的是一位护士护理最多不超过2名NICU患儿。但是,由于国内医疗人力资源的限制,护理人员的配备比例常不能达到发达国家的水平。在恢复期患者的中间护理区每位护士可护理恢复期患儿4~5人。根据我国目前的条件,NICU及中间护理区合计医师与患者的比例为1:(2~3),NICU应配备固定的医师及护士,设病房主任一人,多由新生儿内科专家主任医师或副主任医师担任,应有固定的主治医师或高年资住院医师1名,年轻住院医师可采取6个月至1年的轮转。应固定护士长1名,下设副护士长1名。监护病房中固定的医师除具备广泛扎实的儿科基础知识外,还需对新生儿临床工作有丰富的经验,并经过专业培训能独立处理各种重危急诊情况。在NICU工作比较实际操作能力的培养,如熟练掌握复苏技术,气管插管的指征及技术,熟练应用人工呼吸机,各类氧气治疗,能进行胸腔闭式引流操作,经皮放置周围动、静脉插管,进行脐动、静脉插管及换血术,经外周静脉穿刺的中心静脉导管(peripherally inserted central venous catheter,PICC),能进行脑室、膀胱穿刺及电除颤术等。能使用各种监护仪,能正确分析血气、电解质、酸碱失衡结果及阅读心电图及 X 线片等。此外,由于工作性质的原因,常有夜班、外出转运患者等任务,对工作人员的身体素质要求也相对较高。

【新生儿重症监护的设备和仪器配置】

近年来随着电子技术的发展,NICU 监护设施的种类及功能有了较大的发展,使新生儿的监护更精确、可靠,治疗更为有效和合理。NICU 中常用的电子监护设备及抢救治疗设备如下:

1. 生命体征监护

(1) 心率呼吸监护仪:是 NICU 最基本的监护设备。通过连接胸前或肢体导联,监护及显示心率、心电波形。根据心电波形尚可粗略观察心律失常的类型。通过胸部阻抗随呼吸变化原理监测及显示呼吸次数(需用胸前导联)。该仪器一般可设置心率、呼吸频率过快或过慢报警,并具有呼吸暂停报警功能。所有危重患者都要持续进行心电及呼吸监护。心电监护能发现心动过速、过缓、心搏骤停及心律失常等,但不能将荧光屏上显示的心电波形作为分析心律失常及心肌缺血性损害的标准;监护仪具有显示屏,可调节每次心跳发出声音的大小和心率高/低报警。通过心电监护可测知心率、查看心电波形,并和患儿的脉搏比较可分辨出报警系患儿本身心动过缓、过速或由于伪差(artifact)(如导联松脱)所致。胸前导联传感器由三个皮肤生物电位电极组成。NICU 多采用左-右胸电极加右腋中线胸腹联合处导联电极。左-右胸前或左胸前-右腋中线胸腹联合处常是呼吸信号的采集点,两处不宜靠得太近,以免影响呼吸信号质量。心率呼吸监护仪使用前需先将导电糊涂在干电极上,打开电源,调好声频信号至可清楚听到心搏,并将心电波形调至合适大小,设置高、低报警值(常分别设置为 160 次/min 和 90 次/min)。应用时电极位置必须正确,导联电极必须粘贴于皮肤使之不松脱。当需要了解过去一段时间内心率变化时,可按趋向键,此时屏幕会显示2、4、8、24小时等时间内心率快慢变化趋向图形,部分监护仪可储存心律失常波形,供跟踪分析。

目前,功能复杂的心率呼吸监护仪常采用多个插件,可监测体温、心率、呼吸、血压、血氧饱和度、呼出气二氧化碳等。

(2) 呼吸监护仪:一般监护呼吸频率、节律、呼吸幅度、呼吸暂停等。常用呼吸运动监护仪监测呼吸频率及呼吸暂停,其原理为通过阻抗法监测呼吸运动,与心电监护电极相连,从呼吸时胸腔阻抗的周期性变化测定呼吸间隔并计算出呼吸频率,再将信号传送至显示器分别显示呼吸幅度、节律,并以数字显示瞬间内每分钟呼吸次数。应用时必需设置呼吸暂停报警时间,一般设置为15~20秒。

(3) 血压监护:可采用无创或有创方法进行。目前多采用电子血压计,可同时监测脉率及血压(包括收缩压、舒张压、平均动脉压)。电子血压计配有特制大小不等的袖带,以适合足月儿或早产儿。新生儿袖带宽度应为肩至肘关节长的2/3。压力袖带包绕臂或大腿时袖带上的箭头要正对脉搏搏动处。根据病情需要可设定时测量,亦可随时按压起始键进行测量。仪器能设置收缩压、舒张压、平均动脉压及心率的报警值。测量时血压计上显示的心率应与心电监护仪上显示的心率相符,当患者灌注不良处于休克、收缩压与舒张压之差小时,只能显示平均动脉压而不显示收缩压及舒张压。当使用不当或患者灌注不良时,仪器可显示相应的提示信息,以便做出调整进行重新测定。

有创血压监测:该测压方法是将测压管直接置于被测量的系统内,如桡动脉。由监护仪中的中心处理系统、显示器、压力传感器及测压管组成。通过测压管,将被测系统(如动脉)的流体静压力传递至压力传感器,最终显示压力波形及收缩压、舒张压、平均动脉压读数。使用时应设定收缩压、舒张压、平均动脉压和心率的报警范围;系统连接后应进行压力零点校正再行测量。通过该方法测定的压力较为可靠,适用于四肢明显水肿、休克等不能进行无创血压测定的新生儿。通过波形的显示可较直观、实时地反映压力的变化趋势,是危重新生儿抢救时重要的监测手段之一。新生儿在脐动脉插管的情况下,采用直接测压法比较方便,也可用桡动脉。直接持续测压法的主要缺点是其具有创伤性,增加了出血、感染等机会。为保证血压及中心静脉压测定读数的准确性,应注意将压力传感器置于心脏水平位,传感器与测压装置的穹窿顶盖间无空气泡,导管通路必需通畅无气泡及血凝块。

(4) 体温监测:可测定皮肤、腋下、直肠、食管及鼓膜温度。临床最常用的是直肠或腋下体温。在新生儿缺氧缺血性脑病进行亚低温头部选择性降温治疗时常用食管或直肠温度作为核心体温。

2. 氧合或通气状态的评估

(1) 氧浓度分析仪:可测定吸入氧浓度,读数范围为21%~100%。测量时将探头置于头罩、呼吸机管道内以了解空氧混合器实际吸入的氧浓度,指导治疗。

(2) 经皮氧分压测定仪和经皮二氧化碳分压测定仪:经皮血氧监护仪传感器由银制阳极、铂制阴极(clark 电极),以及热敏电阻和加热器组成。传感器上需盖有电解质液和透过膜,加热皮肤表面(常为41~43℃),使传感器下毛细血管内血液动脉化,血液中的氧气自皮肤透过后经膜在传感器发生反应产生电流,经处理后显示氧分压读数。应用时传感器应放置在患儿体表,既避开大血管又有良好的毛细血管网的部位,如上胸部、腹部。不要贴于活动肢体,以免影响测定结果。该法为无创伤性,能持续监测、指导氧疗。

经皮二氧化碳分压监护仪由 pH 敏感的玻璃电极和银/氧化银电极组成。利用加热皮肤表面传感器(常为 41~43℃),使二氧化碳自皮肤透过后经膜在传感器发生反应,经处理后显示二氧化碳分压数,进行连续监测。

经皮氧及二氧化碳分压监护仪的特点是能直接、实时反映血氧或二氧化碳分压水平,减少动脉血气分析的采血次数,指导氧疗;在新生儿持续性肺动脉高压的鉴别诊断时,采用不同部位(上下肢)的经皮氧分压差,可评估动脉导管水平的右向左分流。其缺点是检测探头每 3~4 小时需更换一次位置,以免皮肤烫伤;使用前及每次更换探头时,必须进行氧及二氧化碳分压校正。目前,已有将经皮氧分压和经皮二氧化碳分压测定制成同一探头,同时相应校正的自动化程度也有提高,便于使用。

(3)脉率及脉搏血氧饱和度仪:该仪器的出现极大地方便了新生儿,尤其是对极低出生体重儿的监护,使临床取血检查的次数大为减少,既降低了医源性失血、感染等发生机会,又能同时测定脉率及血氧饱和度,无创伤性,并能精确反映体内氧合状态。常用传感器的种类有指套式、夹子式及扁平式等,可置于新生儿手的拇指、脚的踇趾等位置,检测仪显示脉冲光柱或搏动波形,显示血氧饱和度(SaO_2)值,同时显示脉率数。使用时必须将传感器上光源极与感光极相对,切勿压绕过紧,开机后设好上下限报警值后仪器即显示脉率与 SaO_2 值。应用该仪器者应正确掌握氧分压、氧饱和度与氧离曲线的关系;各种影响氧离曲线的因素,如胎儿或成人型血红蛋白、血 pH、二氧化碳分压等都会影响特定氧分压下的血氧饱和度。在较高的血氧分压时,氧离曲线变为平坦,此时因氧分压变化而致 SaO_2 变化较小,故该仪器不适合高氧分压时的监护;当组织灌注不良时,测得的 SaO_2 值常偏低或仪器不能捕捉到信号;当婴儿肢体过度活动时显示的 SaO_2 及心率常因干扰而不正确,故观察 SaO_2 读数应在安静状态下,当心率与心电监护仪所显示心率基本一致时取值。极低出生体重儿氧疗时应将 SaO_2 维持为 90%~95%,此时的氧分压值为 55~70mmHg,可减少早产儿视网膜病的发生机会,同时避免低氧。

3. 中心静脉压监测 中心静脉压(central venous pressure,CVP)与右心室前负荷、静脉血容量及右心室功能等有关。将导管自脐静脉插入至下腔静脉后,血管导管与传感器相连,再按有创动脉测压步骤操作,即能显示中心静脉压。中心静脉压检测用于休克患者,以便根据中心静脉压进行补液指导。

4. 创伤性颅内压监测 目的是了解颅内出血、脑水肿、脑积水、机械通气时颅内压的急性变化及其对治疗的反应,以便及时处理。新生儿及小婴儿在前囟门未闭时可将传感器置于前囟作无创伤性颅内压力监测。测定时婴儿取平卧位,保持头与床呈水平位,略加固定,剃去前囟部位头发,将传感器贴于前囟即能测得颅内压读数。

5. 监护仪的中央工作站　将多个床边监护仪连接于中央监护台,在护士站集中反映各监护床单位的患者信息,包括心率、呼吸、血压、氧饱和度、体温等,这在成人 ICU 中已普遍应用,近年来部分 NICU 也采用了该技术。但应强调的是,在新生儿重症监护治疗病房中,床边监护和直接观察更为重要,而中心监护系统的作用意义较小。

6. 体液及生化监护　如血细胞比容、血糖、血清电解质、血胆红素、渗透压及血气分析等可在 NICU 中完成。

7. 其他监护室常用设备

(1)床边 X 线机:为呼吸治疗时不可缺少的设备,对了解心、肺及腹部病情,确定气管插管和其他置管的位置,了解相关并发症,评估疗效等都有很好的作用。

(2)透光灯:常由光源及光导纤维组成,属于冷光源。主要用于诊断的照明,如气胸时通过胸部透视可发现光的散射,进行床边的无创性诊断;也可用于桡动脉穿刺的照射,以寻找桡动脉,引导穿刺。

(3)电子磅秤:用于体重的精确测定,也用于尿布的称重以评估尿量。

(4)食管 pH 监护仪:用于胃食管反流、呕吐及呼吸暂停的鉴别诊断。

(5)床边超声诊断仪:NICU 新生儿常因病情危重或人工呼吸机应用,需进行床边超声检查,以明确先天性畸形、颅内出血、胸腹脏器变化、呼吸窘迫综合征(respiratory distress syndrome,RDS)和新生儿湿肺等病情动态变化;通过多普勒方法还可以了解血流动力学改变,脏器血流及肺动脉压力等以指导治疗。由于新生儿的体表较薄,采用超声仪的探头频率宜高,如 5~7MHz,以提高影像的分辨率。

(6)肺力学监护:常用于呼吸机治疗时的监测。以双相流速压力传感器连接于呼吸机管道近患者端进行持续监测气体流速、气道压力,通过电子计算机显示肺顺应性、潮气量、气道阻力、每分通气量、无效腔气量、并描绘出压力容量曲线。通过肺力学监测可更准确地指导呼吸机参数的调节,减少肺部并发症的发生。

(7)呼气末二氧化碳监测仪:常结合人工呼吸应用,以监测患儿的通气状态。

（8）一氧化氮吸入气体递送装置及一氧化氮浓度测定仪（详见第二章第九节"新生儿持续性肺动脉高压"）。

【新生儿重症监护常用的治疗设备】

NICU 配备具有伺服系统的辐射加温床、保暖箱；静脉输液泵；蓝光治疗设备；氧源、空气源、空气、氧气混合器；塑料头罩；胸腔闭式引流器及负压吸引装置；转运床；变温毯；喉镜片（00 号、0 号）；抢救复苏设备；复苏皮囊（带面罩）；除颤器等。持续气道正压通气装置、人工呼吸机、连续性肾脏替代治疗（continuous renal replacement therapy，CRRT）、体外膜氧合器（extracorporeal membrane oxygenation，ECMO）等将在相应章节中介绍。

常用的消耗品有鼻导管，可供不同吸入氧浓度的塑料面罩，气管内插管（新生儿用插管内径为 2.5mm、3mm、3.5mm、4mm）。各种插管，周围动、静脉内插入管；脐动、静脉插管（分 3.5F、5F、8F）；喂养管（分 5F、8F）；各种型号吸痰管等。

（杜立中）

参考文献

1. WANDA DENISEBARFIELD，LU-ANN PAPILE，JILL E. BALEY，et al. Levels of Neonatal Care. Pediatrics，2012，130（3）：587-597.

2. O'CALLAGHAN N，DEE A，PHILIP RK. Evidence-based design for neonatal units：a systematic review. Matern Health Neonatol Perinatol，2019，5：6.

3. 杜立中，薛辛东，陈超. 我国新生儿医学的发展历程. 中华儿科杂志，2015，53（5）：321-323.

4. HEI M，GAO X，LI Y，et al. Family integrated care for preterm infants in China：A cluster randomized controlled Trial. J Pediatr，2021，228：36-43. e2.

5. MURKOVIĆ I，STEINBERG MD，MURKOVIĆ B. Sensors in neonatal monitoring：current practice and future trends. Technol Health Care，2003，11（6）：399-412.

第二节 心肺复苏

《新生儿复苏诊疗规范》融汇了美国心脏协会和美国儿科学会《新生儿复苏教程》(第 6 版)(2012 年)、2010 年《美国心脏协会心肺复苏和心血管急救护理指南》、2012 年美国《新生儿护理手册》(第 7 版)等相关内容,主要应用于产房复苏,也推荐用于出生后前几周新生儿病房的复苏。

【复苏前准备】

约 10% 的新生儿出生时需要一些辅助才能开始呼吸,进一步的复苏如气管插管、胸外按压和/或用药者 <1%,但因新生儿出生数目巨大,复苏者并不少见,故提前估计是保证出生时充分复苏准备的关键。

1. **了解复苏的高危因素** 多数情况下,可通过识别分娩前和分娩时的高危因素预测新生儿复苏需求。

(1) 胎儿状态不佳的征象:①急性围产期病史(如胎盘早剥、脐带脱垂、胎位异常、测试头皮 pH≤7.20)。②胎动减少,生长减慢或多普勒超声脐血管血流异常。③胎心监护出现晚期减速、变异减速或心动过缓等。

(2) 胎儿疾病或潜在严重疾病的征象:①羊水胎粪污染和其他可能危及胎儿的迹象。②早产儿(<37 周)、过期产儿(>42 周)、低出生体重儿(<2 500g)或巨大儿(>4 000g)。③产前诊断先天畸形。④胎儿水肿。

(3) 分娩时的征象:①明显阴道出血。②胎位异常。③不正常分娩或产程延长。④难产。

2. **人员要求** 新生儿出生时,必须有至少一名熟练掌握初步复苏技能的医务人员在场专门负责新生儿。如有更进一步的需要,还应有掌握全套复苏技术的人员参加,建立复苏小组,明确分工,互相协作。

3. **必要的设备和器械**

(1) 远红外辐射保暖台应在分娩前打开并检查。

（2）空氧混合器（在 21%~100% 可调），可调的流量计和足够长的管子，加热和加湿器。

（3）脉搏血氧仪应为专门用于新生儿的探头，可以读取 1~2 分钟甚至更短时间内的数据。生后立即用于监测氧饱和度和心率。

（4）具有可调安全阀的自动充气式气囊或气流充气式气囊。适合新生儿的大小（150~250ml），且可提供 100% 氧气，最好配有 T-组合复苏器。

（5）合适的面罩。

（6）吸引管或洗耳球、吸引器。

（7）适合新生儿或早产儿大小的听诊器。

（8）有条件可配置呼气末二氧化碳指示器确认插管后导管的位置。

（9）复苏急救箱或车。内置物品包括：①带有 0 号和 1 号镜片的喉镜及备用电池；②气管导管（ET 管）内径 2.5~4.0mm，每种两个，最好配有金属芯；③药物：包括肾上腺素（1:10 000）、生理盐水、碳酸氢钠和纳洛酮；④3.5F 和 5F 的脐血管插管、托盘或包；⑤注射器（1ml、5ml、10ml 和 20ml）、针（标准尺寸 18~25G）和 T 连接器；⑥8 号胃管、剪刀、手套。

4. 仪器准备

（1）确保辐射保暖床电源已开启并预热，备有干燥、温暖的毛巾或毯子。

（2）有充分的氧气源，最好配置空氧混合器。

（3）调节氧浓度至所需的初始水平。

（4）确保喉镜灯亮，并备有合适的镜片。按照新生儿预计出生体重准备适当的气管导管（足月新生儿 3.5mm，更大者用 4.0mm，>1 250g 的早产儿用 3mm，更小者用 2.5mm）。导管至少长 13cm。

（5）如临床情况需要，进一步复苏时采取以下方式：①建立静脉通道，有条件者脐血管插管。②准备 1:10 000 的肾上腺素和生理盐水并备于注射器内。③检查其他必备的药物是否已备齐并随时可用。

5. 一般预防措施　在产房接触血液或其他体液是不可避免的，

一般的预防措施包括戴医用帽子,戴护目镜或眼镜、手套,穿防渗袍,直到新生儿包裹好。

【分娩时处理】

接生人员应了解产妇出血程度和突发问题,如脐带绕颈或羊水胎粪污染情况、麻醉的类型和持续时间等。

1. 出生后立即对新生儿进行评估,确定是否需要复苏

快速评估:出生后立即评估4项基本指标:①羊水性状? ②是否有哭声或呼吸? ③肌张力是否正常? ④是否足月儿? 如以上任何一项为"否",则进行以下初步复苏。

2. 初步复苏

(1)保暖:将新生儿放在远红外辐射保暖床上(温度为32~35℃),或采用其他因地制宜的保暖方法。极低出生体重可能需要额外的保温技术,包括产房温度预热至26℃,用保鲜膜覆盖婴儿或使用发热的床垫。联合使用时应避免温度过高。

(2)摆正体位,清理气道(A):将新生儿仰卧或侧卧,颈部轻度仰伸,摆成"鼻吸气"体位,使咽后壁、喉和气管成一直线以开放气道。如有明显的分泌物或需要正压通气时,用吸管或吸球先口咽后鼻,清理口腔、咽喉和鼻腔(避免深部吸引导管刺激咽部引起的喉痉挛和迷走神经源性心动过缓,以及延迟自主呼吸的建立),吸引时间应<10秒,吸引器的负压不超过100mmHg(13.3kPa)。

羊水胎粪污染时的处理:需迅速评估新生儿有无活力。有活力为:①呼吸有力;②心率>100次/min;③肌张力好(具备1条即可)。反之为无活力。

有羊水胎粪污染且新生儿无活力,目前国内仍主张进行气管插管吸引胎粪:①全身娩出后插入喉镜,通过接合器(国内称胎粪吸引管)连接ET导管与吸引管,吸出胎粪;②边拔导管边吸引;③3~5秒完成,如有必要可重复操作;④供氧,监测心率。

(3)擦干新生儿全身及刺激呼吸:温柔擦干全身并拿走湿毛巾,不需擦净所有血液或皮脂,避免剧烈地摩擦,重新摆正体位。用手拍打或手指弹患儿的足底或快速摩擦背部以诱发自主呼吸。

3. **评估呼吸、心率**　在保暖、擦干、摆正体位和口咽部吸痰后，即初步复苏 30 秒，需评估呼吸和心率。首先，评估是否有自主呼吸；其次，评估心率是否 >100 次/min；最后，评估氧饱和度是否合适。如三种特征中有任何一项不正常，应立即采取措施矫正，同时避免过度干预。

4. **评估结果和措施**

（1）自主呼吸建立，心率 >100 次/min，肤色渐转红，无呼吸困难。90% 的足月新生儿属于此种情况，最初几分钟氧饱和度在参考水平范围或更高。生后不需要母婴分离。

如果两次触觉刺激尝试后，婴儿仍无呼吸，则应考虑为继发性呼吸暂停，需要进行呼吸支持。此时更强、更长的刺激或其他刺激无用，则有潜在的危害。

（2）自主呼吸建立，心率 >100 次/min，但新生儿呼吸困难或持续中心性发绀，提示血氧饱和度不足，可按原发性呼吸暂停处理。先清理气道、监测 SpO_2，可常压给氧或经鼻持续气道正压通气（nasal continuous positive airway pressure，NCPAP），特别是早产儿。

①常压给氧：可用吸氧导管、氧气面罩和气流充气式气囊。流量约 5L/min，从距离面部口鼻上方垂直距离约 1.25cm 处开始，如氧饱和度升高，达到并保持目标值，逐渐加大给氧导管口与面部的距离，以减低吸氧浓度，最后停氧。如给氧时间超过数分钟，氧气需加温湿化。

②NCPAP：可通过气流充气式气囊或 T-组合复苏器早期进行 NCPAP，主要针对有自主呼吸，出现呼吸窘迫症状的早产儿。应特殊考虑呼气末正压通气（positive end-expiratory pressure，PEEP）的作用，常用 $5cmH_2O$，在复苏过程中或复苏后给予持续气道正压给氧。

（3）触觉刺激后，无自主呼吸或有喘息样呼吸，心率 <100 次/min。表明此状况属于继发性呼吸暂停，需要气囊-面罩正压通气（B），同时监测经皮动脉血氧饱和度。

1）将 150ml 的气囊连接空氧混合器（初始浓度由胎龄决定），氧流速 5~8L/min，同时连接合适大小的面罩。面罩应覆盖下颌和鼻，勿遮盖眼睛。摆正新生儿头部位置，颈部轻度仰伸，正压通气。

2）婴儿肺正常的情况下，最初的通气压力一般不超过15~20cmH$_2$O。若有明确或可疑引起肺顺应性降低的疾病（如呼吸窘迫综合征、肺发育不良或腹水等），可能需要 >20cmH$_2$O 的持续吸气压力，足月儿可达 30~40cmH$_2$O。大多数呼吸暂停早产儿可用20~25cmH$_2$O 压力。如早产儿心率未迅速改善或未见胸廓起伏，则需更高的压力。若压力足够且无机械阻塞，仍无有效通气表现，则应考虑气管插管。特别是早产儿，应尽量使用有效并维持正常血氧饱和度所需的最小压力。

3）正压通气频率 40~60 次/min，持续通气支持直至自主呼吸建立，且心率 >100 次/min。通气效果也可通过心率和血氧饱和度观察。30 秒后对婴儿重新评估。

4）T-组合复苏器（T-Piece）是一种可调节压力的机械装置，用于需持续一段时间的新生儿面罩-气囊或气管导管正压通气。目前主张直接用于早产儿，因其控制气流及限制压力更适合早产儿。优点：可预设压力使吸气峰压（peak inspiratory pressure，PIP）和 EEP 一致性得到有效控制，可提供 100% 氧，单手操作简单，不易疲劳。缺点：需要气源供气，不能感知肺的顺应性，应用前要设定压力，在复苏进行时不易改变。

5）喉罩［通气道］（laryngeal mask airway，LMA）：在面罩气囊正压通气无效，气管插管不可行或不成功时，可对体重≥2 000g 或孕周≥34 周的新生儿进行有效通气。不能用于气管吸痰和给药。最好不用较高的通气压力，以免空气由喉罩［通气道］周围的空隙漏出。

（4）呼吸暂停：30 秒正压通气后，心率仍 <100 次/min，但 >60 次/min，应继续正压通气，并在 30 秒内对呼吸、心率进行复评。此段时间内，可以采用以下步骤（详见"新生儿心肺复苏流程图"）：

1）充分地通气：有效通气是危重新生儿心肺复苏步骤中最有效的步骤，采用能使胸廓运动并产生呼吸的最低压力。通过观察胸壁运动、听诊两侧腋中线呼吸音判断。若通气效果不佳，首先应检查设备，"矫正通气"。强调 MRSOPA 六步记忆法（6 个缩写字母帮助记忆矫正通气步骤）。

- Mask（M）：调整面罩保证与面部的良好密闭。
- Reposition airway（R）：摆正头位成鼻吸气位。
- Suction（S）：必要时吸口鼻的分泌物。
- Open mouth（O）：稍张口同时下颌向前移动。
- Increase pressure（P）：增加压力使胸廓上抬。
- Airway（A）：考虑气道的选择（气管插管或喉罩［通气道］）。

2）增加供氧浓度：对任何胎龄的新生儿调节空氧混合器逐步将氧气浓度增加到100%。继续用气囊面罩通气，并在有效通气30秒后重新评估。最好地判断通气效果的指标是新生儿反应。如在良好通气情况下，心率未增加，肤色和血氧饱和度仍然很差，在排除气漏的情况下，应给予气管插管。

3）气管插管

插管指征：a.气囊面罩通气无效或需要长时间通气者；b.需胸外按压时；c.静脉途径未建立前需要气管导管紧急给药；d.羊水胎粪污染且婴儿"无活力"；e.怀疑膈疝；f.特殊指征：极度早产或超低出生体重儿给予表面活性物质。

气管插管操作：新生儿仰卧固定头部于轻度仰伸位，整个过程中应常压给氧。左手持喉镜，叶片向前，将喉镜镜片沿舌面滑入，推进镜片直至其顶端超过舌根，至会厌谷。向前上方与叶片垂直方向提起整个镜片，暴露声门。寻找反向的"V"字形声带中间的声门，插入气管导管直至导管上的声带线达声门水平。若有分泌物可先吸出分泌物改善视野，必要时向下压环状软骨有助于暴露声门，操作时间不超过20秒。

通过气管导管吸引胎粪：用带侧孔的接合器连接气管导管与吸引器，堵住接合器的手控侧口，用气管导管吸引，边吸边向外撤出导管。必要时重复上述动作直至未再发现胎粪。吸引时间不要超过3~5秒，如有明显心动过缓需进行正压人工呼吸。

导管位置正确的指征：①通气时胸廓扩张；②生命体征改善（心率、肤色、氧饱和度）；③CO_2检测器检出CO_2存在；④通气时听诊双肺呼吸音对称；⑤呼气时雾气凝结在管内壁；⑥人工呼吸时胃区不扩张;⑦必要时需胸部 X 线检查确认导管是否在气管内。

气管插管应由技术娴熟的专业人员迅速完成。如果心动过缓的唯一原因是通气不足,气管插管成功通气后,心率加快 >100 次/min,同时血氧饱和度迅速升高。

(5) 气管插管和 30 秒 100% 氧正压通气后,心率仍 <60 次/min,则需在进行正压通气的同时胸外按压以改善循环。

1) 按压部位:胸骨下 1/3 段,避开剑突。按压深度:约前后胸径的 1/3。

2) 拇指法:站在新生儿脚侧,双手环胸廓,拇指按压胸骨,余手指环绕并支撑背部。若已做气管插管,操作者需站在新生儿头侧,在通气者旁,将双手环抱前胸,拇指朝向新生儿的脚侧,即第一种方法"倒挂",可以有效地进行胸外按压。

3) 双指法:操作者站在新生儿的一侧,一手的中指和示指或无名指的指尖按压胸骨,另一只手支撑背部。

两种方法根据情况选用。拇指法较省力,易控制按压的深度,能产生更高的收缩压和冠状动脉的灌注压,作为首选。双指法一名操作者时较方便,更利于手小的操作者及脐血管给药。

4) 按压频率为 90 次/min,按压胸骨三次,通气一次,保持正压通气 30 次/min,即按压和通气次数之比为 3:1。若为心源性的心搏骤停,应考虑应用更高的比例(即 15:2)才更有效。为保证与正压通气有效配合,需要两人同时进行。

5) 通过触诊股、肱或脐动脉搏动来确定按压的有效性。定期暂停通气和按压进行心率评估,避免频繁中断按压危及全身灌注的维持及冠状动脉灌注。如果心率 >60 次/min,则应停止胸外按压,继续通气直至自主呼吸建立。如没有改善,则继续胸外按压和正压通气。

(6) 100% 氧正压通气和胸外按压 45~60 秒后,心率仍 <60 次/min,应给予药物治疗。

1) 正性肌力药:首先以肾上腺素增强心肌收缩力和加快心率,使外周血管收缩并改善冠状(脑)动脉灌注,同时确保足够的液体容量,维持循环和脑的氧和营养物质供给。药物治疗同时应辅助正压通气,以支持心肌和纠正酸中毒。快速计算可用出生体重 1 000g、2 000g、3 000g 作为粗略判断。

剂量和给药途径：首选静脉给药，静脉通路建立后尽快给药。推荐静脉剂量 1∶10 000 溶液 0.1~0.3ml/kg（0.01~0.03mg/kg），用 1ml 注射器给药。在静脉途径未建立前，可气管导管内给药，但剂量应加大，1∶10 000 溶液 0.5~1.0ml/kg（0.05~0.1mg/kg），吸于 3~5ml 的注射器中给药。

如第一次经气管导管给药，再次给药时可考虑经脐静脉插管。脐静脉插管需无菌操作将导管插入 2~4cm，抽吸有回血，迅速建立通道。插入过深可损害肝脏，早产儿插入导管较足月儿更浅。

如对肾上腺素反应不良（心率仍 <60 次/min），需重新检查人工通气、胸外按压、气管内插管等有效性。若无问题，则考虑是否为低血容量或严重的代谢性酸中毒。如果需要可重复给药，同样剂量，3~5 分钟重复一次。

2）扩容剂

指征：正压通气给氧后，新生儿对复苏无反应或反应不佳，循环状况无改善，出现肤色苍白、脉搏细速或微弱、心率持续低，呈现休克表现者。

首选生理盐水，可选乳酸林格液、Rh 阴性的 O 型浓缩红细胞或全血等。推荐剂量为 10ml/kg，用注射器吸入准确的剂量，静脉推注 5~10 分钟以上。早产儿扩容时应避免扩容太快，大容量快速扩容可致脑室内出血。扩容有效的指征为心率增快、脉搏增强、苍白改善、血压上升。

窒息所致休克多为低氧血症、酸中毒造成的血管舒张或血管紧张度丧失引起。如果低血容量持续存在可重复使用扩容剂 10ml/kg。大量急性失血，如胎盘脱离引起的分娩出血、母胎输血综合征、胎盘脐带撕裂，双胎输血综合征，难产时腹部肝脏破裂等急性出血，呼吸支持后，需要立即输入 O 型 Rh 阴性血，20ml/kg，可通过脐静脉导管输入。如临床效果不明显，需寻找其他出血的原因并继续输入血液和胶体液，使血细胞比容迅速恢复正常。除在危急且没有其他治疗可以选择的情况下,不推荐使用胎盘的自体血。由窒息心肌损害造成低血压而非低血容量,不需要输血。

3) 纠正酸中毒:使用碳酸氢钠尚有争议,在新生儿复苏时一般不推荐使用碳酸氢钠。针对明确酸中毒且复苏效果欠佳者可使用碳酸氢钠,且需在建立正确通气后才可使用。建立通畅的气道,获得足够的通气,心率 >100 次/min,应送到新生儿重症监护治疗病房,根据生命体征监测和进一步检查(如胸部 X 线等),使具体干预措施更加明确。

4) 麻醉、镇静拮抗剂:不推荐作为产房呼吸抑制初步复苏时的药物。如果产妇在临产前 4 个小时内注射麻醉、镇痛镇静剂,新生儿出现呼吸暂停抑制表现,甚至气囊和面罩通气后仍有心动过缓和发绀,可使用纳洛酮(0.4mg/ml),剂量为 0.25ml/kg(0.1mg/kg)。如产妇吸毒,不使用纳洛酮,因有急性戒断的风险,可致新生儿惊厥。应持续呼吸支持直到出现自主呼吸。

【特殊情况】

1. **气漏**　如果在有效通气和药物的情况下不能复苏,要考虑气漏综合征的可能。通过胸部 X 线检查和诊断性胸腔穿刺术可以将气胸(单侧或双侧)和心包积气排除。

2. **早产**　早产儿需要在产房中接受一些额外的特殊照护。包括采取空氧混合器,监测血氧饱和度,生后立即使用塑料薄膜或塑料袋包裹并置于辐射加热装置上防止热量散失等。呼吸功能不全继发呼吸暂停易发生于胎龄更小者,应采取一些相应措施。缺乏肺表面活性物所致顺应性降低,生后第一次呼吸需要更高的通气压力。根据早产的原因,可判断早产儿更容易罹患围产期感染。

【几项说明】

1. **氧气浓度**　在新生儿宫内至宫外正常转变过程中,血氧饱和度可由 60% 增加至 90%。现已证明,转变是一个逐渐的过程,经连续监测足月健康新生儿血氧饱和度后发现,生后 10 分钟才能使动脉导管开口前的主动脉血氧饱和度 >95%,出生近 1 小时动脉导管开口后的主动脉血氧饱和度 >95%。

近年来,国际上大量循证医学研究证明足月新生儿复苏用空气死亡率低于用 100% 氧。如果复苏开始用空气,90 秒没有改善,心率 <60 次/min,氧浓度应增至 100% 直至恢复正常心率。<32 周的早产儿用空气复苏不能达到要求的氧饱和度。开始正压通气的氧浓度在空气和 100% 氧之间(建议浓度为 30%~60%)。在采用较低氧气浓度进行复苏 90 秒后没有改善,同样应将氧气浓度提高至 100%。

在正常胎儿环境中氧饱和度远低于在子宫外所需要的水平。生后数分钟内的血氧饱和度变化的百分比目标值已确立。

有条件者,复苏时用空氧混合器和脉搏氧饱和度仪调整给氧浓度并监测氧饱和度,使氧饱和度逐渐增加到目标值。当氧饱和度超过 95% 时,停止给氧。

2. 脉搏血氧饱和度仪和空氧混合器　应尽量配备脉搏血氧饱和度仪,固定于辐射保暖台上配合使用。生后立即将脉搏氧饱和度仪的传感器放在右上肢(动脉导管前位置),通常是手腕或手掌的中间,不用中断其他复苏措施即可实时监测脉搏氧饱和度和心率,并及时调整吸氧浓度。

我国的三甲医院中多数已具备空氧混合器,但在基层医院尚不具备。在没有空氧混合器的单位,可因地制宜运用自动充气式气囊。在不接氧气和储氧装置(储氧袋或储氧管)的情况下自动充气式气囊输出氧浓度为室内空气氧浓度 21%,连接纯氧不连储氧装置时复苏氧浓度大约为 40%,同时连接纯氧和储氧装置时氧浓度为 90%~100%。

3. 胃管　长时间(>2 分钟)气囊面罩正压通气可致胃扩张而抬升膈肌阻碍肺的完全扩张,也易导致胃内容物反流并吸入,应插入胃管以减轻胃扩张。

经口插入胃管方法:从口腔插入 8F 鼻饲管,而不是鼻腔(继续通气之用),连接 20ml 注射器,轻轻地将胃内容物吸出,取下注射器,保持胃管口开放,用胶布将胃管固定于婴儿面颊部。

4. 停止复苏　出生时实行的复苏表明婴儿可能有很高的存活率及较低严重并发症的可能者,包括胎龄 ≥25 周主张积极复苏。如果婴儿无法生存或存在相关发病率较高的情况下,可根据父母的意愿进行复苏。如果经 10 分钟积极的复苏后婴儿仍没有生命迹象,最好停止复苏。

> ➢ 附:新生儿心肺复苏流程图

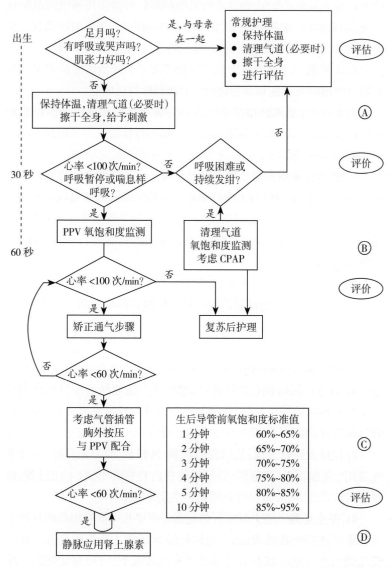

（刘　俐）

参考文献

1. 中国新生儿复苏项目专家组,中华医学会围产医学分会新生儿复苏学组.中国新生儿复苏指南(2021年修订).中华围产医学杂志,2022,25(1):4-12.

2. 韩彤妍,冯琪,王丹华,等.中国新生儿复苏指南循证依据及推荐建议的解读.中华围产医学杂志,2022,25(2):92-98.

3. WYCKOFF MH,WYLLIE J,AZIZ K,et al. Neonatal life support 2020 international consensus on cardiopulmonary resuscitation and emergency cardiovascular care science with treatment recommendations. Resuscitation,2020,156:A156-A187.

4. AZIZ K,LEE HC,MARILYN B,et al. Part 5:Neonatal Resuscitation:2020 American Heart Association Guidelines for Cardiopulmonary Resuscitation and Emergency Cardiovascular Care. Circulation. 2021,142(16_suppl_2):S524-S550.

第三节　新生儿转运

【概述】

新生儿转运(neonatal transport,NT)是危重新生儿救治中心(newborn care center,NCC)的一项重要工作,目的是妥善安全地将高危新生儿转运到NCC的NICU进行救治,将NICU技术服务有效辐射到整个区域,达到充分发挥优质卫生资源的作用。然而转运途中患儿存在并发症及死亡的风险。要实现安全、快速的转运,必须规范和优化NT工作,以充分防范转运风险,切实达到有利于降低新生儿死亡率的目的。

【建立区域性新生儿转运网络组织】

区域性新生儿转运网络(regional neonatal transport network,RNTN)是由一定区域内不同等级NCC及相关医疗保健机构构成,网络关系见图1-1。

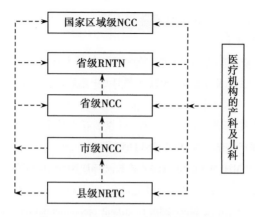

图 1-1 区域性新生儿转运网络示意图

1. 较高等级的 RNTN 可包含较其低等级的 RNTN。低等级 RNTN 可依次作为较高等级 RNTN 的分系统或子系统,既参与整个系统的运作,又组织各自局部系统的运作。NCC 应遵照其层级所定义的医护服务条件和能力接收新生儿,一般病情患儿提倡按 NCC 等级逐级实施转运,特殊病情患儿可以根据需要越级实施转运。

2. 确定 RNTN 的范围应以"适宜、就近"为原则,在行政区划的基础上兼顾地方就医的习惯和地理距离。有条件的情况下,同一区域内可同时有不止一个 RNTN 组织提供服务;不要求 RNTN 中 NCC 与转出医疗机构之间是专属关系,可允许与其他 RNTN 之间有交互联系,以利于保障患儿家庭就医选择权。

3. RNTN 所服务区域的大小受其层级限制,但应结合地理形态、人口密度、气候条件、人情习俗、区域经济、医保支付和可提供适当服务的 NCC 数量等综合考虑。采用救护车通过陆路转运,RNTN 服务半径一般以 200 公里为宜,不宜超过 400 公里。除确认患儿病情许可且必须转运者外,超出此范围应选用其他更高速的交通工具。

4. RNTN 采用"综合、主动、全程、立体型"技术服务模式为宜。业务内容应为涵盖高危儿转运救治、人员培训和科学研究的全方位服务,转运形式以 NCC 接回患儿的主动转运为主,转运的服务范围应包括产房待产、新生儿转运和宫内转运,转运途径应逐步拓展为陆路、水路、航空结合的立体型运输。

【转运指征】

新生儿转运的主要对象是高危新生儿，鉴于我国各地区基层医疗机构设备配置及医疗技术水平存有较大差异，难以制订全国统一的转运，但各地区可根据 RNTN 的建立，制订区域内较为统一的转运指征，以进一步完善、规范 RNTN。根据《新生儿病房分级建设和管理指南》需要转至Ⅲ级 NICU 患儿包括：①早产和/或出生体重 <1 500g；②胎龄 <32 周；③严重呼吸窘迫或频繁呼吸暂停需要呼吸支持(持续气道正压通气、机械通气)；④缺氧性呼吸衰竭或持续性肺动脉高压；⑤先天性心脏病或需要治疗的心律失常、休克；⑥先天性氨基酸和/或先天性遗传代谢性疾病；⑦重度缺氧缺血性损伤；⑧惊厥；⑨其他可能需要转运和新生儿专科会诊的，包括严重感染、重度高胆红素血症需要换血治疗者；急性重度贫血、糖尿病母亲婴儿；重度胎儿生长受限；出生体重为 1 500~2 000g 且胎龄在 32~36 周者；先天畸形需要进行外科手术或 ECMO 治疗者。

【NT 及队伍建设】

1. NCC 设转运服务台，有条件的应设立转运服务处　其主要职能是转运组织管理和转运质量控制。

(1)预备管理：转运车辆、设备和药品等由转运处统一管理，应每天检查物品完备完好情况。车辆设备应做好定期保养，发现故障隐患应及时维修，使其处于良好备用状态。

(2)过程管理：实行全天 24 小时值班制，及时合理调度车辆和人员。实行转运人员亲笔签到制度，以督导及时出发。与转运任务中人员保持随时联系以准确掌握动态。

(3)质量控制：实行全程督导及时纠正转运工作过程中的偏差。管理转运工作各环节信息数据都应有登记，并录入数据库，定期分析总结评估。及时反馈被转运患儿信息，并征集 RNTN 内各协作单位对转运工作的意见，以利持续改进。

2. 转运队伍

(1) NCC 应设立专门的新生儿转运队伍，由新生儿科医师、护士和司机组成转运小组。转运小组的数量以保证转运工作的及时和顺利完成为原则,依区域内转运工作量而确定。

（2）转运医师和护士必须掌握以下技术：①熟练掌握新生儿复苏技术；②能识别潜在的呼吸衰竭,掌握气管插管和 T-组合复苏器的使用技术；③熟练掌握转运呼吸机的使用与管理；④能熟练建立周围静脉通道；⑤能识别早期休克征象,掌握纠正酸中毒、扩容等技术；⑥能正确处理气漏、窒息、发绀、惊厥、低血糖、发热、冻伤、呕吐、腹泻、脱水、心律失常等常见问题；⑦能熟练掌握儿科急救用药的剂量和方法；⑧掌握转运所需监护、治疗仪器的应用和数据评估。

3. **转运设备及相关用品**

（1）交通工具：在目前条件下以转运救护车为主,每个 NCC 应配备 1 台以上装备完善的新生儿转运专用救护车。有条件的可以直升机或固定翼飞机包机作为转运工具实现更快速、长距离航空转运。

（2）仪器配置：转运基本设备应配置在转运车上,包括转运暖箱、转运呼吸机、监护仪、输液泵和供氧设备等(表 1-1)。省级及以上 NCC 最好能配置 NO 治疗仪、便携式血气分析仪、亚低温治疗和 ECMO 设备,以备需要时使用。

表 1-1　危重新生儿转运推荐的转运设备和药物基本配置

转运设备		药物配置
基本设备	便携设备	
转运暖箱	喉镜及各型号镜片	5%、10% 及 50% 葡萄糖注射液
转运呼吸机	气管导管	生理盐水注射液
心电监护仪	吸痰管和胃管	肾上腺素
脉搏氧监护仪	吸氧管	5% 碳酸氢钠
微量血糖仪	复苏囊及各型号面罩	阿托品
氧气筒（大）	输液器	多巴胺
负压吸引器	静脉注射针	利多卡因
便携氧气瓶	胸腔闭式引流材料	呋塞米

续表

转运设备		药物配置
基本设备	便携设备	
输液泵	备用电池	甘露醇
T组合复苏器	听诊器	苯巴比妥钠注射液
空氧混合器固定胶带		葡萄糖酸钙注射液
测氧仪	体温计	前列腺素E
急救箱	无菌手套	氨茶碱
		肝素钠
		无菌注射用水
		皮肤消毒制剂

（3）药物配置：应配置基本的急救药物，包括生理盐水、葡萄糖、肾上腺素和抗心律失常药物等（见表1-1）。根据患儿的不同病情或转出医院的要求，还应配备特需的药物。

（4）通信：转运服务台（处）最少应设两条专线电话和一部移动电话，24小时值班接收转运信息。转运医护人员分别配置一部移动电话，保证信息联络通畅。可尝试利用互联网和物联网的转诊平台。转运过程中可使用卫星跟踪系统监测转运情况。

4. RNTN 管理　为达到有序、安全、成功地转运危重新生儿的目标，避免发生纠纷或意外，必须建立规范的转运管理和运作制度。

（1）规章制度：各转运小组的医师、护士和司机应随时待命，保证通信设备通畅，接到转运通知后应尽快出发。转运队员必须接受专门的培训。除培训新生儿专科技能和转运对患儿的生理影响外，还应包括每个转运队员的职责、组织协调能力和沟通能力，以及相关设备在不同环境条件下的使用与维护等知识。建立新生儿转运出车登记本、新生儿转运病情简介表和新生儿转运途中观察表，分别由调度和转运人员及时填写，作为转运档案和病史用于评价转运小组的工作。

（2）转运决策与知情同意

1）转运指征：以实现分级诊疗为原则，依据NCC技术能力制订各层级 NCC 的转运指征。指征过严或过宽均不利于患儿的救治,应尽量保证每一个患儿都得到适宜的医疗护理服务。

2）鼓励实施宫内转运:将具有妊娠高危因素的孕妇转运至同一或附近医疗机构内设 NCC 的高危孕产妇抢救中心进行分娩。妊娠高危因素主要包括:①孕妇年龄 <16 岁或 >35 岁;②孕龄 <34 周可能发生早产者;③既往有异常妊娠史者;④各种妊娠并发症;⑤产前诊断胎儿先天畸形出生后需外科手术者;⑥可能发生分娩异常者;⑦胎盘功能不全;⑧妊娠期接触过大量放射线、化学毒物或服用过对胎儿有影响的药物者;⑨盆腔肿瘤或有手术史者。

3）转运前应充分评估转运的风险,原则上应创造条件积极转运。转运决策需由转出医疗机构主管医师和接收 NCC 专科医师共同商定,并且最终应由接收 NCC 主管医师决定,包括最终做出取消转运的决定。

4）转运前应将患儿的病情、转运的必要性、潜在风险、转运和治疗费用告知家属,获取患儿父母的知情同意和合作,并在知情同意书上签字。家属有决定是否转运及向何处转运的权力。紧急情况下,为抢救患儿的生命,在法定监护人或被授权人无法及时签字的情况下,可由医疗机构法人或授权的负责人签字。

（3）转运相关评分系统:目前国外转运团队较为广泛应用的转运相关评分系统有:新生儿急性生理学评分（score for neonatal acute physiology,SNAP-Ⅱ）,新生儿急性生理学评分围产期补充（SNAP-perinatal extension,SNAPPE-Ⅱ）,生理稳定转运危重指数评分（transport risk index of physiologic stability score,TRIPS）,生理稳定转运危重指数评分-Ⅱ（transport risk index of physiologic stability score-Ⅱ,TRIPS-Ⅱ）,新生儿转运死亡危险指数评分（mortality index for neonatal transport score,MINTS）及转运相关死亡指数（transport related mortality score,TREMS）。

①生理稳定转运危重指数:TRIPS 评分可在 1 分钟内完成,其预测价值与 SNAP-Ⅱ、SNAPPE-Ⅱ相近,因而可作为出诊单位短时间内快速有效地评估待转运患儿病情危重程度,从而有效地调整转运先后

顺序,优先转运危重患儿,并对转运途中可能发生的问题的处置做出预案。②新生儿转运死亡危险指数评分:MINTS 评分包括 7 项重要的生理参数:即血 pH、日龄、1 分钟阿普加(Apgar)评分、出生体重、动脉血氧分压、转运时心率及是否气管插管。研究表明,MINTS 总分为 40 分,评分 15~19 分时死亡率近 50%,评分 >20 分死亡率高达80%。

【转运工作流程】

1. 转运前准备

(1)转出医疗机构的准备工作:符合转运指征者,由转出医疗机构主管医师向拟转入 NCC 提出转运的请求,并负责完成以下工作:①保持与拟转入 NCC 联系畅通;②填写新生儿转运单;③告知家长转运的必要性,在转运途中患儿可能发生的危险,指导家长签署转运同意书;④指导家长准备经费;⑤再次通知拟转入 NCC,正式启动转运程序;⑥在转运队伍到达前,对患儿进行初步复苏和急救,稳定病情。

(2)转运人员的准备工作:①转运医护人员应尽快熟悉患儿的产前、产时情况及诊治过程,评估目前的整体状况,进行危重评分,填写评分表格。②如需要,应积极进行转运前急救,处理方法参考 STABLE 程序。S(sugar),维持血糖稳定:予以足跟采血监测血糖,应用快速血糖仪检测,确保患儿血糖维持在正常范围。T(temperature),保持体温稳定:确保患儿的体温维持在 36.5~37.2℃,进行各项操作及抢救时都应注意保暖,但也要防止过热。A(assisted breathing),保证呼吸道通畅:清除患儿呼吸道内的分泌物,视病情需要给氧,必要时行气管插管维持有效的通气,此时应适当放宽气管插管的指征。B(blood pressure),维持血压稳定:监测患儿的血压、心率及血氧饱和度,血压偏低时可使用生理盐水扩容,也可应用多巴胺及多巴酚丁胺维持血压。L(lab works),注意监测患儿血气指标,根据结果进行纠正酸中毒和补液,确保水、电解质及酸碱平衡;如果血常规提示感染应尽早给予抗生素。E(emotional support),情感支持:由医师向患儿的法定监护人讲明目前患儿病情及转运途中可能会发生的各种意外情况,稳定家属情绪,使其主动配合。

（3）对未能转运至高级 NCC 的高危产妇，转运人员要提前到达转出医疗机构，积极配合转出医疗机构的产科医师、儿科医师到产房或手术室待产。患儿娩出后，视病情决定是否需要转运。

（4）特殊情况的稳定措施，①胎粪吸入：出生时羊水胎粪污染、黏稠伴有吸入，且新生儿无活力，立即给予气管插管进行气道内胎粪吸引；若需气管插管者，应重新更换气管导管进行插管；待稳定后再插入胃管进行胃内吸引。②气胸：张力性气胸患儿需及时处理，一旦经 X 线或透光试验明确诊断者，应行胸腔穿刺抽气或胸腔闭式引流，并给予适宜的氧疗。③膈疝：出生后应插入大口径胃管(10 或 12 号)以防胃肠扩张致呼吸障碍；若需辅助通气则立即给予气管插管，不宜用面罩复苏囊加压通气；此类患儿应禁食并建立静脉通道输注液体。④食管闭锁或食管气管瘘：应适当抬高患儿头部，以防胃内容物吸入；食管闭锁者可插入口饲管进行间断低压吸引；患儿应禁食并建立静脉通道输注液体。⑤腹壁膨出或脐膨出：患儿出生后应立即以无菌技术处理膨出器官，包裹膨出器官以保暖，并用无菌生理盐水敷料覆盖保持湿润；调整适宜体位以防膨出器官受压。⑥后鼻孔闭锁：若出现呼吸窘迫可经口气管插管或用人工口咽部气道。⑦皮-罗综合征：调整体位以保持气道通畅或气管插管及人工口咽部气道；注意患儿可能合并的其他畸形。⑧消化道梗阻：出生后应予以禁食并行胃肠减压，同时开放静脉通道输注液体及肠外营养液。⑨新生儿撤药综合征：转运前每 2 小时评估一次症状的严重程度，减少刺激，暂禁食，建立静脉通道予以输液，必要时药物干预；若患儿出现呼吸抑制且已明确或怀疑产妇曾应用兴奋性药物者，禁用纳洛酮，以避免诱发惊厥。

2. 转运途中的监护与救治

（1）途中病情的观察和护理：应确保患儿的生命安全，注意预防各种"过低症"，如低体温、低血糖、低氧血症和低血压等，重点应注意以下问题：①将患儿置于转运暖箱中保暖，注意锁定暖箱的箱轮，以减少途中颠簸对患儿脑部血流的影响。在车厢空调有效的环境里，也可以由转运护士将患儿抱在怀中，这种方法不仅可以减少震动的影响,还能起到保暖的作用。②注意体位,防止颈部过伸或过曲,保持呼吸道通畅,防止呕吐和误吸。③连接监护仪,加强对体温、呼吸、脉搏、经皮血氧饱和度、血压、肤色、输液情况的观察。④如需机械通气,推荐使用 T 组合复苏器或转运呼吸机,注意防止脱管和气胸等并发症。⑤控制惊厥、纠正酸中毒、低血糖等,维持途中患儿内环境稳定。⑥途中如果出现病情变化,应积极组织抢救,如有必要应及时按交通规则妥善停驶车辆。同时与 NCC 取得联络,通知 NICU 值班人员做好各方面的抢救与会诊准备。

(2) 填写转运途中记录单:转运人员必须填写完整的转运记录单,内容包括途中患儿的一般情况、生命体征、监测指标、接受的治疗、突发事件及处理措施。

(3) 途中安全保障:在转运途中,必须避免救护车发生交通事故,一般需要做到以下几点:①注意救护车的定期维护;②挑选经验丰富的司机并合理安排,避免疲劳驾驶和违章开车,特殊情况下需鸣笛超车或行驶应急车道;③强化医护人员的安全意识,每次转运都应系好安全带;④保证车内急救设备(如暖箱、监护仪、氧气管等)的固定和安全保护。

3. 到达接诊单位后的工作

(1) 患儿到达后,应由绿色通道直接入住 NICU,NICU 值班人员需按照先稳定患儿病情,再办理住院手续的程序进行。转运人员与 NICU 值班人员应全面交接患儿情况。

(2) NICU 值班人员对患儿进行必要的处置,包括危重评分,进一步详细询问病史,完成各种知情同意书的告知并签字。待患儿病情基本稳定后,协助监护人完成入院手续。

(3) 转运人员详细检查已使用过的转运设备,补充必要的急救用品,完毕后将转运设备放回转运处,以备下一次使用。

【转运的评估与质控】

1. 评估

(1) 转运时间:即转运所需的所有时间,主要包括,①准备时间:即转运队员接到转运通知到出发的时间;②稳定时间:从抵达转出医疗机构到离开的时间,其受患儿病情严重程度和必须采取的医疗措施的影响;③运送时间:医院间转运所需时间,主要取决于距离、交通状况。

(2)转运规范程度:转运各环节执行管理规范的情况和资料的完整准确性。

(3)转运有效性:通过转运前后的危重度评分及转运途中的病死率做出评估。

(4)转运满意度:可通过对患儿家属的满意度调查及转出医疗机构接受反馈表后的反应做出评估。

2. 质量监督

(1)RNTN 应制定转运的质控标准以保证转运质量。

(2)转运督导每月 1 次,主要审查:①转运时间(特别是准备时间)、转运前的处理、转运日志记录是否完整准确(包括新生儿转运单、转运途中记录单、新生儿危重评分表、转运患儿信息反馈单)及家属满意度等,并通报督导结果;②核查转运设备,评估和考核转运队员,重点考察转运队员独立实施重症患儿转运的能力和意识。

(3)建立转运患儿资料库:①定期对转运资料进行总结分析,特别是对转运至 NCC 新生儿的数量、病死率及对患儿预后有严重影响的主要合并症包括Ⅲ级以上的脑室内出血(intraventricular hemorrhage,IVH)、中至重度的支气管肺发育不良、坏死性小肠结肠炎和Ⅲ期以上的早产儿视网膜病作重点分析,以达到提高危重新生儿救治水平的目的。②进行年度总结,不断优化 RNTN 的运行。

3. 反馈

(1)患儿出院后应向转出医疗机构反馈患儿的诊疗情况和治疗效果。将出院记录及信息反馈单交至转运服务台(处)登记、录入,并把反馈单寄回转出医疗机构。

(2)召开转运网络工作年会,通过学术交流和信息反馈,普及围产医学和新生儿医学知识,带动整个区域内新生儿医学的进步。

(周晓玉)

参考文献

1. 孔祥永,封志纯,李秋平,等.新生儿转运工作指南(2017版).发育医学电子杂志,2017,5(4):193-197.
2. 邵肖梅,叶鸿瑁,丘小汕.实用新生儿学.5版.北京:人民卫生出版社,2019:99-103.
3. KENDALL AB,SCOTT PA,KARLSEN KA. The S.T.A.B.L.E.® Program:the evidence behind the 2012 update. J Perinat Neonatal Nurs,2012,26(2):147-157.

第四节　新生儿体温调节

新生儿尤其是早产儿体温调节中枢发育不完善,以及产热、散热机制与成人有诸多不同之处,因此新生儿临床医疗和护理均应对新生儿体温调节特点及相关问题有较深入了解。

【胎儿时期体温平衡机制及生后的转变】

胎儿在宫内生长发育和运动均产生热量,产热效率为138~155kJ/(kg·min)。研究表明,脐动脉血(来自胎儿)温度高于脐静脉血(来自母体),有0.45~0.5℃的温差。在此温度梯度内,胎儿产生的热量可及时被母体带走,从而维持在相对恒定的温度环境中,仅有10%~20%热量通过羊水和子宫壁传导散发出去。由此可见,母体是胎儿散热的"缓冲器",对于维持胎儿体温恒定起着至关重要的作用。若母亲体温异常,尤其是发热,则不能缓冲胎儿所产生的热量,可致胎儿高热,对胎儿产生不利的影响。出生后,新生儿进入又冷又干的环境,从37℃的恒温环境中到室温24~26℃的环境中,加之新生儿自身特点如体表面积大、皮肤薄、皮下脂肪少、血管多等使其散热更快,出生后1小时内体温可降低2.5℃,在中性环境温度下6~8小时才能恢复至正常水平,生后1~2天内体温仍不稳定,因此,医护人员应关注及监测新生儿体温,注意保暖,防止低体温及体温过高现象的发生。

【新生儿的体温调节特点】

1. **产热** 新生儿产热机制与成人、儿童有所不同。在温度较低的环境中,新生儿不能通过寒战产热。刚出生的新生儿主要靠糖原及脂肪代谢产热,但生后不久体内糖原大部分被消耗,主要依赖脂肪代谢产热。因而足月儿能源主要来源于具有高度血管化并受交感神经支配的棕色脂肪,其占体重的 2%~6%,主要分布于肩胛间区、颈部、腋窝及胸腹部大血管血流供应丰富处。当新生儿受到寒冷刺激时,去甲肾上腺素、甲状腺素释放,且作用于棕色脂肪组织促使脂肪分解产热。据研究,棕色脂肪可释放热能 105kJ(25kcal)/(g·min)。

2. **散热** 新生儿主要散热途径为对流、蒸发、辐射和传导。新生儿既有自身解剖和生理特点,又有出生后由胎儿向新生儿过渡等特点而更易散热,具体为:①体表面积大。按照每千克体重体表面积计算,其体表面积是成人的 2 倍,因而散热快;②皮下脂肪薄。皮下脂肪具有一定的隔热作用,隔热效果与脂肪的厚度密切相关。新生儿即使是足月儿皮下脂肪要比成人薄,隔热能力低下;③姿势。身体姿势影响暴露面积,暴露面积越大散热越多。早产儿,尤其是胎龄 <30 周的早产儿常四肢伸展,散热增多;④新生儿尤其是早产儿表皮角化差,通透性高,蒸发散热量大。有研究表明,极低出生体重儿蒸发失去水分为成人的 8~10 倍。鉴于这些特点,新生儿尤其是早产儿出生后更易发生低体温。

3. **适中温度** 适中温度是指在这一环境温度下机体耗氧、代谢率最低,蒸发散热量亦最少,而能保持正常体温。适中温度成人与新生儿,足月儿与早产儿均不相同,且同一新生儿日龄不同,适中温度亦不同(表 1-2)。新生儿的适中温度比成人和儿童高,胎龄越小适中温度越高。一般来说,成人的适中温度为 26~28℃,足月新生儿生后第一天其适中温度为 32~35℃,而出生体重 1 000g 的早产儿,其适中温度低限为 35℃。Sauer 等研究提出计算适中温度的相关公式为:①年龄 <1 周:36.6−(0.34 × 出生时胎龄 *)−(0.28 × 日龄);②年龄 >1 周:36−[1.4 × 体重(kg)]−(0.03 × 日龄)(注:* 以周为单位,胎龄 30 周为 0,<30 周为负数,29 周为 −1;>30 周为正数,31 周为 +1)。

表 1-2 适中环境温度 *（单位：℃）

年龄/体重	0~6 小时 设定	0~6 小时 范围	6~12 小时 设定	6~12 小时 范围	12~24 小时 设定	12~24 小时 范围	24~36 小时 设定	24~36 小时 范围	36~48 小时 设定	36~48 小时 范围	48~72 小时 设定	48~72 小时 范围	72~96 小时 设定	72~96 小时 范围
<1 200g	35.0	34.0~35.4	35.0	34.0~35.4	34.0	34.0~35.4	34.0	34.0~35.0	34.0	34.0~35.0	34.0	34.0~35.0	34.0	34.0~35.0
1 200~1 500g	34.1	33.9~34.4	34.0	33.5~34.4	33.8	33.3~34.3	33.6	33.1~34.2	33.5	33.0~34.1	33.5	33.0~34.0	33.5	33.0~34.0
1 501~2 500g	33.4	32.8~33.8	33.1	32.2~33.8	32.8	31.8~33.8	32.6	31.6~33.6	32.5	31.4~33.5	32.3	31.2~33.4	32.2	31.1~33.2
>2 500g（且 >36 周）	32.9	32.0~33.8	32.8	31.4~33.8	32.4	31.0~33.7	32.1	30.7~33.5	31.9	30.5~33.3	31.7	30.1~33.2	31.3	29.8~32.8

续表

年龄、体重	4~12天 设定	4~12天 范围	12~14天 设定	12~14天 范围	2~3周 设定	2~3周 范围	3~4周 设定	3~4周 范围	4~5周 设定	4~5周 范围	5~6周 设定	5~6周 范围
<1 500g	33.5	33.0~34.0	33.5	32.6~34.0	33.1	32.2~34.0	32.6	31.6~33.6	32.0	31.2~33.0	33.5	30.6~32.3
1 501~2 500g	33.1	31.0~33.2	32.1	31.0~33.2	31.7	30.5~33.0	31.4	30.0~32.7	30.9	29.5~32.2	32.3	29.0~31.8
>2 500g（且 >36周）	—		29.8	29.0~30.8	—		—		—		—	

年龄、体重	4~5天 设定	4~5天 范围	5~6天 设定	5~6天 范围	6~8天 设定	6~8天 范围	8~10天 设定	8~10天 范围	10~12天 设定	10~12天 范围
>2 500g（且 >3周）	31.0	29.5~32.6	30.9	29.4~32.3	30.6	29.0~32.2	30.3	29.0~31.8	30.1	29.0~31.4

注：*一般来说，每组体重较小的婴儿温度设置应在统一范围的高限；在同一年龄范围内，年龄越小的婴儿温度要求越高。

当环境温度变化时,无论低于或高于适中温度,在一定范围内,足月儿及较大早产儿可通过调节机体产热或散热量而使体温维持在正常范围。若环境温度变化超出机体调节能力时则会发生体温过低或发热。无论低体温还是发热,死亡率均明显增加。

【不适宜环境温度对新生儿的影响】

1. **低环境温度**　在低环境温度下,寒冷刺激致去甲肾上腺素释放增加,血管收缩减少散热,并增加代谢率使产热增加以维持体温。由于血管收缩,组织供氧量下降,组织代谢以无氧酵解为主,代谢产生的酸性产物积聚,导致代谢性酸中毒。由于去甲肾上腺素的作用及缺氧、酸中毒使肺血管收缩,加重缺氧而形成恶性循环。

寒冷刺激可对新生儿机体造成诸多不利影响,其不利影响为:①因无氧酵解增加引起代谢性酸中毒;②糖原过度消耗致低血糖;③因血中游离脂肪酸增加而与游离胆红素竞争白蛋白结合位点,使血中游离结合胆红素增加,高胆红素血症患儿发生胆红素脑病的风险增加;④由于肺灌注减少,加之缺氧、酸中毒,影响肺表面活性物质的合成,新生儿肺透明膜病的发生率增高或病情加重;⑤因机体动用较多热量维持体温正常而影响身高、体重增长;⑥寒冷损伤可致微循环障碍,血液黏稠度增高,皮下硬肿及肺出血。

2. **高环境温度**　保暖过度可致体温过高或发热。体温过高可致机体水分丢失增加,易致脱水,高钠血症;血液浓缩致红细胞破坏增多,进而引起高胆红素血症。环境温度骤然升高可诱发呼吸暂停。

【保暖相关临床问题】

1. **健康足月儿**

(1) 保暖护理指南:①分娩室温应维持在25℃;②迅速擦干新生儿全身(尤其是头部);③移去湿毛巾;④用预热的毛毯包裹新生儿;⑤戴帽子以减少热量从头部丢失。

(2) 分娩室内相关检查应将新生儿置于远红外辐射台上进行,若为长时间检查时皮温伺服控制应将皮肤温度控制在36.5℃。

2. **早产儿**

(1) 应规范执行保暖护理指南,在婴儿出生最初10分钟内提供最佳温度调节所需额外措施。

（2）可使用外部热源,如母婴皮肤-皮肤接触,暖箱具有降低体温过低的风险。

（3）极早早产儿应采用薄膜包裹防止热丢失,他们出生后颈部以下潮湿的身体部分立即用薄膜包裹或置于聚乙烯塑料袋中进行保暖。

（4）在复苏和稳定阶段应使用远红外辐射台;而预热的暖箱常规用于转运。

（5）在 NICU 内,婴儿需要适中环境温度以使能量消耗最小;若小早产儿皮肤探头因潜在危险不能常规使用时,暖箱应保持于最适宜温度的空气模式(见表1-2)。无论环境何变动,可通过设定皮温控制或伺服控制两种模式之一使暖箱内部温度随婴儿皮温变化而调整。

（6）暖箱湿化可减少蒸发散热和不显性失水。目前,暖箱设计对可能存在细菌污染的风险已被关注,包含了可将水温提升至可以杀灭微生物的产热装置。最显著的特点是水呈气化形式而非雾化传送,从而大大减少了以水滴为媒介的感染传播。

（7）伺服控制开放式保暖床的应用对于极为虚弱的婴儿是非常重要的。用塑料薄膜做成帐篷或涂抹油膏,如抗皮肤干燥膏(发展中国家可用葵花籽油),既可防止对流散热又可减少不显性失水。

（8）现行的技术将远红外辐射台及暖箱融为一体,如 Versalet 婴儿暖箱和长颈鹿暖箱将远红外辐射台与暖箱合二而一,在各模式转换时保暖作用不变,便于婴儿常规护理和紧急抢救。

（9）早产儿在稳定情况下,应尽快给新生儿穿衣戴帽并盖上毛毯,即便是在机械通气时。由于穿衣后不便观察,故心率和呼吸应连续监护。

3. 体温控制方法有关问题

（1）体温过高:若温度探头置于婴儿皮肤,伺服控制保暖设备可产生额外的热量而致婴儿体温过高。温度报警器可出现机械故障。

（2）隐性感染:温度伺服控制可掩盖感染有关的体温过低或过

高。环境温度、核心温度的相关数据及对败血症其他症状的观察将有助于感染的诊断。

（3）失水：远红外辐射台可增加不显性失水。当婴儿置于远红外辐射台保暖时密切监护体重和 24 小时出入量。

（4）低温时复温方法：快速复温还是缓慢复温仍有争议。缓慢复温可将患儿放于远红外辐射台上，设定腹部皮肤温度高于核心温度 1℃，也可设定为 36.5℃进行。若患儿有低血压，应给予生理盐水 10~20ml/kg 扩容；碳酸氢钠用于纠正酸中毒。若存在感染、出血或其他脏器损伤应做相关检查和治疗。

（周晓玉）

参考文献

1. JOHN P CLOHERTY，ERIC C Eichenwald，Ann R Stark. Manual of Neonatal Care. 7th ed. Lippincott Williams & Wilkins，2012：178-184.

2. 邵肖梅，叶鸿瑁，丘小汕. 实用新生儿学. 5 版. 北京：人民卫生出版社，2019：108-112.

3. 魏克伦. 新生儿急救手册. 北京：人民卫生出版社，2012：62-64.

4. Kendall AB，Scott PA，Karlsen KA. The S.T.A.B.L.E.® Program：the evidence behind the 2012 update. J Perinat Neonat Nurs，2012，26（2）：147-157.

5. 封志纯，钟梅. 实用早产与早产儿学. 北京：军事医学科学出版社，2010：202-205.

第五节　新生儿休克

【概述】

新生儿休克是新生儿期常见的急症，是由多种病因引起的新生儿急性循环障碍，导致组织灌注不足、缺血、缺氧及代谢紊乱，甚至多脏器功能衰竭的临床综合征。其预后取决于休克的持续时间和严重程度，以及重要器官的损害程度。由于临床症状不典型，易延误诊

断,甚至危及生命,临床医生应予以重视。新生儿休克的病因和分类如下:

1. 低血容量性休克

(1)宫内及产时失血:前置胎盘、胎盘破裂、胎盘早剥、脐带撕裂,胎儿-胎盘、胎儿-母亲、胎儿-胎儿输血等。

(2)新生儿期出血:颅内出血、肺出血、胃肠道出血、肾上腺出血、腹腔内及肝脾破裂出血、弥散性血管内凝血(disseminated intravascular coagulation,DIC)或其他严重的凝血异常等。

(3)细胞外液丢失:不显性失水增加,以极低出生体重儿较常见;重度腹泻脱水或不适当应用利尿剂所致的液体丢失;坏死性小肠结肠炎或腹膜炎致大量液体滞留肠腔或腹腔、捂热综合征等。

(4)血管内液体外渗透至组织间隙:细胞外液胶体渗透压降低或毛细血管渗漏综合征等。

2. 分布性休克

(1)围产期缺氧:由于新生儿,特别是早产儿神经血管通路发育不成熟,外周血管自身调节异常。当机体缺氧时使血管内皮细胞一氧化氮(nitric oxide,NO)产生增多或调节异常,导致血管收缩舒张功能紊乱,内脏血流分布异常,重要脏器缺血缺氧。

(2)严重感染(败血症):引起体内各种炎症介质释放所致的血管扩张,循环障碍。

(3)少见原因:如新生儿过敏性及神经源性休克,也可引起血流分布异常,导致组织缺氧。

3. 心源性休克

(1)心肌损伤:宫内及生后窒息、寒冷损伤、新生儿持续性肺动脉高压、早产儿症状性动脉导管未闭等所致缺氧性心肌损伤;低血糖、低血钙等所致的代谢性心肌损伤;宫内或生后病毒感染所致的心肌炎症性损伤等,可使心肌收缩力减低、乳头肌功能不良及三尖瓣反流,最终导致心排血量减低。

(2)严重心律失常:阵发性室上性或室性心动过速、严重心脏传导阻滞,导致心肌缺血,心功能不全。

4. 梗阻性休克

（1）心脏畸形。①流入道梗阻：包括肺静脉异位引流、三腔心、三尖瓣闭锁及二尖瓣闭锁；②流出道梗阻：包括肺动脉狭窄或闭锁，主动脉瓣狭窄或闭锁，主动脉缩窄或主动脉弓缩窄；糖尿病母亲婴儿（infants of diabetic mothers，IDMs）可合并室间隔肥厚，引起暂时性主动脉肥厚性狭窄，导致左心室流出道梗阻。

（2）机械回流障碍：继发于血管内空气或血栓栓塞，或各种原因所致的胸腔内压增高，如气道压力增高、气胸、纵隔气肿或心包气肿等，影响心脏射血阻力增加，心排血量下降。

由于休克本身存在着复杂的全身性病理生理改变，上述分类有时并不能截然分开，如感染性休克，在血流异常分布的同时，可存在血容量（有效循环血量）不足及心肌损伤所致功能不全，故在诊断及治疗时应注意全面评估。

【诊断】

1. 休克早期　即代偿期，又称微循环痉挛期。此期机体交感神经系统兴奋，皮肤及腹腔内脏的血管均收缩，使其循环血量减少，以保证心、脑等重要脏器的血液供应，起到暂时维持生命的作用。因此早期主要是血管收缩的表现，如皮肤苍白、肢端发凉、毛细血管再充盈时间延长，还有内脏血管阻力增加的表现，如少尿、动力性肠梗阻等。此期收缩压可在正常范围，但外周脉搏减弱及脉压缩小（舒张压升高）。感染性休克，因炎症介质的释放可引起血管扩张、毛细血管通透性增强，此时低血压及脉压增大是休克的早期信号。

2. 低血压休克期　也称失代偿期或称微循环淤血期。由于长期微血管收缩，组织缺氧，无氧代谢增加，乳酸生成过多。在此酸性环境下，前毛细血管括约肌松弛，毛细血管开放，而静脉端对酸性环境的耐受性较强，仍处于收缩状态，使大量血液淤滞于微循环中。由于血流淤滞，血管内压升高，血管通透性增加，血浆渗出，血容量降低，回心血量减少，有效循环血量降低。主要表现为低血压：足月儿收缩压<50mmHg，或平均动脉压<30mmHg；早产儿收缩压<40mmHg，或平均动脉压小于胎龄数值；或舒张压<20mmHg，脉压变小。需要强调的

是,早产儿低血压有时和组织灌注不一致,故早产儿单纯低血压不能作为休克的诊断标准之一。由于组织灌注不足,可引起心、脑、肺、肾、肝等多脏器功能障碍的表现。表现为昏睡或昏迷;心率减慢,心音低钝,血压下降,早产儿特别是极低出生体重儿,如低血压同时伴有脑供血、供氧不足,可能引起脑室内和脑实质出血及脑室旁白质软化。呼吸先增快,后减慢,有节律不齐,呼吸暂停,甚至呼吸衰竭。此期常伴尿量明显减少或无尿。皮肤水肿、低体温,甚至出现花纹、发绀或硬肿。血气分析提示代谢性酸中毒、乳酸增高有助于诊断。

【休克病因的鉴别诊断和管理要点】

1. 生后早期的极低出生体重儿休克

(1)病理生理特点:包括血管张力减低、一氧化氮合成调节障碍及心肌发育不成熟,对后负荷的变化更为敏感;低血压有时并非与组织灌注、供氧量绝对一致。

(2)推荐治疗方案:如果存在低血压同时伴其他休克的表现,推荐给予恰当地补液及多巴胺治疗。对于早产儿,特别是极低出生体重儿,是发生支气管肺发育不良、脑室内出血的高危人群,因此,要注意输入液体量及速度,尽量避免快速扩容,否则会引起液体迅速渗透到组织间隙,出现组织及重要脏器的水肿。对于多巴胺耐药的低血压,可考虑应用氢化可的松。

2. 早产儿或足月儿围产期呼吸抑制性休克

(1)病理生理特点:由于呼吸抑制致机体缺氧,内源性儿茶酚胺的释放使外周血管阻力正常或增强,临床可表现为皮肤苍白、皮肤花斑、低灌注及心肌功能不全,此时患儿可能是血容量正常而伴有肺动脉高压。

(2)推荐治疗方案:多巴胺联合或不联合多巴酚丁胺,最大量可至 $10\mu g/(kg \cdot min)$;必要时可考虑应用米力农来降低后负荷及增加心肌收缩力作用;如果存在肺动脉高压,对 34 周以上的新生儿可考虑一氧化氮吸入;对于血管扩张性休克的新生儿,可考虑增大多巴胺的剂量。

3. 动脉导管未闭所致的新生儿休克

(1)病理生理特点:由于存在动脉导管"盗血"使重要器官的灌注

减少,左向右分流增多,有加重肺水肿及增加肺出血的危险性。

(2) 推荐治疗方案:避免大剂量应用多巴胺[>10μg/(kg·min)],否则会进一步增加左向右的分流,减少重要器官的灌注。应选用多巴酚丁胺增强心肌收缩力。目标管理:适当控制液体量,避免发生心功能不全;通过适当增加呼气末正压通气来增加肺血管阻力,以减少肺血流;给予肺保护治疗:包括允许性高碳酸血症及避免高氧血症等,防止慢性肺疾病的发生。

4. 感染性休克

(1) 病理生理特点:包括相对的低血容量、心肌功能不全、外周血管扩张,以及继发于缺氧和酸中毒的肺动脉压力增高等。

(2) 推荐治疗方案:在抗感染的基础上液体复苏,生理盐水10~20ml/kg,30分钟静脉注射,必要时可重复给予,同时给予多巴胺,5~15μg/(kg·min),联合或不联合去甲肾上腺素,0.05~0.2μg/(kg·min)。可通过心脏彩超来评估心功能、上腔静脉回流、心排血量及心内分流。如果患儿对以上治疗仍无反应,胎龄>34周可考虑应用体外膜氧合器。

5. 心源性休克

(1) 病理生理特点:由于心肌本身疾病引起心脏泵功能衰减,心排血量降低,导致组织灌注不足,但血容量减少并不明显。

(2) 推行治疗方案:强调限制液量,使输液量保持最低,以免增加心脏负担,加重心功能不全及肺水肿。血管活性药多联合应用:窒息缺氧引起心排血量减少,多选用多巴酚丁胺与多巴胺联合应用,以增加心肌收缩力、减低血管阻力,增加心排血量。心功能不全伴肺动脉高压时,可选用米力农(增加心肌收缩力,同时降低肺血管阻力及外周血管阻力),通常需在适当输入液体的基础上与多巴胺联合使用。

6. "升压药抵抗性"低血压的早产儿

(1) 部分极低出生体重儿生后早期对中剂量血管收缩剂(通常是多巴胺)不敏感。其主要原因是相对的、或暂时性肾上腺皮质功能不全及肾上腺素能受体较少。实验室检查可发现血清皮质醇水平降低。

(2) 可考虑给予小剂量氢化可的松3~5mg/(kg·d),分3次应用,连用 2~5 天。研究表明,在应用氢化可的松 2 小时后血压可升高,但仍要考虑这种治疗可能对极低出生体重儿有远期的神经系统副作用,应严格掌握适应证。

【治疗】

治疗原则:治疗原发病;纠正组织低灌注;保护重要脏器功能。代偿期主要以呼吸支持、输液为主,失代偿期加以纠正代谢紊乱、应用血管活性药物等。具体治疗详见新生儿休克诊疗流程图。

1. **补充血容量**　生理盐水 10ml/kg,0.5~1 小时静脉注射,如果存在失血或弥散性血管内凝血时,推荐输注红细胞悬液和新鲜冷冻血浆。输液量及输液速度根据休克不同时期而异,输液过量、过快可导致心肺功能损害。超声心动图可以客观评价心脏功能,有助于评估输液量及其输液速度,如上腔静脉血流可以很好地评估上半身血流灌注情况。

2. **支持治疗**　纠正如缺氧、酸中毒、低血糖等代谢紊乱,以改善心排血量。注意休克时主要是代谢性酸中毒,随着血容量的改善可以纠正,一般不需要应用碳酸氢钠。此外,循环衰竭时常发生低钙血症,如果离子钙水平明显降低,可静脉缓慢输注 10% 葡萄糖酸钙 1ml/kg(具体用法详见本章第六节"低钙血症"内容)。钙剂可以产生明显的正性血管活性作用。

3. **血管活性药**　在补充血容量、纠正酸中毒的基础上应用才有效。

(1) 多巴胺:具有多巴胺受体、受体和受体兴奋作用,小剂量:0.5~2μg/(kg·min)多巴胺可激活外周血管的多巴胺受体,增加肾脏、肠系膜及冠状动脉血流,而对心排血量影响小。中等剂量:5~9μg/(kg·min),能直接激动 β_1 受体及间接促使去甲肾上腺素自储藏部位释放,增加心肌收缩力及兴奋周围血管的受体,产生正性血管活性作用。大剂量:多巴胺 >15μg/(kg·min)主要作用于外周血管受体引起血管收缩使外周血管阻力增加。因此,在多数非窒息的新生儿发生低血压,是由于外周血管阻力的降低,多巴胺是一线的血管收缩类药物。新生儿常用剂量为 5~10μg/(kg·min)。

（2）多巴酚丁胺：具有选择性的心脏活性作用。当剂量为5~15μg/（kg·min）时，能增加心排血量，而对心率影响较小，常用于窒息缺氧引起心排血量减少。多巴酚丁胺可降低外周血管阻力，常与多巴胺联合应用，以改善心肌功能不全时的心排血量。多巴酚丁胺的血管活性作用与多巴胺不同，可不依赖心脏去甲肾上腺素的储存量。

（3）肾上腺素：剂量为 0.05~0.3μg/（kg·min）时具有潜在的血管活性作用。在此剂量下，肾上腺素对外周血管具有较强的 β_2 受体作用而较小 α 的作用，易导致外周血管阻力的降低。在新生儿休克治疗中肾上腺素不是一线药物，多用于对多巴胺不敏感的患儿，因长期、大量的泵入多巴胺将耗竭心脏去甲肾上腺素的储存。因此，肾上腺素是多巴胺治疗中的有效辅助疗法。

（4）去甲肾上腺素：为 α 受体激动剂，对 β_1 受体作用较弱，对 β_2 受体几乎没有作用。通过 α 受体的激动作用，可引起小动脉和小静脉血管收缩，血管收缩，皮肤黏膜血管收缩最明显，其次是肾及内脏血管，对冠状动脉作用不明显。通过 β_1 受体的激动，使心肌收缩加强，心率上升，但作用强度远比肾上腺素弱。主要用于感染性休克，用法为 0.05~0.2μg/（kg·min）持续静脉滴注。

（5）米力农：是一种磷酸二酯酶抑制剂，可以增加心肌细胞内环磷酸腺苷（cyclic adenosine monophosphate，cAMP）的含量，进而增强心肌收缩力。它比多巴酚丁胺能更有效地增强舒张期心肌功能，同时还具有正性舒张血管作用，有利于充血性心力衰竭患儿减轻心脏后负荷。米力农可增加血管平滑肌内环磷酸腺苷含量，进而降低肺血管阻力及外周血管阻力，但这种作用通常需联合液体及多巴胺的使用。常用剂量为 0.25~0.75μg/（kg·min）。

4. 氢化可的松补充治疗　扩容及应用血管活性药难以纠正低血压时，可考虑应用氢化可的松，尤其是极低出生体重儿或已经发现血清皮质醇水平降低者。氢化可的松既能够诱导心血管系统肾上腺素受体的合成，还能抑制儿茶酚胺的代谢；氢化可的松能使细胞内钙迅速增多，故可增强心肌细胞对肾上腺素的反应性。一般在应用氢化可的松后 2 小时,血压可明显上升,剂量为 3~5mg/(kg·d),分 3 次应用,连用 2~5 天。

> ➤ 附:新生儿休克诊疗流程图

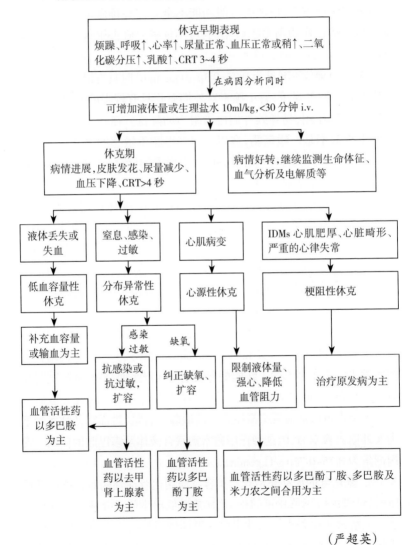

（严超英）

参考文献

1. EricC. Eichenwald, AnneR. hansen, Camilia R. Martin etal. Choherty and Stark's Manual of Neonatal Care. 8th Edition, 2018:296-311.

2. GIESINGER RE, MCNAMARA PJ. Hemodynamic instability in the critically ill neonate: an approach tocardiovascular support based on disease pathophysiology. Semin Perinatol, 2016, 40(3): 174-188.

3. CARCILLO JA. A synopsis of 2007 ACCM clinical practice parameters for hemodynamic support of term newbornand infant septic shock. Early Hum Dev, 2014, 90(suppl 1): S45-S47.

4. JONES JG, SMITH SL. Shock in the critically ill neonate. J Perinat Neonatal Nurs, 2009, 23(4): 346-354.

第六节 液体及电解质平衡

一、新生儿液体平衡特点

【液体的总量和分布】

液体是机体的重要组成成分,新生儿体液总量(total body water, TBW)较其他年龄段多(主要是间质液增多),约占体重的70%。新生儿体液总量包括细胞内液(intracellular fluid, ICF)和细胞外液(extracellular fluid, ECF)两部分,细胞外液由血浆及间质液组成。胚胎发育初期,体内94%由液体组成,主要分布在细胞外液。从胎儿到新生儿的发育过程中,机体内的新生儿体液总量逐渐减少,以细胞外液减少为主,而细胞内液呈逐渐增加趋势。因此,与足月儿相比,早产儿处于新生儿体液总量和细胞外液过多的状态,胎龄越小,液体占体重的比例越高。新生儿出生后的最初几天,将继续遵守新生儿体液总量、细胞外液逐渐减少,细胞内液逐渐增多的规律对体液进行调节。出生后,由于不显性失水(insensible water loss, IWL)增多,尤其是生后尿量的增多,细胞外液逐渐减少,加之消化道胎便的排泄等,体重随之下降,此时的不显性失水＝液体摄取量–尿便排出量＋体重变化(体重下降之差)。随着机体的体液分布的变化,电解质也随之变化,包括生后最初的暂时性低钠、低氯、低钙、高钾等。至生后近1周时,足月儿体重可下降5%~10%;早产儿、极低出生体重儿(very low birthweight infants,VLBWI)及超低出生体重儿(extremely low birthweight infants,ELBWI)体重下降更为明显,可达15%~20%。此时体重下降称为生理性体重下降,之后随着生长体重逐渐恢复。胎龄越小,生理性体重下降越明显,持续时间也越长(表1-3)。值得注意的是,在生理性体重下降期间,新生儿尤其是早产儿从体内排出过多的水分,有利于动脉导管的关闭。因此,在此期间应仔细评估液体输入量,避免输入过多的液体,否则会增加循环负荷,甚至有发生肺水肿、心力衰竭、坏死性小肠结肠炎、动脉导管未闭及慢性肺疾病等风险。

表 1-3　不同出生体重儿的生理性体重下降

出生体重/g	丢失体重占总体重/%	持续时间/天
<1 000	15~20	10~14
1 001~1 500	10~15	7~10
1 501~2 000	7~10	5~8
2 001~2 500	5~7	3~5
>2 500	3~5	2~3

【新生儿生理需要的液体和电解质量】

1. **液体需要量**　包括生理需要量(基础代谢需要量:不显性失水、排尿、排便等失水量)和生长所需液体量(从中扣除氧化代谢的内生水量5~10ml/kg)。不显性失水量与新生儿的体重成反比(表1-4)。

表 1-4　不同体重儿不显性失水量

出生体重/g	不显性失水量/ml·kg·d^{-1}
750~1 000	82
1 001~1 250	56

续表

出生体重/g	不显性失水量/ml·kg·d^{-1}
1 251~1 500	46
>1 500	26

评估不显性失水量,应考虑新生儿外界环境和条件的影响,如正处在保温箱内和/或应用气管插管机械通气及 NCPAP(带有气体湿化装置)等,可降低不显性失水量,而进行光疗或置于开放式热辐射台上的新生儿及发热等,则增加不显性失水量。此外,不显性失水除了受新生儿所处环境温度、湿度变化的影响外,还与自身体重以及疾病状况等多因素相关。因此,给予新生儿输液量时,需要进行全面细致的评估。由于新生儿,尤其早产儿、低出生体重儿心脏、肾脏功能发育不完善,特别是伴有各种原因引起全身缺氧、心脏和肾脏损伤时,要注意减少输液量及其速度,以免发生心力衰竭及全身水肿(毛细血管渗漏综合征)。具体液体需要量详见本节液体疗法。

2. **电解质需要量** 正常情况下,电解质主要从肾脏排出。新生儿生后第 1~2 天尿量较少,加之排泄功能差,输液时一般不需供给电解质,以后随着日龄的增加、尿量的增多及生长所需应及时补充电解质。一般足月儿钠需要量为 2~3mmol/(kg·d)〔10% 氯化钠 1.1~1.7ml/(kg·d)〕,早产儿钠需要量为 3~4mmol/(kg·d)〔10% 氯化钠 1.7~2.4ml/(kg·d)〕。由于新生儿出生后红细胞破坏,血钾偏高,生后 1~2 天内不必补充钾;足月儿钾需要量为 1~2mmol/(kg·d)〔(10% 氯化钾 0.8~1.5ml/(kg·d)〕;早产儿钾需要量约 2~3mmol/(kg·d)〔10% 氯化钾 1.5~2.3ml/(kg·d)〕。新生儿生后由于经胎盘转运的钙终止,血钙下降,生后 24~48 小时达最低,尤其早产儿、窒息儿及糖尿病母亲新生儿,由于其甲状旁腺功能较差,更易发生低血钙,必要时给予补充,详见本节低钙血症。

二、水、电解质代谢紊乱

(一)水平衡紊乱

【概述】

水平衡紊乱包括体重丢失过多和液体潴留,常见原因如下:

1. **肾发育不完善** 新生儿,特别是早产儿、极低出生体重儿肾脏功能尚未成熟:肾小球滤过率(glomerular filtration rate,GFR)较低;近端及远端肾小管重吸收钠较少;尿液浓缩及稀释功能差,分泌碳酸氢盐、钾、氢离子水平低下等,可表现为尿量增多或减少,因而影响体液平衡。

2. **不显性失水量增多** 新生儿体表面积相对大,尤其早产儿、极低出生体重儿,IWF增多。其影响因素较多:呼吸性失水与小胎龄及呼吸频率增加有关;环境温度过高、发热、气管插管、湿化气体不充分及光疗、辐射台保温等,均可增加不显性失水;皮肤损伤:先天性腹裂、先天性皮肤缺损等,液体蒸发量增多。

3. **其他的体液丢失** 包括粪便(腹泻或造瘘术)、脑脊液(从脑室引流或连续的腰椎穿刺),以及胃肠减压或胸腔闭式引流等。

4. **疾病的影响** 任何病因引起的窒息缺氧、心功能不全、全身炎症反应综合征、寒冷损伤、休克、弥散性血管内凝血、多脏器功能衰竭等,均可造成体液的重新分布,可表现为水肿及循环障碍。

5. **药物的影响** 利尿剂,肾毒药(氨基糖苷类、吲哚美辛、呋塞米),肌肉松弛剂等药物的应用不当。

【液体评估与诊断】

1. **病史**

(1)母亲因素:母孕期体内内环境状态及药物的使用情况直接影响新生儿体液及电解质状态。过量应用催产素、利尿剂或低钠性静脉输液,均导致母体及胎儿低钠血症的发生,进而引起出生后血容量不足;而产前类固醇激素可促进胎儿皮肤成熟,减少生后不显性失水及高钾血症的发生。此外,母亲糖尿病可使新生儿患肾静脉血栓,引起尿量减少,水肿等表现。

（2）胎儿/围产期因素：羊水过少与先天性肾功能障碍有关：包括肾发育不全、双侧肾不发育综合征（又称 Potter 综合征）、多囊肾及后尿道瓣膜病等；严重的宫内低氧血症或出生窒息可能引起急性肾小管坏死，导致排尿的改变，影响体液的变化。

2. 查体与评估

（1）体重变化：体重在短期内的明显变化，通常反映了总体液量的变化，胎龄越小越明显。因此，每天均应测量体重。体液变化也受特殊用药及疾病的影响，如长期使用肌肉松弛剂和重症感染、腹膜炎等可增加体腔液体量和体重，使血容量减少。因此，应每天监测体重。

（2）皮肤及黏膜表现：新生儿前囟门的凹陷、皮肤水肿及黏膜干燥等变化，均不是水及电解质失衡的敏感指标，因此，不能根据常见的脱水体征判断新生儿是否存在脱水。重度窒息缺氧、缺氧缺血性脑病、心搏骤停、败血症及寒冷损伤综合征等，液体从血管内向组织间及细胞内转移，可表现为眼睑和全身皮肤的水肿。

（3）心血管系统的表现：心动过速由于细胞外液（如心力衰竭）过多或血容量过低所致；毛细血管再充盈时间延长，由于心排血量减少或外周血管收缩所致；肝大由于细胞外液增加，回心血量减少所致；血压早期升高，而血压下降发生较晚，常发生在心排血量下降引起一系列表现中。

3. 实验室检查

（1）血清电解质和血浆渗透压：能反映细胞外液成分和张力。对极低出生体重儿，出生的前几天由于不显性失水量较多，可出现血钾增高、血钠降低等改变，平均每 4~6 小时监测 1 次为宜。

（2）监测液体出入量：正常尿量 1~3ml/(kg·h)。当细胞外液减少（脱水）时，尿液可减少至 <1ml/(kg·h)。然而早产儿及低出生体重儿肾脏发育不成熟，即使细胞外液容量减少，尿量却可能不会减少。

（3）尿电解质和比重（specific gravity，SG）：反映肾脏浓缩或稀释尿液及对钠的重吸收和排钠的能力。当新生儿液体入量减少或肾脏漏出葡萄糖增多时，尿比重增加。但在应用利尿剂时，常会掩盖尿电解质或比重的临床意义。

（4）排钠分数：反映肾小球过滤和小管重吸收钠之间的平衡状态。

排钠分数 =（尿钠 × 血肌酐）/（血钠 × 尿肌酐）× 100%

排钠分数 <1%，提示肾前因素导致肾血流减少；排钠分数等于 2.5%，提示急性肾衰竭；排钠分数 >2.5%，常见于小于 32 周的早产儿。

（5）尿素氮和血肌酐：间接提示细胞外液容量和肌酐清除率，生后早期所测值可反映胎盘清除功能。

（6）动脉血 pH、二氧化碳分压、碳酸氢盐：间接用来评估是否存在血内容量减少及由于组织灌注不足，导致高阴离子间隙的代谢性酸中毒（乳酸酸中毒）。

【体液及电解质管理】

早期管理目标：生后 5~6 天出现生理性体重下降（细胞外液丢失），同时维持正常的血压、心率、尿量，血电解质及 pH 正常。

1. **足月儿**　在生后 5~6 天，体重下降 3%~5%。之后逐渐恢复，体重的变化与热量摄入有关。应注意液体输入量控制，避免过量引起水肿。通常不需要在 24 小时内补充钠，除非有必要扩充细胞外液。足月小于胎龄儿可能需要早期补充钠以保持足够的细胞外液。

正常新生儿液体需要量等于生理需要量和生长所需液体量之和，再从中扣除氧化代谢的内生水量（5~10ml/kg）。生理需要量即基础代谢需要量，包括经皮肤及呼吸道不显性失水、尿量、粪便中的水分及生长发育期新组织的含水量。生理性体重下降期液体需要量，一般不包括生长所需的组织含水量，还要扣除允许生理性体重下降的量，体液负平衡。

2. **早产儿**　在生后 5~6 天，体重下降 5%~15%，且持续时间较长。早产儿的液体管理更重要，因为早产儿对液体的调节能力更不成熟。因此强调环境湿度及温度的稳定。环境湿度对早产儿不显性失水的影响较大，尤以胎龄 <28 周的小早产儿更为明显，如图 1-2 中显示 26 周早产儿，周围环境湿度为 50% 时，液体损失约 45g/（m²·h），湿度升至 80%，体液损失可降至 20g/（m²·h）。透明塑料薄膜可增加局部湿度，减少空气流动，可固定在辐射台上形成婴儿身边一个微环境，有研究发现，透明塑料薄膜可减少辐射台上婴儿 50%~70% 的不显性失水量。

早产儿不显性失水还与其体重、生后日龄成正比,即体重、日龄越小,不显性失水越多,而早产儿心肺功能对静脉输液的耐受性与其体重和日龄成反比。因此,对于出生早期的早产儿,特别是超低出生体重儿,应更加注意保暖,提供适宜的中性温度和湿度,以减少不显性失水的丢失,从而减少静脉输液量对心肺功能的影响。静脉输液时要根据呼吸、心率、血压及心脏彩超等,适时评估心肺功能及保证电解质平衡。

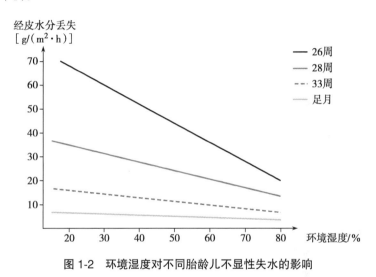

图 1-2 环境湿度对不同胎龄儿不显性失水的影响

新生儿生后液体丢失量及生理需要量(表 1-5、表 1-6),正常大便的含水量及生长发育所需液量按占其重量约 60% 计算,如大便 >50g,体重增长 30g,所需的液体约为 50ml。

表 1-5 不同体重儿液体丢失量(单位:ml·kg·d^{-1})

途径	750~ 1 000g	1 001~ 1 250g	1 251~ 1 500g	1 501~ 2 500g	>2 500g
不显性失水	82	56	46	26	25
大便	0~5	0~5	0~5	5~10	5~10
尿	40~80	40~80	40~80	50~100	25~60

表 1-6　不同日龄新生儿液体生理需要量（单位:ml·kg·d^{-1}）

日龄	<1 000g	1 001~1 500g	1 501~2 500g	>2 500g
第 1 天	70~100	70~100	60~80	60~80
第 2 天	70~100	80~120	80~110	80~110
第 3~7 天	80~100	100~120	100~120	100~120
第 2~4 周	100~150	120~150	110~150	110~120

注:表中的液体量仅供参考,应根据患儿所处环境温度,湿度(暖箱、辐射台等),呼吸支持情况(机械通气、持续气道正压通气),血清电解质,尿量,体重变化及病情等进行调整。注意:新生儿个体差异性较大,应给予个性化治疗。

生后数天水和电解质应达到以下指标:尿量达到 1~3ml/(kg·h),尿比重为 1.008~1.012;足月儿及早产儿体重下降分别达到生理下降允许范围;血电解质浓度正常。

（二）几种特殊疾病状态下的液体管理

【新生儿呼吸窘迫综合征】

开始补液量取决于不显性失水量和允许体液减少量。根据环境温度,湿度(暖箱、辐射台等),呼吸支持(机械通气、持续气道正压通气)下的湿化情况,正确评估不显性失水量,使静脉输液量降至最低,目的是减少静脉输液对心肺功能的影响。一般生后第 1 天可先从给予液体的半量补充开始,至少每 6~12 小时评估液体输入量或根据病情变化及时调整输液量,以防止输液过少出现体循环容量不足或输液过多,增加动脉导管未闭、坏死性小肠结肠炎及肺水肿、心功能不全的风险,第 2 天后病情稳定或好转,液体量可适当增加,增加部分包括尿量、大便含水量。根据血清电解质、尿量体重变化、环境温度和湿度变化及病情等进行调整。静脉补钠时间应推迟至利尿期,应有稳定的体重下降。在合并心功能不全时,更应该加强液体管理,原则上以限液为主,用最少的液体入量维持有效循环及电解质平衡,直至心肺功能逐渐好转,肾功能正常。处理原则如下:

1. **将不显性失水量减少至最低**　尤其早产儿,给予暖箱内或微环境内适宜的湿度(60%~80%),在热辐射台上的早产儿,其周围可用塑料薄膜笼罩减少不显性失水量,以减少静脉输液量。

2. 促进出生后早期细胞外液减少 注意保温等使循环稳定,保证尿量及体重稳定的下降;最大限度地减少早期的钠摄入量。

3. 维持血糖的稳定 采用输液泵控制的单独静脉输糖通路,以便根据血糖浓度调整输液速度。

4. 给予最佳的营养支持 早期提供肠道外营养支持和少量的肠道营养。

5. 维持肾灌注 监测血压、核心温度-外周温度差、毛细血管再充盈时间、尿量及心脏彩超监测心脏功能,严格掌握容量支持和应用正性肌力药物的指征。

【动脉导管未闭】

动脉导管未闭(patent ductus arteriosus,PDA)是早产儿常见的并发症。由于主动脉血液向肺动脉分流,可使肺血流量增加,肺内液体增多。液体管理的原则为:在心肺功能正常的情况下,不必严格限制液体入量,如果有心功能不全则需要限制液体摄入,原则同早产儿呼吸窘迫综合征。

PDA合并心功能不全的警告表现:①突然出现喂养困难;②突然出现心脏杂音或原有杂音强度发生改变;③体重增加过快或突然增加;④外周灌注不良,皮肤湿冷有花斑或冷汗,或患儿出现寒战样表现(四肢向心性屈曲,对外界刺激的敏感性增加);⑤水肿,通常出现较晚,严重时出现心包腔、胸腔、腹腔积液;⑥心动过速(除外心脏传导问题);⑦肝大,或有进行性增大倾向;⑧呼吸困难逐渐加重,严重时可闻及肺部湿啰音。如果突然出现肺部湿啰音,应警惕心功能不全——肺水肿;⑨出现奔马律,在排除原发疾病后出现上述任何一条,均提示存在心功能不全的可能。

急性心功能不全时,维持液量限制为原有液量的 2/3~1/2,并给予吸氧、呼吸支持及应用血管活性药,可选用多巴酚丁胺与多巴胺合用,常用剂量均为 5~10μg/(kg·min);慢性心功能不全时,尽量不限制液体入量,以保证热量的供应,但需要口服利尿剂及地高辛。利尿剂常选用氢氯噻嗪与螺内酯合用,以防止低血钾的发生。氢氯噻嗪和螺内酯均为 1mg/kg,早产儿每 24 小时一次、足月儿每 12 小时一次口服。地高辛每次 5μg/kg,早产儿每 24 小时一次、足月儿每 12 小时一次口服。

【严重围产期窒息的足月儿】

少尿或无尿是围产期窒息后的常见症状,主要由于窒息缺氧造成肾实质、肾小管损伤和中枢神经系统抗利尿激素异常分泌所致。严重窒息缺氧常伴心肌及脑功能损害,应严格限制液体量及钠盐的摄入,避免液体负荷过重。新生儿生后数天的液体量主要包括不显性失水量和尿便排泄量。足月儿的不显性失水量为 20~25ml/(kg·d),因此对于生后第 1 天未排尿便的新生儿,目前建议最初的液体量可为 20~30ml/(kg·d)。控制液体入量可以减少呋塞米、甘露醇的应用,以防止有效循环血量的下降,进一步减少心、脑、肾等重要脏器血液供应,加重其损伤。为了减轻缺氧缺血性脑损伤,应保证血糖维持在正常水平,往往需要留置经外周静脉穿刺的中心静脉导管。治疗期间注意维持生命体征、循环、电解质、酸碱平衡稳定,适时评估心脏功能及肾脏功能,一般为生后 3 天,待病情稳定后,液体量逐渐增加至正常需要量,以保证热量的供给。

【慢性肺疾病】

慢性肺疾病(chronic lung disease,CLD)多见于极低出生体重儿,尤其是体重小于 1 500g、需要长期机械通气或吸氧的早产儿。常合并心功能不全,可短期限制液体,达到快速控制病情的目的,但应避免长期的液体限制,否则会造成营养不良,使病情恶化。尽量做到经口喂养,减少静脉输液所增加的心肺负荷。如心肺功能不能耐受经口喂养量,可选用高浓度奶:100kcal/100ml 喂养(矫正胎龄需 ≥34 周),必要时口服利尿剂(氢氯噻嗪),一般需与保钾利尿剂(螺内酯)合用。由于利尿剂对液体及电解质平衡产生影响,应注意适时监测。避免长期应用呋塞米,因其利尿作用较强,可造成尿钠、钾、氢离子和钙排出增加,从而影响其生长发育。

【坏死性小肠结肠炎】

坏死性小肠结肠炎(necrotizing enterocolitis,NEC)常合并第三间

隙积液,即从循环中丧失而进入肠道或腹膜腔的液体,导致体内液体的丢失,有效循环血量减少(液体正平衡期),应适当增加液体入量来稳定循环,但需要注意此时监测体重不能有效地评估补液量,因为可能出现体重增加的情况(第三间隙积液);如合并心肌及肺损伤,在增加容量的同时应评估心肺的承受能力,必要时给予血管活性药及呼吸支持。在恢复期体内液体丢失减少,甚至组织间液体回吸收增加,有效循环血量也增加,尿量明显增多(液体负平衡期),此时不应完全根据尿量增加输液量,否则会导致肺水肿及心功能不全。

【全麻手术后】

首先了解术中液体入量,因麻醉后呼吸、循环系统可受到一定抑制,对于全麻手术后早期麻醉未醒的新生儿,应该减少液体输入量至原有的 30% 左右,维持生理需求的电解质量。监测体温可及时发现发热或低体温,以此评估不显性失水量。如果有体液引流,应额外补充相应液体丢失量。注意观察血压、尿量、电解质变化,防止血容量不足及术后低钠血症。术中失血超过血容量的 10% 及血细胞比容小于30% 时,应及时补充红细胞悬液或全血。

三、电解质平衡紊乱

(一)水钠平衡紊乱

水钠平衡紊乱可分为张力性紊乱及容量性紊乱两种,其中张力性紊乱(如低钠血症)取决于是否存在正常细胞外液(等容),细胞外液丢失(脱水)或细胞外液过量(水肿)。

1. 等渗性紊乱

(1)脱水。①诱发因素:通常包括等量钠和水的丢失(通过胸、腹腔引流术,胃肠减压术或脑室造口术引流)或伴有腹膜炎、胃裂或脐膨出的第三体间液体丢失。极低出生体重儿肾钠和水分丢失可导致低血容量,尽管液体张力(血钠)正常。②诊断:脱水通常表现为体重减轻、排尿量减少和尿比重增加。但胎龄 <32 周的早产儿,可能不会因低血容量而出现少尿,可表现为皮肤弹性差、心动过速、低血压、代谢性酸中毒和尿素氮增加。低排钠分数(<1%)通常只见于胎龄 >32

周的新生儿。③治疗：先用 5% 或 10% 葡萄糖和 10% 氯化钠溶液补充累计损失量，然后给予生理需要量加上继续损失量。急性等钠血症脱水，如果急性体重下降 10% 且有低心排血量的症状，则需要静脉注射生理盐水 10ml/kg。根据脱水程度和血糖水平决定补充液体累计损失量和葡萄糖溶液的浓度；根据血钠浓度决定补钠量或 10% 氯化钠的毫升数（详见"低钠血症"）。纠正酸中毒及电解质紊乱详见本节相关内容。

（2）水肿。①易感因素：包括输入过多的等渗液、心力衰竭、败血症和神经肌肉麻痹。②诊断：临床症状包括眼睑和四肢水肿，体重增加和肝大。③治疗：重点针对病因治疗，包括限钠（减少体内总钠量）和限液（取决于电解质情况），限液期间维持生命体征、血液循环及内环境稳定。

2. 低渗性紊乱　钠离子是维持细胞外液渗透压的主要阳离子，血钠浓度正常范围为 130~150mmol/L。血钠浓度 <130mmol/L，称为低钠血症。根据细胞外液变化可分为三种：

（1）细胞外液丢失的低钠血症。①病因：包括应用利尿剂、渗透性利尿（糖尿）；极低出生体重儿尿量增多使尿钠丢失；肾上腺皮质功能低下或肾小管排钠盐紊乱；胃肠道钠的丢失（呕吐、腹泻）；第三间隙细胞外液钠的丢失（皮肤缺损、坏死性小肠结肠炎早期等）。②诊断：体重减轻，皮肤弹性差，心动过速，尿素氮增高，代谢性酸中毒。如果新生儿（胎龄 >32 周）肾功能成熟，可出现尿量减少，尿比重增加和排钠分数降低。③治疗：尽可能地减少钠丢失，补充液体。当血钠 <120mmol/L 或有低钠症状应及时给予纠正，所需钠量（mmol）= ［130−血钠测得值（mmol/L）］× 0.7 × 体重（kg）。10% 氯化钠：每毫升含 1.7mmol，因此所需 10% 氯化钠（ml）= ［130−血钠测得值（mmol/L）］× 0.7 × 体重（kg）/1.7。先给予计算量的 1/2，并根据患儿血糖水平及液体需要量，用 5%~10% 葡萄糖稀释后在 24 小时内静脉输入，然后根据治疗反应，再决定是否继续补充余量。注意液体和电解质（包括累计和继续丢失量）平衡。

（2）细胞外液正常的低钠血症。①病因：过多输入非含钠液及抗利尿激素分泌失调综合征(syndrome of inappropriate adh secretion,SIADH)。抗利尿激素分泌失调综合征多见于疼痛,应用阿片类药物,脑室内出血,窒息,脑膜炎,气胸和正压通气及其他非液体相关因素(如心排血量下降或肾脏、肾上腺及甲状腺功能减退)等引起抗利尿激素分泌增多,引起稀释性低钠血症。②诊断:通常表现为体重增加,水肿却不明显。单纯输液过量表现为尿量增多、尿比重降低。抗利尿激素分泌失调综合征则表现为尿量下降和尿渗透压上升,其中尿钠含量变化较大,取决于钠的吸收量。③治疗:抗利尿激素分泌失调综合征多为暂时性低钠,随着原发病的改善而缓解,治疗重点是限制液体入量。如血钠 >120mmol/L 且无神经系统症状时,一般不需补钠。如血钠浓度 <120mmol/L 或出现神经系统症状,如抽搐可应用呋塞米1mg/kg,静脉注射,每 6 小时一次;严重者可用 3% 氯化钠(每毫升含钠 0.5mmol),初始剂量 1~3ml/kg,以达到脱水效果的同时提升血钠浓度。一般 4~6 小时内使血钠达到 120~125mmol/L,24~48 小时内逐渐恢复正常。

(3) 细胞外液增多的低钠血症。①病因:包括感染所致心排血量减少、晚期坏死性小肠结肠炎、心力衰竭、淋巴液回流障碍及神经肌肉麻痹等。②诊断:体重增加,水肿。尿量减少,尿素氮和尿比重增加,排钠分数低(肾功能成熟新生儿)。③治疗:重点治疗原发病及限制液体入量,以减轻细胞外液低张状态;限制钠的摄入有益于改善心排血量;必要时在循环稳定、血压正常时,可使用利尿及增加液体的排出。

3. 高渗性紊乱　当血钠浓度 >150mmol/L,称为高钠血症。依据细胞外液变化分为:

(1) 细胞外液正常或不足的高钠(渗)血症。①病因:极低出生体重儿生后早期排尿过多(肾小管浓缩功能不成熟)和不显性失水增加;皮肤缺损增加液体的丢失;脑室内出血可继发抗利尿激素不足,增加肾性失水。②诊断:体重减轻、心动过速、低血压、代谢性酸中毒、排尿量减少和尿比重增加。如果新生儿出现中枢性或肾源性尿崩症,尿液可能会被稀释,比重降低。③治疗:增加非含钠液体入量以减少血钠浓度,血钠浓度下降不宜过快:<1mmol/(kg·h),以免引起脑水肿。

同时输液速度,液体输注过快可能引起心肺功能衰竭。如果有细胞外液减少或增加趋势,可调整钠的摄入量。新生儿早期高钠血症并不意味着体内总钠增多,如极低出生体重儿,生后 24 小时内高钠血症多由水分丢失过多所致,应给予保暖、适宜湿度的环境及适当输液治疗。

(2) 高的高钠(渗)血症。①病因:多见于等张和高张液体输入过多,特别是在心功能不全的情况下更易发生。②诊断:体重增加伴有水肿。心率、血压、尿量和比重均可为正常,但排钠分数升高。③治疗:主要以限制钠的摄入为主。

(二) 钾代谢紊乱

钾是细胞内液主要的阳离子。一般血钾正常范围为3.5~5.5mmol/L。但新生儿生后早期血钾可偏高,且不同体重新生儿其血钾范围有所差异(表 1-7)。血清钾离子浓度通常不能反映体内总钾的水平,因为细胞外液和细胞内液钾的分布,通常受体内 pH 的影响,血 pH 每增加0.1,血清钾因向细胞内转移,可下降 0.6mmol/L。体内总钾通过钾的摄入 1~2mmol/(kg·d)与尿液及消化道的排泄来保持平衡。

表 1-7 不同体重儿生后早期血钾正常范围高值

体重/g	血钾/mmol·L^{-1}
<1 000	6.4
1 001~1 500	6.0
1 501~2 000	5.4
2 001~2 500	5.6

1. **低钾血症** 血钾浓度 <3.5mmol/L 诊断为低钾血症。

(1) 病因。①胃肠道丢失过多:包括呕吐、腹泻、胃肠减压、回肠造瘘术等;②摄入不足:各种原因引起进乳量减少;③不恰当用药:利尿剂、多巴胺;胰岛素与高渗糖的应用等;④呼吸性碱中毒、新生儿持续性肺动脉高压(persistent pulmonary hypertension of newborn,PPHN);⑤肾小管功能障碍:巴特综合征;肾小管酸中毒;⑥盐皮质激素分泌过多。

（2）诊断：通过血清及尿液钾、pH 和心电图（T 波增宽、低平或倒置，QT 间期延长和 U 波）检查而确诊。

（3）治疗：①首先治疗原发病，减少肾脏及消化系统钾的丢失，单纯碱中毒所致钾分布异常，纠正碱中毒。②尽早恢复经口喂养，增加钾的摄入量。③钾剂治疗。

新生儿可静脉滴注 10% 氯化钾 3mmol/（kg·d）［2.3ml/（kg·d）］，生理维持量一般为 1~2mmol/（kg·d）［0.8~1.5ml/（kg·d）］，故总量为 4~5mmol/（kg·d），相当于 10% 氯化钾 3~4ml/（kg·d）（1mmol=0.75ml）。

外周静脉补钾的浓度 0.2%~0.3%，速度 <5ml/（kg·h），可按所需的补钾量和补液量调整。

注意：细胞内外钾平衡需 15 小时以上，而在细胞功能不全如缺氧、酸中毒等情况下，钾的平衡时间延长，约需 1 周或更长，故纠正缺钾常需要 4~6 天；补钾过程中应监测血钾、其他电解质及心电图，防止补钾过量而发生高钾血症的危险；严重脱水所致少尿，甚至无尿，应先扩容改善血液循环及肾功能，排尿后再静脉补钾。

2. 高钾血症　当血钾浓度 >5.5mmol/L（生后早期 ≥6.5mmol/L）诊断为高钾血症，通常血钾浓度 >6mmol/L（生后早期 ≥7mmol/L），临床上可出现高血钾症状。

（1）病因：①由于组织的损伤、创伤、头颅血肿、低体温、出血、血管内或血管外的溶血、窒息、缺氧缺血损伤及脑室内出血等，使钾离子的释放增多；②由于肾衰竭、尿少、低钠血症、先天性肾上腺皮质增生等引起肾脏排钾减少；③体重小于 1 500g 极低出生体重儿及早产儿（对醛固酮反应差）、50% 以上胎龄小于 25 周的超低出生体重儿，在出生后 48 小时内血钾水平大于 6mmol/L；④其他：包括脱水、红细胞增多症等。NICU 新生儿突然发生高钾血症，最常见的原因是医源性，如输血过多、补钾过量及换血治疗等。

（2）诊断：①高血钾时轻者可无临床症状，重者可表现为心动过缓或过快的心律失常，以及其他心血管系统症状，甚至猝死；②检查血清钾、尿素氮、肌酐、钙、镁、磷、血 pH 及尿电解质以协助诊断；③心电图可出现 T 波高尖（心室肌复极速率增加），P 波低平，PR 间期延长

(心房传导抑制),严重者 QRS 波宽大畸形(心室传导延迟),最终可发生室上性或室性心动过速,心动过缓及心室纤颤。心电图异常是高钾血症的首要表现(图 1-3)。

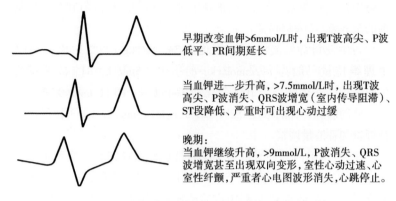

早期改变血钾>6mmol/L时,出现T波高尖、P波低平、PR间期延长

当血钾进一步升高,>7.5mmol/L时,出现T波高尖、P波消失、QRS波增宽(室内传导阻滞)、ST段降低、严重时可出现心动过缓

晚期:
当血钾继续升高,>9mmol/L,P波消失、QRS波增宽甚至出现双向变形,室性心动过速、心室性纤颤,严重者心电图波形消失,心跳停止。

图 1-3　高钾血症不同阶段(程度)的心电图改变

(3) 治疗:一旦诊断高钾血症,立即停止补钾,同时检查静脉及口服补钾剂量是否正确,必要时给予输液及利尿治疗;当存在低镁血症、低钙血症时可使高钾血症加重,应及时给予纠正;去除心律失常的各种因素。力争在 6 小时内使血钾恢复正常,高钾血症治疗措施包括以下三方面:

1) 稳定传导系统:通过调整 Na^+ 或 Ca^+ 来完成:10% 葡萄糖酸钙 1~2ml/kg 缓慢静脉注射(>0.5~1 小时),这是在 NICU 中最有效的治疗措施。高张 NaCl 溶液不是常规用药,除非高钾血症合并低钠血症,可输注 3% 氯化钠溶液(详见"低钠血症治疗")。如果出现顽固性室性心律失常,需使用利多卡因、溴苄铵等抗心律失常药物。

2) 稀释及促进钾向细胞内转移:脱水时血钾往往升高,需要补充液体起到稀释作用;碱化血液促进细胞内外钾离子与氢离子交换:碳酸氢钠 1~2mmol/(kg·h)(5% 碳酸氢钠 1ml=0.6mmol)静脉滴注,但有时 pH 的变化可不足以促进钾离子向细胞内转移。对于胎龄 <34 周生后 3 天内的早产儿,避免快速使用碳酸氢钠,以减少脑室内出血的风险;胰岛素可以通过直接刺激 Na^+-K^+-ATP 酶来增加血清钾向细胞

内转移。为防止低血糖的发生,胰岛素需与葡萄糖合用。开始时普通胰岛素 0.05U/kg 加 10% 葡萄糖 2ml/kg 静脉注射,然后给予 10% 葡萄糖 2~4ml/(kg·h) 及胰岛素/葡萄糖(10U/100ml)1ml/(kg·h)维持静脉滴注,将两者独立分装用输液泵控制滴速。静脉注射胰岛素时要监测血糖水平,及时调整静脉滴注速度,注意评估有无低血糖症状的发生,如呼吸暂停、发绀、呼吸窘迫、烦躁、易激惹、嗜睡、可伴或不伴抽搐等。在静脉滴注胰岛素之初,可每 30 分钟测血糖 1 次,共 2 次,然后每小时测 1 次,直至血糖与输注胰岛素量相对稳定;静脉滴注胰岛素维持阶段,每 2 小时测血糖 1 次,且每 1 小时检查注射部位 1 次;在胰岛素减量阶段,每小时测血糖 1 次,共 2 次,然后每 2 小时测 1 次,共 2 次,直至 4 小时测 1 次。治疗持续性高钾血症,需长时间输入葡萄糖和胰岛素时,所输注葡萄糖量应计入总葡萄糖需要量。另外,β_2-肾上腺素可通过刺激 Na^+-K^+-ATP 酶来促进钾向细胞内转移,但应用于早产儿可引起高血钾。该药不作为高钾血症治疗的主要药物。如果高血钾伴心功能不全和/或低血压时,可考虑使用多巴胺或其他肾上腺素类药物。

3) 促进钾的排泄:利尿剂(如呋塞米 1mg/kg,静脉注射),可通过抑制肾小管钠重吸收,促进钠钾交换,使钾排出增多;腹膜透析和双倍血容量换血也是行之有效的方法,腹膜透析已成功地用于体重 <1 000g 的婴儿;用新鲜冷冻血浆及红细胞悬液进行双倍容积换血。高钾血症时要根据患者的临床症状、心电图及血清钾水平选择合适的治疗方案,详见新生儿高钾血症治疗流程图。

(三) 血钙异常

血钙异常是新生儿常见的电解质紊乱之一,以低钙血症最常见。新生儿出生后由于母体供钙中断,甲状旁腺调节功能较差,血钙浓度较低,生后 5~10 天逐渐恢复正常,因此新生儿血钙浓度正常范围较大,为 1.8~2.7mmol/L。

1. 低钙血症　血钙浓度 <1.8mmol/L,离子钙浓度 <1.0mmol/L 诊断为低钙血症。早产儿低钙血症的界定值尚不确定,离子钙可能更有意义,极低出生体重儿离子钙为 0.8~1.0mmol/L,通常无症状。

(1) 病因:①早期新生儿低钙血症是指出生后 3 天内发病,常见于早产儿、低出生体重儿、出生窒息、呼吸窘迫综合征,以及母亲患妊娠糖尿病或妊娠高血压综合征的新生儿,主要由于暂时性甲状旁腺功能不足所致。②晚期低钙血症常发生在出生 3 天后,多见于磷摄入量过多,钙磷比例失调,使钙吸收障碍,导致血钙降低;其他原因为维生素 D 摄入不足、脂肪乳、呋塞米、碳酸氢钠的应用、枸橼酸钠抗凝剂的换血及蓝光治疗等;疾病的影响为代谢性骨病、肾衰竭、败血症、毛细血管渗漏综合征等。③先天性甲状旁腺功能不全较少见,由于甲状旁腺发育不全所致。发病可早可晚,症状持续较久,可伴有其他部位畸形,如德乔治序列征(DiGeorge sequence)。④偶见孕母患甲状旁腺功能亢进或甲状旁腺腺瘤,甲状旁腺功能亢进和血钙增高,抑制了胎儿甲状旁腺功能,新生儿出生后可出现持续性低钙血症。

(2) 诊断:母亲相关患病史;表现为神经、肌肉兴奋性增高,易激惹,手足抽搐,腱反射亢进。严重时出现惊厥,其表现可不典型:可伴有不同程度的呼吸改变,心率增快或发绀,或因胃肠平滑肌松弛引起呕吐、腹胀等。发作间歇期正常。早产儿的惊厥可呈隐匿性;血钙浓度减低,心电图表现为 Q-T 间期延长。

(3) 治疗:处理原发病,10% 葡萄糖酸钙 1~2ml/kg,静脉滴注补钙,严重者如惊厥或喉痉挛,给予 10% 葡萄糖酸钙 1~2ml/kg 加等量的 5% 葡萄糖缓慢静脉推注(1ml/min),必要时可间隔 6~8 小时再次给药。静脉注射钙剂时注意静脉通路是否通畅,避免选用纤细的外周血管,特别是头皮静脉,以免发生液体外渗,甚至造成局部皮肤破损,影响毛发生长。新生儿低钙血症常伴低镁血症,注意监测血镁浓度并给予补镁治疗。

2. 高钙血症　血钙浓度 >2.75mmol/L、离子钙浓度 >1.45mmol/L,诊断为高钙血症,临床比较少见。

(1) 病因:常见于医源性,多为静脉注射过多的钙剂,这种高钙血症短暂且较轻;其次为特发性婴儿高钙血症、维生素 D 中毒、皮下脂肪坏死、肉芽肿病;原发性或继发性甲状旁腺功能亢进、家族性低尿钙性高钙血症、低磷酸血症、维生素 A 中毒及蓝色尿布综合征等均可导致高钙血症。

（2）诊断：病史及家族史非常重要；新生儿高钙血症缺乏典型症状，可表现为嗜睡、易激惹、发热、食欲缺乏、进乳量减少或拒乳、恶心、呕吐、多尿、脱水、体重不增等，有时甚至出现高血压和胰腺炎，严重者可伴有肾实质钙化、血尿，甚至发展为不可逆性肾衰竭；血钙浓度升高，心电图 Q-T 间期缩短。

（3）治疗原则：处理原发病；限制维生素 D 和钙的摄入；促进肾脏对钙的排泄。

（四）镁代谢异常

新生儿期少见，常与其他电解质紊乱并存。新生儿血镁浓度正常范围 0.8~1.15mmol/L（1.9~2.8mg/dl）。

1. 低镁血症 当血镁浓度 <0.66mmol/L（1.5mg/dl），诊断为低镁血症。

（1）病因：①先天性酶储备不足，早产儿、多胎或母亲低血镁症都可导致胎儿镁储备不足；胎儿生长受限：胎盘转运镁障碍，胎儿摄取镁减少；糖尿病母亲因肾重吸收镁发生障碍，常有缺镁和甲状旁腺功能减退，导致新生儿低镁血症。②镁摄入和吸收减少，新生儿患有肝病或肠道手术后吸收不良；单纯牛乳喂养时因磷摄入多影响镁的吸收；腹泻时影响肠道对镁的吸收。③镁丢失增加，有些药物可抑制肾小管对镁的重吸收，使尿镁排泄增加，如利尿药、氨基糖苷类抗生素等；缺氧缺血及肾小管疾病导致肾小管重吸收镁减少。

（2）诊断：神经系统兴奋性增强，与低血钙不易区分，常与低钙并存，当补钙治疗效果不佳时，应注意低镁血症。心电图：早期改变为 T 波高尖，QRS 波增宽，严重者 PR 间期延长，ST 段下移，T 波平坦、倒置，出现 U 波，Q-T 间期正常，可与低钙血症鉴别。

（3）治疗：强调治疗原发病，去除病因。

1）补镁治疗：25% 硫酸镁 0.2~0.4ml/kg，稀释成 2.5% 溶液静脉滴注，如症状未控制可重复给药，每日 2~3 次，惊厥控制后改为口服 10% 硫酸镁每次 1~2ml/kg，每日 2~3 次。肾保镁作用较差，补镁需持续 7~10 天。补镁过程中如出现肌张力过低、呼吸抑制立即给予 10%

葡萄糖酸钙 2ml/kg 静脉滴注。

2) 纠正电解质紊乱:低镁血症常伴有低钙和低钾血症,在补镁的同时可适当补钙和补钾。伴有低钙的低镁血症,引起抽搐时用钙剂和维生素 D 治疗常无效,甚至使血镁更低,症状加重,应强调用镁剂治疗。

2. 高镁血症 临床较为少见,由于血镁浓度正常范围较窄:为 0.8~1.15mmol/L,当 >1.2~1.6mmol/L 时即可出现临床症状,并随其浓度增加而加重。

(1)病因:肾功能损害是发生高血镁最主要的原因,但大多数高镁血症与使用含镁药物有关。

(2)诊断:主要表现为中枢神经系统抑制,当血镁浓度增高至 1.2~1.6mmol/L,可出现肌张力减弱、胃肠蠕动减慢;至 1.6~2.4mmol/L 时腱反射消失、尿潴留及血压下降等;当血清镁进一步增高至 2.4~3.2mmol/L,出现呼吸抑制,嗜睡;至 4.8mmol/L 时,可出现昏迷及心脏传导功能障碍,甚至心搏骤停。心电图改变:显示 T 波高尖、两支对称基底部狭窄形成所谓帐篷状 T 波改变最具有特异性,可伴有 S-T 段下降。PR 间期延长,QRS 增宽、电压降低、δ 波增深。

(3)治疗:可应用钙剂对抗,静脉注射 10% 的葡萄糖酸钙 2ml/kg;保证充足液体,适当应用利尿剂;呼吸抑制者给予呼吸支持;心电监护,必要时换血治疗。

(五)酸碱代谢紊乱

维持正常的酸碱平衡主要由肺呼出挥发性酸(碳酸)、骨骼与阳离子交换而释放氢离子及肾脏产生及重吸收的碳酸氢盐等来完成。肾脏是平衡酸碱失调的重要器官,通过重吸收和排出过多的碳酸氢盐、分泌氢离子及排泄氨来维持酸碱平衡。

1. 代谢性酸中毒 代谢性酸中毒是由于酸性物质产生过多或碱性物质丢失所致。阴离子间隙(anion gap,AG)可提示其代谢紊乱。钠、氯和碳酸氢盐是细胞外液的主要离子,AG 等于钠离子浓度减去氯离子和碳酸氢根的总和,反映细胞外液未占据的阴离子空间。AG 增加表明有机酸物质的增多,而 AG 正常,表明有碱性物质丢失。

新生儿正常 AG 范围:5~15mmol/L,其受血浆蛋白浓度的影响。

（1）病因

1）AG 增大（>15mmol/L）的代谢性酸中毒:主要见于肾衰竭、先天性代谢异常、乳酸酸中毒、晚发型代谢性酸中毒、各种毒物中毒等（表 1-8）。乳酸酸中毒常发生于组织灌注量减少、持续缺氧及严重的心肺疾病导致持续的无氧代谢。晚发性代谢性酸中毒常发生于早产儿出生后第 2~3 周,由于酪蛋白中含硫磺氨基酸经机体代谢及当骨骼迅速矿化时释放大量氢离子,导致酸性产物堆积,而早产儿肾脏排泄氢离子能力有限导致酸中毒。

表 1-8　不同 AG 值的代谢性酸中毒病因

AG 增大（>15mEq/L）	AG 正常（5~15mEq/L）
急性肾衰竭	肾脏碳酸氢根的丢失
遗传代谢疾病	肾小管酸中毒
乳酸酸中毒	应用乙酰唑胺
晚发性代谢性酸中毒	肾发育不良
中毒（如苯甲醇等）	胃肠道碳酸氢根的丢失
	腹泻
	应用硝胆胺
	小肠引流
	稀释性酸中毒
	肠外营养性酸中毒

2）正常 AG（5~15mEq/L）的代谢性酸中毒:主要见于肾脏及消化道丢失碱性物质过多;胎龄 <32 周的早产儿容易发生近端肾小管和远端肾小管酸中毒（renal tubular acidosis,RTA）。当尿 pH>7.0 时,常提示为远端肾小管性酸中毒;当尿 pH<5.0 时,常提示远端肾小管分泌氢离子正常,但近端肾小管回吸收碳酸氢根不足,使血浆碳酸氢盐浓度降低,即近端肾小管性酸中毒。如果给予静脉注射碳酸氢钠治疗近端肾小管酸中毒时,可使尿 pH>7.0,随后血清碳酸氢钠浓度达到正常

(22~24mmol/L)。

(2) 治疗:重点为病因治疗。乳酸酸中毒常由于低心排血量和外周组织缺氧所致,应应予治疗原发病;使用低酪蛋白的配方奶可减少晚发性酸中毒的发生;正常 AG 的代谢性酸中毒,可通过减少碳酸氢盐的丢失(减少肠道引流量)或适当补充碱性药物治疗,当动脉血 pH<7.25 时,静脉注射碳酸氢钠或醋酸钠(同时注意补充钙剂)。碳酸氢钠的需要量计算方法如下:5% 碳酸氢钠需要量(mmol)=0.4 × 体重(kg)× (正常碳酸氢根 mmol/L– 测得碳酸氢根 mmol/L),5% 碳酸氢钠 1ml=0.6mmol 或 5% 碳酸氢钠(ml)=BE 测得值 × 体重(kg)× 0.5;或 5% 碳酸氢钠(ml)3~5ml/kg,其用量用等量 5% 葡萄糖稀释后,先给 1/2 量静脉滴注,然后根据血气分析结果调整用量。注意:早产儿的酸碱平衡变化较快,应加强监测,同时考虑机体的代偿能力,避免过度治疗。

2. 代谢性碱中毒 是指细胞外液碱增多或 H^+ 丢失而引起的以血浆 HCO_3^- 增多为特征的酸碱平衡紊乱,失代偿时 pH 升高。

(1) 病因:包括 H^+ 丢失过多(持续性呕吐、长期胃肠减压、肾小管酸中毒),氢离子向细胞内转移(低血钾性碱中毒),药物(利尿剂)影响等。根据尿中氯离子浓度进行分类:由于细胞外液量减少所致的代谢性碱中毒,通常尿氯减少;而盐皮质激素过多引起者,通常尿氯增加(表 1-9)。

表 1-9 代谢性碱中毒病因分类

低尿氯(<10mmol/L)	高尿氯(>20mmol/L)
利尿剂治疗(后期)	巴特综合征(盐皮质激素过多)
慢性代偿性呼吸性酸中毒	碱性药物治疗
鼻胃管吸引	大量血液制品输注
呕吐	利尿剂治疗(早期)
分泌性腹泻	低钾血症

(2) 治疗:治疗原发病、纠正碱中毒(低氯性碱中毒时输生理盐水、

低钾性碱中毒时补钾、严重者用精氨酸溶液)及处理并发症(低钾、低钙、脱水)。

(六) 临床常见的几种特殊情况

1. 极低出生体重儿

(1) 极低出生体重儿体液和电解质平衡经过 3 个阶段:即利尿前期(生后第 1 天)、利尿期(生后 2 天~3 天)和利尿后期(生后 4~5 天)。利尿期尿量明显增多,可导致高钠血症。其原因主要与 GFR 增加,尿量排出增多,同时与皮肤水分散失较多有关。因此,要注意血电解质的监测(6~8 小时)及静脉补充液体。利尿期是一个重要的生理过程,否则将会导致动脉导管未闭及慢性肺疾病的发生率增加。

此外,由于极低出生体重儿的糖耐受功能不足易发生高血糖,故在外周输液时,常选用 5% 葡萄糖溶液和较低的静脉注射速度。避免使用渗透压 <200mOsmol/L(3% 葡萄糖)液体,以免发生局部渗透性溶血,加重肾脏排钾负荷。

(2) 极低出生体重儿生后最初几天会出现非少尿性的高钾血症,这是因为肾小球滤过率相对较低和 Na^+-K^+-ATP 酶活性偏低,导致细胞外钾向细胞内转移受限所致;新生儿生后使用糖皮质激素可进一步抑制 Na^+-K^+-ATP 酶的活性,使细胞外血钾增高。需要胰岛素治疗高钾血症时,应注意医源性低血糖的发生。此时应限制钠盐的使用,避免血钠过高,引起血容量增加,影响心肺功能,从而增加发生慢性肺疾病的风险。

2. 早产儿晚发性低钠血症　多发生在早产儿生后 6~8 周的快速生长期,此时早产儿肾小管对钠的重吸收功能不成熟,导致血钠降低。其他因素包括母乳的钠含量较低及慢性肺疾病利尿剂的应用。因此,对于具有高危因素的早产儿,应定期监测电解质,如发现血钠降低应及时补充,开始补钠量为 $2mmol/(kg \cdot d)$,详见低钠血症的治疗。

3. 严重慢性肺疾病　应用利尿剂治疗慢性肺疾病时,往往会导致低钾、低氯性代谢性碱中毒,患儿常会出现部分代偿性的呼吸性酸中毒。长期应用可致体内总钾和细胞外液容量减少,导致代谢性碱中毒。严重碱中毒(pH>7.45)时可以并发中枢性通气障碍,此时应逐步减少利尿剂的剂量,以降低尿钠、钾的丢失;和/或增加氯化钾摄入量,开始量剂量为 1mmol/(kg·d),详见低钾血症的治疗。长期使用肾小管髓袢重吸收抑制类利尿剂,如呋塞米,能促进尿钙丢失,肾钙质沉着,可以通过同时服用噻嗪类利尿剂减少尿钙的丢失。

➤ 附:新生儿高钾血症治疗流程图

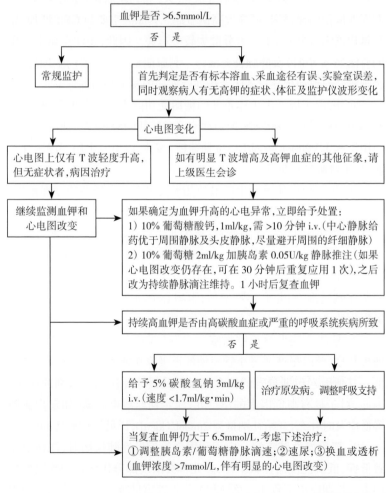

(严超英)

参考文献

1. ERIC CEICHENWALD, ANNE RHANSEN, CAMILIA RMARTIN, et al. Choherty and Stark's Manual of Neonatal Care. 8th ed. Lippincott Williams & Wilkins, 2018: 296-311.

2. Guidelines for Treatment of Hyperkalemia in Neonates, 2010.

3. 邵肖梅, 叶鸿瑁, 邱小汕, 等. 实用新生儿学. 5版. 北京: 人民卫生出版社, 2019: 373.

4. BAUMGART S. What's new from this millennium in fluids and electrolyte management for the VLBW and ELBW prematures. J Neonatal-Perinatal Med, 2009, 2: 1-9.

5. BHATIA J. Fluid and electrolyte management in the very low birth weight neonate. J Perinatol, 2006, 26 (suppl 1): S19-S21.

第七节 新生儿生长发育评价

【概述】

新生儿生长发育指标是衡量胎儿宫内生长状况及新生儿成熟度的重要指标。新生儿生长发育依胎龄不同而不同, 各器官的成熟度也不同。因此, 新生儿生长发育评价应结合胎龄进行评估。新生儿生长发育评价包括: ①体格测量, 即身长、体重及头围; ②胎龄评估; ③新生儿行为能力。规范进行新生儿生长发育评估有利于正确进行新生儿分类、疾病诊疗、早期保健及护理。

【新生儿不同胎龄身长、体重相关指标】

新生儿不同胎龄身长、体重相关指标详见表 1-10~ 表 1-14 和图 1-4。

表 1-10　中国不同出生胎龄新生儿体重身长比、身体质量指数和重量指数

出生胎龄（周）	男				女			
	人数	体重身长比（kg/m $\bar{x}\pm s$）	体重指数（kg/m² $\bar{x}\pm s$）	重量指数（kg/m³ $\bar{x}\pm s$）	人数	体重身长比（kg/m $\bar{x}\pm s$）	体重指数（kg/m³ $\bar{x}\pm s$）	重量指数（kg/m³ $\bar{x}\pm s$）
24	26	2.2±0.2	6.5±0.9	19.8±2.2	15	2.1±0.3	6.4±1.0	20.8±3.2
25	40	2.5±0.4	7.3±1.2	21.3±3.1	17	2.4±0.3	7.5±0.9	22.2±2.2
26	79	2.8±0.3	7.9±0.9	21.8±2.6	40	2.6±0.4	7.6±1.1	21.7±3.1
27	136	3.0±0.4	8.3±1.1	22.3±2.9	106	2.8±0.4	8.0±1.1	22.9±2.8
28	305	3.2±0.5	8.6±1.2	22.8±3.3	212	3.1±0.4	8.4±1.2	22.6±3.5
29	353	3.5±0.5	9.0±1.2	23.1±3.1	279	3.3±0.4	8.5±1.1	22.2±3.1
30	497	3.7±0.5	9.3±1.1	23.1±3.1	356	3.6±0.5	9.1±1.2	22.8±3.0
31	631	4.0±0.5	9.6±1.2	23.1±3.1	457	3.8±0.6	9.4±1.3	22.8±2.8
32	774	4.3±0.6	10.1±1.3	23.4±3.1	516	4.2±0.6	9.9±1.3	23.5±3.2
33	714	4.7±0.6	10.6±1.2	23.9±2.8	498	4.5±0.6	10.4±1.2	23.9±3.0
34	948	5.1±0.6	11.1±1.2	24.4±2.9	710	4.9±0.6	10.9±1.2	24.3±2.8
35	1 085	5.4±0.7	11.6±1.2	24.6±2.6	910	5.3±0.7	11.4±1.3	24.6±2.8

续表

出生胎龄(周)	男				女			
	人数	体重身长比 (kg/m $\bar{x}\pm s$)	体重指数 (kg/m² $\bar{x}\pm s$)	重量指数 (kg/m³ $\bar{x}\pm s$)	人数	体重身长比 (kg/m $\bar{x}\pm s$)	体重指数 (kg/m² $\bar{x}\pm s$)	重量指数 (kg/m³ $\bar{x}\pm s$)
36	1 454	5.8±0.6	12.0±1.2	25.0±2.5	1 106	5.6±0.7	11.8±1.2	24.9±2.6
37	1 020	6.2±0.6	12.6±1.0	25.5±2.1	857	6.0±0.6	12.3±1.1	25.3±2.1
38	1 234	6.6±0.6	13.1±1.1	26.1±2.2	1 210	6.4±0.6	12.9±1.1	26.1±2.2
39	1 549	6.7±0.6	13.3±1.1	26.3±2.2	1 440	6.5±0.6	13.1±1.1	26.3±2.2
40	1 380	6.9±0.6	13.5±1.1	26.5±2.2	1 377	6.7±0.6	13.3±1.1	26.4±2.2
41	926	7.0±0.6	13.7±1.1	26.8±2.2	1 006	6.9±0.6	13.5±1.1	26.7±2.1
42	46	7.0±0.8	13.5±1.2	26.4±2.1	66	6.9±0.6	13.5±1.0	26.7±2.1

注:出生胎龄为胎龄组,如24周对应24⁺⁰~24⁺⁶周。

表 1-11 中国不同出生胎龄新生儿体重身长比的百分位数参照标准值（单位：kg·m⁻¹）

出生胎龄(周)	男								女							
	人数	P3	P10	P25	P50	P75	P90	P97	人数	P3	P10	P25	P50	P75	P90	P97
24	23	1.5	1.8	2.1	2.3	2.5	2.7	2.9	14	1.6	1.8	2.0	2.2	2.4	2.6	2.8
25	40	1.7	2.0	2.2	2.5	2.7	2.9	3.1	16	1.7	1.9	2.1	2.4	2.6	2.8	3.0
26	78	1.8	2.2	2.4	2.7	2.9	3.1	3.3	40	1.8	2.1	2.3	2.5	2.8	3.0	3.2
27	136	2.0	2.4	2.6	2.9	3.1	3.4	3.6	106	2.0	2.2	2.5	2.7	3.0	3.2	3.5
28	303	2.2	2.6	2.8	3.1	3.4	3.6	3.9	211	2.1	2.4	2.7	2.9	3.2	3.5	3.7
29	351	2.4	2.8	3.1	3.4	3.6	3.9	4.2	278	2.3	2.6	2.9	3.2	3.5	3.7	4.0
30	494	2.7	3.0	3.3	3.6	3.9	4.2	4.5	354	2.5	2.8	3.1	3.4	3.8	4.0	4.4
31	630	2.9	3.3	3.6	3.9	4.2	4.5	4.9	456	2.8	3.1	3.4	3.7	4.1	4.4	4.7
32	773	3.2	3.6	3.9	4.2	4.6	4.9	5.2	515	3.0	3.4	3.7	4.0	4.4	4.7	5.1
33	714	3.5	3.9	4.2	4.6	4.9	5.2	5.6	494	3.3	3.7	4.0	4.4	4.7	5.1	5.5
34	947	3.8	4.2	4.6	4.9	5.3	5.6	6.0	708	3.6	4.0	4.4	4.7	5.1	5.5	5.9
35	1085	4.1	4.5	4.9	5.3	5.7	6.0	6.4	909	3.9	4.3	4.7	5.1	5.5	5.9	6.3

出生胎龄(周)	男								女							
	人数	P3	P10	P25	P50	P75	P90	P97	人数	P3	P10	P25	P50	P75	P90	P97
36	1 452	4.5	4.9	5.3	5.7	6.1	6.4	6.8	1 106	4.3	4.7	5.1	5.5	5.9	6.3	6.7
37	1 020	4.8	5.2	5.6	6.0	6.4	6.8	7.2	857	4.7	5.1	5.4	5.8	6.2	6.6	7.1
38	1 232	5.2	5.6	5.9	6.4	6.8	7.2	7.6	1 209	5.0	5.4	5.8	6.2	6.6	7.0	7.4
39	1 547	5.5	5.8	6.2	6.6	7.0	7.4	7.9	1 439	5.3	5.7	6.0	6.4	6.9	7.2	7.7
40	1 379	5.7	6.0	6.4	6.8	7.2	7.6	8.0	1 376	5.5	5.9	6.2	6.6	7.1	7.4	7.9
41	926	5.8	6.2	6.6	7.0	7.4	7.8	8.2	1 005	5.7	6.1	6.4	6.8	7.2	7.6	8.0
42	46	6.0	6.4	6.7	7.1	7.5	7.9	8.3	66	5.9	6.2	6.6	7.0	7.4	7.8	8.2

注：出生胎龄为整周对应数值，如24周参照对应24^{+0}周值；P为百分位数。

表 1-12 中国不同出生胎龄新生儿身体质量指数的百分位数参照标准值（单位：kg/m²）

出生胎龄(周)	男								女							
	人数	P3	P10	P25	P50	P75	P90	P97	人数	P3	P10	P25	P50	P75	P90	P97
24	23	5.1	5.8	6.5	7.1	7.8	8.5	9.4	14	4.9	5.5	6.1	6.8	7.5	8.2	9.1
25	39	5.4	6.1	6.7	7.4	8.1	8.8	9.7	16	5.2	5.8	6.4	7.1	7.8	8.5	9.4
26	74	5.6	6.4	7.0	7.7	8.4	9.1	10.0	39	5.5	6.1	6.7	7.4	8.1	8.9	9.8
27	136	5.9	6.7	7.3	8.0	8.7	9.5	10.4	105	5.8	6.4	7.0	7.7	8.5	9.2	10.1
28	301	6.3	7.0	7.6	8.3	9.1	9.8	10.7	211	6.1	6.7	7.4	8.1	8.8	9.6	10.5
29	349	6.6	7.3	8.0	8.7	9.4	10.2	11.1	277	6.4	7.1	7.7	8.4	9.2	9.9	10.9
30	494	7.0	7.7	8.4	9.1	9.8	10.6	11.5	353	6.7	7.4	8.1	8.8	9.6	10.3	11.3
31	628	7.4	8.1	8.8	9.5	10.2	11.0	11.9	455	7.1	7.8	8.5	9.2	10.0	10.8	11.7
32	773	7.8	8.5	9.2	9.9	10.7	11.4	12.3	515	7.6	8.3	8.9	9.7	10.4	11.2	12.1
33	712	8.2	9.0	9.6	10.4	11.1	11.9	12.8	494	8.0	8.7	9.4	10.1	10.9	11.7	12.6
34	946	8.7	9.4	10.1	10.8	11.6	12.4	13.2	707	8.5	9.2	9.9	10.6	11.4	12.2	13.1
35	1085	9.2	9.9	10.6	11.3	12.1	12.8	13.7	909	9.0	9.7	10.4	11.1	11.9	12.7	13.6

续表

出生胎龄(周)	男								女							
	人数	P3	P10	P25	P50	P75	P90	P97	人数	P3	P10	P25	P50	P75	P90	P97
36	1 452	9.7	10.4	11.1	11.8	12.6	13.3	14.2	1 106	9.5	10.2	10.9	11.6	12.4	13.1	14.0
37	1 020	10.2	10.9	11.6	12.3	13.1	13.8	14.6	857	10.0	10.7	11.4	12.1	12.9	13.6	14.4
38	1 232	10.7	11.4	12.1	12.8	13.5	14.2	15.1	1 209	10.5	11.2	11.8	12.6	13.3	14.1	14.9
39	1 547	11.1	11.8	12.4	13.1	13.9	14.6	15.4	1 439	10.9	11.6	12.2	12.9	13.7	14.4	15.2
40	1 379	11.4	12.1	12.7	13.4	14.1	14.8	15.6	1 376	11.3	11.9	12.5	13.2	14.0	14.7	15.2
41	926	11.7	12.3	12.9	13.6	14.3	15.0	15.8	1 005	11.5	12.1	12.8	13.5	14.2	14.9	15.6
42	46	11.9	12.5	13.1	13.8	14.5	15.2	15.9	66	11.8	12.4	13.0	13.7	14.4	15.0	15.8

注:出生胎龄为整周对应数值,如24周参照对应24+0周数值;P为百分位数。

表 1-13 中国不同出生胎龄新生儿重量指数的百分位数参照标准值（单位：kg/m³）

出生胎龄(周)	男								女							
	人数	P3	P10	P25	P50	P75	P90	P97	人数	P3	P10	P25	P50	P75	P90	P97
24	18	16.3	18.0	19.8	21.9	24.2	26.5	29.2	14	15.6	17.3	19.1	21.2	23.5	25.8	28.3
25	34	16.4	18.1	19.9	22.0	24.2	26.6	29.3	15	15.8	17.5	19.3	21.4	23.7	25.9	28.4
26	69	16.5	18.2	20.0	22.1	24.3	26.6	29.3	34	16.1	17.8	19.5	21.6	23.8	26.0	28.5
27	128	16.7	18.4	20.2	22.2	24.4	26.7	29.3	98	16.3	18.0	19.7	21.8	24.0	26.2	28.6
28	285	16.9	18.6	20.3	22.4	24.5	26.8	29.3	204	16.6	18.2	20.0	22.0	24.2	26.4	28.8
29	339	17.2	18.9	20.6	22.5	24.7	26.9	29.4	268	16.9	18.5	20.2	22.2	24.4	26.5	28.9
30	490	17.5	19.1	20.8	22.7	24.8	27.0	29.4	339	17.2	18.8	20.5	22.5	24.6	26.7	29.1
31	617	17.8	19.4	21.1	23.0	25.0	27.1	29.5	445	17.6	19.2	20.8	22.8	24.9	26.9	29.1
32	756	18.2	19.8	21.4	23.3	25.2	27.2	29.5	508	18.0	19.6	21.2	23.1	25.1	27.2	29.5
33	710	18.7	20.2	21.8	23.6	25.5	27.4	29.6	490	18.5	20.0	21.6	23.5	25.4	27.4	29.6
34	943	19.2	20.7	22.2	23.9	25.8	27.6	29.7	704	19.0	20.5	22.1	23.8	25.7	27.6	29.8
35	1 083	19.8	21.2	22.7	24.3	26.1	27.8	29.8	906	19.6	21.1	22.5	24.2	26.0	27.9	29.9

续表

出生胎龄(周)	男								女							
	人数	P3	P10	P25	P50	P75	P90	P97	人数	P3	P10	P25	P50	P75	P90	P97
36	1 451	20.4	21.8	23.2	24.7	26.4	28.0	29.9	1 103	20.3	21.7	23.1	24.7	26.4	28.1	30.0
37	1 020	21.1	22.4	23.7	25.2	26.7	28.3	30.0	857	20.9	22.3	23.6	25.1	26.7	28.3	30.2
38	1 232	21.7	23.0	24.2	25.6	27.1	28.6	30.3	1 209	21.6	22.9	24.1	25.6	27.1	28.6	30.3
39	1 545	22.2	23.5	24.7	26.0	27.5	28.9	30.5	1 438	22.1	23.4	24.6	26.0	27.5	28.9	30.6
40	1 378	22.6	23.8	25.1	26.4	27.8	29.2	30.8	1 375	22.5	23.7	24.9	26.3	27.7	29.2	30.8
41	926	22.9	24.1	25.4	26.7	28.1	29.4	31.1	1 004	22.8	24.0	25.2	26.6	28.0	29.5	31.1
42	46	23.2	24.5	25.7	27.0	28.3	29.7	31.3	66	23.1	24.3	25.5	26.8	28.3	29.7	31.4

注:出生胎龄为整周对应数值,如24周参照对应24^{+0}周数值;P为百分位数。

表 1-14 中国不同胎龄新生儿出生体重百分位数参考值(单位:g)

出生胎龄(周)	例数	P3	P10	P25	P50	P75	P90	P97
24	12	339	409	488	588	701	814	938
25	26	427	513	611	732	868	1 003	1 148
26	76	518	620	735	876	1 033	1 187	1 352
27	146	610	728	860	1 020	1 196	1 368	1 550
28	502	706	840	987	1 165	1 359	1 546	1 743
29	607	806	955	1 118	1 312	1 522	1 723	1 933
30	822	914	1 078	1 256	1 467	1 692	1 906	2 128
31	953	1 037	1 217	1 410	1 637	1 877	2 103	2 336
32	1 342	1 179	1 375	1 584	1 827	2 082	2 320	2 565
33	1 160	1 346	1 557	1 781	2 039	2 308	2 559	2 813
34	1 718	1 540	1 765	2 001	2 272	2 554	2 814	3 079
35	2 703	1 762	1 996	2 241	2 522	2 812	3 080	3 352
36	4 545	2 007	2 245	2 495	2 780	3 075	3 347	3 622
37	11 641	2 256	2 493	2 741	3 025	3 318	3 589	3 863
38	29 604	2 461	2 695	2 939	3 219	3 506	3 773	4 041
39	48 324	2 589	2 821	3 063	3 340	3 624	3 887	4 152
40	40 554	2 666	2 898	3 139	3 415	3 698	3 959	4 222
41	12 652	2 722	2 954	3 195	3 470	3 752	4 012	4 274
42	1 947	2 772	3 004	3 244	3 518	3 799	4 058	4 319

资料来源:朱丽,张蓉,张淑莲,等.中国不同胎龄新生儿出生体重曲线研制.中华儿科杂志,2015,53(2):97-103.

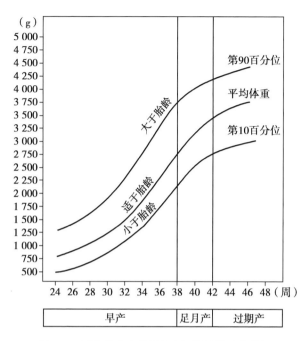

图 1-4　新生儿出生体重(g)与胎龄关系曲线图

【新生儿胎龄客观评估】

　　胎龄系指胎儿在宫内的周龄或日龄。由于对新生儿分类的进展,早产、足月和过期产儿系根据出生时的胎龄而定;小于胎龄、适于胎龄和大于胎龄是根据胎龄和体重的关系而定;宫内生长迟缓也需要知道胎龄;故胎龄越来越重要。如果孕母月经规律,以最后一次月经的第一天算起至出生时的一段时间作为胎龄是比较准确的。但如母亲月经不规则或因其他原因不易计算,则可通过新生儿出生后 48 小时内的外表特征和神经系统检查估计胎龄,称胎龄评估(assessment of gestational age)。外表特征包括皮肤、胎毛、足底纹、乳头、乳房、耳壳和生殖器等,虽与胎龄有关,但尚不十分密切,而神经系统的发育则和胎龄平行,相关性密切。

　　检查项目及常用评估方法

　　(1)检查项目:评估的方法是观察外表及神经系统检查,后者主要检查新生儿的肌张力。

①体位：将婴儿放在检查台上，取仰卧位，保持安静，观察婴儿体位。②方窗：检查者用拇指将婴儿的手向前臂屈曲，测定小鱼际与前臂侧所成的角度，操作时勿旋转婴儿手腕。③踝关节背屈：将婴儿足向小腿背侧屈曲，检查者拇指放在足后跟，其余手指放在小腿背后，测量足背与小腿之间的角度。④上肢退缩：将上臂贴胸，检查者用双手将婴儿两前臂压向上臂，使肘部弯曲，5 秒钟后拉回前臂，使之伸直，随即放手，按婴儿前臂弹回的位置评分。⑤下肢退缩：将髋与膝充分屈曲 5 秒钟后，牵引双足使伸直，随即放手，按髋与膝弹回的位置评分。⑥腘窝成角：检查者在婴儿右侧以左手拇指和示指抵住膝部，使之与身体成 60° 角，然后检查者以右手拇指和示指抬起膝后方，使小腿充分伸展，测量在腘窝处所形成的角度。⑦足跟至耳：将婴儿足拉至头部，测量足与头之间的距离，肌张力极低者足可拉至耳部。⑧围巾征：将婴儿一侧手牵引至对侧肩部，尽可能地放在对肩后方，观察肘部的位置，是否超过躯干中心线（胸骨中线）。⑨头部后退：检查者抓住婴儿双手或上臂，慢慢拉至坐位，注意头与躯干位置的关系。⑩腹部悬吊：置婴儿于胸腹卧位即俯卧位，检查者用一只手伸入婴儿下腹部将婴儿抬起离开检查台，观察婴儿：a. 背部弯曲程度：肌张力强者背部较平，弱者背部弯曲。b. 下肢屈曲度：肌张力强者下肢稍向背部伸直，弱者荡向下方。c. 头与躯干的关系：肌张力强者头向上抬起，稍高于躯干，弱者头向下弯曲。

（2）胎龄评估方法：评估时按婴儿的发育程度逐项评分，相加成总分后查相应表格或直线图得出胎龄。有 Dubowitz 法、Finnstrom 法、Ballard 新评分法和国内简易法。

1）Dubowitz 胎龄评分法：表 1-15~表 1-17 是比较全面的评分法，但有 21 项体征需要检查，相当复杂，不易执行，但因为比较可靠，仍被部分医院采用。外表体征评分和神经估计分都加在一起，根据表 1-17 查出胎龄。

表 1-15 Dubowitz 胎龄评分法外表特征评分表

外表特征	评分				
	0分	1分	2分	3分	4分
水肿	手足明显水肿(胫骨压痕)	手足无明显水肿(胫骨压痕)	无水肿		
皮肤色泽(婴儿不哭时观察)	暗红色	粉红色,全身一样	淡粉红色,全身深浅不一	灰色,仅在耳、唇、手掌及足跟部位呈粉红色	
皮肤透亮度(躯干)	静脉及毛细血管清晰可见,尤其腹部	可见静脉及其分支	在腹部可见少数大静脉	少数大静脉隐约可见(腹部)	看不到静脉
胎毛(背部)		整个背部布满长而密的胎毛	胎毛稀疏分布,尤其在下背部	有少量胎毛,同以光亮区	大部分无胎毛
足底纹	无皮肤皱褶	足掌前半部可见浅红色玻褶	足掌前<3/4区域可见较明显的红色折痕	>3/4足掌前区可见折痕	>3/4足掌区见明显深折痕
乳头发育	乳头隐约可见,无乳晕	乳头清晰,乳晕平,直径<0.75cm	乳晕清晰,乳晕浓高起,直径<0.75cm	乳晕清晰,边缘不高起,直径>0.75cm	

续表

外表特征		评分				
		0分	1分	2分	3分	4分
乳房大小		打不到乳腺组织	在一侧或双侧打及乳腺组织,直径<0.5cm	双侧乳腺组织皆可打到,直径0.5~1cm	双侧乳腺组织皆可打到,直径>1cm	
耳壳		平如翼无固定形状,边缘轻度或无卷折	部分边缘卷折	耳壳发育较好,上半边缘卷曲		
耳的稳定性		耳翼柔软,易于弯折,不易复位	耳翼柔软,易于弯折,缓慢回位	耳翼边缘软骨已发育,柔软,易回位	耳壳发育良好,边缘回位快速,软骨形成,回位快速	
生殖器	男性	阴囊内无睾丸	至少有一个睾丸于阴囊高位	至少有一个睾丸于阴囊位		
	女性	大阴唇明显分开,小阴唇突出	大阴唇大部分覆盖小阴唇	大阴唇完全覆盖阴唇		

表 1-16 Dubowitz 胎龄评分法神经估计评分表

神经系 体征	得分					
	0分	1分	2分	3分	4分	5分
体位	软,伸直	软,稍屈	稍有张力,屈	有张力,屈	更有张力,屈	
方窗	90°	60°	45°	30°	0°	
踝背屈	90°	75°	45°	20°	0°	
上肢退缩反射	180°	90~180°	<90°			
下肢退缩反射	180°	90~180°	<90°			
腘窝成角	180°	160°	130°	110°	90°	<90°
足跟至耳	至耳	接近耳	稍近耳	不至耳	远离耳	
围巾征	肘至前腋线外	肘至前腋线和中线之间	肘至中线上	肘不至中线		
头部后退	头软后退	头呈水平位	头稍向前	头向前		
腹部悬吊	头软下垂	头稍抬起但在水平位下	头呈水平位	头稍抬起	头抬起	

表 1-17 Dubowitz 总分与胎龄

分数/分	胎龄(日)	胎龄(周 + 日)
10	191	27^{+2}
15	202	28^{+6}
20	210	30
25	221	31^{+4}
30	230	32^{+6}
35	240	34^{+2}

续表

分数/分	胎龄(日)	胎龄(周 + 日)
40	248	35^{+3}
45	259	37
50	267	38^{+1}
55	277	39^{+4}
60	287	41
65	296	42^{+2}
70	306	43^{+5}

2) Finnstrom 评分法:其优点在于较 Dubowitz 法简化,易于掌握和评分,目前欧洲国家医院多采用该方法。但该方法只用外表特征进行评价,无神经系统特征表现,故不够全面(表 1-18、表 1-19)。

表 1-18　Finnstrom 胎龄评分表

表现	1分	2分	3分	4分
皮肤	静脉多,腹部小静脉清楚可见	静脉及其支流可见	腹部大血管清楚可见	腹部少数大血管可见或看不见血管
耳壳	耳屏无软骨	耳屏有软骨感	耳轮有软骨	软骨发育完成
足底纹	无	仅见前横沟	足底前 2/3 有纹	足底至足跟部有纹
乳房大小	<5mm	5~10mm	>10mm	
乳头	无乳头及乳晕	有乳头和乳晕,但晕不高起	有乳头,乳晕高起	
指甲	未达到指尖	已达指尖	指甲顶较硬	
头发	细软,不易分清	粗,易分清		

表 1-19 Finnstrom 总分与胎龄

分数/分	胎龄（日）	胎龄（周＋日）	分数/分	胎龄（日）	胎龄（周＋日）
7	191	27^{+2}	16	250	35^{+5}
8	198	28^{+2}	17	256	36^{+4}
9	204	29^{+1}	18	263	37^{+4}
10	211	30^{+1}	19	269	38^{+3}
11	217	31	20	276	39^{+3}
12	224	32	21	282	40^{+2}
13	230	32^{+6}	22	289	41^{+2}
14	237	33^{+6}	23	295	42^{+1}
15	243	34^{+5}			

3）Ballard 新评分法：该方法分别采用体表特征 6 项，神经系统检查 6 项进行评价。评分较为全面且不复杂，易于掌握和评分，并扩展到超极低出生体重儿的评估，目前北美国家大多采用此方法（图 1-5、表 1-20、表 1-21）。

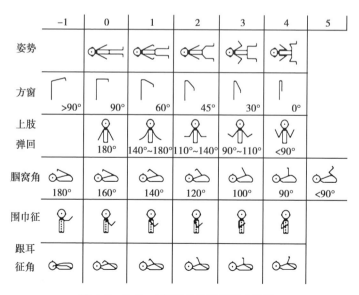

图 1-5 Ballard 新评分法神经肌肉评分

表 1-20　Ballard 新评分法外表特征评分表

体征	-1	0	1	2	3	4	5
皮肤	黏,薄,透明	红色,半透明胶冻状	粉红色,光滑,可见小静脉	表皮脱落和/或皮疹,少数静脉可见	苍白区域表皮裂痕,少皮静脉	羊皮纸样改变,裂痕深,几乎不见静脉	呈皮革样,有较多的裂痕及皱纹
胎毛	无	稀少	非常多	细而薄	部分呈无胎毛区	大部分呈无胎毛区	—
足底纹	足跟-趾 40-50mm=-1<40mm=-2	足跟-趾 >50mm 无横纹	红色模糊的纹理	仅在前部可见横纹	足底纹分布于前 2/3	足底纹遍布整个足底	—
乳房	难以察觉	几乎不能察觉	乳晕平,无乳房结节	乳晕呈点状,乳房结节 1~2mm	乳晕隆起,乳房结节 3~4mm	乳晕丰满,乳房结节 5~10mm	—
眼&耳	眼睑融合,松弛=-1,紧闭=-2	眼睑睁开,耳郭扁平呈折叠状	耳郭稍呈曲线,软且退缩慢	耳郭曲线形成,软,但退缩好	耳软骨发育完好,退缩快	耳软骨厚而硬坚硬	—
男性生殖器	阴囊扁平光滑	阴囊空虚,皱褶不明显	睾丸位于腹股沟上方,很少皱褶	睾丸下降,少数皱褶	睾丸降至阴囊,皱褶明显	睾丸下垂,周皱褶深	—
女性生殖器	阴蒂突出,阴唇扁平	阴蒂突出,小阴唇小	阴蒂突出,小阴唇膨大	大小阴唇等大,突出	大阴唇大于小阴唇	大阴唇覆盖阴蒂和小阴唇	—

表 1-21 Ballard 新评分法总分与胎龄

总分/分	胎龄(周)	总分	胎龄(周)
-10	20	25	34
-5	22	30	36
0	24	35	38
5	26	40	40
10	28	45	42
15	30	50	44
20	32		

4) 易评分法:该评分法检查项目少(表 1-22),操作简便,上海市第一妇婴保健院参考国外几种方法,在 4 000 多例临床新生儿实践后,经电子计算机采用逐步回归分析,筛选出足底纹理、乳头形成、指甲、皮肤组织 4 项体征,使之变成极为方便的简易评估法,即总分加上常数 27 就是该新生儿的胎龄周数,不必查表。

表 1-22 简易胎龄评分法(胎龄周数 = 总分 +27)

体征	0分	1分	2分	3分	4分
足底纹理	无	前半部红痕不明显	红痕>前半部,皱褶<前 1/3	皱褶>前 2/3	明显深的皱褶>前 2/3
乳头形成	难认,无乳晕	明显可见,乳晕淡、平、直径<0.75cm	乳晕呈点状,边缘突起,直径>0.75cm	乳晕呈点状,边缘突起,直径>0.75cm	—
指甲	—	未达指尖	已达指尖	超过指尖	
皮肤组织	很薄,胶冻状	薄而光滑	光滑,中等厚度,皮疹或表皮翘起	稍厚,表皮皱裂翘起,以手足最明显	厚,羊皮纸样,皱裂深浅不一

【新生儿行为能力评估】

新生儿行为是新生儿的神经系统对周围环境及刺激产生反应的一种能力表现。1961 年 Brezelton 首先提出的新生儿行为评价量表

(Neonatal Behavioral Assessment Scale,NBAS),使对新生儿的检查从对阿普加评分之类的被动检查变成以新生儿为主动参加者。

1. **新生儿觉醒-睡眠周期**　正常足月新生儿在觉醒-睡眠周期中有六个状态:

(1) 深睡(安静睡眠):新生儿面部放松,眼闭合,无眼球运动,全身除偶然的惊跳和极轻微的嘴动外没有自然的活动。

(2) 浅睡(活动睡眠):新生儿在浅睡时,眼睑通常闭合,经常可见眼球在眼睑下快速运动、呼吸不规则,且手臂、腿及整个身体偶有活动,脸上可出现微笑的表情。

(3) 瞌睡:通常发生于刚醒后或入睡前,眼半睁半闭,眼睑出现闪动,目光迟钝,有时微笑,皱眉或噘嘴,反应迟钝。

(4) 安静觉醒:新生儿眼睛睁开,明亮发光,有精神且机敏,很少活动、很安静。

(5) 活动觉醒:眼睛睁开,有大量的运动性活动,有时运动很剧烈,甚至出现自发的惊跳。

(6) 哭:新生儿哭时四肢有力地活动,眼可张开或紧闭,脸有时变得很红,此期对感性刺激不易引出反应。

这六种状态中,睡眠状态包括深睡及浅睡,觉醒状态为安静觉醒、活动觉醒及哭,而瞌睡则是临睡和睡之间的过渡形式。正常一个周期为30~60分钟,一天为18~20个周期。

2. **新生儿行为表现**　新生儿行为能力主要表现在以下七个方面:

(1) 视觉:新生儿一出生即具有视觉功能,20世纪60年代生理学家Fantz研究证实新生儿具有看的能力。动力检影镜显示新生儿最优视焦距为19cm,这种近视特点一直持续到出生3~4个月,4个月时才具有视焦距调节能力。

(2) 听觉:新生儿从一出生即有听的定向力。新生儿对声音的反应随意识状态不同而表现不一,在安静觉醒状态,可机敏地慢慢转头和眼向声源方向。

(3) 触觉、味觉和嗅觉:新生儿触觉器官最大,全身皮肤均有灵敏的触觉,有冷热、疼痛的感觉,嘴唇和手足是触觉最灵敏的部位。如果一个哭闹的新生儿不能利用安慰性触觉刺激使自己安静,应考虑他处于中枢神经系统激惹状态。

新生儿一出生即有良好的味觉及嗅觉,能精细地辨别溶液的滋味和各种气味,生后只有 1 天的新生儿浓度不同的糖水吸吮的强度和量是不同的,生后 6 天的新生儿能辨别自己母亲的气味。

(4) 习惯化:新生儿在睡眠状态下,当其接受一系列间隔几秒钟的光或声的刺激时,他们对刺激的反应逐渐减弱以至于消失,这种现象称为习惯化。当新生儿对一种刺激习惯化后又连续接受另一种刺激时,他们将又出现反应,这种现象称为习惯消除,说明新生儿对原光刺激的反应减弱是选择性抑制。以上的行为需要具备对刺激有反应,短期记忆和区别两种不同刺激的能力。

(5) 和成人相互作用:新生儿具有和成人相互作用的能力,Brazelton 检查平均日龄 42 小时的新生儿 272 例,80% 的新生儿能追随移动和说着话的脸,68% 能转向声音。模仿是新生儿的主要行为,新生儿出生后与成人的交往就是通过这些能力来表现和发展的。

(6) 运动能力:新生儿的运动能力始于胎内,胎动就是新生儿在胎儿时期进行的各种运动。正常新生儿出生时即具有一些先天的反射,这些反射标志着新生儿机体是否健全,神经系统功能是否正常。这些反射包括握持、觅食、吸吮、拥抱、颈肢反射、自动踏步等,这些反射随年龄增加逐步减弱消失,一般在生后 3~4 个月消失,若继续存在提示有脑部病变。

(7) 模仿能力:新生儿具有惊人的模仿能力,他们在安静觉醒状态下,常以特殊的兴趣注视着你的面部,他们不但有能力对于看到的面部做出反应,且能正确地模仿你的某些表情,如伸舌头动作。

3. 新生儿神经行为的检查方法　目前常用量表有美国的 Brazelton 新生儿行为评价量表及新生儿 20 项行为神经测定方法(Neonatal Behavioral Neurological Assessment, NBNA),NBNA 法是我国鲍秀兰教授根据 Brazelton NBAS 和 Amiel-Tison 新生儿神经运动测定方法的优点,结合自身经验建立的我国新生儿 20 项行为神经测定方法(表 1-23)。适用于足月新生儿,早产儿需在纠正胎龄 40 周后进行。

表 1-23　新生儿 20 项行为神经测定方法

母亲姓名　　母亲病历号　　　　　出生体重　　kg　　孕周

阿普加评分研究　1分 5分 10分　病历号　　疾病检查日期

母亲姓名　　姓名　　头围　　cm　　　日期　　体重　　头围

项目		0分	评分 1分	2分				
行为能力	1. 对声音习惯形成	>11次	7~10	<6				
	2. 对光习惯形成	>11次	7~10	<6				
	3. 对略声反应	头眼不转动	眼或头转动<60°	头眼转动<60°				
	4. 对人脸(说话)反应	同上	同上	同上				
	5. 对经球的反应	同上	同上	同上				
	6. 安慰	不能	困难	容易或自动				
被动肌张力	7. 围巾征	环绕颈部	肘略过中线身慢	肘未到中线				
	8. 前臂弹回	无	慢,弱>3秒	活跃,可重复<3分钟				
	9. 腘窝角	>110°	100°~110°	<90°				
	10. 下肢弹回	无	慢,弱	活跃,可重复				
主动肌张力	11. 头竖立	缺或异常	困难	好,头和身体维持在同一轴上				
	12. 手握持	无	弱	好,可重复				
	13. 牵拉反应	无	提起部分身体	提起全部身体				
	14. 支持反应	无	不完全	有力,支起全部身体				
原始反射	15. 踏步或放置	无	引出困难	好,可重复				
	16. 拥抱	无	弱　不完全	好,完全				
	17. 吸吮	无	弱	好,和吞咽同步				
一般估计	18. 觉醒度	昏迷	嗜睡	正常				
	19. 哭	无	微弱声尖或过多	正常				
	20. 活动性	缺或过多	略减少或增多	正常				
	总　　分							

NBNA 法的内容及评分标准分为 5 个部分:即行为能力 6 项、被动肌张力 4 项、主动肌张力 4 项,原始反射 3 项、一般估计 3 项。总分 40 分,另有加分 4 分。正常足月新生儿 >35 分。

（周晓玉）

参考文献

1. 宗心南,李辉,张亚钦,等.中国不同出生胎龄新生儿体重身长比、体质指数和重量指数的参照标准及生长曲线.中华儿科杂志,2021,59(3):181-188.
2. 邵肖梅,叶鸿瑁,丘小汕.实用新生儿学.5 版.北京:人民卫生出版社,2019:58-62.
3. 朱丽,张蓉,张淑莲,等.中国不同胎龄新生儿出生体重曲线绘制.中华儿科杂志,2015,53(2):97-103.

第八节　新生儿神经重症监护

【概述】

新生儿神经重症监护(neonatal nerve intensive care unit,NNICU)是指由新生儿科、神经科、影像学、儿童保健和康复专家等组成多学科团队,充分利用可采集的临床资料、多模态的监护、早期干预、出院随访和神经发育评估等手段,对脑损伤高危儿进行集束化管理;建立旨在聚焦新生儿脑保护,建立集监测、发育支持护理、治疗和远期随访为一体的临床管理模式。主要目的是预防危重新生儿脑损伤的发生,开发和验证治疗婴幼儿神经损伤的新治疗措施。

【NNICU 设置】

1. NNICU 设建制　在三级医院建立并开展 NNICU 团队建设,逐步实现从床单元到病房单元的演变,有条件的医疗机构可设立独立病区。提倡专病单元概念,更有针对性地收治一部分特定神经重症患儿。提倡一级、二级医院了解 NNICU 理念,有条件的医疗机构可配置部分 NNICU 如脑电生理监测、脑氧监测和亚低温治疗等,及早就地或在转运中实现脑保护。

2. NNICU 的人员构成及职责 新生儿专科医生和护士作为 NNICU 专职成员,负责单元的日常诊疗与患儿管理。NNICU 人员配置及医护比应高于 NICU 建设的人员配置要求。引入多学科团队(multidisciplinary team team,MDT)理念,形成多学科团队,成员包括儿童神经内科、神经影像、神经电生理、遗传学、发育评估、儿童康复、营养、儿科临床药学、神经外科;有条件的医疗机构还可配置儿童五官科、基础神经科。

3. NNICU 团队运行 建立 NNICU 主要疾病的诊疗规范;新生儿专科医生主要承担 NNICU 日常诊疗工作,决定并组织不同形式与规格的多学科团队,也可以根据医院情况组建特别的小组如低温治疗小组、脑电图或动态脑电图(ambulatory electroencephalography,AEEG)监护小组、惊厥治疗小组等;新生儿专科护士主要承担 NNICU 日常监护任务,配合医生实施干预方案。每周召开一次团队会议,讨论临床中需要共同解决的问题,总结一周的工作情况,包括临床、科研、数据管理等;制订下一周的工作计划。每个月进行一次培训,针对临床和科研工作中遇到的问题进行学习,对年轻的专科医师和护士进行 NNICU 管理的培训,包括核心课程培训、专科护士能力、素质培训、拓展会诊中心、每个月一次的主题讲座,季度病例回顾、争论问题成员内探讨。设立一名联络员,负责团队内和团队外的沟通,协调 NNICU 的运转,包括与基础科研人员的沟通、联系讲座、临床科研等;需要其他科室紧急参与的治疗如神经外科,其他合并症如心血管、消化道问题等,联系相关科室人员进行会诊;负责团队内部的协调。

4. NNICU 所需要的医疗设备 ①具备 NICU 常规配置,包括心电监护、脉搏氧饱和度、温度、血压、黄疸、血糖、血气分析、微量生化(血气分析)、经皮氧和二氧化碳分压等监测设备,复苏、无创和有创机械通气等主要设备;②NNICU 至少需配备脑电生理监测(视频脑电图或振幅整合脑电图、诱发电位)、脑氧监测设备、脑血流监测和低温治疗设备、连续血糖监测技术;③借助医院或院外辅助学科力量,如神经影像诊断设备,遗传与分子诊断(二代基因测序技术、串联质谱),外周神经/肌肉检测技术(表面肌电图、肌肉病理学)、心脏超声,神经发育评估,无创心排血量监测,危重新生儿转运设备。

【NNICU 受益人群】

入院时存在神经系统疾病或住院期间发生神经系统疾病的所有患儿均需要收入 NNICU。主要包括:①脑损伤患儿:窒息或缺氧缺血性脑病、脑梗死、严重颅内出血、中枢神经系统感染、脑积水、胆红素脑病、先天性脑发育异常。②惊厥及疑似惊厥发作的患儿。③脑损伤或惊厥发作高危儿:非颅脑先天性发育异常、染色体异常、顽固性低血糖、严重高胆红素血症、严重感染、需要有创通气支持(包括 ECMO 治疗)的患儿、严重循环功能异常疾病(先天性心脏病、低血压、休克、连续性肾脏替代治疗等),外科术后患儿、肌力低下、肌张力增高。这些患儿均存在一种或多种导致脑损伤的高危因素,属脑损伤高危儿,临床上进行相应的监护和护理可以避免或减轻脑损伤。④早产儿及发育评估:早产儿生后脑仍处在发育期,易受各种因素(缺血、缺氧、炎症反应、营养、应激等)影响,而导致发育异常或早产儿脑损伤,这些患儿应进行神经重症监护。

【NNICU 多模态监测】

NNICU 的多模态监测中主要包括神经功能评估、神经功能监测、神经影像学和神经保护四方面内容,是多模态监测内涵的重要支持,是脑保护理念的精髓。

1. **神经功能评估** ①详细的病史询问,包括家族史、既往妊娠史、本次妊娠史、分娩史和详细的现病史,疾病治疗史、精准的胎龄评估。②标准化的神经系统体格检查,特别注意生命体征,一般状态(哭声、意识状态、姿势),皮肤(颜色、皮疹、黄疸、色素沉着),头颅(外观、前囟、头型),眼底检查,肌力/肌张力,神经反射(浅反射、腱反射和发育性反射)。③神经发育评估量表:新生儿神经行为评估(NBNA)、婴儿运动能力测试、全身质量运动评估、Alberta 婴儿运动量表、Peabody 运动发育量表、儿心量表、格塞尔发育量表、婴幼儿智力发育测试、贝利婴儿发展量表等。应熟悉每个量表的评估内容、最佳适用年龄、可及性等,选择最适合患儿的量表进行评估。

2. **神经功能监测** ①脑电图监测技术:脑电图监测可以分析脑电背景电活动、睡眠-觉醒周期、惊厥发作和双侧对称性和同步性,可评估脑发育成熟度、脑损伤的严重度、筛选合适的患者进行早期干预、评估远期预后、发现惊厥,特别是亚临床惊厥并指导抗惊厥药物的应用。②脑氧监测:采用近红外光谱法可监测新生儿脑氧合代谢和脑血流动力学,是危重新生儿神经监护的理想方法之一。缺氧缺血和血流动力学异常是导致新生儿脑损伤的主要危险因素,早期发现脑组织氧合和脑血流异常,可以早期进行临床干预,减轻或避免发生脑损伤。许多临床事件(如呼吸暂停、低血压、低血糖、坏死性小肠结肠炎、动脉导管未闭等)或临床干预措施(吸痰、静脉置管、气管插管、疼痛刺激、机械通气、外科手术等)可能导致脑血流和氧合变化。近红外光谱法可以非常方便、有效的监测临床事件或临床干预对脑血流和氧合代谢的影响。对已经发生脑损伤的患儿,近红外光谱法监测也可评估脑损伤的严重度和预后。③诱发电位:新生儿期测定的诱发电位最常见的包括听觉诱发电位(auditory evoked potential,AEP)、视觉诱发电位(visual evoked potential,VEP)和躯体感觉诱发电位(somatosensory evoked potential,SEP)。事件相关的诱发电位目前研究较少。各种诱发电位可从不同角度评价新生儿的脑功能、判断特异性感觉通路的发育成熟水平和损伤程度,并有助于判断脑损伤的预后。诱发电位的共同特点是敏感性高而特异性相对较低,常可发现无明显临床症状的神经功能损伤。多种诱发电位联合测试对临床帮助更大。④脑血流评估:尽管磁共振、正电子发射断层扫描也可用来评估脑血流,但不能进行连续监测,需要大型医疗设备。经颅多普勒超声脑血流监测具有无创、床旁、序列检测等优点,是较为常用的新生儿脑血流评估手段。经颅多普勒超声可定量测定收缩期峰流速、舒张末期血流速度和平均血流速;搏动指数和阻力指数。可用于评估脑血流的影响因素、脑血流自主调节功能、脑损伤的严重程度和预后等。

3. **神经影像学检测** 因具有无创、便于在床旁操作、安全等特点,颅脑超声是 NICU 最常见的一种脑影像方式。最常用于早产儿,用以筛查颅内出血,监测脑白质损伤和脑室扩张的进展。CT 平扫检查对新生儿意义不大且患儿需接受大剂量的辐射,仅在不能进行 MRI 检测、或需要明确是否存在颅内出血、钙化等进行检查。MRI 安全、有效且无辐射,可用于早产儿及足月儿的检查。与 MRI 兼容的暖箱、呼吸机及监测仪便于内科将危重新生儿安全地转至 MRI 室。MRI 可提供脑发育和功能的重要信息,如早产儿重要的纤维通路的发育、大脑不同区域代谢的改变、早产及重大疾病对脑发育的影响、大脑某些特定区域的发育,以及这些区域与不同发育结果之间的关联性。对高危新生儿影像表现的研究已经能鉴别获得性脑损伤的危险因素,并且为有利于大脑超微结构发育的特殊治疗及用药提供了依据。MRI 也可以用来评估新生儿大脑不同形式的缺氧缺血性损伤、脑血管病变、脑结构异常等。另外,越来越多的研究用 MRI 作为可能的生物标记物或替代测量手段,识别远期预后的影像学表现。新生儿神经学这一需求正在增加。

4. 神经保护方法　有关神经保护方法应突破传统的思维模式,重点放在预防脑损伤的发生。根据多模态监测、常规实验室评估、临床症状和体征等加强支持治疗:①维持合适的氧合和通气功能,避免氧和二氧化碳分压异常变化。②维持合适的组织灌注,监测血压、尿量、乳酸、毛细血管充盈时间、心率等。③注意液体和水电解质平衡,根据出入量和电解质水平进行个体化管理。④纠正异常的凝血功能、贫血、血小板减少,保证组织氧的输送,减少出血。⑤维持血糖在正常范围内,并避免剧烈波动,可进行连续血糖监测。⑥惊厥可影响呼吸循环功能,增加糖和氧消耗,惊厥本身也可导致脑损伤,应积极处理惊厥发作。⑦生后 72 小时以内尽可能地减少有创操作,进行集中操作,合理使用镇痛/镇静治疗,减少应激。积极开展新生儿个体化发育护理和评估(neonatal individualized developmental care and assessment program,NIDCAP)和家庭化护理模式,促进神经发育。⑧足月或晚期早产儿明确诊断缺氧缺血性脑病者,在充分评估的基础上,对适合低温治疗的患儿应提供亚低温治疗。

【NNICU 临床价值】

NNICU 的建立可以充分发挥多学科团队的作用,利用多模态监测技术:①深入研究脑损伤的病因及干预措施。②寻找新生儿脑损伤及其预后评估的早期标志物。③评估新生儿脑损伤及其影响预后的高危因素。④制订脑损伤患儿管理的流程和诊疗方案。⑤聚焦新的护理模式。

总之,新生儿神经重症监护是 NICU 一个新兴项目,需要对新生儿科护士、学生、住院医师和研究人员进行培训,并且要加强新生儿科专家、神经内科专家和神经影像专家之间的合作,不断开发具有循证医学证据的急性神经系统疾病的诊疗方案和指南,提供脑保护策略,将脑护理合并到对患者的日常监测中。

(程国强)

参考文献

1. 严恺,周文浩.新生儿神经重症监护的建设与发展.中华新生儿杂志,2020,35(1):2-3.

2. 新生儿神经重症监护单元建设专家共识工作组,中华医学会儿科学分会新生儿学组.新生儿神经重症监护单元建设专家共识.中国循证儿科杂志,2018,4:241-247.

3. 中华医学会儿科分会新生儿学组.新生儿脑电生理监测分级管理专家共识.中国当代儿科杂志,2022,24(2):115-123.

4. 中华医学会儿科学分会康复学组.新生儿重症监护病房神经行为发育评估方法专家指导意见.中国实用儿科杂志,2017,32(11):801-806.

5. 周文浩,程国强.新生儿神经重症监护单元的建设与应用.中华实用临床儿科杂志,2016,31(2):84-89.

6. 俞秀雅,程国强,周文浩.新生儿神经重症监护单元如何应用振幅整合脑电图.中国循证儿科杂志,2015,10(2):119-125.

第二章 呼吸系统疾病

第一节 喉软化症

【概述】

喉软化症（laryngomalacia）又称先天性单纯性喉喘鸣（congenital simple laryngeal wheezing），是因喉部组织过度松弛，吸气时声门上区组织向声门塌陷导致间歇性气流受阻，阻塞喉腔上口，使气道梗阻，发出喉部的喘鸣声，是新生儿期喘鸣的最常见原因，占婴幼儿喘鸣的60%~70%。该病为自限性疾病，多数患儿不需特殊治疗，但少数患儿可因严重上气道梗阻及并发症危及生命。

【诊断】

1. **临床表现** 特征性高音调吸气性喘鸣为本病最主要的临床表现。一般在吸气时出现，少数重症患儿呼气时也可发生。喉鸣多为间歇性发作，睡眠、安静时减轻或消失，哺乳、哭闹、躁动、上呼吸道感染或仰卧位时加重。多数患儿症状较轻，喘鸣发作时可伴有三凹征，严重者可伴呼吸暂停、发绀，甚至威胁患儿生命。喉鸣一般在生后2~3周出现，4~8月龄症状可能加重，绝大多数12~18个月后可不经治疗或经保守治疗消退。

50%轻至中度喉软化症患儿及几乎所有的重症喉软化症患儿会出现喂养困难，可能同时伴有咳嗽、误吸、发绀发作、反流、呕吐、进食缓慢及反复性吸入性肺炎。多数重症患儿，如果没有适合的治疗可能发展成肺动脉高压和肺源性心脏病。

2. **医技检查** 本病确诊需借助纤维喉镜检查，可直接观察喉软化的解剖定位及严重程度。特征性表现包括吸气性声门上塌陷，伴随因缩短的杓会厌皱襞导致的声带显示不清,杓状软骨向气道塌陷,后声门区水肿或一个 Ω 形卷曲或后屈的会厌。3D 内镜检查可提高复杂气道解剖结构的显像,喉软化声门上解剖学结构应用此技术可以得到更好地呈现。

【鉴别诊断】

由于许多导致上气道梗阻的疾病与喉软化具有相似的临床表现,如喉鸣、吸气性呼吸困难等,因此,往往需要直接喉镜、纤维喉镜、鼻咽镜、支气管镜、CT 扫描及基因检测等以资鉴别,需鉴别的疾病如下:

1. **鼻后孔闭锁**　单侧闭锁生后可能被忽略,常见于婴儿期,甚至儿童期才被发现,多表现为患侧鼻塞、黏膜苍白、流胶冻样分泌物。双侧闭锁,生后即可出现呼吸困难(张口呼吸)、青紫,甚至窒息,啼哭时症状减轻或缓解,吃奶时加重。采用棉絮试验或插入鼻饲导管探测鼻腔是否通畅,是初步判定鼻后孔闭锁或狭窄最简单的方法,但最终诊断需经鼻咽镜检查或 CT 扫描证实。

2. **Pierre-Robin 序列征(Pierre-Robin sequence,PRS)**　由于下颌骨发育不全(小下颌)迫使舌向后移位,使舌根失去舌部肌群牵引而发生后垂(舌后坠),导致口咽部堵塞(上呼吸道梗阻),因此,本病的特征性表现为小下颌,舌后坠及其引起的上呼吸道梗阻,部分伴有高腭弓或腭裂。若患儿出生后具备上述临床表现即可诊断,但部分患儿可因下颌小不明显或呼吸困难表现时间较晚,使 PRS 延迟于新生儿期后被诊断。除临床表现外,CT 或 MRI 可更精确反映气管梗阻程度,基因检测有助于除外其他疾病。

3. **先天性囊肿**　也是导致新生儿喘鸣和青紫的常见原因之一。可发生于鼻腔、口内、舌部、会厌及咽喉部等任何一部位,如舌甲状舌管囊肿、会厌囊肿及咽后壁囊肿等。此类患儿常以喉鸣为首发症状,哭闹或吸吮时明显,重者发生呼吸暂停及呼吸窘迫,甚至猝死。直接喉镜检查对于发现舌根及会厌囊肿很重要,但咽喉壁囊肿常不易被发现。喉部 CT 或 MRI 扫描,不仅可准确而清晰显示囊肿部位、大小及与邻近组织的关系,还能明确气管受压后狭窄程度,是确诊的必要检测手段。

4. 声带麻痹 也是新生儿喘鸣的常见原因。生后常有哭声嘶哑,甚至无声。可为单侧或双侧,单侧以左侧多见,主要因该侧喉返神经较长,出生时易受牵拉而导致损伤,可同时伴有同侧的其他周围神经损伤,如面神经、臂丛神经、膈神经等。直接喉镜检查,特别是电子纤维喉镜检查可发现麻痹声带。

5. 其他 声门下狭窄多见于长时间的气管插管所致,拔管后患儿出现喉鸣或呼吸困难。先天性喉蹼、先天性气管狭窄、异位胸腺组织等也能导致气道梗阻。直接喉镜、纤维喉镜及支气管镜等检查有助于上述疾病的诊断,但仍需在血氧饱和度监测下,由技术娴熟者进行操作。此外,主动脉弓发育不良或起自主动脉的血管位置异常,以及迷路的大血管(如肺动脉吊带畸形等),这些异常的血管形成紧缩的血管环,压迫气管导致气道梗阻,心脏彩超有时难以发现,但心脏的增强三维 CT 扫描及磁共振血管成像对确诊本病有重要价值。

【治疗】

1. 本病为自限性疾病,约 84% 的患儿症状较轻,不需手术治疗,一般在 12~18 个月后可自行好转。伴轻至中度呼吸系统疾病(咳嗽、吸入性肺炎)和轻度喂养困难的患儿,保守治疗也同样有效,应密切监测体重增长,呼吸症状或喂养情况有无恶化。

2. 在新生儿期,对生后不久即发生严重的呼吸困难,表现为青紫、呼吸暂停,甚至窒息,需立即气管插管,以解除或缓解气道梗阻,避免因严重低氧血症而导致相关并发症的发生。

3. 对严重病例,即可导致威胁生命的阻塞性呼吸暂停、肺源性心脏病、生长发育停滞的患儿需要手术治疗,目前声门上成形术是重度喉软化首选的手术方式。仅有少数合并神经系统疾病或有不良预后的严重气道梗阻患儿需气管切开术。

> ➤ 附:先天性喉软化诊疗流程图

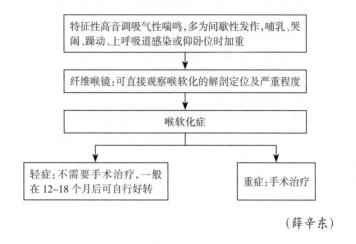

（薛辛东）

参考文献

JOHN CARTER,REZA RAHBAR,MATTHEW BRIGGER,et al. International Pediatric ORL Group(IPOG)laryngomalacia consensus recommendations. Int J Pediatr Otorhinolaryngol,2016,86:256-261.

第二节　新生儿呼吸窘迫综合征

【概述】

新生儿呼吸窘迫综合征(neonatal respiratory distress syndrome, NRDS)为肺表面活性物质缺乏所致的两肺广泛肺泡萎陷和损伤渗出的急性呼吸衰竭,多见于早产儿和择期剖宫产新生儿,生后数小时出现进行性呼吸困难、青紫和呼吸衰竭。病理上出现肺透明膜,又称新生儿肺透明膜病(hyaline membrane disease,HMD)。早产儿呼吸窘迫综合征发病率为 5%~10%,胎龄越小发病率越高,择期剖宫产新生儿RDS 发生率为 0.9%~3.7%。主要病因为肺表面活性物质(pulmonary surfactant,PS)缺乏所致,导致 PS 缺乏的因素都可能促使发生 RDS,

其中早产儿和剖宫产是呼吸窘迫综合征的主要危险因素。

1. **早产儿**　RDS 主要发生在早产儿。因早产儿肺发育未成熟，Ⅱ型肺泡上皮细胞合成分泌 PS 不足，正常胎儿在胎龄 24~25 周开始合成 PS，以后 PS 合成量逐渐增多，但直到胎龄约 35 周时 PS 量才迅速增多。因此，胎龄 <35 周的早产儿易发生 RDS，且胎龄越小发生率越高。

2. **剖宫产新生儿**　正常分娩对产妇和胎儿都是一个强烈的应激反应过程，可分泌和释放大量儿茶酚胺和糖皮质激素等，这些激素能促使胎儿Ⅱ型肺泡上皮细胞分泌和释放肺表面活性物质。剖宫产（尤其是择期剖宫产）没有经过正常分娩的宫缩和应激反应，儿茶酚胺和糖皮质激素分泌释放较少，PS 分泌和释放不足。剖宫产新生儿肺液转运障碍，也影响 PS 功能。因此，剖宫产新生儿 RDS 发生率较高，常见于足月儿或晚期早产儿。

3. **糖尿病母亲新生儿**　母亲患糖尿病时，胎儿血糖增高，胰岛素分泌相应增加，胰岛素可抑制糖皮质激素，而糖皮质激素能刺激 PS 的合成分泌，因此，糖尿病母亲新生儿 PS 合成分泌受影响，即使为足月儿或巨大儿，仍可发生 RDS。

4. **继发性 PS 缺乏**　多见于新生儿严重缺氧、败血症、重症感染性肺炎、重症胎粪吸入综合征和肺出血等导致的急性肺损伤，抑制Ⅱ型肺泡上皮细胞产生 PS，发生低氧性呼吸衰竭，严重者发生急性呼吸窘迫综合征。

5. **PS 蛋白功能缺陷**　PS 蛋白对 PS 功能至关重要，研究显示，PS 蛋白中的 SP-A、SP-B、SP-C 的基因突变或某些缺陷，不能正常表达 PS 蛋白，导致 PS 功能缺陷，PS 不能发挥作用，发生 RDS。

6. **重度 Rh 溶血病**　重度 Rh 溶血病胎儿胰岛细胞代偿性增生，胰岛素分泌过多，而抑制 PS 分泌。

【诊断】

1. **病史**　对早产儿、剖宫产新生儿、糖尿病母亲新生儿等出生后要密切观察呼吸变化，随时注意可能发生 RDS。

2. **临床表现**　早产儿呼吸窘迫综合征生后 1~2 小时即出现呼吸困难，先呼吸增快、急促、鼻翼扇动，呼吸 60 次/min 以上，然后出现呼气性呻吟,吸气时出现三凹征。病情呈进行性加重,继而出现呼吸不规则、呼吸暂停、发绀、呼吸衰竭。两肺呼吸音减弱。

剖宫产新生儿发生呼吸窘迫综合征多见于足月儿或晚期早产儿,尤其是胎龄 <39 周者,生后很快发生呼吸困难,也可能在生后第 2 天或第 3 天出现,有些患者先有新生儿湿肺表现,呼吸困难逐渐加重,再有呼吸窘迫综合征表现。剖宫产新生儿生后 72 小时内均要密切观察呼吸变化,一旦发生呼吸困难,应考虑是否发生呼吸窘迫综合征。

PS 蛋白缺陷所致的呼吸窘迫综合征,多见于足月儿,对 PS 和机械通气治疗效果较差,给予 PS 后病情可短暂改善,2~6 小时后又非常严重,须多次给予 PS 治疗,但多数病例因病情严重于数天内死亡。

3. **胸部 X 线检查**　呼吸窘迫综合征胸部 X 线检查有特征性表现(图 2-1)。早产儿呼吸窘迫综合征主要改变为:两肺野透亮度普遍降低、毛玻璃样(充气减少),可见均匀分布的细小颗粒(肺泡萎陷)和网状阴影(细支气管过度充气)。随着病情加重,两肺透亮度进一步降低,可见支气管充气征(支气管过度充气),延伸至肺野中外带。重症病例肺野透亮度更低,心缘、膈缘模糊,整个肺野呈白肺,支气管充气征更明显,似秃叶树枝。胸廓扩张良好,横膈位置正常。

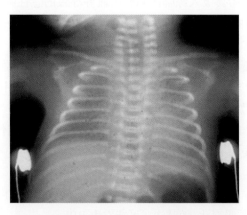

图 2-1　新生儿呼吸窘迫综合征胸部 X 线变化
注:整个肺野充气不良,肺不张,可见支气管充气征,肺与膈缘、心脏边缘界线不清。

剖宫产新生儿呼吸窘迫综合征部分病例生后第 1 天胸部 X 线检查常表现为新生儿湿肺,甚至重症湿肺、肺水肿、肺野模糊,第 2、3 天出现严重呼吸窘迫综合征,甚至白肺,支气管充气征常不典型。

4. 肺部超声检查 呼吸窘迫综合征患儿肺部超声主要表现如下,①胸膜线异常:弥漫增厚、毛糙;②多个肺野显示肺泡-间质综合征或白肺;③多个肺野 A 线消失;④胸膜下肺实变和支气管充气征。以上 4 项特征中具有 2 项以上者,可以超声诊断为呼吸窘迫综合征。超声诊断呼吸窘迫综合征的灵敏度为 85.8%,特异度为 92.8%,阳性预测值为 94.8%,阴性预测值为 81.3%。超声灵敏度高于胸部 X 线检查,超声特异度和胸部 X 线检查相比,超声的阴性预测值高于胸部 X 线检查。

【鉴别诊断】

1. B 族溶血性链球菌感染 产前感染发生的 B 族溶血性链球菌肺炎或败血症,临床表现和胸部 X 线检查早期表现极似呼吸窘迫综合征,不容易鉴别。但该病常有孕妇羊膜早破史或感染表现,患者胸部 X 线检查有不同程度的融合趋势,而呼吸窘迫综合征肺部病变比较均匀,病程经过与呼吸窘迫综合征不同,用青霉素有效。

2. 新生儿湿肺 重症新生儿湿肺与呼吸窘迫综合征较难鉴别,生后数小时可出现呼吸困难,但病程短,病情相对较轻,胸部 X 线检查以肺泡、间质、叶间胸膜积液为主。肺部超声检查可鉴别呼吸窘迫综合征和新生儿湿肺,新生儿湿肺超声图像特征为双肺点、肺泡-间质综合征和胸腔积液等,胸膜线异常是鉴别呼吸窘迫综合征和新生儿湿肺的首要特点,呼吸窘迫综合征胸膜线毛糙、增厚(厚度 >1.45mm),新生儿湿肺胸膜线光滑。

3. 感染性肺炎 表现为呼吸困难、呻吟,但不呈进行性发展,胸部 X 线检查表现两肺渗出,分布不均匀。

【治疗】

早产儿出生后应密切观察呼吸变化,一旦出现呼吸困难、呻吟,应先使用无创通气,并根据肺部影像和临床表现,考虑呼吸窘迫综合征,早期使用肺表面活性物质治疗,如病情严重,应立即气管插管,使用机械通气。

1. 无创呼吸通气　早产儿生后发生呼吸困难、呻吟,应立即给予无创通气,通常先使用 NCPAP。NCPAP 能使肺泡在呼气末保持正压,防止肺泡萎陷,并有助于萎陷的肺泡重新张开。轻度或早期呼吸窘迫综合征应尽早使用 NCPAP(文末彩图 2-2),压力为 5~6cmH$_2$O。及时使用持续气道正压通气可减少机械通气的使用,避免机械通气造成的各种并发症。根据病情变化也可选用其他无创通气模式,如经鼻间歇正压通气、无创高频通气等。如使用无创通气后出现反复呼吸暂停、FiO$_2$ 上升、PaCO$_2$ 升高,应改用机械通气。

2. 肺表面活性物质治疗　PS 对呼吸窘迫综合征有显著效果,应及时使用。

(1) 治疗时机:①对早产儿呼吸窘迫综合征应强调早期给药,建议早期使用 NCPAP,如 NCPAP 压力≥6cmH$_2$O,FiO$_2$>0.30,建议给予 PS 治疗。对病情进展快,需要气管插管和机械通气的严重呼吸窘迫综合征,立即给予 PS 治疗。②对剖宫产,尤其是择期剖宫产的新生儿和糖尿病母亲的新生儿,出生后应密切观察呼吸变化,如发生呼吸困难进行性加重,需及时气管插管和机械通气,同时行胸部 X 线检查和/或肺部超声检查,如显示呼吸窘迫综合征变化,即给予 PS 治疗。③对重症感染性肺炎、胎粪吸入综合征和肺出血,如肺部影像检查显示两肺渗出明显,氧合指数≥8,建议使用 PS 治疗。

(2) 给药剂量:根据药物推荐剂量和病情严重程度选择 PS 剂量,猪肺 PS 推荐剂量为每次 100~200mg/kg,牛肺 PS 推荐剂量为每次 70~100mg/kg,对重症病例建议在推荐剂量范围内使用较大剂量。

(3) 给药次数:使用 PS 后应根据临床表现和肺部影像检查对病情进行重新评估,根据病情需要决定给药次数,较轻者给 1 次即可,如判断呼吸窘迫综合征病变仍比较严重或改善后又加重,可重复使用 PS,严重病例需用 2~3 次,少数严重病例需用 4 次,但 4 次给药后病情仍未能改善,不必再给药。间隔时间为 6~12 小时。

(4) 给药方法:PS 常规给药方法为仰卧位,经气管插管注入肺内。对使用无创通气的早产儿呼吸窘迫综合征,尤其是出生胎龄 25~32

周早产儿可采用微创给药技术［微创表面活性物质注射（less invasive surfactant administration，LISA）或经细管肺表面活性物质注入技术（minimally invasive surfactant treatment，MIST）］。

3. 机械通气 对较重病例无创呼吸支持不能维持，应及时改为机械通气。一般先用常频机械通气，宜用间歇正压通气和呼气末正压通气，初调参数：RR 40~50 次/min，PIP 15~20cmH₂O，PEEP 5~6cmH₂O，根据病情变化及时调整呼吸机参数。严重病例如常频机械通气难以维持，需采用高频振荡通气，减少常频正压通气所致的肺损伤。使用机械通气病情改善者应尽早撤离机械通气，在撤离机械通气过程中使用咖啡因，可以加速撤机，减少再次气管插管和机械通气。撤机后再改用无创通气。要注意机械通气的不良反应，如感染性肺炎、气漏和支气管肺发育不良等。

4. 支持疗法 呼吸窘迫综合征因缺氧及高碳酸血症导致酸碱、水电解质、循环功能失衡，应给予及时纠正，使患儿度过疾病极期。液体量不宜过多，以免造成肺水肿，生后第 1~2 天为 60~80ml/kg，第 3~5 天为 80~100ml/kg；代谢性酸中毒可给予 5% 碳酸氢钠稀释 2~3 倍后静脉滴注；血压低可用多巴胺，剂量 5~10μg/（kg·min）。

5. 合并症治疗 合并新生儿持续性肺动脉高压时，应给予一氧化氮吸入，一般先用 15~20×10⁻⁶（ppm），然后逐渐下调。少数患者疗效不理想，可逐渐增加至 20~30×10⁻⁶（ppm），取得疗效后再逐渐下调。剖宫产新生儿呼吸窘迫综合征常合并严重新生儿持续性肺动脉高压，应及时使用一氧化氮吸入。没有条件吸入 NO 的医院，可使用西地那非，剂量每次 1~3mg/kg，6~8 小时一次，口服，需监测血压。合并 PDA 时，使用吲哚美辛，首剂 0.2mg/kg，第 2、3 剂 0.1mg/kg，每剂间隔 12 小时，日龄 <7 天者疗效较好，吲哚美辛不良反应有肾功能损害、尿量减少、出血倾向、血钠降低、血钾升高，停药后可恢复。布洛芬治疗 PDA 的效果与吲哚美辛相似，但不良反应较吲哚美辛少，静脉滴注首剂 10mg/kg，然后每日 5mg/kg，用 2 次。若药物不能关闭，并严重影响心肺功能时，应行手术结扎。

6. 原发病治疗 对继发于重症感染者，应积极抗感染治疗。

7. 体外膜氧合器 少数严重病例需使用体外膜氧合器治疗,近年来由于肺表面活性物质和一氧化氮吸入的广泛使用,体外膜氧合器已非常少用。

8. 早产儿呼吸窘迫综合征预防 目前推荐对胎龄 <34 周,可能发生早产的产妇静脉或肌内注射倍他米松或地塞米松,可明显降低早产儿呼吸窘迫综合征发生率。倍他米松:每次 12mg,间隔 24 小时,一个疗程 2 次,肌内注射,或地塞米松:每次 6mg,间隔 12 小时,一个疗程 4 次。一般使用一个疗程即可,必要时再使用第 2 个疗程。产前激素治疗的最佳时间是分娩前 24 小时至 7 天给药。

9. 剖宫产新生儿呼吸窘迫综合征的预防 尽可能地避免胎龄 <39 周择期剖宫产,研究显示,对胎龄 35~38 周必须择期剖宫产者,产前给产妇一个疗程激素治疗,可能会降低新生儿呼吸窘迫综合征发生率。

➢ **附:新生儿呼吸窘迫综合征诊疗流程图**

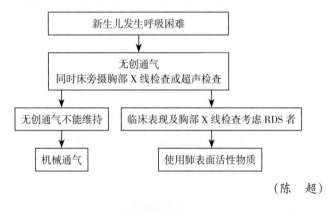

（陈 超）

参考文献

1. 中华医学会儿科分会新生儿学组,中华儿科杂志编辑委员会.中国新生儿肺表面活性物质临床应用专家共识(2021 版).中华儿科杂志,2021,59(8):627-632.

2. DONDA K,VIJAYAKANTHI N,DAPAAH-SIAKWAN F,et al. Trends in

epidemiology and outcomes of respiratory distress syndrome in the United States. Pediatric Pulmonology. 2019,54(4):405-414.

3. DE LUCA D, AUTILIO C, PEZZA L, et al. Personalized medicine for the management of RDS in preterm neonates. Neonatology, 2021, 118:127-138.

4. SWEET D, CARNIELLI V, GREISEN G, et al. European consensus guidelines on the management of RDS——2019 Update. Neonatology, 2019, 115(4):432-450.

5. NG EH, SHAH V. Guidelines for surfactant replacement therapy in neonates. Paediatr Child Health, 2021, 26(1):35-41.

第三节　新生儿湿肺

【概述】

新生儿湿肺(wet lung of newborn)又称暂时性呼吸增快(transient tachypnea,TTN)或暂时性呼吸困难(transient dyspnea),是由于肺内液体吸收及清除延迟所致,以生后不久即出现呼吸困难为临床特征。本病为自限性疾病,一般24~72小时症状缓解消失,多见于足月或近足月的剖宫产儿。

1. **剖宫产儿**　特别是选择性剖宫产儿,不仅缺乏分娩时的胸部挤压,更缺乏应激反应,血中儿茶酚胺水平低下,使肺液潴留过多。

2. **出生后肺泡充气扩张受限**　如围期窒息,大量吸入羊水,以及孕妇在分娩中使用大量麻醉镇静剂等。

3. **早产儿**　由于肺发育不成熟,肺表面活性物质缺乏,血浆蛋白含量低,以及胸廓小、呼吸肌薄弱、肺的顺应性低、气体交换面积减少等,可导致肺液吸收延迟而发生新生儿湿肺。

4. **其他因素**　孕妇产程中或新生儿出生后输液过量,脐带结扎延迟,胎盘-胎儿输血或胎儿-胎儿输血,均可使中心静脉压升高,阻碍了胸导管回流,导致肺液清除延迟。此外,动脉导管未闭、低蛋白血症也不利于肺液的吸收。

【诊断】

本病常见于足月儿或近足月儿,病史中多有上述高危因素,可分临床型和无症状型,后者仅肺部影像学有新生儿湿肺特征。

1. **临床表现**　生后很快出现呼吸急促(>60 次/min),甚至达 100~120 次/min,多数体温正常、吃奶佳、哭声响亮、反应好,但重者也可有青紫、呻吟、拒乳及反应差等。查体可见胸廓前后径增加呈"桶状胸",听诊呼吸音减低,可闻及湿啰音,还伴有心动过速,但血压一般正常。本病属自限性疾病,预后良好。轻者临床表现可持续 12~24 小时,重者可达 72 小时,甚至 4~5 天才能恢复。

2. **医技检查**

(1) 动脉血气分析:轻症 pH、$PaCO_2$ 和 BE,一般都在正常范围,重症者可有低氧血症、呼吸性和代谢性酸中毒。

(2) X 线检查:以肺泡、肺间质、叶间胸膜积液为特征。①肺泡积液征:肺野呈斑片状、面纱样或云雾状阴影,或呈小结节影,直径 2~4mm,重者出现类似呼吸窘迫综合征的毛玻璃样,甚至白肺的改变;②肺间质积液征:肺野可见网状条索影;③叶间胸膜积液征:呈毛发线样改变,多在右肺上叶与中叶之间,严重者可呈胸腔积液改变;④其他征象:肺门血管淤血扩张,肺纹理影增粗,边缘清楚,自肺门呈放射状向外周伸展。此外,还可见肺野过度通气及心影轻度增大等改变。

(3) 肺部超声:本病超声诊断依据主要是不同程度的肺水肿:①轻度新生儿湿肺主要表现为肺间质综合征或双肺点;重度新生儿湿肺在急性期主要表现为致密 B 线、白肺或程度较重的肺间质综合征,随病情恢复亦可出现双肺点;②轻度或重度新生儿湿肺均可见胸膜线异常、A 线消失;③轻或重度新生儿湿肺的部分病例可有不同程度的单侧或双侧胸腔积液;④无肺实变(图 2-3~图 2-5)。

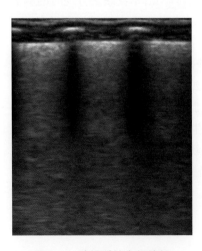

图 2-3　肺间质综合征特征

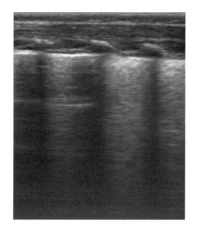
图 2-4　双肺点征特征

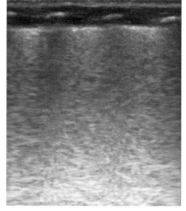
图 2-5　白肺超声征象

【鉴别诊断】

1. **新生儿呼吸窘迫综合征**　是由于肺表面活性物质缺乏所致,生后数小时出现进行性呼吸窘迫,多见于早产儿。近年来足月儿呼吸窘迫综合征发病率也有上升趋势,多见于选择性剖宫产,其临床表现及 X 线征象与重度新生儿湿肺难以鉴别。但足月儿呼吸窘迫综合征,起病稍迟,症状可能更重,且易并发新生儿持续性肺动脉高压,补充肺表面活性物质后,呼吸困难及胸部 X 线检查均会有不同程度的改善,此外,肺部超声有助于更有助两者鉴别。

2. **大量羊水吸入**　常有胎儿宫内窘迫或产时窒息史,症状轻重与羊水吸入量多少有关,呼吸急促一般在复苏后即可发生,12~36 小时达高峰。新生儿湿肺大多数无窒息史,呼吸急促晚于羊水吸入者,且 X 线征象及病情动态观察也有助于两者鉴别。

3. **脑性过度换气**　常见于足月儿,伴窒息或其他原因(如先天性的遗传代谢性疾病)所致的脑水肿,肺部无病变,患儿呼吸急促,常伴有呼吸性碱中毒,可能会伴有惊厥,胸部 X 线检查很少有异常改变,脑功能及头部影像学检查也有助于两者鉴别。

【治疗】

1. **一般治疗**　加强监护,注意保温,保证适当的液体量及热量供给,早期静脉及经口总液体量应限制在 60ml/(kg·d)。

2. **氧疗及机械通气** 对仅有呼吸频率增快,而无低氧血症的患儿,切忌常规给氧治疗。对有低氧血症者,轻症可选用鼻导管、头罩或面罩等方式给氧;如吸氧后仍无缓解或呼吸困难加重,应及时给予无创通气支持,如持续气道正压通气、间歇正压通气,复查血气分析及胸部 X 线检查,动态观察病情变化,个别重症患儿达机械通气指征,应尽早给予气管插管呼吸机治疗。

3. **抗生素治疗** 本病原则上不主张使用抗生素,但在排除败血症及感染性肺炎前,建议给予广谱抗生素。

4. **利尿** 对肺内水泡音密集,并伴有明显的液体潴留者,可考虑使用利尿剂如呋塞米(1mg/kg)。但有研究显示,本病使用利尿剂对减轻呼吸症状及缩短住院时间并无显著效果。

5. **其他** 有代谢性酸中毒时,结合患儿情况及血气分析,可考虑应用 5% 碳酸氢钠,每次 2~3ml/kg,必要时可重复,对于反复不能纠正者,应积极查找原因。烦躁、呻吟者,可予以苯巴必妥,每次 3~5mg/kg。

➤ **附:新生儿湿肺诊疗流程图**

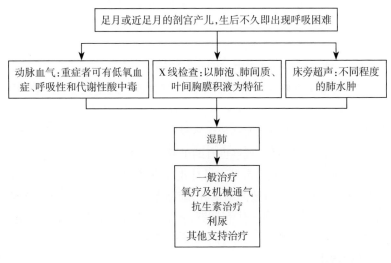

（薛辛东）

参考文献

1. 中华医学会儿科学分会围产医学专业委员会,中国医师协会新生儿科医师分会超声专业委员会,中国医药教育协会超声医学专业委员会重症超声学组,等.新生儿肺脏疾病超声诊断指南.中华实用儿科临床杂志,2018,33(14):1057-1064.

2. ALHASSENZ,VALIP,GUGLANIL,et al. Recent advances in pathophysiology and management of transient tachypnea of newborn. J Perinatol,2021,41(1):6-16.

第四节 胎粪吸入综合征

【概述】

胎粪吸入综合征(meconium aspiration syndrome,MAS)或称胎粪吸入性肺炎,是指胎儿在产前或产时吸入混有胎粪的羊水而发生的吸入性肺炎,以呼吸道机械性阻塞、肺部化学性炎症及继发性肺表面活性物质失活为主要病理特征,于生后不久出现呼吸窘迫为主要表现的临床综合征。多见于足月儿或过期产儿。

【诊断】

1. **临床表现** 生后即开始出现呼吸窘迫,出生 12~24 小时,随胎粪被吸入远端气道,症状及体征则更为明显。常表现为呼吸急促、青紫、鼻翼扇动和吸气性三凹征等,少数患儿也可出现呼气性呻吟。查体可见胸廓前后径增加似桶状胸,听诊早期有啰音或粗湿啰音,继之出现中、细湿啰音。若呼吸困难突然加重,听诊呼吸音明显减弱,应疑似气胸的发生;如患儿出现持续而严重的青紫,哭闹、哺乳或躁动时进一步加重,仍疑似合并新生儿持续性肺动脉高压。上述表现可持续数天至数周。若吸入少量或混合胎粪均匀的羊水,患儿可无症状或症状轻微;若吸入大量或黏稠胎粪者,可致死胎或生后不久即发生死亡。

2. **医技检查**

(1) 实验室检查:动脉血气分析示 pH 下降,PaO_2 降低,$PaCO_2$ 增高;还应进行血常规、血糖、血钙和相应血生化检查,气管内吸引物及血液的细菌学培养。

(2)X线检查:两肺透明度增强伴节段性或小叶性肺不张,也可有弥漫性浸润影或并发纵隔气肿、气胸等肺气漏(图2-6)。重症者可出现大片肺不张、继发性肺损伤或继发性肺表面活性物质缺乏所致的肺萎陷表现,由于围产期的缺氧,心影可以增大。上述X线表现在生后12~24小时常更明显。需注意的是,部分MAS患儿,其胸部X线检查的严重程度与临床表现并非呈正相关。

(3)超声检查:床旁肺部超声可用于诊断MAS。当超声下见双肺散在大小不等、边界不清的中低回声及点状或线状高回声,即肺实变伴支气管充气征时,高度提示MAS(图2-7)。此外,彩色多普勒可用于评估和监测肺动脉的压力,有助于新生儿持续性肺动脉高压诊断。

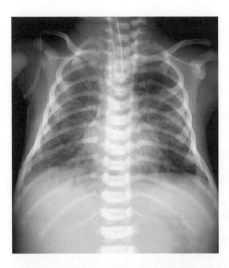

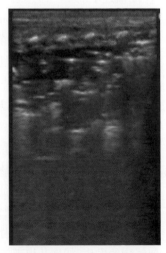

图2-6 MAS患儿胸部X线表现   图2-7 MAS超声征象

3. **诊断标准**

(1)常见于足月儿或过期产儿,多有宫内窘迫和/或出生窒息史。

(2)吸入混有胎粪的羊水的证据是诊断的必备条件:①分娩时可见羊水混胎粪;②患儿皮肤、脐带和指/趾甲床留有胎粪污染的痕迹;

③口、鼻腔吸引物中含有胎粪;④气管插管时声门处或气管内吸引物可见胎粪即可确诊。

【鉴别诊断】

羊水被胎粪污染是诊断本病的前提,而气管内吸引物中含有胎粪即可被确诊,因此,本病一般不难诊断,仅少数情况下注意与其他疾病相鉴别:

1. **大量羊水吸入** 吸入大量羊水后,由于羊水内含有脱落的上皮细胞,阻塞远端气道,引起呼吸困难。此类患儿常有胎儿宫内窘迫或产时窒息史,呼吸急促多数在复苏后即发生,一般 48~72 小时恢复正常,临床预后相对良好。此外,本病羊水清澈,而 MAS 有胎粪污染,更有助于鉴别。

2. **新生儿感染性肺炎** 主要指宫内感染性肺炎,病原体常为 B 组链球菌、大肠埃希菌、衣原体等,也可由病毒引起。母亲产前常有发热、羊膜早破或羊水浑浊伴有异味史,母血或宫颈拭子培养有细菌生长;患儿外周血象、C 反应蛋白、血培养等也可提示有感染证据,此外,此类患儿抗生素治疗有效,X 线征象及肺部超声的动态观察也助于两者鉴别。

【治疗】

1. **评估新生儿活力,决策是否气管插管吸引胎粪** 当羊水粪染时,首先评估新生儿是否有活力:有活力者(即呼吸规则,肌张力好,心率 >100 次/min),继续初步复苏;无活力时(即无呼吸或喘息样呼吸,肌张力低,心率 <100 次/min),应在 20 秒内完成气管插管及吸引胎粪(美国《2020 年新生儿复苏指南》不再推荐羊水粪染无活力新生儿常规给予气管插管吸引胎粪,但对于正压通气时有气道梗阻者,气管插管吸引胎粪可能有益);如不具备气管插管条件而新生儿无活力,应快速清理口鼻后立即使用面罩气囊开始正压通气。

2. **氧疗** 当 $PaO_2 < 50mmHg$ 或 $TcSO_2 < 90\%$ 时,应依据患儿缺氧程度选用不同的吸氧方式,如鼻导管、头罩或面罩等,以维持 PaO_2 50~80mmHg 或 $TcSO_2$ 90%~95% 为宜。有条件者最好用加温湿化给氧,有助于胎粪排出。

3. 机械通气治疗

（1）无创辅助通气：当 $FiO_2>0.4$ 时，可用经鼻塞持续气道正压通气治疗，压力可设定为 $4\sim5cmH_2O$。但在某些情况下，如肺部查体或 X 线检查提示肺过度充气时，应慎用，否则因持续气道正压通气可加重肺内气体潴留，诱发肺气漏的发生。

（2）有创辅助通气：当 $FiO_2>0.6$，$TcSO_2<85\%$，或 $PaCO_2>60mmHg$ 伴 $pH<7.25$ 时，应行气管插管机械通气治疗。常频呼吸机辅助通气常采用相对较高 PIP（通常不超过 $25cmH_2O$），足够的呼气时间，以免气体滞留。对于合并新生儿肺气漏、新生儿持续性肺动脉高压、严重 CO_2 潴留、严重呼吸衰竭的重症 MAS，目前临床常直接选用高频呼吸机辅助通气治疗，必要时可联合一氧化氮吸入治疗，改善患儿顽固性低氧血症。高频呼吸的频率为 $8\sim10Hz$。使用适当的镇静剂可减少患儿对呼吸机对抗及气压伤的发生。

4. PS 补充

近年来证实，在 MAS 发生 6 小时内补充外源性 PS 可显著改善氧合状态，减少体外膜氧合器的使用需求，降低 MAS 的严重程度。早期使用足量的 PS，对改善 MAS 患儿呼吸窘迫有一定帮助，必要时可重复使用 PS。

5. 并发症治疗

（1）肺气漏治疗：少量气胸不需处理可自行吸收。但对张力性气胸，应紧急胸腔穿刺抽气，可立即改善症状，然后根据胸腔内气体的多少，必要时行胸腔闭式引流。

（2）新生儿持续性肺动脉高压治疗：去除病因是关键。此外，根据病情可采用高频通气、一氧化氮吸入或应用肺血管扩张剂，如西地那非、米力农等，也有一定的疗效（详见本章第 9 节"新生儿持续性肺动脉高压"）。

6. 其他治疗

（1）限制液体入量：MAS 重症病例常伴有肺水肿或心力衰竭，应适当限制液体入量。

（2）抗生素：目前是否对预防性应用抗生素仍存争议。一般选择广谱抗生素，并进一步根据血液、气管内吸引物细菌培养及药敏结果,调整抗生素及确定其使用疗程。

(3)维持正常循环:出现低体温、苍白和低血压等休克表现者,应选用生理盐水或血浆、全血、白蛋白等进行扩容,并同时静脉滴注多巴胺和/或多巴酚丁胺等。

此外,尚需注意保温、镇静,满足能量需要,维持血糖和血清离子正常等。

➤ 附:胎粪吸入综合征诊疗流程图

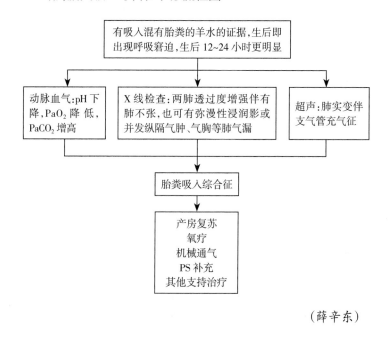

有吸入混有胎粪的羊水的证据,生后即出现呼吸窘迫,生后 12~24 小时更明显

动脉血气:pH 下降,PaO$_2$ 降低,PaCO$_2$ 增高

X 线检查:两肺透过度增强伴有肺不张,也可有弥漫性浸润影或并发纵隔气肿、气胸等肺气漏

超声:肺实变伴支气管充气征

胎粪吸入综合征

产房复苏
氧疗
机械通气
PS 补充
其他支持治疗

(薛辛东)

参考文献

1. AZIZ K,LEE HC,ESCOBEDO MB,et al. Part5:Neonatal resuscitation:2020 American Heart Association guidelines for cardiopulmonary resuscitation and emergency cardiovascular care. Circulation,2020,142(2):S524-S550.

2. 中国新生儿复苏项目专家组,中华医学会围产医学分会新生儿复苏学组.中国新生儿复苏指南(2021 年修订).中华围产医学杂志,2022,25(1):4-12.

3. PANDITA A,MURKI S,OLETI TP,et al. Effect of nasal continuous positive airway pressure on infants with meconium aspiration syndrome:a randomized clinical trial. JAMA Pediatr,2018,172(2):161-165.

4. WEINER GM,ZAICHKIN J,KATTWINKEL J,et al. Textbook of Neonatal Resuscitation. 7th ed. Elk Grove Village,IL:American Academy of Pediatrics, 2016:53.

第五节 早产儿呼吸暂停

【概述】

早产儿呼吸暂停（apnea of prematurity,AOP）是早产儿常见的呼吸系统疾病,胎龄越小,发生率越高。频繁或反复 AOP 发作可增加早产儿发生神经不良结局的风险,甚至猝死。

AOP 主要与呼吸中枢调节功能不成熟有关,同时,中枢化学感受器和颈动脉化学感受器敏感度改变、抑制性神经递质上调、喉化学反射等因素也参与 AOP 的发生。

【诊断】

AOP 指早产儿发生呼吸中断超过 20 秒,或 <20 秒伴有心率下降(<100 次/min)或血氧饱和度下降(指经皮血氧饱和度≤85%)。根据需要干预的强度,AOP 可由轻到重分为 4 个等级,Ⅰ级:AOP 发作在无任何干预措施下可自行恢复;Ⅱ级:发作时需用氧气(常用鼻导管)给予鼻前部吹气刺激,在 10 秒内恢复;Ⅲ级:经上述方法处理无效,需经刺激足底、摩擦背部等,在 30 秒内恢复;Ⅳ级:经上述方法处理无效,需行正压通气者。

呼吸暂停的判断需要依靠床旁呼吸、心率及血氧饱和度监测。呼吸监测常通过胸部阻抗法测量,该方法容易受躯体活动、心脏电活动等因素的干扰。在临床中,呼吸监测需要与心率、血氧饱和度监测联合使用。心率监测可通过床旁监护仪进行,通常定义清醒状态下心率 <100 次/min 为下降。血氧饱和度常通过床旁监护仪或脉氧仪进行监测,氧饱和度 <85% 定义为血氧饱和度下降。新一代监护仪可回顾性显示过去一段时间内早产儿的呼吸、心率和血氧饱和度变化趋势,有

助于发现临床护士未观察到的呼吸暂停发作。详见诊疗流程图。

　　AOP的诊断是一个排除性诊断,在满足上述定义要求的同时,还需排除其他引起呼吸暂停的继发因素,见表2-1。

表2-1　可引起继发性呼吸暂停的因素

神经肌肉系统	围产期窒息、颅内出血、颅内感染、脑积水、惊厥、先天性肌病或神经疾病等
呼吸系统疾病	低氧血症、高碳酸血症、上呼吸道解剖异常、膈或声带麻痹、气胸、肺出血、肺部感染等
消化系统疾病	喂养不耐受、新生儿坏死性小肠结肠炎、腹膜炎等
心血管系统	心力衰竭、血流动力学异常的动脉导管未闭、严重先天性心脏病、严重血容量不足、低血压、高血压等
血液系统	贫血、红细胞增多、严重高胆红素血症
代谢及电解质紊乱	低血糖、高氨血症、甲状腺功能减退、低钠、高钠、高镁、高钾等
其他情况	严重感染、体温不稳定、母亲用麻醉药及硫酸镁、迷走神经反射(插胃管、颈部过度屈曲及伸展)

【鉴别诊断】

临床中,AOP需与周期性呼吸及间断性低氧血症鉴别。

1. **周期性呼吸**　在一段时间内,周期性地出现呼吸停止(常为5~10秒)和恢复,常无心率和皮肤颜色改变。周期性呼吸可以是早产儿和早期足月儿的一种正常呼吸形态,多不需要临床干预可自行缓解,常发生于安静睡眠期。

2. **间歇性低氧血症**　一种短暂的、周期性的血氧饱和度从正常基线下降(通常下降 >10%),再恢复至正常基线的过程,通常是短暂的呼吸停止或通气不足的结果。间歇性低氧血症的发现主要依赖持续脉搏血氧饱和度监测。许多早产儿在AOP临床发作终止后仍然有频繁间歇性低氧血症发生,后者可能与早产儿的近期及远期不良结局有关。

【治疗】

呼吸暂停发生时,需要积极查找存在的潜在病因。考虑由继发因

素引起的呼吸暂停,需要根据具体情况治疗原发病。AOP 的治疗主要包括如下方面:

1. 一般治疗

(1) 体位疗法:避免颈部过屈和过伸导致的气道阻塞。俯卧位可以改善早产儿胸腹呼吸运动的协调性,稳定胸壁,在一定程度上降低 AOP 的发生。在俯卧位基础上,抬高头部 15° 角或采取"三阶式姿势"(头胸、腹和腿呈一个由上往下的倾斜),可进一步减少血氧饱和度下降的发生,改善脑组织氧合。患儿置于俯卧位时需要严密心电监测,以避免婴儿猝死综合征的发生。

(2) 环境温度控制:环境温度偏高可增加 AOP 和婴儿猝死综合征的发生风险,适当偏低的环境温度设置可能降低 AOP 的发作频率和发作时长,但需避免早产儿发生低体温。临床中,提倡使用伺服系统控制的暖箱或辐射台为早产儿提供稳定的环境温度,早产儿体温稳定在 36.5~37℃。

(3) 物理刺激:触觉刺激是最常采取的 AOP 干预措施之一,常用的刺激方式包括摩擦背部、用手拍打或手指弹患儿足底。

2. 药物治疗

(1) 咖啡因:甲基黄嘌呤类药物是 AOP 临床干预的主要药物,咖啡因和氨茶碱是其代表。咖啡因由于相对较长的半衰期,更大的治疗安全范围,不需要常规血药浓度监测,成为目前治疗的首选。对出生胎龄 <30 周或出生体重 <1 500g 的早产儿,生后应尽早开始咖啡因治疗,其余情况可在出现呼吸暂停发作后开始用药。首次剂量为 20mg/kg,24 小时后开始维持剂量为每次 5mg/kg,每 24 小时一次,治疗效果欠佳可提高维持量至 10mg/kg。在纠正胎龄 33~35 周,早产儿脱离正压通气且临床稳定时可考虑停用咖啡因。对于诊断支气管肺发育不良的患儿可适当延长咖啡因使用时间。

(2) 氨茶碱:氨茶碱的作用机制与咖啡因类似,两者治疗 AOP 的效果无明显差异,但氨茶碱的药物不良反应发生率较咖啡因多。由于氨茶碱的血药浓度安全范围较窄,用药若未控制合理会出现一系列中毒现象,如高血糖、呼吸心率增快、烦躁等。目前不常规推荐氨茶碱作为 AOP 治疗的首选用药,仅在基层医院或药源匮乏地区无法使用咖啡因时,可考虑氨茶碱。负荷量为 5~6mg/kg,12 小时后开始维持量为每次 2~3mg/kg,每 12 小时一次静脉滴注,并且在用药过程中需常规进行治疗性药物监测。

(3) 多沙普仑:对于甲基黄嘌呤药物及正压通气治疗失败的 AOP,可考虑尝试使用多沙普仑。在多沙普仑使用过程中,需警惕相关不良反应的发生,包括精神发育迟滞、严重低钾血症、胃潴留、脑电背景改变、惊厥、代谢性酸中毒等。鉴于多沙普仑治疗 AOP 的有效性和安全性尚不明确,目前不推荐多沙普仑作为 AOP 的常规治疗用药。

3. 呼吸支持

(1) 氧气治疗:动脉低血氧状态可增加颈动脉外周化学感受器敏感度,使早产儿表现出更明显的呼吸抑制及更频繁的呼吸暂停发作。在新生儿重症监护治疗病房中,设置高目标血氧饱和度相比于低目标血氧饱和度,早产儿有更低的呼吸暂停/血氧饱和度下降发生,且早产儿死亡率更低。对于存在低氧血症的早产儿可常规给予氧气治疗,目标血氧饱和度设置为 90%~94%。

(2) 正压通气:正压通气通过提供正压保持咽部气道开放,降低上气道塌陷及阻塞风险,同时增加功能残气量,改善氧合,从而减少 AOP 的发生。临床中,设置 4~6cmH$_2$O 的 NCPAP 与咖啡因药物联合,常可以取得较好的干预效果。同步化的无创间隙正压通气在治疗 AOP 上比 NCPAP 有更好的效果。而高流量经鼻吸氧由于产生的气道压力不稳定,气流泄漏易产生通气不足,其治疗效果可能不如 NCPAP。动物研究提示,高频振荡通气可能抑制迷走神经,诱发中枢性 AOP 的发生,因此在单纯治疗 AOP 时,不推荐常规使用无创高频振荡通气。对于频繁的 AOP 发作,经咖啡因和无创正压通气治疗无效者,可考虑气管插管行有创机械通气治疗或尝试多沙普仑。

4. AOP 复发的处理　在 AOP 临床发作终止后 1 周,如果再次出现呼吸暂停发作,考虑呼吸暂停复发。复发通常由潜在的病理因素引起,因此需对患儿进行全面评估,并针对具体病因进行治疗。当出现呼吸暂停复发需物理刺激后恢复(Ⅲ级),且 >3 次/d,或呼吸暂停复发需正压通气支持(Ⅳ级)时,可考虑重新使用咖啡因。重新使用咖啡因后,至少使用 2 周,或至纠正胎龄 37 周后再考虑停药。

5. **出院管理** 早产儿通常在满足完全经口喂养、体重增长满意、体温稳定、停氧或仅需低流量吸氧等条件后可考虑出院。出院前,早产儿在停用咖啡因后至少观察 5~7 天无呼吸暂停发作。孤立的心率下降事件,以及可自行恢复的与进食相关的 AOP 发作,在早产儿是较为常见的,一般不因此而延期出院。对于需要家庭氧疗的早产儿,需进行出院后血氧饱和度监测,以指导家庭氧疗及氧气的减停。

➤ **附:早产儿呼吸暂停诊疗流程图**

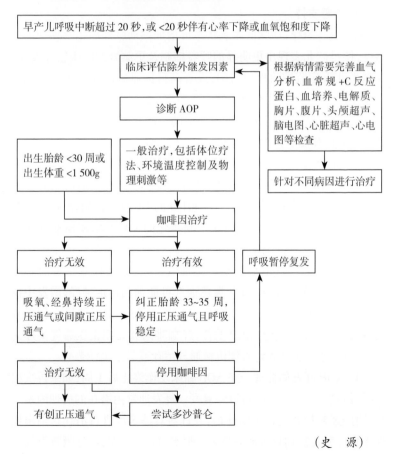

（史　源）

参考文献

1. KESAVAN K, PARGAA J. Apnea of prematurity: current practices and future directions. NeoReviews, 2017, 18(3): e149-e160.

2. DI FIORE JM, MACFARLANE PM, MARTIN RJ. Intermittent hypoxemia in preterm infants. Clin Perinatol, 2019, 46(3): 553-565.

3. ARANDA JV, BEHARRY KD. Pharmacokinetics, pharmacodynamics and metabolism of caffeine in newborns. Semin Fetal Neonatal Med, 2020, 25(6): 101183.

4. RODGERS A, SINGH C. Specialist neonatal respiratory care for babies born preterm (NICE guideline 124): a review. Arch Dis Child Educ Pract Ed, 2020, 105(6): 355-357.

5. SWEET DG, CARNIELLI V, GREISEN G, et al. European consensus guidelines on the management of respiratory distress syndrome-2019 update. Neonatology, 2019, 115(4): 432-450.

第六节 早产儿支气管肺发育不良

【概述】

支气管肺发育不良(bronchopulmonary dysplasia, BPD)多见于胎龄小于 32 周的早产儿,不仅增加死亡率,还与呼吸系统、心血管系统及神经系统等远期不良结局密切相关。随着小胎龄早产儿成活率的提高,BPD 发生率也逐渐上升,且重症 BPD 增多。肺泡结构简单化和肺血管发育受阻为 BPD 的主要病理特点,重症 BPD 会同时存在上述两种病理改变。该病发生机制尚未完全清楚,可能涉及宫内炎症反应、生后机械通气、高氧暴露、动脉导管未闭等环境因素与遗传因素的相互作用。由于较高的发生率及广泛的影响,BPD 已经成为新生儿科及儿童呼吸、循环、神经等专业医生的关注焦点。

【诊断】

1. **临床表现** BPD 发生的高危因素,包括产前因素(母亲妊娠期高血压、绒毛膜羊膜炎、胎儿宫内生长受限)、产时因素(出生胎龄 <32

周早产、男婴、出生窒息)及产后因素(机械通气、高氧、新生儿呼吸窘迫综合征、动脉导管未闭、感染)等多种因素。患儿表现出长期对氧的依赖或呼吸支持的需求,可伴或不伴有早期严重的呼吸困难。详见诊疗流程图。

2. 辅助检查

(1) 影像学检查。①胸部 X 线片:是最常用的检查方法,通常表现为双肺野密度不均及结构紊乱,呈条索状或斑片状阴影,伴充气的透亮小囊腔或较大囊泡,可同时存在肺充气过度和不张改变。②肺部 CT 扫描:是了解肺部详细病变的最佳检测手段,可清晰显示肺部不均匀的病变,包括肺不张及过度充气、间质水肿、小叶间隔增厚等改变,可用于评估 BPD 肺部病变的严重程度。③肺部超声检查:因其无辐射及床旁操作的优点,被越来越多地应用于临床。肺部超声常用评分系统针对胸膜线改变、融合 B 线或肺泡间质综合征、肺实变("碎片征")等指标进行量化,有望用于预测、诊断、指导临床用药及预后评估,但尚有待于进一步规范及统一标准,并在大样本研究中确定其有效性。

(2) 动脉血气分析:表现为低氧血症、高碳酸血症,严重者 pH 低于正常。

(3) 肺功能:对早期识别 BPD 高危儿、评估 BPD 患儿的临床预后、观察 BPD 治疗相关药物的疗效,有一定的指导作用。BPD 患儿在新生儿期肺顺应性低,肺容量低,气道阻力增高,且 BPD 的严重程度与肺功能指标的下降程度呈正相关。有 BPD 病史的早产儿在儿童期及成人期更容易出现肺功能异常,如慢性气道阻塞和呼吸道症状,哮喘的发病率也相应增加。连续监测婴儿期的肺功能有助于早期识别在成年后有更高呼吸道疾病患病率风险的早产儿。

3. 诊断标准 BPD 的诊断标准不一,目前应用最多的是 2001 年美国国立儿童健康和人类发展研究所(National Institute of Child Health and Human Development,NICHD)发表的标准及 2018 年更新的诊断标准。

(1) 2001 年,美国国立儿童健康和人类发展研究所诊断标准:出生后持续用氧≥28 天,并根据出生胎龄是否小于 32 周在矫正胎龄(postmenstrual age,PMA)36 周,或生后 56 天,或出院时评估,根据吸氧浓度及呼吸支持方式分为轻度、中度和重度(表 2-2),肺部 X 线片改变不作为诊断及疾病严重程度的评估依据。

表 2-2 2001 年美国国立儿童健康和人类发展研究所 BPD 诊断标准

诊断:新生儿用氧至少 28 天	出生胎龄	
	<32 周	≥32 周
分度:评估时间	矫正胎龄 36 周	生后 56 天
	或出院回家	
轻度	未用氧	
中度	需 FiO_2<0.30	
重度	需 FiO_2≥0.30 和/或持续气道正压通气或机械通气	

(2) 2018 年,美国国立儿童健康和人类发展研究所诊断标准:2018 年,标准将 BPD 患儿的胎龄限定为小于 32 周,且再次强调需要影像学证实存在肺实质疾病。更重要的是,该标准细化了用氧方式与 BPD 的分度,强调了机械通气与重度 BPD(severe BPD,sBPD)的关系,并将因持续的肺实质疾病和呼吸衰竭而导致早期死亡者(日龄 14 天至矫正胎龄 36 周)归类于 sBPD 中(表 2-3)。

表 2-3 2018 年美国国立儿童健康和人类发展研究所 BPD 诊断标准

<32 周,持续的肺实质病变(除外原发性气道病变或中枢性呼吸衰竭),影像学证实肺实质疾病;矫正胎龄 36 周时,连续 3 天,用氧情况满足表中任何 1 项以维持血氧饱和度 90%~95%

严重程度	有创间歇正压通气	NCPAP,经鼻间歇正压通气或鼻导管吸氧≥3L/min	鼻导管吸氧流量 1% 3L/min	头罩吸氧	鼻导管吸氧,<1L/min
Ⅰ	—	21	22~29	22~29	22~70
Ⅱ	21	22~29	≥30	≥30	>70
Ⅲ	>21	≥30			

Ⅲ(A) 由于持续的肺实质疾病或呼吸衰竭而导致的早期死亡(出生后 14 天至 36 周),除外其他新生儿疾病(如坏死性小肠结肠炎、脑室出血、败血症等)导致的呼吸衰竭

【预防和治疗】

1. 预防

（1）合理用氧：出生胎龄 <32 周的早产儿开始复苏的氧浓度从 0.30 开始，监测动脉导管前经皮血氧饱和度，推荐目标氧饱和度 90%~94%。

（2）保护性通气策略

1）产房：有自主呼吸的早产儿生后尽早提供 PEEP 支持，建议持续气道正压通气压力至少 6cmH$_2$O。或使用 T 组合复苏器以提供 PEEP。

2）无创通气：有自主呼吸的早产儿可通过采用持续气道正压通气、经鼻间歇正压通气、双相气道正压（bi-level positive airway pressure，BiPAP）、加温湿化高流量鼻导管通气（high flow nasal cannula，HFNC）和经鼻无创高频通气（nasal high frequency ventilation，NHFV）等无创通气模式。出生胎龄 <28 周的超早产儿由于呼吸动力不足，生后早期采用 HFNC 会增加治疗失败及需要机械通气的风险，因此不作为初始治疗的推荐。NHFV 对 BPD 的保护作用及其使用安全性尚不明确。目前并无证据显示哪种无创呼吸支持模式在减少 BPD 发生率上更具优势。

3）机械通气：目标潮气量通气较压力限制通气能缩短机械通气时间，可能降低 BPD 发生率。生后早期肺部病变均匀，参数设置建议小潮气量（4~6ml/kg）、短吸气时间（0.3~0.4 秒）、快通气频率（30~60 次/min），并提供足够的 PEEP（5~8cmH$_2$O）。也有研究提示，生后早期使用高频振荡通气作为一种保护性通气策略，可减少 BPD 发生，但尚需大样本研究证实。以允许性高碳酸血症（PaCO$_2$ 55~65mmHg，pH>7.25）为通气目标，可缩短机械通气时间。

（3）肺泡表面活性物质（pulmonary surfactant，PS）：用于治疗呼吸窘迫综合征，减少呼吸机使用，从而预防 BPD。推荐当早产儿在持续气道正压通气支持下仍呼吸窘迫、吸入氧浓度 >0.30 时补充 PS。在不间断无创通气下，可采用微创方法给药（LISA 或 MIST），能够减少气管插管率及机械通气风险，降低早产儿病死率或 BPD 发生率。

(4) 动脉导管未闭（patent ductus arteriosus，PDA）：PDA 可能会加重呼吸困难，造成机械通气时间延长，并参与 BPD 及肺动脉高压的发生发展。目前，我国较常用的药物为布洛芬，常规剂量为首剂 10mg/kg，以后每剂 5mg/kg，连用 2 剂，每剂间隔 24 小时。药物主要不良反应有肾脏低灌注、出血倾向、坏死性小肠结肠炎和自发性肠穿孔。有血流动力学意义的 PDA（hemodynamically significant PDA，hsPDA）经两个疗程药物治疗后仍无法关闭，或存在药物治疗禁忌证者应考虑手术结扎。尽管关闭 PDA 可以缩短机械通气时间或降低死亡率，但早期关闭 PDA 似乎并不能降低 BPD 的发生率。

(5) 控制感染：宫内及生后感染引起的炎症反应均会加重 BPD 进程，临床中应尽早发现并积极治疗感染。但也要避免无指征抗生素的使用，尤其是避免长期应用广谱抗生素。宫内解脲脲原体感染可能与 BPD 发生有关，但生后治疗解脲脲原体并不能显著降低 BPD 发生率。

(6) 药物应用

1) 咖啡因：咖啡因除用于治疗早产儿呼吸暂停外，对缩短机械通气时间，减少 BPD 发生率也有一定作用。首次负荷量为 20mg/kg，24 小时后按 5mg/(kg·d) 维持，每日 1 次，静脉或口服疗效相当，可酌情持续使用至纠正胎龄 34 周。

2) 维生素 A：对于超低出生体重儿出生后给予维生素 A 肌内注射，5 000IU/次，每周 3 次，连续 4 周，可能降低 BPD 发生率，但长期预后尚需进一步评估。

2. 治疗

(1) 合理呼吸支持：由于 BPD 病理改变复杂，且常合并生长发育迟缓、肺动脉高压（pulmonary hypertension，PH）、气道软化、代谢性骨病、胃食管反流等并发症，因此，不能单纯追求"撤机"，而要提供合适的呼吸支持，以达到促进肺部及全身发育的目的，同时避免过度肺损伤。此阶段由于肺部病变不均一，呼吸机参数设置宜采用"大潮气量（10~12ml/kg）、长吸气时间（0.5~0.8 秒）、慢频率（10~25 次/min）和较高 PEEP（至少 6~8cmH_2O）参数。

(2) BPD 并发肺动脉高压的监测和管理

1) 临床表现:BPD 并发肺动脉高压的临床表现有长期呼吸机支持或氧依赖、呼吸机参数进行性增高、对氧浓度的需求与肺部疾病本身的严重程度不成比例、反复青紫,能量供应充足的情况下体重仍增长缓慢、持续肺水肿及高碳酸血症等。

2) 诊断方法:诊断的金标准为心导管检查,但因其有创性,临床并不适用于常规监测。心脏超声是 PH 筛查的首选工具,一般通过测量三尖瓣反流的流速来评估肺动脉压力,将肺动脉收缩压(systolic pulmonary artery pressure,sPAP)超过体循环收缩压(systolic blood pressure,sBP)的 1/2(sPAP/sBP>0.5)定义为 BPD 相关 PH(sPAP/sBP 为 1/2~2/3,即轻至中度 PH;sPAP/sBP>2/3 为重度 PH)。

3) BPD 并发肺动脉高压的治疗

a. 维持较高氧合:适宜氧饱和度为 92%~95%,避免反复发作性或持续性的低氧血症发生。

b. 一氧化氮吸入:急性 PH 危象时可给予初始浓度(10~20)ppm,待稳定后逐步降低 NO 浓度直至撤离。病情稳定后联用西地那非有助于 NO 的成功撤离。

c. 扩张肺血管药物,①西地那非:初始口服剂量为 0.3~0.5mg/kg,每 8 小时一次,逐渐增加至 2mg/kg,每 6 小时一次或每 8 小时一次。主要不良反应为低血压、增加胃食管反流、阴茎勃起,长期使用(>2 年)可能使病死率增加;②波生坦:初始口服剂量为 0.5~1mg/kg,每 12 小时一次,可在 2~4 周后增加至 2mg/kg,每 12 小时一次,主要不良反应为肝功能损害;③曲前列尼尔:开始剂量 2ng/(kg·min),静脉或皮下注射,每 4~6 小时逐渐增加至 20ng/(kg·min),若患儿耐受良好,剂量还可以逐渐增加。需注意的是,上述 PH 靶向治疗药物在新生儿尤其早产儿大多属于超说明书应用,仅限于明确诊断和积极治疗原发病的基础上应用。

(3) 气道病变的管理:BPD 患儿可能合并气道软化、痉挛、狭窄、高反应性等异常改变,导致临床上撤机困难、间歇性低氧发作、喘息等表现。长期撤机困难或肺不张改变需通过支气管镜检查,以明确是否存在声门下狭窄或节段性气道狭窄、软化等病变。呼吸支持中较高的 PEEP 可缓解气道软化,改善通气及氧合。支气管扩张剂对气道高反应性或气道痉挛可能有改善作用,但疗效尚不确切。

(4)营养支持:BPD 患儿对能量的需求高于非 BPD 早产儿,在病情不稳定阶段,一般需要 120~130kcal/(kg·d)的能量摄入,才能获得理想的体重增长。在保证热量的同时,还要注意各种营养素的均衡补充,尤其是矿物质的补充。BPD 患儿合并代谢性骨病的风险明显增高,故 BPD 高危儿需在生后早期即补充钙、磷及维生素 D,以预防代谢性骨病。定期监测碱性磷酸酶、钙、磷、甲状旁腺激素及长骨 X 线片。

(5)药物治疗

1)糖皮质激素:鉴于其短期不良反应及远期脑瘫风险,并不作为 BPD 防治的常规治疗手段。多数推荐生后机械通气 1~2 周的 BPD 高危儿可以使用低剂量短疗程地塞米松治疗,有助于拔管撤机。目前应用较多的是短疗程低剂量的地塞米松随机试验(dexamethasone:a randomized trial,DART)方案,起始剂量 0.15mg/(kg·d)分两次静脉推注,持续 3 天,减量至 0.10mg/(kg·d)分两次给药,持续 3 天,再减量至 0.05mg/(kg·d)分两次给药,持续 2 天,最后减量至 0.02mg/(kg·d)分两次给药,持续 2 天,整个疗程持续 10 天,累计剂量为 0.89mg/kg。部分研究提示,氢化可的松早期小剂量应用可能减少 BPD 发生,且不会明显增加不良反应;生后早期,布地奈德联合 PS 气管内给药或吸入治疗可以预防 BPD 发生,但上述结论尚需多中心、大样本的随机对照试验(randomized controlled trial,RCT)研究验证,目前尚未在临床普遍应用。

2)支气管扩张剂:BPD 患儿常合并气道高反应性,由于小气道痉挛导致间歇性低氧发作。使用支气管扩张剂可能减轻低氧发作,但并不能预防 BPD 或改善 BPD 远期预后。2019 年,欧洲呼吸学会发表的"BPD 患儿长期管理指南"建议,仅在患有重度 BPD、存在哮喘样症状和因呼吸道疾病反复住院的儿童中使用支气管扩张剂治疗,目前应用最多的是沙丁胺醇。

3)利尿剂:BPD 患儿常需要较多的静脉液体来保证代谢及营养需求,但过多的液体又可能导致肺水肿。利尿剂可以减轻肺间质水肿,降低肺血管阻力,增加血浆胶体渗透压及改善淋巴循环,有利于液体负担大的 BPD 患儿。常用的利尿剂包括排钾型(呋塞米、氢氯噻嗪)与保钾型(螺内酯),可交替使用。呋塞米常用剂量为每次 0.5~1.0mg/kg,静脉或口服应用,每日 1~3 次;氢氯噻嗪和螺内酯的剂量均为 1~2mg/(kg·d),分 2 次口服。使用利尿剂要注意监测离子水平,同时注意耳毒性、肾钙化及钙磷丢失、加重代谢性骨病的风险。

➢ 附:支气管肺发育不良诊疗流程图

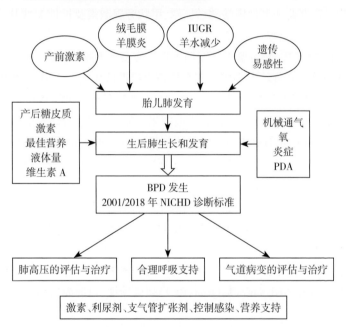

(富建华)

參考文献

1. 中华医学会儿科学分会新生儿学组,《中华儿科杂志》编辑委员会.早产儿支气管肺发育不良临床管理专家共识.中华儿科杂志,2020,58(5):358-365.
2. 张蓉,林新祝,中国医师协会新生儿科医师分会营养专业委员会,等.早产儿支气管肺发育不良营养管理专家共识.中国当代儿科杂志,2020,22:1-10.

3. HIGGINS RD, JOBE AH, KOSO-THOMAS M, et al. Bronchopulmonary dsplasia: executive summary of a workshop. J Pediatr, 2018, 197: 300-308.

4. GILFILLAN M, BHANDARI A, BHANDARI V. Diagnosis and management of bronchopulmonary dysplasia. BMJ, 2021, 375: n1974.

5. SWEET DG, CARNIELLI V, GREISEN G, et al. European consensus guidelines on the management of respiratory distresssyndrome-2019 update. Neonatology, 2019, 115(4): 432-450.

6. EVANS P, O'REILLY D, FLYER JN, et al. Indomethacin for symptomatic patent ductus arteriosus in preterm infants. Cochrane Database Syst Rev, 2021, 1(1): CD013133.

7. OHLSSON A, SHAH SS. Ibuprofen for the prevention of patent ductus arteriosus in preterm and/or low birth weight infants. Cochrane Database Syst Rev, 2020, 1(1): CD004213.

8. 中华医学会儿科学分会新生儿学组，《中华儿科杂志》编辑委员会. 新生儿肺动脉高压诊治专家共识. 中华儿科杂志, 2017, 55(3): 163-168.

第七节 新生儿肺出血

【概述】

新生儿肺出血（neonatal pulmonary hemorrhage）是指临床上发现气道内有血性液体，并伴有呼吸衰竭，需接受或提高参数进行机械通气治疗。病理上则指肺泡和/或肺间质内发现红细胞，若出血范围超过两个肺叶，即为严重肺出血。肺出血常是新生儿期各种严重疾病的终末表现，病死率较高。

多种因素可诱发肺出血，包括引起组织缺血缺氧性疾病（围产期窒息、重症呼吸窘迫综合征、胎粪吸入综合征等）、严重感染（败血症、重症肺炎、坏死性小肠结肠炎等）和寒冷损伤。此外，弥散性血管内凝血、高黏滞综合征、先天性心脏病、心力衰竭、机械通气压力过高、氧中毒、输液过快过量等也可引起肺出血。早产儿肺发育未成熟更易发生肺出血。

这些因素使 TNF-α、IL-1、IL-8 等炎症因子大量释放，以及组织缺氧缺血后再灌注产生大量氧自由基,启动细胞凋亡或坏死,引起肺毛细血管内压增高,肺泡上皮及毛细血管内皮细胞损伤、屏障功能完整性破坏,导致渗出增加,并渗漏至肺间质及肺泡腔,引起肺出血。如同时合并凝血机制障碍,将进一步加重肺出血。

【诊断】

1. **根据肺出血的临床特点**　患儿有缺氧、感染、寒冷损伤、早产等原发基础病史,突然出现面色苍白、发绀,反应差,呼吸困难或呼吸暂停,口鼻腔或气管插管内出血,肺部短期内出现大量湿啰音,即应考虑肺出血。由于出血可能仅限于肺间质而未扩散至气道,故肺出血易漏诊或误诊为其他疾病,因此,临床诊断病例远低于尸检确诊数。详见诊疗流程图。

2. **胸部 X 线**　两肺透亮度降低,广泛斑片状密度增高影,有时可见支气管充气征;双侧肺门血管影增多,呈粗网格状影;心影轻至中度增大,以左心室增大为主;大量肺出血时呈"白肺"。

3. **实验室检查**　代谢性或混合性酸中毒,血红蛋白进行性下降,凝血功能障碍。

【治疗】

1. **一般治疗**　清理气道,维持有效通气,纠正酸中毒,适当限液;保持体温、血压在正常范围,维持生命体征稳定。

2. **机械通气**　正压通气和 PEEP 是治疗肺出血的重要措施。PEEP 应提高至 $6{\sim}8cmH_2O$,适当提高 PIP。常频通气效果不理想时,改用或直接进行高频通气。

3. **止血和纠正凝血功能障碍**　可用立止血 0.2U 加生理盐水 1ml 气管内滴入,同时 0.5U 加生理盐水 2ml 静脉注射。输注新鲜冷冻血浆 10ml/kg 或冷沉淀以补充凝血因子。肝素 20~30U/kg,每 6~8 小时一次,皮下注射;或低分子量肝素钙,50~75U/kg,每日 1 次,皮下注射。

4. **维持血流动力学稳定**　多巴胺 5~10μg/(kg·min)和多巴酚丁胺 5~10μg/(kg·min)持续静脉滴注,必要时输注悬浮红细胞,维持有效循环血量。

5. **原发病治疗**　存在严重感染需加强抗感染治疗,必要时输注丙种球蛋白。

6. 表面活性物质治疗　肺出血时,气道和肺泡内的血性液体可使肺泡表面活性物质灭活,使用外源性肺表面活性物质有助于改善氧合指数(oxygenation index,OI)及肺的顺应性,故可酌情使用。

➢ **附:新生儿肺出血诊疗流程图**

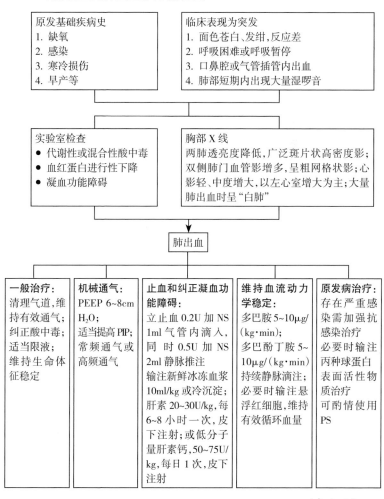

（李文斌）

参考文献

1. EICHENWALD EC, HANSEN AR, MARTIN CR, et al. Cloherty and Stark's Manual of Neonatal Care. 8th ed. Philadelphia：Lippincott Williams and Wilkins，2016.

2. GOMELLA TL, CUNNINGHAM MD, EYAL FG. Neonatology：Management，procedures，on-call problems，diseases，and drugs. 7th ed. Singapore：McGaw-Hill Education，2013.

3. 邵肖梅，叶鸿瑁，丘小汕 . 实用新生儿学 . 5 版 . 北京：人民卫生出版社，2019.

4. 周晓光，肖昕，农绍汉 . 新生儿机械通气学 . 2 版 . 北京：人民卫生出版社，2021.

5. WELDE MA, SANFORD CB, MANGUM M, et al. Pulmonary Hemorrhage in the Neonate. Neonatal Netw，2021，40（5）：295-304.

6. LEE M, WU K, YU A, et al. Pulmonary hemorrhage in neonatal respiratory distress syndrome：Radiographic evolution，course，complications and long-term clinical outcomes. J Neonatal Perinatal Med，2019，12（2）：161-171.

7. AGARWAL I, ERNST LM. Perinatal pulmonary hemorrhage：a retrospective autopsy case series. Pediatr Dev Pathol，2020，23（4）：267-273.

第八节　气漏综合征

【概述】

气漏综合征（air leak syndrome）包括间质性肺气肿、气胸、纵隔气肿、心包积气、皮下气肿、气腹、血管内积气，所有气漏的发生均起源于间质性肺气肿。常见病因包括：

1. **经肺压异常升高**　新生儿第一次呼吸时胸腔负压可高达100cmH$_2$O；在肺不张、肺表面活性物质缺乏、肺出血、出生时肺液残留等情况下，不均一通气、使用较高气道压通气、人机不同步或使用肺表面活性物质后未及时下调呼吸机参数等均可导致肺泡过度破裂。

2. **肺实质性疾病**　呼吸窘迫综合征和胎粪吸入综合征等引起不均一肺泡通气，以及羊水、血液或胎粪吸入引起气道部分阻塞是气胸的发病基础。

3. 直接机械性损伤　各种抢救性措施,如喉镜、气管插管、吸引管等损伤气道表层可导致气胸、纵隔气肿。外伤导致壁层胸膜破裂,因负压作用气体进入胸膜腔引起气胸。

4. 肺先天性畸形　如先天性肺囊性腺瘤病等。

【诊断】

1. 根据气漏的临床特点　原有的呼吸系统疾病突然恶化,如突然出现呼吸增快、呻吟、发绀,面色苍白、呼吸暂停等。气漏发生的部位不同,临床症状有所不同。气胸时可见患侧胸廓抬高且两侧不对称,心尖冲动移位、患侧呼吸音减低;纵隔气肿或心包积气可出现心率增快或过缓、心音低钝、脉压减低、血压下降,甚至心跳、呼吸突然停止;皮下气肿可在颈部、面部和锁骨下有"握雪感";血管内积气可导致栓塞脏器相应症状,如肺栓塞出现急性呼吸、循环衰竭,脑血管栓塞出现惊厥、意识障碍等。也有少数气胸、纵隔气肿和心包积气患儿临床症状不明显,仅在胸部 X 线片时被发现。详见诊疗流程图。

2. 辅助检查

(1) 血气分析:常出现血氧分压突然下降、二氧化碳分压增高和酸中毒。

(2) 胸部透光试验:采用光线强度较大的光纤冷光源或细小手电筒直接接触胸壁进行探查。在保持室内光线较暗的情况下,当存在大量气胸时,整个患侧胸腔透亮,而对侧由于受压而透光范围很小。

(3) 胸部 X 线片:可确定气漏部位及诊断。张力性气胸时,仰卧后前位 X 线片,患侧有脏层与壁层胸膜分离的透亮区,横膈平坦和纵隔向对侧移位,同侧肺叶萎陷。当纵隔侧胸膜因气胸超过中线、凸入对侧时,可见心影上明显的曲线阴影。纵隔气肿最好拍摄侧位 X 线片。孤立性纵隔气肿后前位 X 线表现为心脏和胸腺周围高透亮边缘,积气常位于中央,将胸腺抬举,形成大三角帆影像。局限性间质性肺气肿表现为单叶或多叶散在囊样变化,常伴有纵隔向对侧移位。心包积气表现为心脏被气体环绕,心脏底部有气体存在具有确诊意义。

(4) 肺脏超声:依据以下征象可诊断气胸,①实时超声下肺滑消失,是肺脏超声诊断气胸最重要的征象;②存在胸膜线与 A-线;③无 B-线;④明确存在的肺点,是气胸较为特异性的征象;⑤M 型超声下呈平流层征。超声气胸分度如下,①轻度气胸:仰卧位时,气胸超声征象仅存在于前胸部,肺滑消失范围小于整个肺野的 50%,容易发现肺点,如存在肺岛,则更肯定为轻度气胸;②中度气胸:仰卧位时,在前胸和侧胸部位均可发现气胸超声征象,肺滑消失范围超过整个肺野的 50%,能发现肺点;③重度气胸:在前胸、腋下和背部均可发现气胸超声征象,所有部位肺滑消失,没有肺点。

(5)穿刺诊断:当张力性气胸引起临床急剧变化时,诊断性胸腔穿刺为急救措施。

【治疗】

1. 气胸的治疗

(1)无症状或轻度呼吸困难性气胸可暂时密切观察。

(2)病情急剧恶化或血流动力学受影响者,胸腔穿刺抽气常能挽救其生命。将 23~25 号静脉注射用蝴蝶针或 22~24 号静脉注射套管针通过三通接头连接 10~20ml 注射器,在锁骨中线第 2~3 肋间(第 3 肋上缘)进针;穿刺同时进行抽吸,当进入胸膜腔后即有气体迅速进入注射器,停止进针,如有气体持续吸出,静脉套管针的外套可留置,并进行持续负压吸引。

(3)接受正压通气患儿常需放置胸腔引流管。最好置管于腋前线,将 10~12Fr 的胸腔引流管放入胸腔,然后连接 10~20cmH$_2$O 的低负压吸引装置。胸部 X 线片确认后,持续负压引流。当引流管气泡波动或水封瓶气泡消失,可先夹管,如无进一步胸腔积气,在 24 小时内拔管。

2. 纵隔气肿的治疗　一般不需治疗,如出现张力性压迫症状,需纵隔引流。

3. 间质性肺气肿的治疗　单侧间质性肺气肿可将体位置于气肿侧或气管插管至健侧;双侧间质性肺气肿可将呼吸机吸气时间缩短、潮气量和 PIP 降低。采用较低气道压力的高频通气疗效常优于高频率的常频通气模式。局限性间质性肺气肿内科治疗失败者,可考虑行肺叶切除术。

4. 心包积气的治疗　对于未接受机械通气的无症状者,可暂时观察并密切注意生命体征和脉压。对于有症状者,可用 20~22G 静脉套管针连接延伸管和注射器,在剑突下以 30~45° 角向左肩进针穿刺排气;为了避免复发,也可进行引流管放置,并连接 5~10cmH$_2$O 负压吸引装置持续引流。

5. 气腹的治疗　一般较少引起严重临床问题。严重气腹致膈肌抬高引起呼吸困难者,可进行腹腔穿刺引流治疗。

➤ 附:气漏综合征诊疗流程图

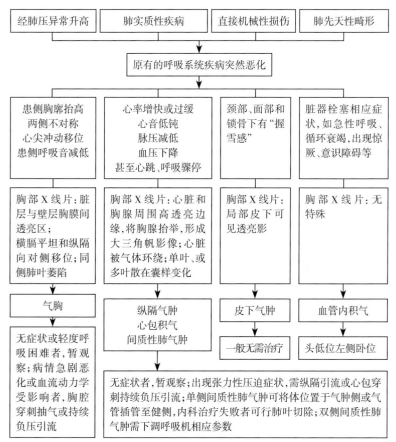

注:当疑似气胸时,还可通过胸部透光试验和肺部超声对其进行快速检测。

（李文斌）

137

参考文献

1. EICHENWALD EC, HANSEN AR, MARTIN CR, et al. Cloherty and Stark's manual of neonatal care. 8th ed. Philadelphia: Lippincott Williams and Wilkins, 2016.

2. 邵肖梅,叶鸿瑁,丘小汕.实用新生儿学.5版.北京:人民卫生出版社, 2019.

3. 周晓光,肖昕,农绍汉.新生儿机械通气学.2版.北京:人民卫生出版社, 2021.

4. 中华医学会儿科学分会围产医学与业委员会,中国医师协会新生儿科医师分会超声与业委员会,中国医药教育协会超声医学与业委员会重症超声学组,等.新生儿肺脏疾病超声诊断指南.中华实用儿科临床杂志,2018,33(14):1057-1064.

5. LIU J, KUREPA D, FELETTI F, et al. International expert consensus and recommendations for neonatal pneumothorax ultrasound diagnosis and ultrasound guided thoracentesis procedure. J Vis Exp, 2020, 3(12):157.

6. RAVIKUMAR C, MCDANIEL D, QUINN A. Air leak syndrome: pneumoperitoneum in a ventilated neonate. Case Rep Pediatr, 2019, 2019: 4238601.

第九节　新生儿持续性肺动脉高压

新生儿持续性肺动脉高压(persistent pulmonary hypertension of the newborn, PPHN)是新生儿呼吸系统疾病常见的并发症,表现为生后肺血管阻力持续性增高,使由胎儿型循环过渡至正常"成人"型循环发生障碍,而引起的心房和/或动脉导管水平血液的右向左分流,临床出现严重低氧血症等症状。PPHN约占活产新生儿的2‰,但在所有新生儿呼吸衰竭患者中伴有不同程度的肺动脉高压的比例可高达10%,且死亡率相对较高。经典的PPHN多见于足月儿或过期产儿,可以是特发性,但多数伴有肺实质性疾病。近年来,由于极低或超低出生体重儿存活率增加,支气管肺发育不良并发的肺动脉高压(pulmonary hypertension in preterm infants with Bronchopulmonary dysplasia,BPD-PH)开始受到重视,这种慢性肺动脉高压可出现在新生儿后期,甚至是在新生儿重症监护治疗病房(NICU)出院后,于儿科病房被诊断。2013年,法国尼斯第5次世界肺动脉高压论坛(World Symposium of Pulmonary Hypertension,WSPH)对新生儿肺动脉高压分类强调新生儿期不同肺疾病在肺动脉高压发生发展中的作用,分为:①根据新生儿期特殊解剖和生理特性所形成的肺动脉高压,患儿在生后肺血管阻力不能有效地下降,即新生儿持续性肺动脉高压(分类属Ⅰ类);②肺动脉高压基于肺部疾病和/或低氧,属于发育性肺疾病范畴,如产前、产后影响肺发育的肺泡、肺血管和结缔组织损伤,常见于BPD并发并肺动脉高压(分类属Ⅲ类)。本节内容主要基于2017年中华医学会儿科学分会新生儿学组发布的《新生儿持续性肺动脉高压诊治专家共识》,结合新的进展进行介绍。

一、新生儿持续性肺动脉高压

【概述】

PPHN发生的相关因素包括以下几方面:

(1)围产期窒息或肺实质性疾病;PPHN继发于肺实质性疾病,伴或不伴有窒息的胎粪吸入综合征、呼吸窘迫综合征、肺炎或败血症等。上述因素导致新生儿肺血管不能适应生后的环境而舒张,肺动脉压力不能下降,又称为肺血管适应不良(maladaptation of pulmonary vasculature)。

(2)宫内慢性低氧等因素所致的肺血管重塑及肺血管排列异常,而肺实质正常,为肺血管发育不良(maldevelopment of pulmonary vasculature),又称为特发性肺动脉高压(idiopathic pulmonary hypertension)。因胸部X线片检查无实质性疾病表现,肺透亮度并不降低,也称"黑色肺";患儿肺动脉异常机化,严重低氧和肺血管收缩,预后相对较差。

(3)由于羊水过少、先天性膈疝、肺动脉阻塞(红细胞增多、高黏血症等)所致的肺发育不全。

（4）严重的新生儿湿肺：严重的新生儿湿肺又称为恶性湿肺。因选择性剖宫产而致的严重新生儿湿肺，当给予无正压的高氧（如头罩或鼻导管）后出现的吸收性肺不张（absorption atelectasis），使氧需求增加，重者出现 PPHN 的临床表现。

（5）先天性膈疝并发肺动脉高压：先天性膈疝常并发肺发育不全和 PPHN；尽管其他病因的 PPHN 生存率目前已大有改善，膈疝并发 PPHN 的病死率和需要 ECMO 治疗的机会仍然较高。

（6）肺泡毛细血管发育不良（alveolar capillary dysplasia，ACD）：该病常伴有肺静脉分布和排列异常，表现为严重的呼吸衰竭和 PPHN，病死率极高。

（7）心功能不全伴肺动脉高压：宫内动脉导管关闭引起血流动力学改变，生后出现肺动脉高压和右心衰竭；左心功能不全引起肺静脉高压，可继发肺动脉高压，而治疗主要是改善心肌功能，而不是降低肺血管阻力。

（8）围产期药物应用与 PPHN：母亲产前应用非甾体抗炎药而致胎儿宫内动脉导管关闭、孕后期选择性再摄取抑制剂应用等，与新生儿 PPHN 发病有关联。

（9）BPD 并发肺动脉高压（详见本节"早产儿 BPD 并发肺动脉高压"部分）。

【诊断】

1. **临床表现**　患者多为足月儿、过期产儿或近足月儿；可有围产期窒息、羊水被胎粪污染、胎粪吸入等病史。生后除短期内有窘迫外，在 24 小时内可发现有发绀，如有肺部原发性疾病，患儿可出现呼吸窘迫的症状和体征，如气促、三凹征或呻吟；动脉血气显示严重低氧，二氧化碳分压相对正常。应强调在适当通气情况下，任何新生儿早期表现为严重的低氧血症与肺实质疾病的严重程度，或胸部 X 线表现不成比例，并除外气胸及先天性心脏病时均应考虑 PPHN 的可能。

PPHN 患儿常表现为明显发绀，吸氧后一般不能缓解；通过心脏听诊可在左或右下胸骨下缘闻及三尖瓣反流所致的收缩期杂音。因肺动脉压力增高而出现第二心音增强。当新生儿在应用机械通气时，呼吸机参数未变而血氧合不稳定,应考虑有 PPHN 的可能。因肺实质性疾病存在通气/血流失调时,也可出现血氧分压的不稳定,故该表现并非 PPHN 所特有。

通过病史和体检,同时结合动脉导管开口前(右上肢)与动脉导管开口后(下肢)动脉血氧分压差 10~20mmHg,或常用经皮血氧饱和度差超过 5%~10%(下肢测定值低于右上肢),提示 PPHN 存在动脉导管水平的右向左分流;当患儿仅有心房卵圆孔水平右向左分流时,虽未出现上述氧分压或氧饱和度差,但也不能排除 PPHN。PPHN 时心房或动脉导管水平分流见图 2-8。传统的高氧(100%)和高通气试验,因有高氧肺损伤和过度通气影响脑血流等不良作用,以及常规超声检查评估肺动脉压力技术的普及,近来较少应用。

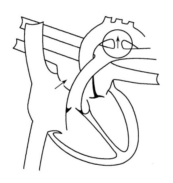

图 2-8 PPHN 心房和动脉导管水平的分流示意图

对于有明显低氧血症且与 X 线片所示的肺部疾病程度不成比例时,应考虑存在 PPHN;但应与发绀型先天性心脏病鉴别。此外,典型的 PPHN 起病很少超过生后 1 周,当经 2 周常规治疗或经 ECMO 应用无效时,应考虑为肺泡毛细血管发育不良、肺表面活性物质蛋白缺乏、*ABCA3* 基因缺陷等所并发的 PPHN;可进行肺部 CT 检查、肺活检和相关基因,如 FOX 转录因子基因检测等辅助诊断。

2. 医技检查

(1)超声心动图检查:在 PPHN 诊断中,评估肺动脉压力十分重要;多普勒超声几乎成为确诊肺动脉高压、监测不同干预方法治疗效果的金标准。超声检查可排除发绀型先天性心脏病和评估心脏功能;有多种超声心动图指标可直接或间接评估肺动脉压力;而对于肺血管阻力,目前尚无可靠的无创评估方法。推荐新生儿有持续低氧血症时,请有经验的儿科超声医生评估肺动脉压力。

1) 三尖瓣反流(tricuspid regurgitation,TR):这是评估肺动脉压最准确的方法,通过多普勒超声探及经过三尖瓣的反流血流的峰值流速(重复数个血流频谱的包络线),该血流速度与右心室压直接相关,而右心室收缩压与 sPAP 相等;反流血流的速度与右心室-右心房压力差的关系可通过流体力学公式(简化 Bernoulli 方程)计算:右心室收缩压 = 右心房压(常假定为 5mmHg)+(4× 三尖瓣反流速度^2)。

超声诊断新生儿肺动脉高压的标准可根据:①sPAP>35mmHg,或肺动脉收缩压 >2/3 体循环收缩压;或②存在心房或动脉导管水平的右向左分流。

2) 动脉导管血流速度和方向:通过动脉导管水平的血流方向和血流速度可对肺动脉压力进行判断:单纯的右向左血流提示在整个心动周期肺动脉压力超过体循环压;双向的血流提示肺动脉压与体循环压大致相等,仅在收缩期出现右向左分流而舒张期出现左向右分流(在健康新生儿生后 12 小时内,双向分流较为常见,但当主动脉压力超过肺动脉后成为单纯的左向右分流)。

3) 心房水平的分流:PPHN 患儿可在卵圆孔水平出现不同程度的右向左分流,而完全的右向左分流比较少见,如出现完全右向左分流应与全肺静脉异位引流鉴别。

4) 心脏功能、室间隔位置和心排血量:肺动脉压力增加常伴有肺血流量降低和肺血管阻力增加;肺动脉高压时右心房、右心室、肺动脉扩大并不少见;因右心室压力增高而出现室间隔比较平坦或凸向左心室,提示右心室压超过左心室压;PPHN 时左心排血量常降低,严重时心排血量可由正常的 150~300ml/(kg·min)降为 <100ml/(kg·min);正确的心排血量评估对临床是否需要应用正性肌力药物、一氧化氮吸入(inhaled nitric oxide,iNO)和其他对心排血量有影响的药物有较

大的指导价值;当左心房、左心室充盈不足时,应注意是否有全肺静脉异位引流;当有心房水平的左向右分流时,基本可排除全肺静脉异位引流;监测左心功能可指导肺血管扩张药物的应用和选择;当存在左心功能不全,出现肺静脉高压时,后者在肺血管扩张药应用后氧合可进一步恶化。

(2) 其他:脑钠肽(brain-type natriuretic peptide,BNP)或氨基末端脑钠肽前体(NT-proBNP)由心室分泌,在心室充盈压力增高时分泌增加;PPHN 急性期血浆 BNP 水平显著增高,而非 PPHN 的呼吸系统疾病或正常新生儿 BNP 一般不增高,但属于非特异性检测;BNP 一般 <100pg/ml,但肺动脉高压时可以上升至数百,甚至 >1 000pg/ml。BNP 且与 OI 有较好的相关性,可作为 PPHN 的鉴别诊断、判断是否需要一氧化氮吸入治疗,以及疗效评价的快速监测指标。

【治疗】

PPHN 的程度从轻度低氧伴轻度呼吸窘迫至严重低氧血症伴心肺功能不稳定。PPHN 的治疗目的是降低肺血管阻力、维持体循环血压、纠正右向左分流和改善氧合。除治疗原发疾病外,应给予支持治疗。

1. 治疗原则

(1) 一般支持:给予最佳环境温度和营养支持、避免应激刺激,必要时镇静和止痛。肌肉松弛剂可能会增加病死率,应尽可能避免使用。

(2) 对确诊 PPHN 的治疗原则:①保持最佳肺容量、用温和的通气。因人工呼吸机高通气使 $PaCO_2$ 降低而减少脑灌注,应该避免;②维持正常心功能;③纠正严重酸中毒,使 PPHN 急性期血 pH>7.25,最佳值为 7.30~7.40,但应避免过度碱化血液;④肺血管扩张剂的应用;⑤体外膜氧合的应用。

2. 具体治疗措施

(1) 呼吸支持和维持最佳肺容量:被确诊 PPHN 的患儿,均需要机械通气呼吸支持。①保持最佳肺容量:因肺过度充气或萎陷均可导致肺血管阻力增加,应选择合适的 PEEP 和平均气道压(mean airway

pressure,MAP),使胸部 X 线片显示吸气相的肺下界在 8~9 后肋间;为避免气压伤和容量损伤,可选择相对低的 PIP 和潮气量,目标 $PaCO_2$ 一般保持在 40~50mmHg。呼吸机初调值:FiO_2>80%~100%,RR 50~70 次/min,PIP 15~25cmH_2O,PEEP 3~4cmH_2O,吸气时间 0.3~0.4 秒。②应用高频通气:高频通气的目的是募集和复张更多的肺泡(lung recruitment)和减少肺损伤,而不是单纯为了降低 $PaCO_2$。对于有肺实质性疾病的 PPHN,如呼吸窘迫综合征、MAS 等可采用高频通气模式;在常频通气模式下,如 PIP 已大于 25~28cmH_2O、潮气量大于 6ml/kg 才能维持 $PaCO_2$<60mmHg,也可改为高频通气。当患儿经 12~48 小时趋于稳定后,可将导管后血氧饱和度维持为 >90%;为尽量减少肺气压伤,此时可允许 $PaCO_2$ 稍升高。对于有肺实质性疾病,如呼吸窘迫综合征、肺炎等,高频通气和一氧化氮吸入联合应用有协同作用,但对于特发性 PPHN 或合并先天性膈疝等,上述联合应用一般无效。③应用表面活性物质:对于有肺实质性疾病,如呼吸窘迫综合征、MAS、肺炎等存在原发或继发性表面活性物质失活,其并发的 PPHN 在使用肺表面活性物质后可募集和复张更多的肺泡、改善氧合。对相对轻症的 PPHN(OI=15~25)效果较好;对没有肺实质性疾病者,表面活性物质一般无效。

(2)目标氧合的保持:氧是有效的肺血管扩张剂,但过高浓度氧可致肺损伤;吸入 100% 氧,甚至可导致肺血管收缩、对一氧化氮吸入的反应性降低、氧化应激损伤等。因 PPHN 存在肺外分流,超过正常的血氧分压并不能进一步降低肺血管阻力,相反可使肺的氧损伤增加。推荐将动脉导管开口前的 PaO_2 维持为 55~80mmHg,SaO_2 90%~98%。对于严重的 PPHN,尤其是先天性膈疝并发 PPHN、同时已经使用非常高的呼吸机参数及高氧时,如血乳酸水平正常(<3mmmol/L)和尿量≥1ml/(kg·h),动脉导管开口后的 SaO_2 约为 80% 是可以接受的。

(3)维持正常体循环压力:维持体循环的血压可减少 PPHN 时的右向左分流,推荐体循环收缩压 50~70mmHg,平均压 45~55mmHg。当有血容量丢失或因血管扩张剂应用后血压降低时,可用白蛋白、血浆、输血、生理盐水等补充容量；使用正性肌力药物以纠正左心和右心功能的降低，增加氧的递送。单纯以正性肌力药物将血压提升至超过正常值范围以对抗动脉导管水平的右向左分流虽可短期改善氧合，但并不能降低肺血管阻力（pulmonary vascular resistance，PVR），故应避免使用。

（4）血管扩张剂降低肺动脉压力：在采取了充分的肺泡募集和复张措施，包括常频、高频辅助通气，表面活性物质应用后，要依据氧合状态、体循环血压、超声测定的心脏功能等，选择进一步的扩血管治疗方案。下列扩血管药物可以单用或联合应用；但应注意在左心功能不全时，多数降低肺血管阻力的药物会增加肺血流、导致肺静脉和左心房压力增高，使病情恶化。在多数情况下，OI 即 $FiO_2 \times$ 平均气道压 $\times 100/PaO_2$)>25 是血管扩张剂的适应证。PPHN 时常用的扩血管药物见表 2-4。

1）一氧化氮吸入：NO 是选择性肺血管扩张剂，应用后不显著影响体循环血压；一氧化氮吸入分布于有通气的肺泡，故能改善 V/Q 比值；临床研究已证明一氧化氮吸入能改善 PPHN 的氧合，减少 ECMO 的使用，故已属于足月或近足月儿 PPHN 的标准治疗手段。

常用的一氧化氮吸入气体接入呼吸机的方法见图 2-9。PPHN 时需接受一氧化氮吸入治疗的常用初始剂量是 20ppm；如氧合稳定，可在 12~24 小时后逐渐降为 5~6ppm 维持；一般用 1~5 天。一氧化氮吸入应用后氧合改善，PaO_2/FiO_2 较基础值增加≥20mmHg 提示有效。

一氧化氮吸入的撤离：当氧合改善，PaO_2 维持在≥60mmHg（SaO_2≥90%）并持续超过 60 分钟，可首先将 FiO_2 降为 <60%。一氧化氮吸入应逐渐撤离，可通过每 4 小时降低 5ppm；在已达 5ppm 时，每 2~4 小时降低 1ppm；为减少一氧化氮吸入停用后的反跳，可降至 1ppm 再撤离。

应持续监测吸入气 NO 和 NO_2 浓度。间歇测定血高铁血红蛋白浓度；可在应用后 2 小时和 8 小时分别测定一次，然后每天一次；如开始数天的高铁血红蛋白浓度均 <2%，且一氧化氮吸入 <20ppm，可停止监测。对于早产儿，应用一氧化氮吸入后应密切观察，注意出血倾向。

表2-4 PPHN常用的扩血管药物

药物	剂量	作用机制	副作用与监测	适应证
一氧化氮吸入	5~20ppm	激活鸟苷酸环化酶，选择性扩张肺血管，改善V/Q比值	快速撤离一氧化氮吸入可出现肺动脉高压"反跳"，高剂量一氧化氮吸入可引起高铁血红蛋白血症	低氧性呼吸衰竭和肺动脉高压
西地那非(sildenafil)	口服：0.5~2mg/kg，每6~12小时；以0.3~0.5mg/kg剂量开始	选择性磷酸二酯酶-5抑制剂，增加cGMP，扩张肺血管	低血压（尤其是快速给予负荷量后）、胃食管反流、支气管痉挛等	对常规治疗或一氧化氮吸入不敏感的PPHN，或缺乏一氧化氮吸入时
米力农(milrinone)	静脉应用：负荷量50~75μg/kg静脉滴注30~60分钟，即给予0.5~0.75μg/(kg·min)维持；有体循环低血压时不用负荷量。对于<30周的早产儿，负荷量135μg/kg静脉滴注3小时，即给予0.2μg/(kg·min)维持	选择性磷酸二酯酶-3抑制剂，增加环磷酸腺苷，扩张肺血管，通过降低体循环后负荷增加心脏收缩功能	低血压、血小板减少、心律失常	左心功能不全、心排血量低

续表

药物	剂量	作用机制	副作用与监测	适应证
前列环素（prostacyclin）	伊诺前列素（iloprost）：雾化吸入，1~2μg/kg，每 2~4 小时一次，吸入时间 10~15 分钟；曲前列环素（treprostinil）：静脉滴注，开始剂量 2ng/(kg·min)，每 2~4 小时一次，6 小时内缓慢滴定直至 20ng/(kg·min)，也可以用同样剂量皮下注射	激活平滑肌腺苷酸环化酶，使肺血管扩张，曲前列环素的半衰期相对较长，较少引起撤药后"反跳"	在有肺疾病时，可引起 V/Q 失调；属非选择性血管扩张剂，可引起体循环血压低；突然撤药可致肺动脉高压"反跳"；可引起面潮红、腹泻	PPHN 对常规治疗或氧化氮吸入不敏感时
波生坦（bosentan）	口服：1~2mg/kg，每 12 小时一次	内皮素受体 A 和 B 的抑制剂	可致肝脏毒性、水肿、贫血，致畸，应每月监测肝功能	PPHN 对常规治疗或一氧化氮吸入不敏感时；一般用于慢性肺动脉高压（如支气管肺发育不良等）
加压素（vasopressin）	0.000 3~0.004U/(kg·min)	对严重 PPHN，可改善体循环；通过激活 eNOS，可扩张肺血管	低血压、心律失常、低钠血症，使远端肾小管环磷酸腺苷增加，尿量减少	

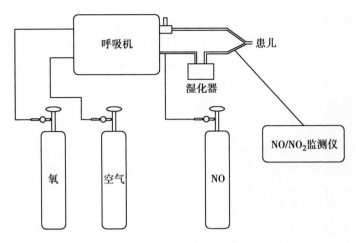

图 2-9 一氧化氮吸入气体接入人工呼吸机管路的常用方法

2）西地那非：属目前应用经验最多的磷酸二酯酶-5（phosphodiesterase，PDE-5）抑制剂，通过抑制 PDE-5 的降解，增加血管平滑肌 cGMP，使 NO 通路的血管扩张效果持续，是目前 PPHN 最常用的药物。常口服，每次 0.5~1mg/kg，每 6~12 小时一次，可显著降低 PAP；静脉制剂对重症、口服有困难者或肠道生物利用度不确定者更有优势，但国内尚无相关的静脉制剂。西地那非急性期主要副作用是体循环低血压。

3）内皮素受体拮抗剂：内皮素为强力的血管收缩多肽，PPHN 患儿存在血浆内皮素水平增高，通过抑制内皮素受体可扩张肺血管。常用内皮素受体拮抗剂为波生坦（bosentan），口服应用剂量为每次 1~2mg/kg，每日 2 次。但目前尚无足够的证据支持内皮素拮抗剂单独或辅助一氧化氮吸入治疗 PPHN。内皮素受体拮抗剂的急性期主要副作用是肝功能损害。

4）前列环素：伊诺前列素（iloprost）雾化吸入，1~2μg/kg，每 2~4 小时一次，吸入时间 10~15 分钟。静脉应用曲前列环素（treprostinil）：开始剂量 2ng/（kg·min），缓慢滴定至 20ng/（kg·min）。

5）米力农：磷酸二酯酶-3（PDE-3）抑制剂-米力农通过抑制

PDE-3 活性,增加平滑肌环磷酸腺苷,使血管扩张;同时有正性肌力作用。对于 PPHN 伴左心功能不全时,可选用米力农。使用剂量为:负荷量 50~75μg/kg 静脉滴注 30~60 分钟,即给予 0.5~0.75μg/(kg·min) 维持;有体循环低血压时不用负荷量。对于 <30 周的早产儿,负荷量 135μg/kg 静脉滴注 3 小时,即给予 0.2μg/(kg·min) 维持。因为非选择性血管扩张剂,故有体循环低血压的可能;在负荷量前通过给予容量,如生理盐水 10ml/kg 可减少低血压副作用。

(5) 体外膜氧合器应用:对于严重低氧性呼吸衰竭和肺动脉高压,伴或不伴心力衰竭时,ECMO 疗效是肯定的。对于新生儿预期生存率只有 20% 者,目前 ECMO 的总的存活率达 80%。随着一氧化氮吸入和高频通气的广泛使用,需要接受 ECMO 仅作为呼吸支持的病例相对减少,但是患儿在接受 ECMO 前由于已接受了最大的常规呼吸支持,再通过增加呼吸支持来改善氧合的潜力已几乎没有。因此,对于严重的 PPHN,如 $PaO_2<50mmHg$,$FiO_2=1.0$,$PIP>35H_2O$,常频通气 OI>30,高频通气 OI>40,高频通气后 2~12 小时病情仍不改善,可提前告知有转移至有 ECMO 条件的单位接受治疗的可能性。

1) ECMO 应用具体指征:①OI≥30~60 持续 0.5~6 小时,[$OI=MAP×FiO_2×100/PaO_2$(导管后动脉血)];在常频机械通气时 OI≥40,在高频通气时 OI≥50≥60。②在最大的呼吸支持下,氧合和通气仍不改善:$PaO_2<40mmHg$ 超过 2 小时,或 $PaO_2<50~60mmHg$ 超过 2~12 小时;在常频机械通气 $PIP>28cmH_2O$,或在高频通气下 $MAP>15cmH_2O$,但动脉导管前 $SaO_2<85%$。③酸中毒和休克:代谢性酸中毒,pH<7.15,血乳酸增高≥5mmol/L,液体复苏或正性肌力药物应用仍不能纠正的低血压或循环衰竭,尿量 <0.5ml/(kg·h) 持续 12~24 小时。④其他:胎龄 >34 周,体重 >2 000g。

2) ECMO 的禁忌证。①绝对禁忌证:Ⅲ~Ⅳ度脑室内出血;严重、不可逆的脑损伤;致死性的先天性畸形;明显的、不可治疗的先天性心脏病;严重的、不可逆的肺、肝或肾脏疾病。②相对禁忌证:胎龄 <34 周;出生体重 <2 000g;机械通气时间 >4 天;Ⅰ~Ⅱ度脑室内出血;疾病状态提示预后不良的可能性大;先天性膈疝伴肺发育不良,且

动脉导管开口前的 PaO_2 始终没有超过 70mmHg 或 $PaCO_2$ 始终没有 <80~100mmHg。

3）ECMO 使用状态的呼吸机调整。常用呼吸及参数：FiO_2 0.21~0.30，PIP 15~22cmH_2O，RR 12~20 次/min，PEEP 5~8cmH_2O，Ti 0.5 秒。

二、早产儿 BPD 并发肺动脉高压

【概述】

近年来，随着极低或超低出生体重儿存活率的增加，因 BPD 并发肺动脉高压也逐年增加，成为 BPD 的重要并发症，BPD 致肺小动脉的减少、肺泡-毛细血管面积减少、低氧、感染、肺血管重塑等，最后导致肺动脉高压；因属于慢性进行性肺动脉高压，病死率可高达 40% 以上。BPD 并发并肺动脉高压一般发生在生后数周的早产儿，较多在新生儿病房出院后随访中，或在儿科病房被诊断；根据发病时间，也可将早发型 BPD 并发肺动脉高压定义为生后 10~14 天发病，迟发型定义为校正胎龄 36 周后发病。

【诊断】

1. **临床表现**　患儿常为极低或超低出生体重儿，长期呼吸机或氧依赖、呼吸支持要求进行性增高、氧需求与肺本身疾病不成比例、反复发绀发作、明显高碳酸血症、持续肺水肿、利尿剂依赖、血 BNP 和 NT-proBNP 增高；虽为中度早产（胎龄 32~33 周），但伴有宫内生长迟缓或有胎膜早破、宫内羊水减少的 BPD 患者，均属危险因素，易发生肺动脉高压。应注意与伴发疾病的鉴别，包括胃食管反流、气道异常、气管支气管软化等。

2. **超声心动图检查**

（1）推荐用超声心动图筛查：通过三尖瓣反流（tricuspid regurgitation，TR）血流速度评估肺动脉压力最为可行，但敏感性和特异性不如足月儿；BPD 时肺过度充气、胸廓扩张、心脏位置变化等均会影响 TR 血流速度的正确测量。尽管有上述缺点，超声检查仍是筛查 BPD 并发肺动脉高压最有效的方法。应对所有校正胎龄 36 周的中至重度 BPD 进行超声筛查，具体筛查指征包括：①长期呼吸机或

氧依赖,呼吸支持要求进行性增高,氧需求与胸部 X 线片病变程度不成比例;②反复发绀发作;③明显高碳酸血症(提示气道阻塞、肺顺应性不良、肺实质疾病等);④持续肺水肿、利尿剂依赖;⑤生长受限、胎儿生长受限、羊水少;⑥出生胎龄 <26 周出生;⑦BNP 和 proBNP 增高。

(2) BPD 并发肺动脉高压的超声心动图评价:BPD 并发肺动脉高压时可能不出现典型的动脉导管或卵圆孔水平右向左分流的超声影像,通过 TR 血流速度评估肺动脉压力有重要意义。可将 sPAP 超过 50% 体循环收缩压,即 sPAP/sBP>0.5 称为肺动脉高压;也可将 sPAP/sBP<0.5 称为正常或轻度肺动脉高压,sPAP/sBP≥0.5 但 <1.0 称为中度肺动脉高压;sPAP/sBP>1.0 称为重度肺动脉高压。当不能探及 TR 而无法评估肺动脉压时,可通过观察心室间隔位置估计,即因右心室压力增高而出现室间隔比较平坦或凸向左心室,提示右心室压超过左心室压。

3. **心导管检查**　以心导管评估肺动脉压力为金标准,但属于创伤性检查,在国内目前尚不能普遍开展;心导管检查的指征为:①持续严重的心肺疾病且病情与气道病变无关;②肺疾病和并发症处理后肺动脉高压无改善;③需要长期进行药物治疗肺动脉高压及不能解释的反复肺水肿者;④为明确程度、排除严重的心脏结构畸形、明确是否有体-肺侧支循环、肺静脉阻塞或左心舒张功能不全等。

【治疗】

1. **积极治疗原发病**　包括慢性胃食管反流和吸入,气道结构异常如声门下狭窄、气管软化、气道反应性增加、肺水肿和肺功能不全。必要时行气管镜、食管 pH 测定等检查。

2. **氧疗**　用氧能降低肺血管阻力,是治疗 BPD 并发肺动脉高压的常用治疗手段;对怀疑肺动脉高压者将 SaO_2 保持 >93%,对确诊肺动脉高压者,SaO_2>95%;为避免高氧潜在的损害,也可将 SaO_2 维持为 92%~94%。

3. **利尿**　当 BPD 有容量负荷过多时,应用利尿剂(氢氯噻嗪和安体舒通);安体舒通有盐皮质激素阻滞剂作用,能改善 BPD 肺功能。

4. 针对血管收缩机制的靶向治疗　目前,多数针对肺动脉高压的药物在新生儿,尤其是早产儿属于超说明书应用的,多数扩血管药物疗效有限,仅限于在严格的诊断评估和积极治疗原发病基础上单用或联合应用一氧化氮吸入、西地那非、内皮素受体拮抗剂等。主要扩血管药物为:

一氧化氮吸入:可选择性扩张肺血管,改善 BPD 的氧合,但对BPD 长期使用一氧化氮吸入并未有效的证据。一氧化氮吸入开始剂量为 10~20ppm,大多数患儿维持为 2~10ppm;更低的剂量对 V/Q 比值和氧合更有利。

西地那非:在 BPD 并发肺动脉高压的药物治疗中,目前应用经验最多的是西地那非。常用口服 0.5~1mg/kg,每 6 小时一次,可显著降低 PAP;但对呼吸和氧合改善不明显,对长期疗效尚不确定。BPD 肺动脉高压需要长期用药,但长期使用(>2 年)西地那非有增加死亡率风险的报道。

内皮素受体拮抗剂:同 PPHN 的治疗。

5. 随访系列　超声心动图随访,进行肺动脉压力和心功能评估对指导治疗有较大意义。当超声心动图评估正常或接近正常时,可以考虑撤离上述血管扩张药物。对早产儿肺动脉高压接受治疗者或拟撤离药物者的超声心动图随访策略如下:①住院期间每周 2 次超声检查 + BNP 测定;②对出院后患者:每 3 个月超声检查;③对婴幼儿期生长迟缓、极低出生体重儿:每 3~6 个月超声检查。

(杜立中)

参考文献

1. 中华医学会儿科分会新生儿学组,中华儿科杂志编辑委员会.新生儿肺动脉高压诊治专家共识.中华儿科杂志,2017,55(3):163-168.

2. LAKSHMINRUSIMHA S,KESZLER M. Persistent pulmonary hypertension of

the newborn. Neoreviews,2015,16(12):e680-e692.

3. SHAH N,NATARAJAN G,AGGARWAL S. B-type natriuretic peptide: biomarker of persistent pulmonary hypertension of the newborn? Am J Perinatol,2015,32(11):1045-1049.

4. MORE K,ATHALYE-JAPE GK,RAO SC,et al. Endothelin receptor antagonists for persistent pulmonary hypertension in term and preterm infants. Cochrane database syst rev,2016,18(8):CD010531.

5. KRISHNAN U,FEINSTEIN JA,ADATIA I,et al. Evaluation and management of pulmonary hypertension in children with bronchopulmonary dysplasia. The Journal of Pediatrics,2017,188(5):24-34.

第十节 先天性膈疝

【概述】

先天性膈疝(congenital diaphragmatic hernia,CDH)是由于胚胎时期膈肌闭合不全,至单侧或双侧膈肌发育缺陷,部分腹部脏器通过缺损处进入胸腔,造成解剖关系异常的一种疾病。发病率为活产儿的1/2 000~1/4 000。分胸腹裂孔疝、食管裂孔疝和先天性胸骨后疝。由于后两种临床症状较轻,一般生后早期很难发现,一旦确诊手术预后较好,因此,严格意义上的先天性膈疝通常是指胸腹膜裂孔疝,占80%~90%。因右侧有肝脏的保护性阻挡作用,且胚胎发育时膈肌右侧比左侧闭合早,故 CDH 约 80% 发生在左侧。CDH 的预后与其合并症肺发育不良、肺血管发育异常,以及持续性肺动脉高压的严重程度密切相关。

CDH 的病因仍不清楚,目前认为是由多因素引起的,包括遗传因素、环境因素和营养缺乏等。基因组研究分析发现,30% 的 CDH 患者存在遗传缺陷,基因突变会影响膈肌的发育,对肺和心脏的发育造成多方面不良影响。CDH 患者常合并各种畸形,包括心血管、泌尿生殖系统、骨骼肌肉系统、中枢神经系统及染色体畸形。此类结构性畸形多数可通过产前影像学检查发现并确诊。

【诊断】

产前 B 超是诊断 CDH 的金标准,但它受技术上的挑战和医生熟练程度的限制。约 60% 的 CDH 患者在产前经常规超声检查(平均发现胎龄为 24.2 周)确诊。肺面积/头围比(lung-to-head ratio,LHR)被用于评估肺发育不全严重程度及 CDH 胎儿的预后。LHR<1.0 提示预后不良。由于不同胎龄胎儿肺和头部的生长发育程度不同,故根据 LHR 正常胎儿预期值与测量值的百分比(observed-to-expected lung-to-head ratio,O/E LHR),可将 CDH 进一步分为极重度(O/E LHR<15%)、重度(O/E LHR 15%~25%)、中度(O/E LHR 26%~35%)和轻度(O/E LHR 36%~45%)。

磁共振成像(magnetic resonance imaging,MRI)可以更好地分辨胎儿的解剖结构,识别肝脏位置,准确地反映双侧胎儿肺容积(fetal lung volume,FLV)及发育状况,在测量胎儿肺容积、评估肺发育不良程度方面具有优势,因此,对产前 B 超检查发现可疑问题而不能明确者,MRI 是可供选择的辅助检查手段。

出生后 CDH 诊断常基于临床表现和体征,行胸腹联合 X 线片,发现患儿胸腔内出现胃肠道充气影、腹部实质性脏器、肺压缩、心脏纵隔移位等征象即可明确诊断。超声心动图检查不仅能对是否伴心脏畸形做出诊断,还可发现是否存在右向左分流及肺动脉高压程度的评估。详见诊治流程图。

【鉴别诊断】

CDH 常需与先天性肺囊腺瘤畸形、肺肿瘤、胎儿胸腔积液及膈膨升等鉴别。影像学诊断应该明确,其中疝囊型 CDH 有时难以与膈膨升相鉴别,提示疝囊型 CDH 的相关特征包括纵隔移位、圆滑顶部向前或向后偏离中心,而膈膨升通常为膈膜的整体性抬高,部分病例最终确认可能通过手术。

【治疗】

CDH 是新生儿时期极其严重和复杂的先天性疾病之一,其治疗单靠一个学科如新生儿外科、产科和新生儿科很难取得满意的疗效。国外已在十年前就提倡多学科合作和程序化管理。对产前诊断的胎儿CDH,建议其孕妇应尽快转运至具有产科、新生儿内外科、营养和影像等多学科的单位,并采取综合管理有利于提高CDH的生存率。2015年,欧洲先天性膈疝联盟共识提倡对CDH生后采取标准化管理措施。

1. **产时处理** 建议在胎龄37周以上计划产道分娩或剖宫产,对于<34周分娩的胎儿CDH,专家推荐产前应用激素。出生后应立即进行气管插管和胃肠减压,有条件的单位,在脐带结扎前完成气管插管和胃肠减压,目的为一方面减轻因延迟插管引起的低氧血症和酸中毒导致的肺动脉高压的危险性;另一方面,胃肠减压防止胃肠充气扩张导致肺进一步压缩。禁止用面罩复苏囊手控加压通气,因可引起胃肠道充气进一步限制发育不良的肺扩张。必要时建议使用咪达唑仑和芬太尼镇静,避免使用肌肉松弛剂。

2. **机械通气** 目的为等待生后肺血管重建期间维持足够的氧合[(动脉导管前PaO_2>6.67kPa(50mmHg)]和减少并发症。机械通气治疗最关键问题是避免肺部过度膨胀或膨胀不全。欧洲先天性膈疝共识推荐,常频通气时PIP 20~25cmH_2O,PEEP 2~5cmH_2O,调整呼吸机频率40~60次/min可使二氧化碳分压维持在45~60mmHg。由于膈疝患侧肺压缩存在肺发育不良,采用高峰压常频通气易导致健侧肺发生肺气肿和肺气漏,若需要PIP>28cmH_2O才能维持目标氧饱和度和$PaCO_2$,推荐更换高频通气模式。但目前对于CDH的呼吸支持模式尚无统一的规定,其实通气本身比选择何种通气模式更重要。

3. **降低肺动脉高压** 由于CDH肺发育不良、肺动脉壁增厚、血氧含量下降、血管内皮收缩肽表达增多等导致持续性肺动脉高压。CDH患儿多死于因肺发育不良和肺动脉高压引起低氧血症和高碳酸血症所致严重的酸碱平衡紊乱和呼吸、循环功能衰竭,因此,积极处理肺动脉高压是成功救治CDH的关键之一。

为防止导管或卵圆孔水平右向左分流,动脉血压应维持在相应胎龄的正常水平。若导管前氧饱和度低于目标值,应积极采取措施增加体循环血压以减少右向左分流。存在低血压或低灌注,则立即使用 1~2 次的 0.9% NaCl 10~20ml/kg,若超声心动图提示低血容量,则 1~2 小时内可以超过 3 次。扩容后应给予多巴胺维持,使平均血压 >40mmHg,尿量 >2ml/(kg·h)。若采取以上措施后,导管前氧饱和度仍低于 85%,超声心动图提示有肺动脉高压伴右向左分流,则给予选择性扩张肺血管的药物,如一氧化氮吸入,磷酸二酯酶-5(PDE-5)抑制剂——西地那非,内皮素受体拮抗剂——波生坦,以及前列腺素类似物——曲前列尼尔等。

4. 体外膜氧合器　欧洲先天性膈疝协作组推出使用 ECMO 的具体指征,①血氧饱和度(SpO_2):有效通气下无法维持导管前 SpO_2>85% 或导管后 SpO_2>70%;②有效通气下 pH<7.15,动脉 CO_2 检测仍上升;③当 PIP>28cmH_2O 或平均气道压 >17cmH_2O 仍不能维持 SpO_2>85%;④缺氧及代谢性酸中毒:pH<7.15、乳酸≥5mmol/L;⑤液体疗法及血管活性药物治疗无法纠正低血压,12~24 小时内尿量 <0.5ml/(kg·h);⑥超过 3 小时氧合指数≥40。

5. 外科手术

(1) 手术时机:加拿大先天性膈疝合作组织和先天性膈疝欧盟组织发布临床标准,明确了 CDH 外科修复的时机和条件。但手术修复的最佳时机仍存在争议,尤其是需要 ECMO 治疗的患者。目前不主张生后立即手术,紧急手术可降低呼吸系统的顺应性并导致体液的改变,加重肺动脉高压,增加死亡率。因 CDH 的主要问题不是腹腔内容疝入胸腔而是伴肺动脉高压的肺发育不良,临床应采取措施稳定内环境,以及降低肺动脉高压后进行 CDH 修复,是降低 CDH 死亡率的关键。

(2) 手术方式:以往对于 CDH 的手术治疗一般采用开胸或经腹膈疝修补术。目前随着微创外科的日益发展,胸腔镜、腹腔镜膈疝修补术已用于临床。但其对应用于合并严重肺发育不良的患儿存在争议,目前对于生命体征平稳,无合并严重畸形的 CDH 患儿可在腔镜下行膈疝修补术。

➤ 附:先天性膈疝的诊治流程图

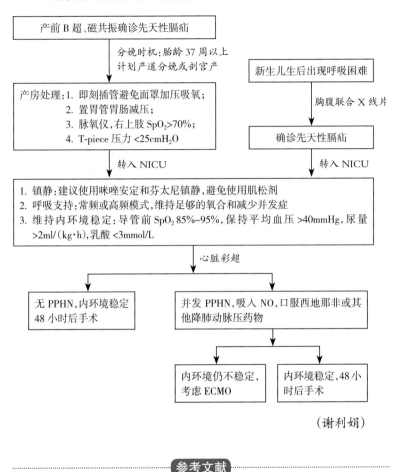

产前 B 超、磁共振确诊先天性膈疝

分娩时机:胎龄 37 周以上
计划产道分娩或剖宫产

产房处理:1. 即刻插管避免面罩加压吸氧;
　　　　　2. 置胃管胃肠减压;
　　　　　3. 脉氧仪,右上肢 SpO₂>70%;
　　　　　4. T-piece 压力 <25cmH₂O

新生儿生后出现呼吸困难

胸腹联合 X 线片

确诊先天性膈疝

转入 NICU

转入 NICU

1. 镇静:建议使用咪唑安定和芬太尼镇静,避免使用肌松剂
2. 呼吸支持:常频或高频模式,维持足够的氧合和减少并发症
3. 维持内环境稳定:导管前 SpO₂ 85%~95%,保持平均血压 >40mmHg,尿量
　　>2ml/(kg·h),乳酸 <3mmol/L

心脏彩超

无 PPHN,内环境稳定
48 小时后手术

并发 PPHN,吸入 NO,口服西地那非或其
他降肺动脉压药物

内环境仍不稳定,
考虑 ECMO

内环境稳定,48 小
时后手术

(谢利娟)

参考文献

1. SNOEK KG, M REISS IK, GREENOUGH A, et al. Standardized postnatal management of infants with congenital diaphragmatic hernia in Europe:The CDH EURO consortium consensus-2015 update. Neonatology, 2016, 110(1): 66-74.

2. 刘文英. 先天性膈疝的临床诊治进展. 临床小儿外科杂志, 2017, 16(1): 1-3.

3. DUNCAN KV, POLITES S, KRISHNASWAMI S, et al. Congenital diaphragmatic hernia management : a systematic review and care pathway description including volume-targeted ventilation. Adv Neonatal Care, 2021, 21 (5) : E138-E143.

4. GUPTA VS, HARTING MT. Congenital diaphragmatic hernia-associated pulmonary hypertension. Semin Perinatol, 2020, 44 (1) : 151-167.

5. RAFAT N, SCHAIBLE T. Extracorporeal membrane oxygenation in congenital diaphragmatic hernia, Front Pediatr, 2019, 7 : 336.

第十一节　新生儿感染性肺炎

【概述】

感染性肺炎(infectious pneumonia)是新生儿期常见病、多发病,可发生于产前、产时或产后,细菌、病毒、真菌或支原体等均可引起。

1. **产前感染**　宫内感染性肺炎(又称先天性肺炎)系通过羊水或血行传播引起的严重感染性疾病,常为全身感染的一部分。病原体中,病毒以巨细胞病毒、风疹病毒、单纯疱疹病毒等为主;细菌以大肠埃希菌、克雷伯菌、李斯特菌、B族溶血性链球菌、金黄色葡萄球菌等多见;亦有真菌感染。

2. **产时感染**　主要由胎膜早破、产程延长、分娩时消毒不严、孕母有绒毛膜羊膜炎、泌尿生殖器感染、胎儿分娩时吸入污染的羊水或产道分泌物所致。常见的病原体为大肠埃希菌、肺炎链球菌、克雷伯菌、李斯特菌和B族溶血性链球菌等,也可是病毒、解脲脲原体等。

3. **产后感染**　主要通过呼吸道、血行(常为败血症的一部分)和医源性(院内获得性)等途径感染。随着机械通气在新生儿的广泛应用,呼吸机相关性肺炎(ventilator associated pneumonia,VAP)已是NICU中主要获得性感染。常见细菌为大肠埃希菌、克雷伯菌、铜绿假单胞菌、金黄色葡萄球菌、凝固酶阴性葡萄球菌(coagulase-negative

staphylococci,CONS)、不动杆菌等。病毒则以呼吸道合胞病毒、腺病毒、巨细胞病毒多见；衣原体、解脲支原体、真菌等感染也应引起重视。

【诊断】

1. 临床表现

(1) 宫内感染性肺炎：多在生后 24 小时内发病，出生时常有窒息史，复苏后可出现气促、呻吟、发绀、呼吸困难，肺部听诊呼吸音粗糙、减低或闻及湿啰音。严重者可出现呼吸、循环衰竭、弥散性血管内凝血、持续性肺动脉高压。血行感染者常缺乏肺部体征，以黄疸、肝脾大和脑膜炎等多系统受累为主要表现。

(2) 分娩过程中感染性肺炎：发病时间因不同病原体而异，一般在出生数天至数周后发病。细菌性感染在生后 3~5 天发病，Ⅱ型疱疹病毒感染多在生后 5~10 天出现症状，而衣原体感染潜伏期长达 3~12 周，随后逐渐出现气促、断续咳嗽、喘憋、肺部哮鸣音、湿啰音等肺炎症状和体征。

(3) 出生后感染性肺炎：可出现发热或体温不升，反应差等全身症状。细菌性感染性肺炎常同时合并全身感染，故感染中毒症状较重。呼吸系统表现为气促、鼻翼扇动、发绀、吐沫、三凹征等。肺部体征早期常不明显，病程中可出现细湿啰音。呼吸道合胞病毒性肺炎可表现为喘憋，肺部听诊可闻及哮鸣音及细湿啰音。沙眼衣原体肺炎出生后常有眼结膜炎病史。金黄色葡萄球菌肺炎易合并脓气胸。

(4) 呼吸机相关性肺炎：目前尚无新生儿呼吸机相关性肺炎的诊断标准。美国疾病预防控制中心将呼吸机相关性肺炎定义为：作为一种院内感染，患者接受机械通气至少 48 小时，同时需结合放射、临床及实验室标准做出诊断。

2. 辅助检查

(1) 病原学检查：血培养、尿培养和病毒分离，血清特异性抗体等检查有助于病原学诊断。生后立即行胃液和外耳道分泌物(应在生后 1 小时内)涂片、细菌培养找白细胞和病原体；酌情行鼻咽部分泌物、肺泡灌洗液(气管插管患儿)细菌培养。

（2）非特异性检查：①病毒感染性肺炎周围血象白细胞大多正常，也可减少；脐血 IgM>200~300mg/L 或特异性 IgM 增高对产前感染有诊断意义。②可酌情行 C 反应蛋白、血清降钙素原、白细胞介素 6 等检查，细菌感染上述指标常升高，有效抗生素治疗后下降。

（3）胸部 X 线片：是诊断肺炎的重要依据，应动态检查。不同病原体感染性肺炎胸部 X 线改变有所不同。宫内感染性肺炎第 1 天胸部 X 线检查可无改变，随后可出现病灶。病毒性肺炎以间质性肺炎为主；细菌性肺炎则为支气管肺炎表现；金黄色葡萄球菌合并脓胸、气胸或肺大疱时可见相应的 X 线改变。详见诊疗流程图。

【鉴别诊断】

与奶汁吸入性肺炎、胎粪吸入性肺炎、新生儿湿肺等鉴别（详见本章第三节"新生儿湿肺"和第四节"胎粪吸入综合征"）。

【治疗】

1. **呼吸道管理**　保持呼吸道通畅，及时吸净口、鼻、气道分泌物，定期翻身、拍背、体位引流，酌情行雾化吸入。

2. **氧疗**　有低氧血症或高碳酸血症时可酌情选用鼻导管、面罩、经鼻持续气道正压通气给氧或机械通气治疗，使血气维持在正常范围。

3. **病因治疗**　细菌性肺炎的抗生素治疗详见第十一章第一节"新生儿败血症"。衣原体肺炎首选红霉素或阿奇霉素；单纯疱疹病毒性肺炎可用阿昔洛韦；巨细胞病毒性肺炎可用更昔洛韦。

4. **支持疗法**　维持循环稳定及水、电解质、酸碱平衡，保证充足的能量和营养供给，酌情静脉注射免疫球蛋白提高机体免疫功能。

➤ 附：新生儿感染性肺炎诊疗流程图

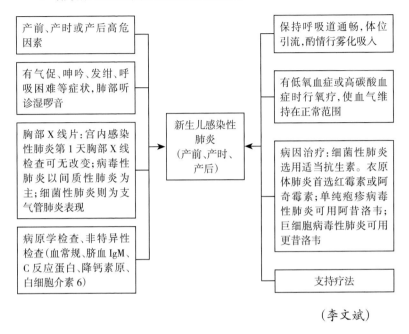

（李文斌）

参考文献

1. EICHENWALD EC, HANSEN AR, MARTIN CR, et al. Cloherty and Stark's manual of neonatal care. 8th ed. Philadelphia：Lippincott Williams and Wilkins，2016.

2. GOMELLA TL, CUNNINGHAM MD, EYAL FG. Neonatology：Management，procedures，on-call problems，diseases，and drugs. 7th ed. Singapore：McGaw-Hill Education，2013.

3. 孙锟，沈颖，黄国英．小儿内科学．6版．北京：人民卫生出版社，2020.

4. 王卫平，孙锟，常立文．儿科学．9版．北京：人民卫生出版社，2018.

5. 邵肖梅，叶鸿瑁，丘小汕．实用新生儿学．5版．北京：人民卫生出版社，2019.

6. 周晓光，肖昕，农绍汉．新生儿机械通气学．2版．北京：人民卫生出版社，2021.

7. HOOVEN TA, POLIN RA. Pneumonia. Semin Fetal Neonatal Med, 2017, 22 (4):
206-213.

8. IOSIFIDIS E, PITSAVA G, ROILIDES E. Ventilator-associated pneumonia
in neonates and children: a systematic analysis of diagnostic methods and
prevention. Future Microbiol, 2018, 13: 1431-1446.

第十二节　新生儿乳糜胸

【概述】

新生儿乳糜胸(neonatal chylothorax)是指胸导管或胸腔内大淋巴管破裂，或阻塞导致淋巴液(即乳糜)漏入胸腔，是新生儿胸腔积液中最常见的病因之一。发病率为 0.1%~0.5%，男婴发病为女婴的 2 倍，多见于右侧。引起乳糜胸的常见原因为自发性、先天性和获得性，其中以自发性乳糜胸最为常见。

1. **自发性乳糜胸**　原因不明，又称特发性乳糜胸。

2. **先天性乳糜胸**　系淋巴系统先天性结构发育异常，多见于胸导管缺如或连接部分狭窄梗阻、先天性淋巴管畸形等导致淋巴管广泛扩张和破裂，乳糜液从淋巴管溢出而致乳糜胸。

3. **获得性乳糜胸**　包括创伤性乳糜胸、手术后乳糜胸和栓塞性乳糜胸。主要为医源性因素所致，如产伤或产时颈、腰、脊柱过伸引起胸导管撕裂，新生儿心胸手术、气胸行胸腔置管引流损伤胸导管、中心静脉穿刺置管引起上腔静脉和无名静脉栓塞使淋巴液回流障碍等均可引发乳糜胸。

胸导管是血管外蛋白质返回循环和运输的途径。当各种原因导致胸导管损伤、破裂时，乳糜液流入胸腔。大量乳糜液使肺组织受压、纵隔移位，产生呼吸窘迫和循环紊乱等症状。由于乳糜液内含丰富的白蛋白、球蛋白、游离脂肪酸及淋巴细胞(主要为 T 淋巴细胞)等成分，故导致患儿免疫功能低下、感染、营养不良等并发症。

【诊断】

1. **临床表现**　胸腔积液量多为中或大量，可为单侧或双侧，获得性乳糜胸多为单侧。自发性乳糜胸常见于足月儿。出生后即出现发绀、呼吸困难等呼吸窘迫症状，也可在生后1周内逐渐出现呼吸困难表现。患侧胸部叩诊浊音，听诊呼吸音减低，心脏和纵隔向健侧移位。双侧积液者无移位，但呼吸困难更明显。病程较长者常伴有营养不良和继发感染。

2. 辅助检查

（1）超声检查：是重要的检查手段。产前B超检查可发现胎儿乳糜胸，出生后B超可确定乳糜胸部位及量。

（2）胸部X线检查：显示单侧或双侧大片高密度均匀阴影，肋膈角消失，心与纵隔向对侧移位。

（3）胸腔积液检查：是确诊最重要的手段。未开奶前乳糜液多为浅黄至橙黄色清亮液体，开奶后则变为淡黄色、乳白色。乳糜液加苏丹Ⅲ乙醇溶液则呈红色。Buttker提出乳糜液诊断标准为：甘油三酯含量 >1.1mmol/L，细胞数 $>1 \times 10^9$/L，其中淋巴细胞 >80%。详见诊疗流程图。

【治疗】

1. 宫内处理　宫内乳糜胸可行宫内引流，以利于胎儿发育和减少并发症。

2. 呼吸支持　根据呼吸困难状况及血气结果酌情使用氧疗。

3. 肠道外营养　轻症病例采用脱脂奶喂养或中链三酰甘油（其不经胸导管直接进入门静脉，故减少乳糜液产生）喂养。重症病例需严格禁食，采用全胃肠外营养。

4. 引流乳糜胸腔积液　反复穿刺易损伤肺组织及血管导致气胸、血胸及乳糜液包裹等，因此仅适用于轻症病例。积液量较大者，应采用持续胸腔闭式引流。

5. 药物治疗　生长抑素可减少胃、胰腺和肠液分泌，减少淋巴循环。上述治疗无效时可考虑应用。开始剂量为 $3.5\mu g/(kg \cdot h)$，可逐渐增至最大量 $12\mu g/(kg \cdot h)$。奥曲肽（为人工合成生长抑素）剂量为 $0.3\mu g/(kg \cdot h)$。

6. 手术治疗　保守治疗2~4周无效，可考虑外科手术治疗，包括胸导管结扎术、胸膜固定术、胸膜腹膜分流术、胸膜部分切除和胸膜擦伤。

➤ 附:新生儿乳糜胸诊疗流程图

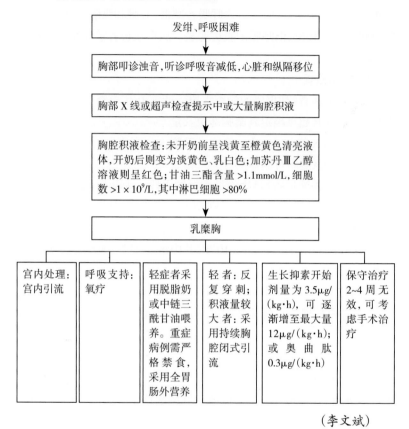

（李文斌）

参考文献

1. EICHENWALD EC, HANSEN AR, MARTIN CR, et al. Cloherty and Stark's manual of neonatal care. 8th ed. Philadelphia: Lippincott Williams and Wilkins, 2016.

2. GOMELLA TL, CUNNINGHAM MD, EYAL FG. Neonatology: Management, procedures, on-call problems, diseases, and drugs. 7th ed. Singapore: McGaw-

Hill Education,2013.

3. 邵肖梅,叶鸿瑁,丘小汕.实用新生儿学.5版.北京:人民卫生出版社,
2019.

4. ATTAR MA,DONN SM. Congenital chylothorax. Semin Fetal Neonatal Med,
2017,22(4):234-239.

5. COSTA KM,SAXENA AK. Surgical chylothorax in neonates:management and
outcomes. World J Pediatr,2018,14(2):110-115.

6. ALHASOON MA. The use of high dose octreotide in management of neonatal
chylothorax:Review. J Neonatal Perinatal Med,2021,14(4):457-461.

7. BELLINI C,CABANO R,DE ANGELIS LC,et al. Octreotide for congenital and
acquired chylothorax in newborns:A systematic review. J Paediatr Child Health,
2018,54(8):840-847.

第三章　心血管系统疾病

第一节　新生儿先天性心脏病的手术前处理

【概述】

先天性心脏病(congenital heart disease,CHD)是胎儿时期心脏、瓣膜、大血管发育异常所致的一大类心血管畸形,总体发病率为6~13/1 000活产儿,居各种出生缺陷首位。其中大部分都是室间隔缺损、房间隔缺损、动脉导管未闭等孤立的心脏缺陷,只有约25%是复杂的、需要在出生1年内进行手术或介入治疗的危重型先天性心脏病(critical congenital heart disease,CCHD)。部分CCHD患儿在产前检查时就高度怀疑,或生后不久即出现临床症状,因此时新生儿还在产科住院,故能及时得以识别和干预,但也有部分患儿症状几天甚至几周后才出现,此时患儿已经从产科出院,导致诊断和治疗被延误,病死率和并发症发生率明显上升。常见的CCHD包括导管依赖型CHD和大部分发绀型CHD,根据血流动力学特点,主要分为四大类:体循环血流梗阻(如左心发育不良综合征、主动脉弓缩窄、主动脉弓离断),肺循环血流梗阻(如法洛四联症、肺动脉狭窄、肺动脉瓣闭锁等),体肺循环平行(大动脉转位),其他(如全肺静脉异位引流、永存动脉干等)。本节主要讨论新生儿CCHD的手术前处理。

【诊断】

1. **病史**　CHD的高危因素包括早产、死胎或流产史、宫内感染、母亲糖尿病、高血压、甲状腺疾病、结缔组织病等病史,孕期酗酒,吸烟,特殊用药史(如非甾体抗炎药、抗癫痫药、血管紧张素转换酶抑制剂等),辅助生殖技术,产前心脏超声检查异常,CHD家族史等。

2. 临床表现

（1）发绀：为中心性发绀，吸氧不能缓解，可为全身持续性发绀，或上下肢差异性发绀。需要注意的是，肉眼观察发绀并不可靠，特别是在患儿合并贫血时。因此，应常规监测动脉导管前、后脉搏氧饱和度。高氧试验虽有助于鉴别发绀型先天性心脏病和肺部疾病，但必须非常谨慎，因为吸入高浓度的氧可促使动脉导管关闭，使导管依赖型先天性心脏病患儿情况迅速恶化。详见诊断流程图。

（2）心源性休克：体循环血流梗阻型 CHD 在动脉导管关闭以后，体循环血流显著减少，导致少尿、双下肢低灌注和低血压、足背动脉搏动减弱、毛细血管再充盈时间延长。

（3）充血性心力衰竭：主要由容量负荷或压力负荷增加所致，患儿表现为气促、呼吸窘迫、多汗、喂养困难、体重增长缓慢、少尿。体格检查可发现肺部湿啰音、肝脏增大。

3. 医技检查

（1）胸部 X 线片：可观察心影大小、形态、肺动脉段改变、肺血多少等。一些特殊心影形态有助于诊断，如法洛四联症的"靴形心"、全肺静脉异位引流的"雪人心"、大动脉转位的"蛋形心"。

（2）心电图：虽然可提示心房肥大、心室肥大、心室传导紊乱及 ST-T 改变等，但对 CCHD 的诊断价值比较有限。

（3）超声心动图：可以实时动态观察心脏结构和瓣膜、大血管的位置；并对血流动力学及心脏功能进行客观评价，是目前最重要的无创诊断方法。

（4）心脏增强 CT 和心血管磁共振成像技术：可进一步完善对心脏和大血管结构的评估。但因 CT 辐射剂量较大，且难以评估反流性病变，而 MRI 需要长时间的深度镇静才能完成检查，故目前临床上只有在超声心动图诊断困难的复杂性病变，如主动脉病变、血管环、肺静脉畸形等，考虑联合心脏 CT 或 MRI 检查，以减少漏诊、误诊。

（5）心导管及心血管造影：为有创检查，复杂的 CCHD 通过上述检查不能明确诊断时才考虑。另外，心导管也可用于部分 CCHD 的干预，以改善血流动力学和低氧血症，为后续手术根治创造条件，如全肺静脉异位引流、三尖瓣闭锁通过球囊房隔造口术来改善房间隔交通;重度肺动脉瓣狭窄、主动脉瓣狭窄通过球囊瓣膜成形术改善心功能。

【鉴别诊断】

1. **新生儿肺炎** 临床可表现为呼吸窘迫、发绀、呼吸暂停,新生儿肺炎胸部 X 线检查可有典型改变,但心影大小正常,超声心动图无心脏结构畸形。

2. **新生儿持续性肺动脉高压** 由于肺或肺外原因引起围产期严重缺氧酸中毒,导致肺血管阻力在生后不能下降,肺循环压力超过体循环压力,在卵圆孔和/或动脉导管水平出现右向左分流,临床表现为呼吸窘迫、严重发绀,需与发绀型先天性心脏病鉴别。胸部 X 线检查因不同原发疾病可出现不同表现。动脉导管水平存在右向左分流时出现差异性发绀。超声心动图无心脏结构畸形。

3. **败血症伴感染性休克** 患者表现为呼吸窘迫、心率快、外周循环低灌注、低血压时需与体循环血流梗阻型 CHD 相鉴别(主动脉瓣狭窄、主动脉缩窄、主动脉弓离断、左心发育不良综合征),但感染性休克上下肢血压和上下肢血氧饱和度无差异。

【CCHD 的手术前处理】

1. **CCHD 的筛查** 通过筛查尽早识别 CCHD 是改善预后的关键。国内外研究均已证实,经皮动脉血氧饱和度检测作为 CCHD 的筛查工具可疑取得很好的效果,值得推广。具体筛查流程见图 3-1。

2. **CCHD 合并畸形的评估** CCHD 合并其他畸形或某些综合征往往使病情更加复杂,对预后产生极大影响,术前应尽可能地进行全面的筛查和评估。详见手术前管理流程图。

(1) 新生儿常规筛查:包括遗传代谢病筛查、听力筛查。

(2) 宫内感染筛查:宫内感染是先天性心脏病的重要危险因素,术前应常规进行 TORCH 感染筛查。

(3) 遗传学评估:如果患儿伴有其他系统畸形或异常,应怀疑心血管综合征的存在,可进行染色体分析、相关基因测试等遗传学评估。

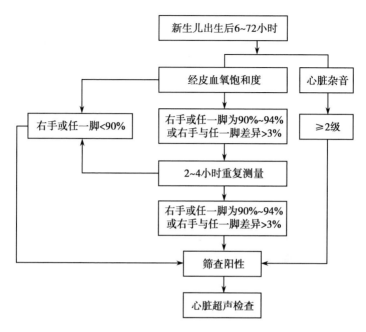

图 3-1　新生儿先天性心脏病筛查流程图

（4）其他脏器功能评估：气道畸形、神经系统发育异常严重影响患儿远期预后，必要时术前应行胸部 CT、纤维支气管镜、头颅 MRI 等检查。

3. 一般治疗

（1）体温管理：将患儿置于暖箱或辐射台保暖，既维持正常体温又方便观察病情和监护治疗。

（2）呼吸支持和氧疗：CCHD 患儿的低氧血症难以用提高吸入氧浓度解决，相反，由于动脉导管对氧非常敏感，用氧后动脉导管加速关闭，使导管依赖型 CHD 患儿病情急剧恶化，因此这类患儿用氧应十分谨慎。对于有明显低氧血症及高碳酸血症，或严重心功能不全、心源性休克的患儿应考虑机械通气，但也应控制吸入氧浓度。

（3）纠正代谢、内环境失衡：监测血气电解质，纠正酸中毒、低钙血症、低血糖，维持钾离子平衡，纠正贫血。

（4）营养支持：能够耐受肠内喂养的患儿可少量多次喂养。对于体循环血流梗阻型 CHD 患儿，存在肠道缺血缺氧风险，应谨慎增加奶量，并密切观察腹部症状体征，以防坏死性小肠结肠炎。不能耐受肠内喂养的患儿可给予肠外营养支持。

4. 前列腺素 E_1

（1）临床高度怀疑导管依赖型 CHD 时就应开始应用，以维持动脉导管未闭。具体适应证为：①依赖动脉导管供应肺循环的发绀型 CHD：肺动脉闭锁、危重型肺动脉狭窄，三尖瓣闭锁、埃布斯坦综合征；②依赖动脉导管灌注体循环的发绀型 CHD：主动脉弓缩窄、主动脉弓离断、左心发育不良综合征、危重型主动脉瓣狭窄；③其他：完全型大动脉转位、极重型法洛四联症、全肺静脉异位引流伴房间隔交通极小者。

（2）用法：持续静脉泵注，初始剂量 $0.05~0.1\mu g/(kg \cdot min)$，若达到理想疗效，血氧饱和度大于 75% 以上，可将剂量逐渐降至 $0.01\mu g/(kg \cdot min)$，直至接受手术。

（3）副作用：常见的副作用包括发热、面部泛红、血小板抑制、白细胞升高等，停药后就恢复，呼吸暂停是严重副作用，一般发生于用药最初 6 小时内，其发生风险与剂量相关，如不及时处理可危及生命。故用药时需给予监护，并准备好复苏器材，必要时给予气管插管机械通气。

5. 正性肌力药物

（1）对于心源性休克或循环衰竭的患儿，正性肌力药物可改善心功能，重要脏器和周围组织的灌注。

（2）具体药物的剂量和用法详见"新生儿心力衰竭"章节。

6. 转运

基层医院高度怀疑 CCHD 的患儿，应在状态稳定后及时转运至上级医院。转运前先跟上级医院取得联络，一般由上级医院派出危重新生儿转运小组，事先跟家长充分沟通患儿病情、转运途中的风险。转运出发前建立稳定通畅的气道、开通可靠的静脉通路，备好复苏器材和药物，严格控制吸入氧浓度，怀疑导管依赖型 CHD 的患儿应开始前列腺素 E_1 静脉泵注。考虑该药物具有呼吸抑制的风险，可进行预防性气管插管,以确保转运途中的安全。

➢ 附:非发绀型先天性心脏病的诊断流程图

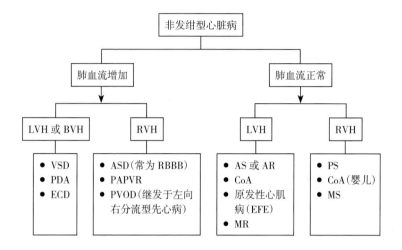

➢ 附:发绀型先天性心脏病诊断流程图

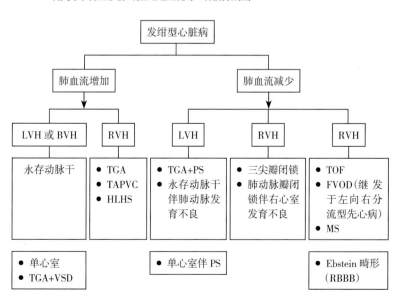

➢ 附:新生儿先天性心脏病手术前管理流程图

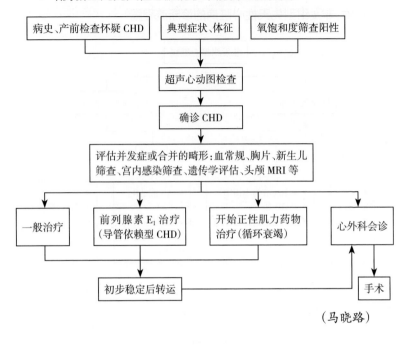

（马晓路）

参考文献

1. 邵肖梅,叶鸿瑁,丘小汕.实用新生儿学.5 版.北京:人民卫生出版社,2019:683-688.
2. 中华医学会小儿外科学分会心胸外科学组.新生儿危重先天性心脏病术前评估中国专家共识(草案).中华小儿外科杂志,2017,38(3):164-169.
3. 赵趣鸣,刘芳,吴琳,等.危重先天性心脏病新生儿产科医院出院前漏诊情况分析.中华儿科杂志,2017,55(4):260-266.

第二节 心律失常

【概述】

胎儿、新生儿心律失常并不少见,但多数新生儿心律失常为自限性过程,且存在个体差异。

1. **生理因素**　最常见,由于胎儿、新生儿心脏传导系统发育不成熟所致,可引起窦性心律失常、期前收缩、阵发性室上性心动过速、心房扑动及心房颤动、不同程度的房室传导阻滞等心电图改变。

2. **病理因素**　常伴有各种原发病,如:①围产期缺氧缺血;②各种感染;③电解质紊乱、酸碱平衡失调;④心脏器质性疾病;⑤先天代谢性疾病;⑥甲状腺功能异常;⑦围产期药物影响(如阿托品、肾上腺素、洋地黄、普罗帕酮等);⑧新生儿狼疮综合征。

【诊断】

1. **临床诊断**　新生儿心律失常时,还应进行心脏电生理和血流动力学评估。如患儿末梢循环不良和/或低血压,应立即建立静脉输液途径,给予相应复苏急救处理。先救治休克,再明确病因;偶遇新生儿心室纤颤则需要即刻除颤治疗,以免延误治疗。详见诊疗流程图。

2. **辅助检查**　胎儿心律失常主要依据胎儿超声心动图做出诊断;新生儿心律失常依据体表 12 导联心电图诊断,心电监护示波器所显示的心脏节律变化对诊断有帮助,但不能作为诊断的唯一依据,均需行超声心动图除外先天性心脏病。

新生儿常见的心律失常主要有三大类型,即:①心动过速;②心动过缓;③节律异常。心电图诊断分析时,需要考虑以下方面:①频率(正常、增快、减慢);②节律(规则或不规则,阵发性或渐进性);③QRS波形。

【鉴别诊断】

1. **心动过速**

(1) QRS 波形正常的心动过速

1) 阵发性室上性心动过速(supraventricular tachycardia,SVT):简称室上速,为新生儿最常见的症状性心律失常,发生率约为 1/2 500。新生儿可无症状,也可出现易激惹、烦躁、面色苍白、拒食、呕吐。心脏听诊心率增快,律齐,心音有力;如心动过速持续 24 小时可出现心力衰竭。室上性心动过速心电图特点为:①心率增快,常为 240~260次/min,最快可达 320 次/min;R-R 间期多匀齐;②具有突发突止特点;

③QRS 波形态和时间正常（图 3-2）。室上性心动过速应与窦性心动过速鉴别，如难以鉴别，应按室上性心动过速治疗。如伴室内差异性传导，还应与阵发性室性心动过速鉴别，可选用广谱抗心律失常药物或电击复律。

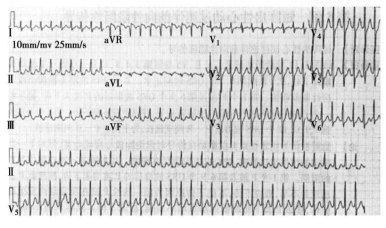

图 3-2 室上性心动过速

2）心房扑动和颤动：新生儿心房扑动和心房颤动较少见，占心律失常的 9%~14%，临床表现除心脏听诊可有心律失常外，大致同室上性心动过速。新生儿心房扑动心电图表现为 P 波消失，代之以快速、规则、呈锯齿状扑动波（即 F 波），以Ⅱ、Ⅲ、aVF、V₁导联明显，频率为360~480 次/min；心室率较心房率慢，房室传导阻滞常为 2∶1 或 3∶1 传导（图 3-3）。新生儿心房颤动心电图表现为 P 波消失，代之以纤细、零乱、快速而形态不同的颤动波（即 f 波），以 V₁、V₂ 导联明显，频率为400~750 次/min；心室律完全不规则，R-R 绝对不整，心室率取决于房室传导阻滞的程度。

（2）QRS 波形增宽的心动过速

1）室性心动过速：多伴有严重原发病和血流动力学障碍，临床表现为烦躁、大汗、面色苍白、青紫、呼吸急促、呼吸困难、血压下降、心音低钝、心源性休克、心力衰竭、阿-斯综合征等。心电图表现为

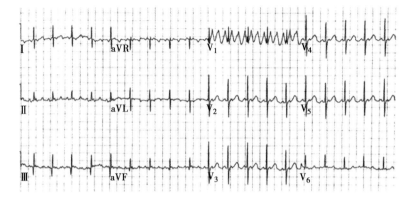

图 3-3 房性扑动

心房率约 360 次/min,房室结阻滞呈 3:1 下传,心室率仅 120 次/min,P 波散在,在下肢导联可见,V_1 导联可见锯齿波。

QRS 波宽大畸形,时间 >0.08 秒,T 波与主波方向相反,心室率一般为 150~200 次/min;P 波与 QRS 波无关,心房率较心室率慢,可有室性融合波或心室夺获,是与室上性心动过速伴室内差异性传导鉴别的关键。

2) 室性纤颤:常在危重儿临终前心电监护中出现,QRS 波与 T 波完全消失,代之一系列快速、不规则、大小不等、波形不同的颤动波,频率 150~500 次/min。查体心音和脉搏消失。

2. 心动过缓

新生儿心率 <100 次/min 为心动过缓,常见原因有窦性心动过缓、窦房结功能不良、先天性房室阻滞、左心房异构、QT 延长综合征伴 2:1 房室传导阻滞等。

房室传导阻滞(atrioventricular block, AVB)包括一度、二度(不完全性房室传导阻滞)及三度房室传导阻滞(完全性房室传导阻滞)。

(1) 一度房室传导阻滞:新生儿 P-R 间期 >0.15 秒为一度房室传导阻滞,一般无症状,心脏听诊可有第一心音低钝。无需特殊治疗。

(2) 二度房室传导阻滞:一般无症状,心脏听诊可有第一心音低钝、心律失常。心电图表现分为两型:①莫氏Ⅰ型(MobitzⅠ):P-R间期逐渐延长,直至 P 波后无 QRS 波,临床意义同一度房室传导阻滞。②莫氏Ⅱ型(MobitzⅡ):P-R间期固定;P 波按规律出现,部分 P 波后无 QRS 波。二度Ⅱ型有可能变为三度房室传导阻滞,应提高警惕。室上性心动过速发作、地高辛中毒者常出现二度房室阻滞,无需特殊治疗,主要针对原发病治疗。

(3) 三度房室传导阻滞:窦房结激动均不能下传至心室为三度房室传导阻滞,心房与心室各自独立起搏,彼此无关,心室率比心房率慢。常在宫内即发现胎儿心动过缓。无心脏结构异常的三度房室传导阻滞应警惕母体自身免疫性疾病如先天性红斑狼疮,母体存在 SSA 和 SSB 抗体者,2%~3% 发生三度房室传导阻滞,预后不佳。

三度房室传导阻滞症状与原发病病情和心动过缓的程度有关,如心室率 >50 次/min,患儿可无症状;如心室率 <50 次/min,多有血流动力学障碍,临床表现为面色苍白、青紫、呼吸困难、血压下降、心音低钝、心源性休克、心力衰竭、阿-斯综合征等。

心电图表现为 P-P 间隔与 R-R 间隔各有其固定规律,P 波与 QRS 波无关;心房率为 70~200 次/min,多为窦性心律;心室率多为 40~80 次/min,为交界性或室性逸搏心律;QRS 波形态取决于房室传导系统阻滞部位,如阻滞部位在近端,QRS 波无增宽,如阻滞部位在远端,QRS 波畸形、增宽。

3. **节律异常**

(1) 房性期前收缩(premature atrial contraction,PAC):一般无症状,心脏听诊可有心律失常、心脏漏跳等。心电图表现为提前出现的异位 P′ 波,形态与窦性 P 波不同,常埋在前一个心动周期的 T 波中;P′-R间期为 >0.10 秒;QRS 波形态可正常与窦性相同,或 QRS 波增宽变形(房性期前收缩伴室内差异性传导),或无 QRS 波(房性期前收缩未下传);代偿间歇多为不完全性。

(2) 室性期前收缩(premature ventricular contraction,PVC):心电图表现为提前出现的 QRS 波,宽大畸形,时间 >0.08 秒,T 波多与主波方向相反;QRS 波前无 P 波;代偿间歇多为完全性。单发 PVC 并不少见,PVC 成对出现如二联律或三联律,一般无需干预。

【治疗】

1. 室上性心动过速紧急处理

(1) 刺激迷走神经:病情稳定者可给予冰袋或浸冰水(0~4℃)的湿毛巾敷面,每次 10~15 秒,间隔 3~5 分钟,不超过 3 次。不得用压迫眼球的方法。

(2) 药物治疗:①三磷酸腺苷是目前国内临床应用较多的药物,初始剂量为 0.1mg/kg,尽可能在右上肢近心部位静脉快速弹丸式注射,之后立即用 5ml 生理盐水冲管。注意持续进行心电图和血压监测。如果 2 分钟内未显效,剂量可增至 0.2mg/kg,再重复一次。常见的副作用包括皮肤潮红、恶心、呕吐,一般很快恢复。腺苷禁用于已存在二度或三度房室传导阻滞或窦房结疾病的患者。②洋地黄类药物:如发作持续时间长伴心力衰竭者首选洋地黄,静脉用药可在 10 小时内中止发作。地高辛酏剂(50μg/ml)口服,给药方便、安全、剂量准确、吸收良好,为目前治疗阵发性室上性心动过速和心房扑动的一线药物。洋地黄的副作用包括各种室上性心律失常、胃肠道反应等,应监测心电图和血药浓度(地高辛血药浓度 <3~4ng/ml),在达化量后 6 小时检查血药浓度。不得用地高辛治疗预激综合征导致的阵发性室上性心动过速,因其具有潜在加速房室结旁路折返的作用。③其他药物:如发作持续时间较短,不伴心力衰竭,可选普罗帕酮;普萘洛尔(心得安)可用于治疗预激综合征导致的阵发性室上性心动过速,副作用为呼吸暂停和低血糖,需要心电监护和血糖监测 1~2 天。

(3) 电学治疗:包括电击复律和电起搏,还可用经食管心房起搏超速抑制的方法终止室上性心动过速。利用短暂直流电击,使心脏所有起搏点同时除极,以消除异位起搏点并中断各折返途径,终止各种快速型心律失常,使窦房结重新控制心律。

1) 适应证:主要用于血流动力学不稳定的患儿,如:①室上性心动过速伴严重心力衰竭或药物治疗无效者;②心电图无法分辨的快速异位心律,病情危重者;③心房扑动或心房颤动伴心力衰竭,药物治疗无效者;④室性心动过速;⑤心室颤动。

2）禁忌证:洋地黄或电解质紊乱引起的快速型心律失常。

3）方法:一般采用体外同步直流电击术。具体步骤为:①做好复苏准备,检查机器同步性能;②除颤器电极上涂以适量导电糊,便于导电及预防皮肤灼伤。将一个电极置于胸骨右缘第2肋间,另一个置于左腋中线第4肋间。电极片直径约4.5cm;③应用最小而有效的能量进行复律,首次为1~2J/kg,如无效,可增至4J/kg,最大量为6J/kg,一般婴儿用20~40J。一次治疗重复电击不宜超过2~3次。

4）并发症及处理:电击复律可引起心律失常,转复后常出现窦性心动过缓或各种类型期前收缩,1~2分钟自行消失;少数出现室性心动过速或心室颤动,多由机器同步装置失灵、用电量过大所致,调整机器和用电量后,可再次电击复律;偶发心脏停搏,多为原有窦房结功能障碍者,应采用电起搏治疗。电击复律后应密切观察1~2小时,并用抗心律失常药物维持治疗数月,以防复发。

室上性心动过速终止发作转为窦性心律后,可应用洋地黄或普罗帕酮维持治疗5~7天再停药;如室上性心动过速反复发作,药物可维持6~12个月。

（4）围产期治疗:如产科体检发现胎儿心动过速,可经胎儿超声心动图确诊室上性心动过速,注意有无合并先天性心脏病或胎儿水肿,治疗需给孕母服用可通过胎盘屏障的抗心律失常药物,如地高辛、氟卡尼丁等。如药物治疗无效伴胎儿水肿是结束分娩的指征,推荐剖宫产分娩,需注意胎儿心率不是宫内窘迫的可靠指标。

2. 心房扑动和心房颤动　应及时抗心律失常治疗,终止发作。由于新生儿心房颤动可能对常规药物治疗有耐药性,需要考虑进行电转复的可能性。

3. 室性心动过速　纠正心律失常,终止发作,积极治疗原发病,改善心肌细胞代谢。

血流动力学稳定者可给予利多卡因稀释后缓慢静脉注射,继之持续静脉滴注;行心电监护,注意窦性心动过缓、传导阻滞等副作用;还可用普罗帕酮静脉注射;如室性心动过速由地高辛中毒所致,可用苯妥英钠纠正;如药物治疗无效或有明显循环障碍者,可用同步直流电击复律,注意纠正酸中毒,可在电复律前给予机械通气和碳酸氢钠治疗。

4. 心室颤动　需立即给予心肺复苏和电除颤治疗,利多卡因剂量方法见表 3-1;当复苏成功后,需评估查找病因,给予病因治疗。

表 3-1　常用抗心律失常药物剂量表

药名	剂量和用法	适应证
地高辛	口服洋地黄化剂量为早产儿 20μg/kg,足月儿 30μg/kg,分 3 次,每 8 小时 1 次;达化量后 12 小时开始用维持量,每日 10μg/kg,分 2 次,每 12 小时 1 次	室上性心动过速
普罗帕酮(心律平) I C 类	口服每次 4~6mg/kg,维持量每次 2~3mg/kg,每 8 小时 1 次 静脉注射每次 1mg/kg 加 5% 葡萄糖 20ml 缓慢注射,20 分钟后可重复,总次数≤3 次,总量 <5mg/kg;静脉滴注维持 4~7μg/(kg·min)	室上性及室性心律失常
利多卡因 I B 类	静脉注射每次 1mg/kg 加 5% 葡萄糖 20ml 缓慢注射,每 5~10 分钟 1 次,3 次后改为静脉滴注维持 20~50μg/(kg·min)	室性心律失常
苯妥英钠 I B 类	静脉注射每次 2~4mg/kg 加生理盐水 20ml 缓慢注射,10~15 分钟后可重复 1 次	洋地黄中毒致室性期前收缩、室性心动过速
普萘洛尔(心得安) II 类	口服每日 1mg/kg,每 8 小时 1 次;静脉注射 0.1mg/kg 加 5% 葡萄糖 20ml 缓慢注射	先天性长 Q-T 综合征、各种期前收缩、室上性心动过速

续表

药名	剂量和用法	适应证
美托洛尔（倍他乐克）Ⅱ类	口服每日 0.2~1mg/kg，每 12 小时 1 次　静脉注射 0.05~0.1mg/kg 加 5% 葡萄糖或生理盐水 20ml 缓慢注射	窦性心动过速、期前收缩、室上性心动过速、心房扑动、心房颤动、室性心动过速
胺碘酮Ⅲ类	口服每日 10~15mg/kg，每 8 小时 1 次，维持量每日 3~5mg/kg，每日 1~2 次，也可隔日 1 次或每周用 5 日，停 2 日　静脉每次 2.5~5mg/kg 加 5% 葡萄糖 20ml 在 30 分钟至 2 小时泵入，静脉滴注维持 10~15mg/(kg·d)，浓度≤2mg/ml	室上性及室性心律失常
腺苷	静脉注射 0.1mg/kg，2~5 秒内快速"弹丸式"静脉推注，最大量 0.2mg/kg	室上性心动过速
阿托品	静脉注射、皮下注射或口服，每次 0.01~0.03mg/kg，每 6~8 小时 1 次	心动过缓，高度房室阻滞
异丙肾上腺素	静脉滴注 1mg 加 5% 葡萄糖 250ml（浓度 4μg/ml），从小剂量开始，逐渐增加，一般用 0.05~0.5μg/(kg·min)，最大量 2μg/(kg·min)	心动过缓、高度房室阻滞、Q-T 延长尖端扭转型室性心动过速

注：ⅠB 和ⅠC 类为钠通道阻滞剂，Ⅱ类为 β 阻滞剂，Ⅲ类为延长动作电位时间的药物，Ⅳ类为钙通道阻滞剂。

5. **心动过缓**　心室率 >80 次/min，无症状者不需治疗；有症状者应积极治疗原发病，改善心肌细胞代谢，用阿托品或异丙肾上腺素对症治疗；如心率 <50 次/min，合并心力衰竭、阿-斯综合征等表现者应安装心脏临时起搏器。可经脐静脉或股静脉植入临时起搏器较困难，需要使用荧光剂；2 000g 以上婴儿可经皮下安置临时起搏器，但易引起皮肤烫伤；窦房结功能不良可经食管安置起搏器，但对于三度房室传导阻滞无效。

➤ 附:新生儿心律失常诊疗流程图

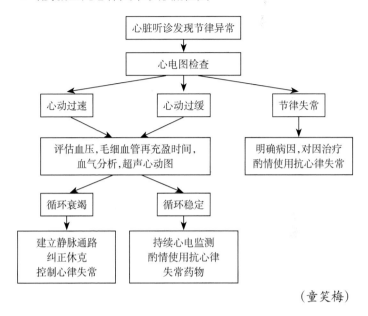

（童笑梅）

参考文献

1. 邵肖梅,叶鸿瑁,丘小汕.实用新生儿学.5版.北京:人民卫生出版社,2019.

2. MIYOSHI T,MAENO Y,HAMASAKI T,et al. Antenatal therapy for fetal supraventricular tachyarrhythmias. J Am Coll Cardiol,2019,74(7):874-885.

3. WÓJTOWICZ-MARZEC M,WYSOKIŃSKA B,RESPONDEK-LIBERSKA M. Successful treatment of neonatal atrial flutter by synchronized cardioversion: case report and literature review. BMC Pediatrics,2020,20(1):370-375.

第三节　早产儿动脉导管未闭

【概述】

维持动脉导管开放是正常胎儿循环的必要条件,出生后,胎儿循环过渡为成人循环,动脉导管自行收缩、关闭。但早产儿动脉导管的肌层对氧不敏感,体内前列腺素水平又比较高,常无法关闭,从而造成持续动脉导管未闭(patent ductus arteriosus,PDA)。PDA 是早产儿常见的临床问题,而且随着早产儿出生后通气和氧合的改善,肺血管阻力逐步下降,通过动脉导管水平左向右分流量增大,产生显著的血流动力学变化和一系列病理生理改变,因此被定义为 hsPDA。除了肺血流增加使心肺功能恶化外,主动脉血流减少还可以影响脑血流和肠系膜动脉的血流,最终使早产儿发生支气管肺发育不良、脑室内出血、坏死性小肠结肠炎和死亡的风险增加。

【诊断】

1. **临床表现**　早产儿生后 2~4 天,随着呼吸窘迫综合征病情逐渐好转,肺顺应性得到改善,肺血管阻力下降,动脉导管水平左向右分流显著增加,此时原本病情已经稳定的早产儿,突然又出现对吸入氧浓度和呼吸支持的需求量增加、呼吸暂停、呼吸窘迫、二氧化碳潴留、代谢性酸中毒、四肢末端灌注不良、少尿。体格检查可发现患儿心率增快、心前区搏动增强、低血压、脉压增大、胸骨左缘第 2 肋间可听到收缩期或连续性杂音、水冲脉、肝脏增大等。

2. **医技检查**

(1) 超声心动图:可以直接测量动脉导管直径、分流方向和分流量,评估左心房大小和心功能。

(2) 胸部 X 线片:可见肺血增多、双肺透亮度下降、心影增大等。

(3) 血气分析:可见代谢性酸中毒、乳酸增高。

3. **诊断标准**

(1) 上述临床表现。

(2) 超声心动图:hsPDA 常定义为动脉导管直径 >1.5mm,左心房和主动脉根部的比值(LA/AO)>1.4。降主动脉舒张期逆向血流也提示动脉导管分流量较大。详见诊治流程图。

【鉴别诊断】

1. **肺炎**　临床可表现为呼吸窘迫、发绀、呼吸暂停、对氧和呼吸支持要求增加,但没有心血管的相关症状、体征。胸部 X 线检查可见肺炎典型改变,心影大小正常,超声心动图无动脉导管未闭。

2. 导管依赖型先天性心脏病　患儿常有发绀、差异性发绀,开放的动脉导管是维持肺循环或体循环的必要条件,当动脉导管逐渐收缩关闭时,患儿病情急剧恶化,出现心源性休克。通过超声心动图检查心脏结构、大血管位置可进行鉴别。

【治疗】

1. **一般治疗**　提供中性环境温度,纠正贫血(维持血细胞比容35%~40%),对于 hsPDA,适当限制液量减轻肺水肿。日龄 >3 天的早产儿,总液量 120~130ml/(kg·d) 为合理。给予合适的呼吸支持,可采用允许性高碳酸血症,维持 pH7.3~7.4,$PaCO_2$ 50~55mmHg,适当提高 PEEP 以防止肺不张。

2. **药物治疗**　环氧化酶抑制剂可以通过抑制前列腺素的产生促使早产儿动脉导管关闭。对于血流动力学有意义的 PDA 临床常用的环氧化酶抑制剂包括吲哚美辛和布洛芬,两者的疗效均为 60%~80%。

(1) 治疗指征:需要机械通气的 <1 000g 早产儿有明显 PDA 时,无论是否存在明显左向右分流的症状和体征,都应该治疗;对于 >1 000g 的早产儿,仅在 hsPDA 时给予治疗。基于药物副作用及长期获益的系统评价证据,不推荐预防性使用环氧化酶抑制剂来减少早产儿 PDA 的发生。

(2) 吲哚美辛:国外一般静脉给药,国内尚无静脉制剂,但口服给药也取得了较好的临床效果。①常用剂量:不同的中心所采用的剂量和治疗方案略有不同,一些中心采用如下方案:对于生后 <48 小时的早产儿,首剂为 0.2mg/kg,第 2、3 剂均为 0.1mg/kg;对于 2~6 天早产儿,3 剂均为 0.2mg/kg;对于 ≥7 天早产儿,3 剂均为 0.25mg/kg。上述 3 剂的间隔时间均为 12 小时。更长疗程(≥4 剂)并不能增加 PDA 关闭率,且有提高坏死性小肠结肠炎的发生率,因此不推荐常规应用。②副作用:胃肠道出血倾向、坏死性小肠结肠炎、自发性肠穿孔、暂时性肾功能不全,以及胆红素竞争与白蛋白的结合等。③禁忌证:未经治疗的感染;活动性颅内出血或消化道出血;尿量 <1ml/(kg·h) 或血肌酐水平 >88μmol/L;血小板计数≤60×10^9/L 或有凝血障碍;坏死性小肠结肠炎或可疑为坏死性小肠结肠炎;有需要换血的严重高胆红素血症。

（3）布洛芬：常用剂量推荐第 1 剂 10mg/kg，第 2、3 剂为 5mg/kg，每剂给药间隔均为 24 小时，口服与静脉给药的剂量相同。也有中心尝试更大剂量，首剂 15~20mg/kg，随后 2 剂 7.5~10mg/kg，每剂间隔 12~24 小时，结果获得更高的 PDA 关闭率。布洛芬对脑、肠系膜、肾血管的收缩程度较吲哚美辛弱，用药后发生坏死性小肠结肠炎和肾功能不全的风险相对较小。其余副作用和禁忌证与吲哚美辛相同。

3. 手术治疗 出生 4 周以后，由于动脉导管壁的肌层对前列腺素已不敏感，药物治疗的成功率明显下降。当药物治疗有禁忌证或 1~2 个疗程后 hsPDA 仍存在，可采用手术结扎。由于手术结扎动脉导管后，原本分流至肺动脉的大量血液在短时间内回到体循环，可能导致急性左心功能不全，患儿胎龄越小、PDA 直径越粗，就越容易出现术后血流动力学不稳定。其他手术并发症包括感染、喉神经损伤、乳糜胸、气胸及脊柱侧弯等，但发生率较低。

➤ **附：早产儿 PDA 诊治流程图**

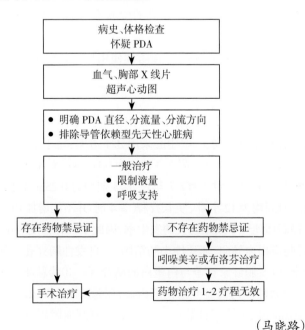

（马晓路）

参考文献

1. 邵肖梅,叶鸿瑁,丘小汕.实用新生儿学.5版.北京:人民卫生出版社,2019:540-553.

2. BENITZ WE. Committee on Fetus and Newborn,American Academy of Pediatrics. Patent Ductus Arteriosus in Preterm Infants. Pediatrics,2016,137(1):e20153730.

3. MITRSA S, FLOREZ ID, TAMAYO ME, et al. Association of placebo, indomethacin,ibuprofen,and acetaminophen with closure of hemodynamically significant patent ductus arteriosus in preterm infants:a systematic review and meta-analysis. JAMA, 2018,319(12):1221-1238.

第四章 血液系统疾病

第一节 新生儿贫血

【概述】

胎儿和新生儿血液系统发育是一个动态连续的过程,血液细胞中计数最多的是红细胞,其计数、血红蛋白浓度、血细胞比容、平均红细胞体积、红细胞平均血红蛋白量等都随胎龄动态变化。出生时,足月儿平均血红蛋白为170g/L(140~200g/L)。出生后由于摄入量少、不显性失水等原因,可致血液浓缩,血红蛋白值上升。通常生后24小时达峰值,约第1周末恢复至出生时水平,以后逐渐下降。

按统计学惯例,新生儿的血细胞比容,血红蛋白水平,或红细胞计数低于人群同胎龄、同日龄的第5百分位数以下可诊断贫血。一般足月儿生后1周内静脉血血红蛋白<130g/L(毛细血管血红蛋白<145g/L)诊断为贫血。而早产儿胎龄跨度大,生后脐带延迟结扎及脐带挤压等操作对血红蛋白会有明显的影响,且生后随日龄增加下降较足月儿明显,故早产儿贫血的诊断一直以来缺乏统一的标准,有文献将胎龄28周及以上早产儿血红蛋白<130g/L,28周以下早产儿血红蛋白<120g/L作为出生时贫血诊断标准。新生儿贫血的病因通常归类为红细胞生成减少、失血和红细胞破坏过多。

1. 红细胞生成减少 如先天性纯红细胞再生障碍性贫血,TORCH感染[TO即弓形虫(toxoplasma gondii,TOX);R即风疹病毒(rubella virus,RV),C即巨细胞病毒(cytomegalovirus,CMV),H即单纯疱疹病毒(herpes simplex virus,HSV)],铁、叶酸等缺乏引起的营养缺陷及先天性白血病等。分子遗传学研究也揭示了一些先天性遗传综合征导致的红细胞生成减少性贫血,如常染色体隐性遗传的范科尼贫血综合征和恶性石骨症、线粒体 DNA 缺陷的 Pearson 综合征等。

2. **失血性** 包括出生前、出生时、出生后出血,以及医源性失血。

(1) 出生前失血:如胎儿-母体输血、胎儿-胎儿输血、胎儿-胎盘/脐带输血。

(2) 出生时失血:如前置胎盘、胎盘早剥、前置血管、胎盘畸形(如帆状胎盘)、脐带畸形(脐带血管瘤)等;以及分娩时脐带破裂、剖宫产时胎盘或脐带损伤。

(3) 出生后出血:包括产伤性颅内出血、帽状腱膜下出血、肝脾等内脏破裂出血;凝血因子缺乏、血小板减少引起的出血、心肺严重疾患继发肺出血、应激性溃疡或先天性胃破裂引起的消化道出血;脐带结扎不紧或脐带残端重新开放出血。

(4) 医源性失血:因实验室血液学检查需要抽血所致,超低或极低早产儿救治中更容易发生。

3. **红细胞破坏过多**

(1) 免疫性溶血:如常见的 Rh、ABO,少见的 MN、Kidd、Kell、Diego 等血型不合溶血病,母体自身免疫性疾病(如自身免疫性溶血性贫血、系统性红斑狼疮),药物性溶血性贫血等。

(2) 非免疫介导的获得性疾病:如细菌或 TORCH 感染、弥散性血管内凝血。

(3) 红细胞膜缺陷:如遗传性球形红细胞增多症、遗传性椭圆形红细胞增多症等。

(4) 红细胞酶缺陷:如葡萄糖-6-磷酸脱氢酶缺陷、丙酮酸激酶缺陷等。

(5) 血红蛋白病:如地中海贫血、镰状细胞贫血等。

4. **生理性贫血** 是由于出生后呼吸建立,血氧饱和度显著上升,平均红细胞血红蛋白含量逐渐下降至一平台水平持续一年左右,足月儿的生理性贫血是正常发育的一部分,一般生后 6~12 周血红蛋白下降至 95~110g/L。

5. **早产儿贫血** 早产儿也会发生类似的变化,但血红蛋白下降更快且更低,且孕周越小、出生体重越低,贫血出现越早,程度越严重,持续时间也越长,又称早产儿贫血。32周以下早产儿贫血通常发生于出生后 3~12 周,如 <1 200g 早产儿生后 4~8 周血红蛋白可降至 70~90g/L。其病因也更为复杂:①红细胞寿命较短;②体重增长较快,血液稀释;③医源性失血量相对较大;④先天性铁储备少,叶酸、维生素 B_{12} 或维生素 E 等营养素缺乏;⑤血清红细胞生成素(erythropoietin,EPO)水平低下。因此,早产儿贫血并不被认为是生理性的,严重者临床上可出现组织缺氧表现,如苍白、气急、心率增加、食欲下降、喂养困难和体重不增等症状。

【诊断】

1. **病史及家族史** 贫血发生的时间对初步诊断非常有价值,如出生时贫血通常先考虑为失血和同种免疫性溶血;出生 24 小时后应警惕内脏出血和其他原因的溶血如葡萄糖-6-磷酸脱氢酶缺乏症等;生后数周出现的贫血可能由于多种病因所致,包括早产儿贫血、感染、生理性贫血;慢性反复贫血可能有慢性失血或先天性红细胞疾患。家族中成员有无贫血史、出血史,母亲孕产史中有无母婴血型不合溶血病史,母孕期有无感染、阴道流血、前置胎盘、胎盘早剥史,新生儿出生胎龄,有无窒息、产伤、黄疸等病史都有助于贫血病因的鉴别诊断。

2. **贫血的症状和体征** 与病因、失血量及贫血速度有关,如急性、大量出血可伴有气急、心率增快、低血压,甚至休克。伴随症状则有助于贫血病因诊断,如新生儿溶血病除苍白外,可有黄疸、肝脾大,甚至胆红素脑病。内出血除伴有黄疸外,还有出血脏器相应的症状,如颅内出血的神经系统表现,肝包膜下出血腹部可触及包块等。宫内感染的病例常伴有肝脾大、皮疹等。

3. **实验室检查**

(1) 血常规:确定有无贫血、程度及性质。其中红细胞(red blood cell,RBC)计数、血红蛋白(hemoglobin,Hb)、血细胞比容(hematocrit,Hct)反映有无贫血及程度。平均红细胞体积(mean corpuscular volume,MCV)、平均红细胞血红蛋白含量(mean corpuscular hemoglobin,MCH)贫血时帮助判断性质。正常新生儿的 MCV 较大,可达 105~125fl,生后 8~10 周接近成人,新生儿小细胞被定义为出生时 MCV 小于 95fl。新生儿 MCH 为 35~38pg/细胞,高于成人,MCH 少于 34pg/细胞为低色素。MCV 减小伴 MCH 下降,即小细胞低色素性贫血,需考虑慢性缺铁、血红蛋白病,如地中海贫血等。

(2) 网织红细胞计数:正常儿童或年长婴儿的网织红细胞计数为 1%~2%。足月儿出生时可达 3%~7%,4 天内下降至 1%~3%。失血性或溶血性贫血者网织红细胞计数常增加,减少者要考虑先天性再生障碍性贫血;但早产儿贫血、Rh 或严重 ABO 溶血病引起的晚期贫血网织红细胞计数可不升高。还要注意网织红细胞升高需要一定时间,如急性失血后立即检查网织红细胞可正常或轻微升高。

(3) 外周血涂片:能评估红细胞大小和形态。球形红细胞增多症细胞形态为球形,完全缺乏中心淡染区;低色素性贫血红细胞中心淡染区扩大,测量中心淡染区大小可估计 MCH 等。母亲外周血涂片行酸洗脱试验可提示有无胎儿-母体输血及输血量。

(4) 如有黄疸可测胆红素、抗人球蛋白试验、抗体释放试验、游离试验;不除外葡萄糖-6-磷酸脱氢酶缺乏症行 G6PD 酶活性检测;如疑有感染可作相应的病原检查。

【鉴别诊断】

不同类型贫血的初步实验室检查特点为:

(1) 失血性贫血:如为急性失血,Hct 和网织红细胞计数正常,24 小时血液稀释后 Hct 下降;如为亚急性或慢性失血,血容量正常、Hct 下降、网织红细胞计数上升。

(2) 溶血性贫血:Hct 下降、网织红细胞计数和胆红素均升高。

(3) 红细胞生成减少性贫血:Hct 下降、网织红细胞计数减少,胆红素水平正常。

【治疗】

1. 病因治疗　见相关章节检查治疗。

2. 输血疗法

(1) 输血指征:临床尚存争议,需结合患儿状况和生理需要,多数学者建议:①足月新生儿出生 <24 小时,静脉血 Hb<130g/L;②急性失血≥10% 血容量;③静脉采血≥5%~10% 血容量;④合并严重心、肺疾患,可维持 Hct>40%、Hb≥130g/L;⑤出现气急、烦躁不安、呼吸困难、淡漠、喂养困难等贫血症状等。

（2）早产儿输血指征：很多临床研究在探索合理的早产儿输血标准，近年来的几项临床随机对照研究中使用的早产儿输血阈值标准见表 4-1。以下是目前引用较多的 Strauss 提出的具体标准：①无临床症状，但 Hct<21%，且网织红细胞计数 <10 万 U/L（2%）；②Hct<31%，具备以下之一者考虑输血：接受氧疗；CPAP 或间歇正压通气下平均气道压 <6cmH$_2$O；经足量枸橼酸咖啡因治疗，12 小时内呼吸暂停和心动过缓发作 >9 次或 24 小时需加压给氧 2 次；心率 >180 次/min 或 RR>80 次/min 持续 24 小时；能量 100kcal/（kg·d），但体重增长 <10g/d 持续 4 天；需外科手术；③Hct<36%，具备以下之一者考虑输血：用氧 FiO$_2$>0.35；持续气道正压通气或间歇指令通气下平均气道压为 6~8cmH$_2$O；④Hct<45%，具备以下之一者考虑输血：ECMO 治疗、发绀型先天性心脏病。

表 4-1　早产儿红细胞输注阈值的随机对照研究

项目		Lowa（Bell et al. 2005）	PINT（Kirpalani et al. 2006）	TOP（Kirpalani et al. 2020）	ETTNO（Franz et al. 2020）
宽泛	高限	15.3	13.5	13.0	13.7
	低限	10.0	8.5	10.0	9.3
限制	高限	11.3	11.5	11.0	11.3
	低限	7.3	7.5	7.0	7.0

注：PINT，Prematures in Need of Transfusion；TOP，Transfusion of Prematures；ETTNO，Effect of Transfusion Thresholds on Neurocognitive Outcome of Extremely Low Birth Weight Infants.

所有阈值标准用血红蛋白 Hb 值，单位为 g/dl。

［引自：Patel RM，Josephson CD．Neonatal Transfusion．Avery's Diseases of the Newborn（Tenth Edition），2018：1180-1186.］

（3）血源：为减少输血相关感染性疾病等风险，血液制品管理中有成分输血的要求，临床用于贫血纠正首选浓缩红细胞，其纠正贫血效率也更高，仅在紧急情况和换血治疗时使用全血。应在定血型交叉配血后输注同型浓缩红细胞，出生时紧急输血可使用 O 型、Rh 阴性红细胞。

（4）输血量：单次输血量不应超过 15~20ml/kg。对严重贫血的新生儿需警惕伴有心力衰竭，这些患儿需要缓慢输注 2ml/（kg·h），如果已有心力衰竭，输血前或输血过程中可给予利尿剂。急性失血早期

MCH 可能正常,应直接快速给予生理盐水或白蛋白紧急纠正急性血容量不足,后输注红细胞,而不应等待红细胞输注。

3. 早产儿贫血预防

(1) 脐带延迟结扎:延迟脐带结扎和脐带血挤压回输可以改善患儿铁储备状态,减少早产儿输血需求,超低早产儿分娩时,实行脐带延迟结扎 60 秒已成为产科常规。脐带挤压尚未被广泛接受,且具体要求不同研究方法也有不同。

(2) 减少医源性失血:早产儿救治管理过程中记录抽血量,减少非必要的血液学检查,有条件的机构采用微量法进行实验室检验,可减少医源性失血,在超低和极低早产儿救治中更需重视。还有一种值得提倡的方法为早产儿出生后,从脐带胎盘端抽血进行实验室检查,作为患儿出生早期初始基线,可按需进行血培养、血常规、血型和血交叉、血气分析、电解质、血糖、凝血功能等检查。

(3) 补充铁剂:早产儿由于铁储备少,生长速度较快,铁的消耗增加,肠道喂养建立后应补充铁剂,元素铁剂量一般为 2~4mg/(kg·d)。纯母乳喂养早产儿出生后第一年内应常规补充铁剂,使用母乳强化剂时应根据其中含铁量计算患儿补铁是否达到目标剂量,必要时按需补充。配方奶喂养的早产儿需要根据配方奶含铁量计算是否需额外补充铁剂。

(4) 重组人红细胞生成素:红细胞生成素可刺激红细胞生成,用于早产儿贫血的防治,但无论"早期"还是"晚期"给予重组人红细胞生成素治疗的研究荟萃分析结果均显示,重组人红细胞生成素可减少早产儿输血的次数和输血量,对减少暴露供血者数量的作用有限,且该治疗较为昂贵,不推荐早产儿常规使用。当临床有无法接受输血治疗的特殊患儿,可考虑使用重组人红细胞生成素。使用方法为静脉给药,每次 200U/kg,每日 1 次,每周 3 次;或每次 300U/kg 连续输注 24 小时,每周 3 次;或皮下注射,每次 400U/kg,每周 3 次,疗程 4~8 周,同时补充铁剂。

(5) 其他营养素:早产儿叶酸、维生素 B_{12}、维生素 E 等营养素水平通常也偏低,但并不是引起贫血的主要原因。临床对照研究中,使用重组人红细胞生成素、铁剂补充治疗的同时,应补充营养素对减少输血可能有帮助。

▶ 附：新生儿贫血诊治流程图

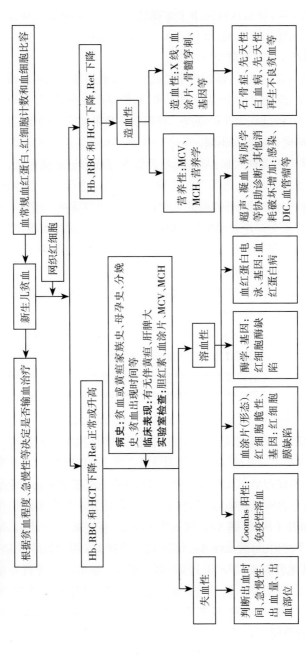

注：Hb，hemoglobin 血红蛋白；RBC，red blood cell，红细胞；Ret，reticulocyte，网织红细胞；MCV，mean corpuscular volume，平均红细胞体积；MCH，mean corpuscular hemoglobin，平均红细胞血红蛋白含量。

（王 瑾）

参考文献

1. CHRISTINE A, SANDRA E. Avery's Disease of the Newborn.10th ed. Philadelphia, PA：Elsevier, 2018.

2. 邵肖梅, 叶鸿瑁, 丘小汕. 实用新生儿学. 5 版. 北京：人民卫生出版社, 2019.

3. OHLSSON A, AHER SM. Early erythropoiesis-stimulating agents in preterm or low birth weight infants (Review). Cochrane Database Syst Rev, 2020, 2：CD004863.

4. KIRPALANI H, BELL EF, HINTZ SR, et al. Higher or lower hemoglobin transfusion thresholds for preterm infants. N Engl J Med, 2020, 383：2639-2651.

第二节　新生儿维生素 K 缺乏性出血症

【概述】

新生儿维生素 K 缺乏性出血症(vitamin K deficiency bleeding, VKDB)，又称新生儿出血病，是由于体内维生素 K 缺乏、某些维生素 K 依赖性凝血因子活力低下而引致的出血性疾病。自 20 世纪 60 年代以来开展对初生婴儿常规注射维生素 K, 本病发生率大为减少，但各国均仍有报道。一项来自澳大利亚儿童监测所的研究显示，目前晚发型 VKDB 的发生率较高，且 90% 以上发生在纯母乳喂养的婴儿。

维生素 K 缺乏可导致其依赖性凝血因子 II、VII、IX、X 及抗凝血蛋白 C、S 的暂时性缺乏，从而发生出血，在新生儿期很常见。与维生素 K 缺乏有关的因素包括：①孕母维生素 K 通过胎盘的量少，胎儿肝内储存量低；②母亲在孕期使用加速维生素 K 降解的药物；③母乳中含维生素 K 量少(15mg/L)、远低于牛乳中含量(60mg/L)，故母乳喂养者多发；④初生时肠道菌群未建立，或肠道炎症、口服抗生素抑制肠道正常菌群，使之合成维生素 K 少；⑤患先天性肝胆道疾患或胆汁淤积症时胆汁分泌减少，影响维生素 K 的吸收。早产儿发病尤其严重，足月儿如生后不及时补充维生素 K 也容易发生该病。

【诊断】

1. **病史**　详细询问发病情况和家族史(父母各代亲属有出血性疾病者考虑与遗传性凝血因子缺乏鉴别);母亲妊娠期疾病、用药和分娩时情况,是否纯母乳喂养;患儿有无肝胆疾患、长期使用抗生素、慢性腹泻等病史。

2. **临床表现**　VKDB 的特点是表现正常的小婴儿突然发生出血,未见严重的潜在疾病,可见皮肤、内脏出血和贫血导致的各系统异常。而其他出血多伴有原发病的表现如感染、休克等,患儿一般情况较差。轻症出血患儿吃奶反应如常;出血多者皮肤黏膜苍白、发绀;多数患儿有精神状态改变,如烦躁激惹、反应低下、呼吸节律不整、拒食、呕吐、腹胀,甚至惊厥、昏迷。出血严重者常伴呼吸循环改变,如气促、呼吸困难,发绀;心率增快、肢端发凉及末梢循环不良,甚至出现休克。

常见的出血部位为脐残端渗血或皮肤黏膜出血点、瘀斑,或注射、穿刺部位渗血不止;消化道出血可有呕血或便血;颅内出血可表现为前囟饱满膨隆、颅缝开裂、瞳孔大小不等、对光反射迟钝或消失,甚至四肢抽搐、全身惊厥发作,常遗留神经系统后遗症;肺出血、尿血等较少见。可有多部位同时出血,脐出血和消化道出血一般为少量或中量出血,个别大出血可致休克,但治疗后恢复良好,绝大多数患儿无并发症或后遗症。早产儿、晚发型患者常有颅内出血,可致死或发生脑积水、脑萎缩、脑瘫等后遗症,预后不良。

本症可分为早发型(生后 24 小时内发病)、经典型(生后 2~7 天发病、早产儿可延至 2 周)和晚发型(生后 2 周至 3 个月发病),见表 4-2。

3. **实验室检查**

(1) 血常规和外周血涂片:VKDB 主要为急性出血所致的贫血,红细胞和血红蛋白成比例下降,白细胞和血小板计数正常;感染引起出血者除贫血外有白细胞尤其中性粒细胞的改变;血小板减少往往见于严重感染和血小板减少症。外周血涂片可了解红细胞、白细胞和血小板的形态、大小、分布数量以及颗粒碎片等,有助于感染和血小板疾病的鉴别诊断。

表 4-2 VKDB 的分型与主要出血部位

临床分型	年龄分段	主要发病原因	主要出血部位
早发型 VKDB	0~24 小时	母亲孕期用药(抗凝药或抗癫痫药)	硬膜下出血,其他颅内出血,胸腔内、腹腔内(含胃肠道)
经典型 VKDB	2~7 天	特发性,母亲用药(同上),纯母乳喂养	胃肠道、鼻腔、脐残端、皮肤,以及割伤后伤口
晚发型 VKDB	2~12 周	继发性,各种肝脏疾患如胆汁淤积症/胆道闭锁,慢性腹泻	颅内出血(多见),皮肤,胃肠道

(2)凝血酶原时间(prothrombin time,PT)及活化部分凝血活酶时间(activated partial thromboplastin time,APTT)延长(>对照 2 倍),出血时间(bleeding time,BT)、凝血酶时间(thrombin time,TT)、血小板计数、纤维蛋白原(fibrinogen,FBG)正常,未检出纤维蛋白降解产物(fibrin degradation product,FDP)。

(3)活性 II 因子与 II 因子总量比值测定:此值 <1 时表示存在无活性凝血酶原,提示维生素 K 缺乏。

(4)PIVKA II 测定:采用免疫学方法或电泳法直接测定无活性的凝血酶原,阳性(≥2μg/L)即表示维生素 K 缺乏,此为诊断的金标准。

(5)维生素 K 测定:用高效液相色谱法(high performance liquid chromatography,HPLC)可直接测定血中维生素 K 含量,<200ng/L 为维生素 K 缺乏。但此法需血量多,不太适用于新生儿。

(6)影像学检查:头颅 B 超、CT、MRI 等可明确颅内出血或内脏出血的性质、部位及程度。本病根据病史特点、临床表现和实验室检查及维生素 K 治疗有效即可确诊(表 4-3)。

【鉴别诊断】

1. **其他出血性疾病** 先天性血小板减少性紫癜有血小板减少;弥散性血管内凝血常伴有严重原发疾病,除凝血酶原时间延长外,血小板计数降低、纤维蛋白原减少及降解产物增加、D-二聚体升高均有助于鉴别;先天性凝血因子缺乏常为单一性,临床较为罕见,多有家

表 4-3 VKDB 诊断的主要指标和次要指标

主要指标	次要指标
1. 突发性出血:包括消化道/皮肤/颅内/肺/肾,穿刺或注射部位渗血不止 2. 实验室检查:PLT、BT、TT 正常,PT 和 APTT 延长,PIVKA Ⅱ 阳性,维生素 K 浓度低下 (缺乏实验室资料者需排除其他原因导致的出血) 3. 给予维生素 K 治疗有效、出血停止	1. 3 个月内小婴儿 2. 纯母乳喂养 3. 孕母有使用抗凝/抗癫痫/抗结核等药物史 4. 患儿有肝胆疾患史 5. 患儿有长期服用抗生素史 6. 患儿有慢性腹泻病史

具备 3 项主要指标或 2 项主要指标加 3 项次要指标者可确诊 VKDB。

(资料来源:邵肖梅,叶鸿瑁,丘小汕.实用新生儿学.5 版.北京:人民卫生出版社,2019.)

族史;伴有脾大者需考虑先天性感染或红细胞增多症;伴黄疸者则考虑感染、肝脏疾病等。

2. 继发性凝血因子缺乏　许多疾病如弥散性血管内凝血、感染、休克、缺氧、坏死性小肠结肠炎、肾静脉血栓形成,以及使用血管内导管,均可以消耗大量凝血因子、造成凝血功能异常,严重的肝脏疾患使凝血因子的产生减少也是一个重要原因。

3. 遗传性疾病　X 连锁隐性遗传如血友病甲、乙、丙;常染色体显性遗传如血管性血友病、纤维蛋白原结构变异(罕见);常染色体隐性遗传如凝血因子Ⅺ、Ⅶ、Ⅴ、Ⅹ、Ⅱ、纤维蛋白原和ⅩⅢ的缺乏均可见(以其发生频率排序),严重的Ⅶ和ⅩⅢ因子缺乏可导致新生儿颅内出血,Ⅺ因子缺乏则可能在手术或损伤时发生没有预料的出血。

4. 血小板数量或功能异常　遗传性血小板减少症、免疫性血小板减少症、孕母特发性血小板减少性紫癜、子痫前期或严重的子宫胎盘功能不全,遗传性骨髓衰竭综合征如范科尼贫血、先天性白血病;不伴有弥散性血管内凝血的凝血和血管损伤,如血管畸形、导管血栓、坏死性小肠结肠炎和肾静脉血栓形成等,可消耗大量血小板而引起出血。

5. 咽下综合征　新生儿娩出时可吞下母血,生后不久即发生呕血和/或便血。但查血常规无贫血,凝血功能检查正常,洗胃后呕吐停止。可作 Apt 试验(胃液碱变试验)鉴别:取 1 份血性呕吐物或抽出的血性胃液加 5 份生理盐水,搅匀,离心 10 分钟(2 000r/min),取上清液(粉红色)4ml 加 1% 氢氧化钠 1ml,隔 1~2 分钟观察,液体变为棕黄色提示母血(成人血),仍为粉红色为婴儿血。

6. 消化道出血 新生儿应激性溃疡、胃穿孔、坏死性小肠结肠炎等均有消化道出血,此类疾患多有诱发因素如窒息缺氧、感染、喂养不当、使用激素等,一般情况较差,可见腹胀、肠型,甚至感染性休克等症状和体征,腹部 X 线片有肠道积气或腹腔内游离气体,实验室检查早期凝血功能正常,后期可有凝血异常且多伴血小板下降。

7. 其他 潜在性血管性因素引起的出血如中枢神经系统出血、肺出血,动静脉畸形和血管瘤;外伤性出血等。

8. 维生素 K 治疗性诊断 注射维生素 K_1 后出血可在数小时内停止(超早产儿、极低出生体重儿例外)。

各项鉴别诊断见表 4-4。

表 4-4 新生儿出血的初步鉴别诊断

临床表现	实验室指标				可能的诊断
	PLT	PT	APTT	FDP	
外观病态	↓	↑	↑	↑	弥散性血管内凝血
	↓	N	N	N	血小板消耗(感染/坏死性小肠结肠炎/肾静脉血栓形成)
	N	↑	↑	N	肝脏疾患
	N	N	N	N	血管渗透性↑(缺氧/早产/酸中毒/高渗血症)
外观健康	↓	N	N	N	特发性血小板减少性紫癜/隐匿性感染/血栓/骨髓疾患
	N	↑	↑	N	新生儿溶血病(维生素 K 缺乏性出血症)
	N	N	↑	N	遗传性凝血因子缺乏(大多数)
	N	N	N	N	外伤/解剖畸形/血小板结构异常/凝血因子缺乏(Ⅷ)

资料来源:《新生儿疾病诊疗常规》。

【治疗】

VKDB 的治疗原则为尽早明确诊断,及时控制出血,改善贫血状况,防止并发症。详见诊疗流程图。

1. **补充维生素 K**　对 VKDB 应立即静脉缓慢注射或滴注维生素 K_1 1~2mg,出血一般能在数小时内迅速改善。早产儿尤其是极低出生体重儿或存在肝胆疾患的婴儿,由于肝脏功能不成熟或受损,其凝血因子前体蛋白合成不足、维生素 K 利用受限,故单用维生素 K 疗效欠佳,此时应加用含有活性凝血因子的新鲜血浆。

2. **输注新鲜冷冻血浆或凝血酶原复合物**　早产的极低出生体重儿和/或严重出血、有休克表现者可输注新鲜冷冻血浆 10~20ml/kg,或凝血酶原复合物(prothrombin complex concentrate,PCC,10~20 血浆当量单位/kg),可迅速补充各种活性凝血因子;如基层单位无此类血液制品亦可输注新鲜全血,还能同时纠正贫血。

3. **支持治疗**　胃肠道出血时应暂时禁食,从静脉补充能量和各种营养素;恢复期后仍有贫血者可考虑小量输血或补充铁剂、叶酸和维生素 C;大量颅内出血并发中枢神经系统损害者,早期有颅内压升高时需使用脱水剂(详见第六章第二节"新生儿颅内出血"),后期可加用护脑营养药物,出院后高危儿专科门诊随访,在医师指导下行综合康复治疗,3~6 个月时复查头颅 CT 或 MRI,了解病变恢复情况。

4. **预防**　所有活产新生儿出生后应常规肌内注射维生素 K_1 1mg,足月儿 1 次、早产儿连用 3 天,可预防早发型 VKDB;但关于早产儿应用维生素 K 预防 VKDB 的临床随机对照试验研究仍然缺如、剂量和使用方法均有待进一步探讨。长期胃肠道外营养、慢性腹泻、脂肪吸收不良或有肝胆疾病患者,均需定期补充维生素 K_1,每周 1 次肌内注射维生素 K_1 0.5~1mg。孕母服用干扰维生素 K 代谢的药物,如抗凝药、抗癫痫药或抗结核药物者,需于妊娠最后 3 个月及分娩前肌内注射维生素 K_1 10mg/次,共 3~5 次。

附：新生儿出血性疾病诊疗流程图

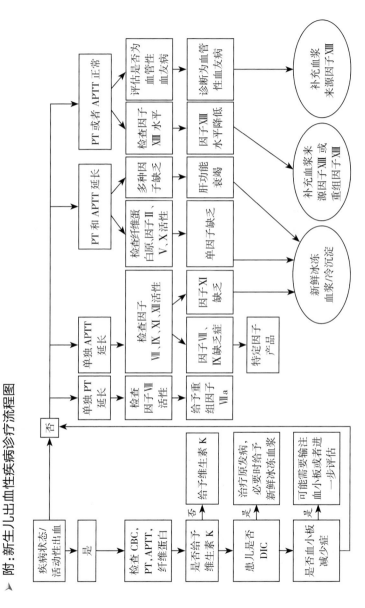

（庄思齐）

参考文献

1. FIESACK S，SMITS A，RAYYAN M，et al. Belgian consensus recommendations to prevent vitamin K deficiency bleeding in the term and preterm infant. Nutrients，2021，13（11）：4109.

2. LEMBO C，BUONOCORE G，PERRONE S. The challenge to define the optimal prophylactic regimen for vitamin K deficiency bleeding in infants. Acta Paediatr，2021，110（4）：1113-1118.

3. JULLIEN S. Vitamin K prophylaxis in newborns. BMC Pediatr. 2021，21（S1）：350.

4. CHENG JH，LOYAL J，WOOD KE，et al. Oral vitamin K prophylaxis in newborns：a survey of clinician opinions and practices. Hosp Pediatr，2020，10（2）：153-158.

5. ZURYNSKI Y，GROVER CJ，JALALUDIN B，et al. Vitamin K deficiency bleeding in Australian infants 1993-2017：an Australian Paediatric Surveillance Unit study. Arch Dis Child，2020，105（5）：433-438.

6. LÖWENSTEYN YN，JANSEN NJG，VAN HEERDE M，et al. Increasing the dose of oral vitamin K prophylaxis and its effect on bleeding risk. Eur J Pediatr，2019，178（7）：1033-1042.

7. NG E，LOEWY AD. Position Statement：Gu nidelines for vitamin K prophylaxis inewborns：A joint statement of the Canadian Paediatric Society and the College of Family Physicians of Canada. Can Fam Physician，2018，64：736-739.

8. 邵肖梅，叶鸿瑁，丘小汕. 实用新生儿学. 5 版. 北京：人民卫生出版社，2019：798-800.

第三节　红细胞增多症

【概述】

红细胞增多症（polycythemia）是新生儿早期较为常见的临床症状。可发生于某些病理患儿，也常见于健康的足月新生儿，发病率占活产新生儿的 1.0%~5.0%,在胎儿生长受限、小于胎龄儿、过期产儿和糖尿病母亲的婴儿中发生率更高。本症常与高黏滞度合并存在,称为"新生儿红细胞增多症-高黏滞度综合征",但两者概念不一、也并非一定同时存在。新生儿生后 1 周内静脉 Hct≥65%,可考虑为红细胞增多症;高黏滞度定义为血黏滞度 > 正常平均值 2 个标准差或 >18cps,受 Hct、红细胞变形性、血流速度和血浆其他成分的影响;Hct≤60%~65% 时与黏滞度呈线性相关,但是 Hct≥70% 则黏滞度明显增加,两者可呈指数相关。

新生儿真性红细胞增多症的主要病因如表 4-5 所示,但很多发病者没有具体原因。

表 4-5　新生儿真性红细胞增多症的病因

分类	病因
胎盘输血	双胎输血、母-胎输血,围产期缺氧
宫内慢性缺氧	小于胎龄儿、过期产儿,母妊娠高血压综合征(含子痫各期)
孕母疾患	孕母心肺疾患、糖尿病、吸烟或药物(如普萘洛尔)影响
环境因素	高海拔地区怀孕(环境缺氧)
医源性	延迟脐带结扎或挤压脐带、过量输血
染色体异常	21-三体、13-三体、18-三体综合征,Beckwith 综合征
内分泌代谢及遗传性疾病	新生儿甲状腺功能亢进/减退,先天性肾上腺皮质增生症

以上病因又可分为主动型及被动型两大类,前者主要由宫内缺氧、胎儿红细胞生成增加引起;后者则继发于红细胞输注如胎间输血和延迟结扎脐带等,新近多篇国外研究文献认为,延迟脐带结扎 60 秒不会增加症状性红细胞增多症的发生风险和部分换血的概率。氧的转运有赖于血红蛋白和血液流速,血细胞比容低时氧转运减少,但血细胞比容过高时血流速度减慢、血黏滞度增高,血管阻力增加,心搏

出量减少,导致缺氧、酸中毒及营养物质供应减少,严重者可发生凝血功能障碍、微循环灌注不良、微血栓形成,各器官功能受损,从而出现一系列临床症状。

【诊断】

1. **病史**　本病大部分在宫内已发生,少数在分娩时发生,详细询问了解孕母妊娠和分娩情况,有助于相关病因诊断。

2. **临床表现**　患儿发生临床症状的轻重度不一,部分患儿可完全不呈现症状。临床表现为非特异性,与累及器官有关。较为特征的表现为皮肤黏膜发红、活动后更明显,呈多血质貌,严重者可发生指/趾端坏疽;神经系统可见淡漠、嗜睡、激惹、震颤、惊厥,肌张力减低;呼吸系统可有呼吸困难、气促、发绀、呼吸暂停;循环系统可有充血性心力衰竭、肺动脉高压;消化系统可有食欲下降、腹胀、腹泻、呕吐、血便、肝大、黄疸,甚至坏死性小肠结肠炎;泌尿系统可出现少尿、血尿、蛋白尿、肾静脉血栓形成、急性肾衰竭;凝血障碍可导致血栓形成、血小板减少、弥散性血管内凝血、肺出血等;还可以出现代谢紊乱。体格检查见相应体征。

3. **实验室检查**

(1) 血常规:Hct≥65% 即可诊断本病;如足跟毛细血管血 Hct≥65%,需加做外周静脉血 Hct 方可确诊。除 Hct 增高外,尚可有血小板减少,白细胞数一般正常或偏高。Hct 测定最好以生后 12 小时为准,因生后数小时内血液浓缩,12 小时恢复常态,此时取血检测较为准确。有文献推荐生后 2 小时(此时 Hct 达高峰)、12 小时和 24 小时各查一次 Hct,可动态观察 Hct 数值,有助于诊断及治疗方案选择。详见诊疗流程图。

(2) 凝血功能检查:可因血小板减少而发生出血时间延长和凝血功能异常。

(3) 生化检查:常有低血糖、低血钙;部分患儿有酸中毒、二氧化碳结合力升高;肝肾功能损害者有酶学异常或氮质血症;黄疸者血清总胆红素升高,以非结合胆红素为主。

(4) 黏滞度检测:很少有医院开展,如能检测则对临床治疗更有参考价值。

【鉴别诊断】

新生儿真性红细胞增多症是由于体内红细胞绝对数量增加而造成，临床上需与脱水致血液浓缩、血流缓慢、血细胞淤积等引起的假性 Hct 增高相鉴别。

【治疗】

1. **对症治疗**　呼吸窘迫、青紫缺氧者应予以氧疗；胃纳欠佳或拒食者可鼻饲喂养或静脉注射营养液；高胆红素血症者给予光疗并注意补充水分；及时纠正低血糖和低血钙。

2. **补液**　Hct 为 60%~70%、无临床症状的患儿可密切观察，暂不换血；通常需增加液体入量 20~40ml/（kg·d），每 4~6 小时复测 Hct。

3. **部分换血疗法**　通常认为对 Hct>65% 并有临床症状者，或 Hct>70% 尚无临床症状者，均应予以部分换血治疗；但对无症状者的换血指征有不同意见，因换血并未显著改变远期预后，尤其是神经系统预后。部分换血首选生理盐水，研究认为，与新鲜血浆或白蛋白的效果相仿且可避免血液制品的感染或过敏风险、经济安全。目前多选择外周动静脉同步换血法，部分换血公式如下：

$$换血量 = \frac{血容量 \times (实际\ Hct - 预期\ Hct) \times 体重(kg)}{实际\ Hct}$$

足月儿血容量为 80~90ml/kg，极低出生体重儿为 100ml/kg；预期 Hct 为 55%~60%（有文献认为目标值为 50%~55%）。

一般足月儿静脉 Hct 为 65%~80% 时，换血量为 45~90ml/kg。部分换血注意事项同高胆红素血症时换血疗法（详见第五章"新生儿黄疸"）。换血前后及换血过程中应严密监测以防止并发症，注意避免发生低血容量、低血糖、低血钙。有消化道症状者换血后可给予禁食 2~4 小时以防坏死性小肠结肠炎的发生。

4. **存在胎盘异常血管交通**　双胎输血综合征的患儿可在孕期选择性使用激光治疗阻断胎间的血流通道，减少一胎严重贫血、一胎红细胞增多症的不良结局，但是供血者的预后仍然不理想。

5. **预防**　本病远期预后与病因及其并发症相关，各种围产期因素如窒息缺氧、小于胎龄儿等可有精神运动发育迟缓,发生急性肾衰竭、坏死性小肠结肠炎、弥散性血管内凝血、肺出血等严重并发症者可致死或留有后遗症。应加强围产期管理,避免各种致病因素。新近多篇国外研究文献认为延迟脐带结扎不会增加症状性红细胞增多症的发生风险和部分换血的概率,也包括不影响高胆红素血症的发生率在内。胎盘异常血管交通出现自发性双胎贫血-红细胞增多序列征(twin anemia polycythemia sequence,TAPS)的风险较高,行激光手术后也有继发 TAPS 发生,需要从妊娠早期就开始监测并及时处理。

> ➤ 附:红细胞增多症诊疗流程图

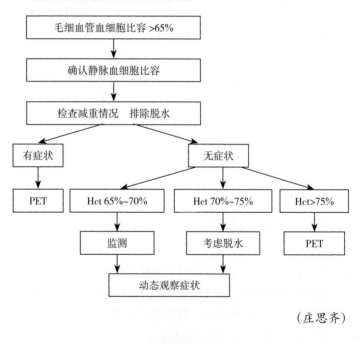

（庄思齐）

--------- 参考文献 ---------

1. TOLLENAAR LSA,SLAGHEKKE F,LEWI L,et al. Spontaneous twin anemia polycythemia sequence:diagnosis,management,and outcome in an international

cohort of 249 cases. Am J Obstet Gynecol,2021,224(2):211-213.

2. TOLLENAAR LSA,LOPRIORE E,FAIOLA S,et al. Post-laser twin anemia polycythemia sequence:diagnosis,management,and outcome in an international cohort of 164 cases. J Clin Med,2020,9(6):1759.

3. BROMIKER R,PERRY A,KASIRER Y,et al. Early neonatal hypoglycemia: incidence of and risk factors. A cohort study using universal point of care screening. J Matern Fetal Neonatal Med,2019,32(5):786-792.

4. BASHIR BA,OTHMAN SA. Neonatal polycythaemia. Sudan J Paediatr,2019, 19(2):81-83.

5. CHOPRA A,THAKUR A,GARG P,et al. Early versus delayed cord clamping in small for gestational age infants and iron stores at 3 months of age-a randomized controlled trial. Bmc Pediatr,2018,18(1):234.

第四节 血小板减少症

【概述】

血小板减少是新生儿出血的主要原因之一。新生儿(包括早产儿)的血小板计数正常范围与其他年龄小儿相仿,为$(150\sim300)\times10^9$/L;轻度、暂时性的血小板下降在新生儿期较为常见,通常认为足月儿和婴儿期的 PLT 计数 $<100\times10^9$/L 为血小板减少,早产儿则不应低于 150×10^9/L,如在此值以下应积极查找原因。本病发生率在新生儿中总体很低,为 0.5%~0.9%,但在 NICU 可达 22%~35%,而 ELBW 的发生率高达 70%,故认为发生率与胎龄相关。

新生儿血小板减少症(neonatal thrombocytopenia,NT)的病因主要有 3 种:巨核细胞产生或释放血小板减少;血小板破坏增加;或两种因素同时存在。根据病因可将新生儿血小板减少分为免疫性、感染性、先天性或遗传性及其他几大类(表 4-6)。严重血小板减少(血小板计数 $<50\times10^9$/L)最重要的原因是感染和同种免疫性血小板减少。足月新生儿孤立性严重血小板减少症的一个主要原因是新生儿同种免疫性血小板减少症(neonatal alloimmune thrombocytopenia,NAIT),其发病

率约为 1/1 000。

表 4-6 新生儿血小板减少的病因及分类

免疫性	感染性	先天性/遗传性	其他
同种免疫性 PLT 减少	TORCH 感染	先天性巨核细胞增生不良	血栓性 PLT 减少性紫癜
母儿 PLT 抗原不合	严重细菌感染	遗传性(慢性)PLT 减少	红细胞增多症
先天被动免疫性	新生儿败血症		新生儿呼吸窘迫综合征、坏死性小肠结肠炎
母亲患特发性血小板减少性紫癜	其他病原体感染		窒息缺氧
母亲患系统性红斑狼疮			硬肿症
新生儿溶血病			骨髓浸润性疾病
药物副作用所致			巨大血管瘤

【诊断】

1. **病史** 应注意了解与发病相关的因素,如母亲患特发性血小板减少性紫癜、系统性红斑狼疮及用药史;新生儿溶血病、感染及用药史。感染和败血症/脓毒血症无论何时均应作为了解病史和鉴别诊断的首位,因其延误诊断和治疗将导致迅速死亡。

2. **临床表现** 起病根据血小板减少的程度可急可缓,以轻至中度患者为主,部分轻症者无临床症状及体征;主要症状为出血,常见皮肤出血如瘀点、瘀斑、紫癜,重者生后数小时内迅速出现广泛性皮肤瘀斑,以受压和穿刺部位最为多见;消化道出血(便血、呕血),尿血,脐残端出血,头颅血肿及颅内出血均为常见,早产儿可发生肺出血危及生命。出血量少者经数天后逐渐好转;出血量大者病情转重,因贫血致皮肤黏膜和甲床苍白、发绀,心率增快,呼吸困难;发生颅内出血时有神经系统症状,如意识改变、肌张力增高和惊厥;由溶血病引起者常有较重度黄疸,可致胆红素脑病死亡或后遗症。一般无肝脾、淋巴结肿大。

发病在生后 72 小时内为早发型,需考虑各种免疫性因素、先天性感染、宫内及分娩时感染、脓毒血症、弥散性血管内凝血、母亲疾患尤其是妊娠高血压综合征等;发病在 72 小时之后为晚发型,需考虑生后重症感染(细菌或真菌、巨细胞病毒感染,坏死性小肠结肠炎)、中心导管血栓和先天遗传性疾患。文献报道患者大多数为早产儿;小于胎龄儿、胎儿生长受限的婴儿发病率也较多,但很少发生出血。主要病因是早发型和晚发型败血症,以及窒息。免疫性 NT 可自行缓解,文献报道平均持续时间为 10.2 天,持续时间与血小板输注的数量呈负相关,与其严重程度及后续输注血小板数量呈正相关。死亡主要与合并败血症、Ⅱ级以上颅内出血和输注血小板数量相关,与疾病本身严重程度无相关性。

3. 实验室检查

(1)外周血象:血小板计数下降,$<150 \times 10^9/L$ 可诊断为血小板减少,其中$(100 \sim 149) \times 10^9/L$ 为轻度、$(50 \sim 99) \times 10^9/L$ 为中度、$<50 \times 10^9/L$ 为重度。发生出血时血小板常 $<30 \times 10^9/L$;贫血时红细胞和血红蛋白呈比例下降、网织红细胞增多,白细胞数一般正常。

(2)出凝血功能:出血时间延长,凝血时间正常,但严重血小板减少时可因血小板因子Ⅲ缺乏而致凝血时间延长。大便潜血试验多为阳性。

(3)骨髓穿刺:包括骨髓涂片和骨髓活检,可全面了解骨髓造血细胞的比例和分类,尤其是巨核细胞情况。

(4)感染和免疫学检查:先天性感染全套(TORCH 感染或 SCROTCH)、C 反应蛋白、降钙素原、白细胞介素 6 等炎性因子指标;母儿血小板抗原抗体(HPA、HPA-IgG)及相关免疫学检查。

(5)其他:如心电图、胸部 X 线检查,肝、胆、脾、肾彩超、肝肾功能、血生化电解质检查等,必要时头颅彩超、CT 或 MRI 排查颅内出血,可全面了解重要脏器的功能及病变情况并指导治疗。

【鉴别诊断】

见表 4-7 和新生儿血小板减少症诊断流程图。

表 4-7 新生儿血小板减少紫癜的临床诊断分型

免疫性血小板减少性紫癜

此型特点是母亲和胎儿血中都存在抗血小板抗原的免疫性抗体,抗体为 IgG,可通过胎盘传递给胎儿

1. 同族免疫性血小板减少性紫癜

2. 先天被动免疫性血小板减少性紫癜

3. 新生儿溶血病并发血小板减少

4. 药物致血小板减少

感染性血小板减少性紫癜

各种细菌、病毒、螺旋体和原虫感染均可能引起血小板减少,可分为两型

1. 先天性(宫内感染)

2. 后天性(分娩时/分娩后)感染

先天性或遗传性血小板减少性紫癜

1. 先天性巨核细胞增生不良

2. 遗传性血小板减少性紫癜:威斯科特-奥尔德里奇综合征、梅-黑综合征

其他能引起血小板减少的疾病

1. 巨大血管瘤

2. 血栓性血小板减少性紫癜

3. 骨髓浸润性疾病

4. 围产期合并症:窒息缺氧、新生儿呼吸窘迫综合征、红细胞增多症等

【治疗】

治疗原则为尽可能寻找病因、去除致病因素,防治感染、出血及相关并发症。因本病常为自限性疾病,治疗通常取决于是否存在出血症状而非只看血小板计数。如血小板 $>30 \times 10^9/L$,出血不严重,可不做特殊治疗仅严密观察及病因治疗,包括抗感染、停用对凝血功能有影响的药物等;如血小板 $\leqslant 30 \times 10^9/L$,为预防颅内出血,可根据是否存在活动性出血考虑以下治疗:

1. **输血小板** 使用盐水洗涤血小板最为有效而安全,剂量为每次 10~15ml/kg。目前输注血小板的阈值仍有不同意见,一般认为 $<50 \times 10^9/L$ 伴有出血者应予以输注,如需进行大手术如神经外科手术时应保持血小板计数在 $100 \times 10^9/L$ 以上。预防性血小板输注不

能降低早产儿出血的风险,故不应仅根据血小板计数来决策是否输注血小板。

每次输注血小板后 1 小时应复查血小板计数以判断疗效,如有严重感染、弥散性血管内凝血等存在应放宽输注血小板的指征,因血小板的半衰期短、常需隔 2~3 日多次输注。

文献报道的根据血小板计数考虑采取的 NT 治疗方案可参考新生儿血小板减少症治疗流程图。

2. **输新鲜血** 输入与患儿血小板同型的新鲜全血,所输鲜血中的血小板虽然可被患儿血中抗体破坏,但实际上消耗了抗体,有利于病情恢复;发生严重出血时,本法可作为急救措施。现已广泛使用成分输血,新鲜全血仅在严重出血不能及时取得血小板时考虑使用。

3. **静脉注射免疫球蛋白**(intravenous immunoglobulin,IVIG) 可中和抗原抗体、保护血小板免受破坏,剂量为 $1g/(kg \cdot d) \times 2$ 天,或 $0.4g/(kg \cdot d) \times 5$ 天,对感染或免疫因素导致的血小板减少合并大出血,输注血小板同时使用 2~3 天的静脉注射免疫球蛋白(intravenous immunoglobulin,IVIG)冲击疗法,加以甲基泼尼松龙 $2mg/(kg \cdot d)$,更为有效。

4. **肾上腺皮质激素** 能降低毛细血管通透性、减少出血,抑制巨噬细胞破坏有抗体吸附的血小板,促使骨髓巨核细胞产生血小板,使循环中血小板数量较快回升。应在输注血小板和 IVIG 无效、排除感染性疾病的情况下才考虑使用。甲基泼尼松龙 $1mg/kg$ 每日 2 次,连用 3~5 天;或在使用 IVIG 当天 $1mg/kg$,每 8 小时 1 次,静脉注射;也有推荐口服泼尼松 $1~3mg/(kg \cdot d)$,疗程约 1 个月,视病情恢复而逐渐减停。

5. **换血** 最理想的血源是血小板抗原匹配的血,可清除抗体并提供不被破坏的血小板;对合并高胆红素血症者还可清除血中胆红素。

6. **其他** 抗 CD 单克隆抗体、重组人血小板生成素等药物目前的疗效尚不能确定。

　　大多数患儿经保守治疗后病情稳定,出血停止,血小板逐渐回升至正常。少数出血严重者需反复多次输注血小板和 IVIG,必要时加用较长疗程的口服糖皮质激素。

　　7. 预防　产前评估新生儿发生血小板减少症的风险和高危因素,孕母和新生儿用药必须慎重;避免围产期合并症,如窒息、新生儿呼吸窘迫综合征、感染、坏死性小肠结肠炎、硬肿症和红细胞增多症;胎儿血小板 $<50 \times 10^9/L$ 者应考虑行选择性剖宫产以降低颅内出血的发生率。文献报道,孕期发现的母儿免疫性血小板减少,可在孕期予以干预,包括输注 IVIG 和血小板、使用激素,但是孕期输注 IVIG 或使用激素的依据及效果仍然缺乏随机对照试验证据。

　　➤ **附:新生儿血小板减少症诊断流程图**

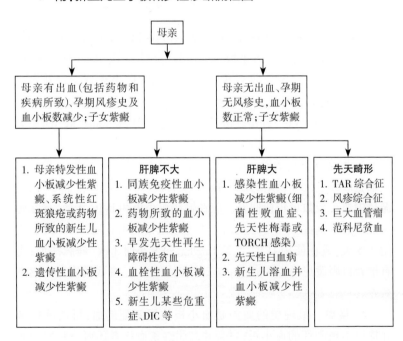

➢ 附:新生儿血小板减少症治疗流程图

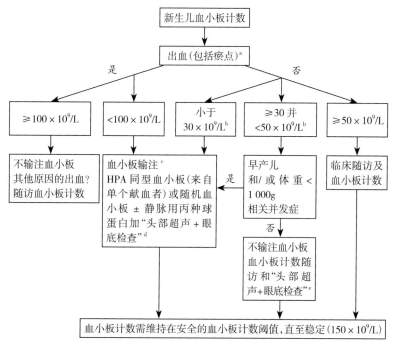

（a）在出血的情况下,必须进行其他凝血试验

（b）如果血小板计数低于 $50 \times 10^9/L$,推荐行第二次取样确认血小板计数

（c）母体血小板输血是另一种选择,即使很少适用(血小板浓缩物必须是去血浆和经辐照的)

（d）如果可能的话

注:HPA:人血小板抗原;IVIG:静脉注射免疫球蛋白。

（庄思齐）

参考文献

1. LIEBERMAN L,GREINACHER A,MURPHY MF,et al. Fetal and neonatal alloimmune thrombocytopenia:recommendations for evidence-based practice,an international approach. Brit J Haematol,2019,185(3):549-562.

2. BERTRAND G,BLOUIN L,BOEHLEN F,et al. Management of neonatal

thrombocytopenia in a context of maternal antiplatelet alloimmunization：Expert opinion of the French-speaking working group. Archives de Pédiatrie,2019,26 (3)：191-197.

3. REGAN F,LEES CC,JONES B,et al. Prenatal management of pregnancies at risk of fetal neonatal alloimmune thrombocytopenia（FNAIT）：Scientific Impact Paper No.61. BJOG,2019,126(10)：e173-185.

4. PETERMANN R,BAKCHOUL T,CURTIS BR,et al. Investigations for fetal and neonatal alloimmune thrombocytopenia：communication from the SSC of the ISTH. J Thromb Haemost,2018,16(12)：2526-2529.

5. RESCH E,HINKAS O,URLESBERGER B,et al. Neonatal thrombocytopenia-causes and outcomes following platelet transfusions. Eur J Pediatr,2018,177(7)：1045-1052.

6. 陈妍如,史源.新生儿血小板减少症研究进展.检验医学与临床,2021,18 (8)：1167-1171.

第五节　血栓形成

【概述】

新生儿出凝血机制有别于较大儿童和成人,其凝血系统和纤溶系统发育不完善,容易发生出血和/或病理性血栓形成。弥散性血管内凝血就是一种由不同原因引起的、以全身血管内凝血系统激活为特征的获得性综合征,特点是大量微血栓形成、继发性广泛出血及重要脏器损伤。一般情况下,体内大多数血栓形成并未进展到弥散性血管内凝血阶段,及早诊断治疗可防止病情恶化进展,对预后尤为重要。

新生儿血栓形成的病因主要为:①新生儿凝血系统和纤溶系统发育不完善,各种凝血因子不足或生理功能低下;②新生儿期留置静脉和/或动脉导管为血栓形成的高危因素。文献报道,死亡患儿经解剖和/或超声显示 20%~65% 的 UVC/UAC 伴有血栓形成,是门静脉血栓形成的高危因素;③寒冷损伤(低体温)、窒息缺氧、酸中毒、呼吸循环障碍、低血压、先天性心脏病手术;④红细胞增多、血液黏稠、脱水致血容量下降、血流缓慢等使血液呈高凝状态,凝血和纤溶活动增强;⑤免疫力低、易患重症感染,或由母亲胎盘传输的免疫抗体致获得性血栓形成倾向;⑥产科因素如母亲糖尿病、子痫前期、羊水栓塞、胎盘早剥、双胎输血综合征、胎儿生长受限等;⑦遗传性血栓形成倾向有阳性家族史,起病早,反复频发多部位血栓,可检出高危基因。

【诊断】

1. **病史** 详尽了解家族史,孕产妇及新生儿病理情况,有无围产期疾病和高危因素,尤其是中心静脉置管输注药物或经外周静脉穿刺的中心静脉导管行静脉营养者。

2. **临床表现** 大多数静脉血栓继发于中心静脉导管,有些并无症状,常因临床应用导管不通畅而发现;严重的并发症包括肺动脉栓塞和上腔静脉综合征;非导管相关性血栓可见于肾静脉、门静脉、肝静脉和大脑静脉系统,通常有其独立高危因素,脑静脉窦血栓是新生儿脑梗死的重要原因。静脉导管血栓栓塞最先表现为经导管输注或抽吸受阻,相应部位肢体肿胀、浅表静脉扩张,严重者出现局部发绀及瘀斑。大动脉血栓如主动脉血栓、UAC栓塞,可见血尿、高血压、下肢血流灌注不良及肤色苍白等改变;严重者上下肢血压差增大、下肢脉搏微弱或消失、在血液循环容量正常情况下出现少尿、无尿,坏死性小肠结肠炎,充血性心力衰竭;外周小动脉栓塞可致肢端坏死。肾静脉血栓形成是新生儿期非导管相关性血栓事件中最常见的,常发生于早产、小于胎龄儿、母亲糖尿病、发绀型先天性心脏病、脓毒症的婴儿,男婴较多见,症状包括腹侧包块、血尿、蛋白尿、血小板减少和肾功能不全。血栓大量形成时消耗血小板和凝血因子,导致继发性纤溶亢进,发生出血、溶血、微循环障碍与休克,表现为相应临床症状和体征。

3. **实验室检查**

(1) 凝血和纤溶功能检测:血常规(血小板计数)、BT、CT、PT、APTT、FBG、FDP、PT、3P试验、AT-Ⅲ、D-二聚体等均可作为常规检测项目,必要时可行 TAT、PIC 和特殊凝血因子如Ⅷ、Ⅴ因子水平检测。

留置中心静脉导管者有血小板减少需要警惕血栓形成、及时行相应检查。

（2）影像学检查：多普勒超声血流动态分析是最常用的诊断方法，可作为首选措施，但其敏感度和特异性经常受限，尤其是上肢和胸上部的静脉血栓在超声下难以观察。经插入导管或经外周血管注射造影剂行放射性血管造影术对导管相关性血栓和大血管血栓有很大诊断价值，在超声检查阴性但仍不能排除血栓的情况下可以采用，但新生儿通常由于病情严重不能搬动至影像科故不使用这些方法。MRI可用于诊断新生儿脑血管血栓致脑梗死或出血，以及肺栓塞，在病情允许的情况下可以选择使用，新生儿脑梗死影像学征象见图4-1。

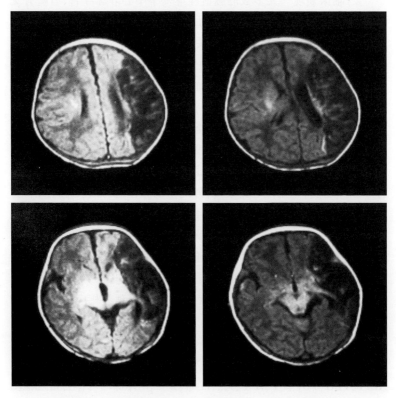

图 4-1 脑血栓致大脑左侧动脉梗塞＋半球组织坏死

【鉴别诊断】

主要与引起血栓的病因鉴别(见表 4-2)。

【治疗】

(一)治疗原发病,改善微循环,防止病情恶化进展至弥散性血管内凝血

中心静脉导管血栓形成根据临床是否需要该导管进行治疗而考虑拔除导管或使用抗凝药如肝素持续输注,治疗时间为 6 周至 3 个月。

(二)抗凝治疗

1. 小而无症状、非阻塞性的动脉/静脉导管血栓,可直接拔除导管;大或阻塞性的静脉血栓和大多数动脉血栓应使用抗凝剂如普通肝素或低分子量肝素,目前也有口服的维生素 K 拮抗剂;华法林和其他抗凝药在新生儿很少使用,不推荐新生儿口服抗凝药物。有些成人新型抗凝药的儿童临床试验还在进行中,如凝血酶抑制剂,国外病例报道新生儿严重脑静脉(窦)血栓(cerebral sinovenous thrombosis,CSVT)肝素治疗效果不佳时,应用直接凝血酶抑制剂(比伐卢定)后血栓消退且不伴有相关出血并发症。

2. 标准肝素治疗。推荐足月儿使用普通肝素,首剂 75~100U/kg 静脉注射,不少于 10 分钟,然后以 28U/(kg·h)持续输注,根据 APTT 数值和抗因子 Xa 活性逐步调整剂量,通常使 APTT 在正常范围上限 1.5~2 倍(65~80 秒),抗因子 Xa 活性水平在 0.35~0.7U/ml(0.5~1U/ml);早产儿普通肝素首剂 25~50U/kg 不少于 10 分钟静脉注射后 15~20U/(kg·h)维持输注;首剂静脉推注及随后每 4 小时检测肝素活性水平和/或 APTT,当达到治疗输注剂量后改为间隔 24 小时检测;疗程一般为 7~14 天,可延至 3 个月。

3. 肝素应通过独立的静脉通路输注,使用前、输注全程和结束后均应动态监测凝血指标,包括血常规(血小板计数)、PT、APTT,因肝素疗效有很大个体化差异,肝素活性水平检测是更为可靠的指标。需定期超声复查血栓消融情况,如血栓进展可适当加大普通肝素剂量或改用低分子量肝素。

4. 需要抗凝治疗者酌情先给予输注新鲜冷冻血浆 10ml/kg,可提高肝素活性和疗效。

5. 使用抗凝和/或溶栓治疗时,应注意避免肌内注射和动脉穿刺;避免使用吲哚美辛、布洛芬和其他抗血小板活性药物;存在活动性出血时慎用抗凝治疗、禁用溶栓治疗。

6. 肝素停用后 4~6 小时廓清,如果发生出血、PT 明显延长,可用鱼精蛋白中和,1mg 鱼精蛋白中和 1mg 肝素,配剂浓度为 10mg/ml,推注速度 <5mg/min,最大使用剂量为 50mg。鱼精蛋白有过敏反应报道,用药时应严密观察。

7. 低分子量肝素　具有抗凝作用弱而抗血栓作用强的特点。文献报道,早期连续 3 天皮下注射低分子量肝素 10U/kg,每日 2 次,可有预防弥散性血管内凝血的效果,且可降低肝素导致血小板减少及出血的风险。目前使用比较多的是依诺肝素,文献推荐的初始治疗剂量为 1.5mg/kg,每 12 小时一次,皮下注射,预防量减半;新近报道的剂量范围较广,1.7~2.27mg/kg,每 12 小时一次,疗程为 6 周至 3 个月,此剂量自早产儿至 2 月龄均可采用。2019 年,美国食品药品管理局批准了在 1 月龄以上的儿童使用皮下注射低分子量肝素(依诺肝素)以减少复发性症状性血栓的风险,但是没有提及可以在新生儿中使用。

8. 抗凝治疗的副作用　主要是较高的出血风险,建议在抗凝药物使用前先行头颅彩超检查排除颅内出血;此外,还有报道肝素可诱导血小板减少及骨质疏松症。

(三) 溶栓治疗

为避免大血栓脱落引起严重危害,需考虑局部或全身性溶栓治疗。溶栓剂通过转换内源性纤溶酶原至纤溶酶而起作用,新生儿纤溶酶原水平低于成人,故溶栓剂的效果会减低,给予新鲜冷冻血浆补充纤溶酶原可改善纤溶活性。目前尚缺乏新生儿使用溶栓剂的指征、安全性、有效性、剂型、疗程和监测指标的大样本研究。

1. **溶栓的禁忌证**　包括活动性出血、过去 7~10 天有手术(神经外科手术 3 周内)或出血史、严重的血小板减少症,以及 <32 周的早产儿。

2. **溶栓前注意事项**　需备有局部凝血酶、冷沉淀和氨基己酸以防出血时抢救;选择接近血栓部位的静脉通路,或经外周静脉穿刺的中心静脉导管输注溶栓药物;留置桡动脉针管以供频繁抽血检测。在局部血栓位置直接使用小剂量溶栓剂即可有效,通常用于小块至中等大小的血栓;经中心导管或全身性使用溶栓剂则需较大剂量。

3. **溶栓药物**　重组组织型纤溶酶原激活物(recombination tissue-type plasminogen activator,rt-PA)可作为首选的制剂,其半衰期最短,安全性较高;链激酶和尿激酶也有较多使用(临床应用更广泛),但链激酶有较高的过敏反应发生率。

4. **系统性溶栓的剂量**　rt-PA 0.1~0.6mg/(kg·h)持续输注(不用负荷量)6~12 小时,可 24 小时后重复;链激酶首剂 2 000U/kg,输注时间 >10 分钟,然后 1 000~2 000U/(kg·h)维持 6~12 小时;尿激酶首剂 4 400U/kg,输注时间 >10 分钟,然后 4 400U/(kg·h)维持 6~12 小时,可延长使用时间。使用溶栓剂的同时可用肝素 5~20U/(kg·h)输注(不用负荷量)。局部直接溶栓(如导管末端血栓)的剂量:rt-PA 0.01~0.05mg/(kg·h);尿激酶 150~200U/(kg·h)。溶栓的疗程较短,有个体化差异,对于难溶的血栓可延长用药时间,但要权衡溶栓导致出血的风险。溶栓完成后应继续以肝素抗凝疗法 5~20U/(kg·h)(不用首剂负荷量),持续 24~48 小时后、无再发血栓的证据,可考虑停用肝素。

5. **中心导管血栓的处理**　中心导管可由于血栓或化学沉淀物堵塞,常继发于胃肠道外营养。无用的导管应尽快拔除,必须保留的导管如果发生血栓可使用溶栓剂,化学沉淀物阻塞可使用盐酸通管但需考虑组织损伤的风险,现已少用。应用三通管进行导管疏通较为方便有效,剂量:rt-PA 0.5mg 溶于生理盐水后充满导管,最大量 3ml;尿激酶 5 000U/ml,每次 1~2ml;0.1M 盐酸每次 0.1~1ml;溶栓剂的量以仅够充满导管内腔为限。溶栓剂在导管内停留时间通常为 1~2 小时、HCL30~60 分钟,尿激酶可在置管局部延长停留 8~12 小时;使用注射器注入并抽出溶栓剂,如果反复尝试 2 次以上仍未能使管道通畅则需拔除导管。

6. **导管接触溶栓**　本法是将导管直接插至血栓中、经导管滴注溶栓药物,此法可使药物直接接触血栓、增加局部药物浓度并延长作用时间,同时减少全身性溶栓的副作用。本法在成人应用已很广泛,新生儿因大部分血栓所在血管纤细、难以插入导管而应用较少。有文献报道,13 例新生儿血栓应用导管接触溶栓,药物包括 rt-PA(8 例)、链激酶(4 例)和尿激酶(1 例),认为有效性和安全性均较高。

7. **溶栓时的监测**　使用溶栓治疗时的监测包括血常规(Hct 和血小板)、PT、APTT 和纤维蛋白原,最初间隔为 4 小时,逐渐延至 12~24 小时一次;每 6~24 小时以影像学(首选多普勒超声检查)观察血栓情况。预期的溶栓效果为纤维蛋白原减少 20%~50%,D-二聚体和 FDP 也可作为溶栓开始的指标。应维持纤维蛋白原在 100mg/dl 以上、血小板在 $50~100 \times 10^9$ 以上,以减少出血的风险。必要时可给予冷沉淀 10ml/kg 或 1U/5kg,或血小板 10ml/kg。如果纤维蛋白原 <100mg/dl,应减少 25% 的溶栓剂用量。

8. **疗效监测**　如果初始的溶栓治疗未见临床改善或血栓大小不变,而纤维蛋白原水平仍然很高,可输注新鲜冷冻血浆 10ml/kg,以纠正纤溶酶原和其他溶栓因子的缺乏。

(四) 手术治疗

包括直接切除血栓加血管重建,仅用于极少数危及生命的大块血栓或因长时间血栓堵塞导致肢体缺血坏死的患儿。因受累血管常有内膜损伤、易有血栓复发,应尽量避免手术治疗。

(五) 预防

预防动静脉导管相关性血栓可定期使用肝素生理盐水疏通管道(俗称“冲管”),也可用肝素 0.5U/ml 加入经静脉导管输液中以预防导管阻塞;脐静脉导管留置术留置时间不可超过 10~14 天;采用经外周静脉穿刺的中心静脉导管作为长时间使用的静脉通路较中心静脉插管更为安全。

(庄思齐)

参考文献

1. MAKATSARIYA A, BITSADZE V, KHIZROEVA J, et al. Neonatal thrombosis. J Matern Fetal Neonatal, 2022, 35 (6): 1169-1177.

2. BHAT R, MONAGLE P. Anticoagulation in preterm and term neonates: Why are they special? Thromb Res, 2020, 187: 113-121.

3. KONSTANTINIDI A, SOKOU R, PARASTATIDOU S, et al. Clinical application of thromboelastography/thromboelastometry (TEG/TEM) in the neonatal population: a narrative review. Semin Thromb Hemost, 2019, 45 (5): 449-457.

4. KENET G, COHEN O, BAJORAT T, et al. Insights into neonatal thrombosis. Thromb Res, 2019, 181 Suppl 1: S33-36.

5. ROMANTSIK O, BRUSCHETTINI M, ZAPPETTINI S, et al. Heparin for the treatment of thrombosis in neonates. Cochrane Database Syst Rev, 2016, 11 (11): CD012185.

6. 孙婧, 陈丹, 毛健. 新生儿脑静脉(窦)血栓性疾病研究进展. 中国当代儿科杂志, 2021, 23 (8): 860-866.

第五章 新生儿黄疸

第一节 新生儿高胆红素血症

【概述】

正常成人血清胆红素水平是 <1mg。成人当血清胆红水平 >2mg/dl 时可以出现黄疸。新生儿胆红素 >7mg/dl 时才出现黄疸。接近 85% 以上的足月新生儿和大多数早产儿在新生儿期均会出现黄疸。广义上讲,当新生儿血清胆红素高于 2mg/dl(34μmol/L)时即被称为新生儿高胆红素血症。狭义上讲,新生儿血清胆红素超过新生儿小时胆红素列线图(Bhutani 曲线)同时龄胆红素第 95 百分位(图 5-1)时,被称为新生儿高胆红素血症。

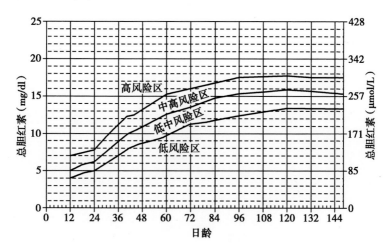

图 5-1 新生儿小时胆红素列线图

绝大多数的新生儿出生早期会有暂时性的胆红素水平升高,多为良性经过,称为良性新生儿高胆红素血症,也称为新生儿生理性黄疸。主要原因与出生早期胎儿红细胞破坏增多,肝脏未成熟,排泄胆红素的能力有限有关。

一般新生儿出生一周内血清胆红素水平处于逐渐上升期,胆红素水平过高或存在某些形成胆红素脑病的高危因素时,易形成急性胆红素脑病。当总胆红素水平 >25mg/dl(428μmol/L)时发生胆红素诱导的神经系统损害的风险升高,称为重度高胆红素血症。当总胆红素水平 >30mg/dl(513μmol/L)时发生胆红素诱导的神经系统损害的风险显著升高,还有可能发生慢性胆红素脑病,导致永久性不可逆的神经系统损害。应特别警惕和预防胆红素脑病的形成。

【诊断】

无论何种原因使新生儿期胆红素水平超过 Bhutani 曲线同时龄胆红素第 95 百分位时均可诊断为新生儿高胆红素血症(见图 5-1)。

新生儿高胆红素血症包括生理性高胆红素血症和非生理性高胆红素血症。由于新生儿胆红素代谢特点导致血清胆红素水平增高,在生理性高胆红素血症范围内(光疗标准以下),称为新生儿生理性高胆红素血症。超出新生儿生理性高胆红素血症范围者,称为新生儿非生理性高胆红素血症。按照国际疾病分类中能够明确诊断病因即可按照病因诊断,如新生儿溶血病。暂时不能明确病因者可诊断为新生儿高胆红素血症。

1. **新生儿生理性高胆红素血症(良性高胆红素血症)的诊断要点**

(1) 多在生后 2~3 天开始出现皮肤黄染。正常足月新生儿生后 5~7 天胆红素水平达到高峰,血清胆红素峰值尚未达到新生儿高胆红素血症的光疗水平。早产儿为依据胎龄、出生体重和日龄的干预值以下的胆红素水平。

(2) 足月儿人工喂养者黄疸大多约 2 周消退。母乳喂养或混合喂养以母乳为主者黄疸消退时间需要延长。一般黄疸消退后不再反复。

(3) 在出生一周内胆红素上升期间,每天胆红素水平上升 <5mg/dl(85μmol/L)或每小时 <0.5mg/dl(8.5μmol/L)。

（4）结合胆红素 <2mg/dl（34μmol/L）。

2. 新生儿非生理性高胆红素血症 新生儿非生理性高胆红素血症是由于非生理因素产生的黄疸，或生理因素产生的黄疸，在某些潜在的病理因素影响下使胆红素水平高出第 95 百分位（见图 5-1），包括病理性黄疸和需要干预的生理性黄疸及母乳性黄疸。非生理性黄疸的诊断主要依据以下几点：

（1）皮肤黄染在生后 24 小时内出现。

（2）足月儿胆红素高峰值高于日龄/时龄光疗干预值，或具有相关危险因素的干预值（见光疗标准）。

（3）每天胆红素水平上升 >5mg/dl（85μmol/L）或每小时 >0.5mg/dl（8.5μmol/L）。

（4）黄疸持续时间过长，人工喂养的足月儿>2 周，早产儿>4 周（母乳喂养者黄疸消退时间可以更长）。

（5）黄疸退而复现（一定要积极寻找病因，如感染、肝脏或胆道疾病）。

（6）结合胆红素 >2mg/dl（34μmol/L）。

3. 非生理性高胆红素血症常见病因的诊断要点

（1）新生儿溶血病：主要指新生儿 Rh 或 ABO 血型不合的溶血，还包括稀有血型的溶血。诊断要点为：①有母子 Rh 血型不合或 ABO 血型不合；②新生儿出生早期黄疸出现早（大多在生后 24 小时以内），胆红素水平上升快；③血红蛋白或血细胞比容快速下降；④直接 Coombs 试验阳性或抗体释放试验阳性。

（2）新生儿葡萄糖-6-磷酸脱氢酶缺乏症（glucose-6-phoshate dehydrogenase deficiency，G6PD）：①祖籍为高发地区（地中海沿岸国家和我国华南地区），有可疑或阳性家族史的新生儿高胆红素血症应该警惕。②有明显的血清胆红素水平升高，血红蛋白或血细胞比容下降。③葡萄糖-6-磷酸脱氢酶缺乏症酶活性检测满足 1 项可以诊断：筛选试验中 1 项明显缺乏；活性测定定量值 <40%；筛选试验中 1 项中间型伴变性珠蛋白小体试验阳性；筛选试验中 1 项中间型伴明确家族史；筛选试验中 2 项中间型。

（3）新生儿丙酮酸激酶缺乏症：①临床上有重度黄疸、贫血、肝脾大；②产前可表现为非免疫性胎儿水肿；③外周血涂片可见靶型、皱缩、棘状、不规则的红细胞和有核红细胞；④确诊需要丙酮酸激酶活性测定。

（4）新生儿球形红细胞增多症：①临床表现为急性溶血性贫血、严重高胆红素血症和脾大；②外周血涂片可见明显的小球形红细胞（>10%）；③红细胞平均血红蛋白浓度增加，网织红细胞增多，红细胞脆性增加；④有阳性家族史有助于诊断。

（5）感染性高胆红素血症：①有各种病原菌（或微生物）感染的证据，确诊需要相应的血清学证据和/或病原学证据；②宫内感染和生后感染均可表现为黄疸出现早，峰值较高，消退延迟；③出生后新生儿晚期感染可表现为黄疸退而复现；④在感染控制之前光疗效果不满意；⑤依据病因可表现为不同程度的结合胆红素增高。

（6）母乳性黄疸：①母乳喂养不足性黄疸：出生早期母乳喂养，摄入量不足，胎便排出延迟。大便、小便次数减少。恢复出生体重时间延迟，体重增长缓慢。②母乳性黄疸：出生后纯母乳喂养或混合喂养母乳为主；生长发育良好；血清胆红素水平峰值时间相对较晚，消退时间延迟；大便颜色金黄，小便颜色基本不黄；除外其他非生理性黄疸的可能；改变喂养方式胆红素水平有所下降（必须在保证足够摄入量的前提下）。

（7）Crigler-Najjar综合征：①严重高胆红素血症；②先天性葡糖醛酸转移酶缺乏，如果有酶学检测证据可确诊；③Ⅰ型常染色体隐性遗传，酶完全缺乏，酶诱导剂苯巴比妥治疗无效。Ⅱ型多为常染色体显性遗传，酶部分缺乏，苯巴比妥治疗有效。

（8）Gilbert综合征：①常染色体显性遗传；②葡糖醛酸转移酶缺乏，如果有酶学检测或基因诊断依据可帮助确诊；③亚洲人群常见基因外显子 *G71R* 基因突变；④临床上主要表现为胆红素峰值高，以及胆红素消退延迟。多为慢性良性经过。

（9）Lucey-Driscoll综合征：①有严重高胆红素血症家族史，或前一胎严重高胆红素血症史；②出生后48小时内出现严重高胆红素血症;③出生早期高胆红素血症较严重,但 2~3 周可自然消退;④如能检测到葡糖醛酸转移酶活性暂时被抑制有助于诊断。

(10) 先天性甲状腺功能减退:①有甲状腺功能检测证实甲状腺功能减退;②黄疸出现时间与生理性黄疸重叠,峰值较高;③大多表现为黄疸消退延迟。

(11) 先天性胆道闭锁:①新生儿出生早期总胆红素增高,以未结合胆红素为主,随日龄增加结合胆红素逐渐增加;②大便颜色逐渐变淡直至灰白色,小便颜色逐渐加深;③胆道超声、核素扫描、CT 及 MRI 等影像学检查有助于诊断;④先天性胆道闭锁多有甲胎蛋白明显增高。

4. 胆红素脑病

(1) 急性胆红素脑病:足月新生儿血清胆红素 >25mg/dl(428μmol/L),急性胆红素脑病的风险明显增高,血清胆红素 >30mg/dl(513μmol/L)10%~30% 会出现急性胆红素脑病的表现。胆红素脑病的发生除了与血清胆红素水平有关外,还与高水平胆红素持续时间有关。持续时间越长风险越大。急性胆红素脑病的高危因素包括新生儿溶血病、早产、严重感染、缺氧、酸中毒、低血糖、低蛋白血症、高碳酸血症和高渗状态及药物等。急性胆红素脑病的临床表现可以用胆红素诱发的神经功能障碍(bilirubin induced neurological dysfunction,BIND)评分进行神经系统损害评估(表 5-1)。

表 5-1 BIND 评分进行神经系统损害评分

临床表现	轻度(每项 1 分)	中度(每项 2 分)	重度(每项 3 分)
精神状态	A:焦虑不安 B:觉醒度差	A:激惹 B:昏睡	A:抽搐 B:昏迷
肌张力	A:增高 B:减低	A:呈弓形 B:软弱无力	A:角弓反张 B:松软
哭声	A:尖叫 B:无力	A:尖锐刺耳 B:虚弱	A:无法安慰 B:极软弱
分数	1~3 分	4~6 分	7~9 分

注:A 为清醒状态;B 为睡眠状态;轻度临床表现 + 脑干听力诱发电位异常为中度。

（2）慢性胆红素脑病：慢性胆红素脑病是胆红素诱发神经毒性的慢性和永久性神经系统后遗症。多发生在 1 岁以内,但出生早期有严重的高胆红素血症。一般慢性胆红素脑病患儿认知功能相对正常。运动发育障碍主要表现为手足徐动样舞蹈症,听神经损害表现为感音性神经性耳聋(有可能脑干听力诱发电位异常,但耳声发射正常),凝视异常,尤其向上凝视受限、牙釉质发育不良。

【鉴别诊断】

新生儿高胆红素血症鉴别诊断:

1. 按照高胆红素血症出现的时间鉴别(表 5-2)。

表 5-2　新生儿期不同时间发生高胆红素血症可能的原因

出生日龄	未结合胆红素增高	结合胆红素增高
第 1 天	新生儿溶血病	新生儿肝炎、宫内感染
第 2~5 天	新生儿溶血病,生理性黄疸,严重感染(败血症),血管外出血(如头颅血肿) 新生儿红细胞增多症,葡萄糖-6-磷酸酶缺乏症,球形红细胞增多症	同上
第 5~10 天	严重感染(败血症),母乳性黄疸,半乳糖血症,新生儿甲状腺功能减退,药物	同上
第 10 天以上	严重感染(败血症),母乳性黄疸,泌尿道感染	胆道闭锁,新生儿肝炎,胆总管囊肿,幽门肥厚性狭窄

2. 按照实验室检查结果鉴别诊断　参考新生儿高胆红素血症鉴别诊断流程图。

【治疗】

新生儿高胆红素血症治疗的目的是降低血清胆红素水平,预防和治疗新生儿胆红素脑病。尤其是在出生第 1 周内应严密监测血清胆红素水平,达到干预标准时及时给予治疗。

（一）光照疗法（简称光疗）

1. **光疗指征**　①各种原因所致的高未结合胆红素达到光疗标准时均应及时光疗；②极低和超低出生体重儿应密切监测胆红素，按照早产儿特殊光疗标准光疗；③结合胆红素升高为主的高胆红素血症不建议常规光疗。

2. **光疗标准**　新生儿高胆红素血症的光疗标准很难用一个标准界定。不同胎龄、不同日龄、不同围产期合并症，以及是否存在胆红素脑病的影响因素，其光疗标准也不同。

（1）推荐出生胎龄 35 周以上的晚期早产儿和足月儿采用 2004 年美国儿科学会推荐的光疗标准。其优点在于该标准是依据不同胎龄及可能形成胆红素脑病的危险因素制定的，最大限度地减少了过度光疗和延误光疗的可能（图 5-2）。

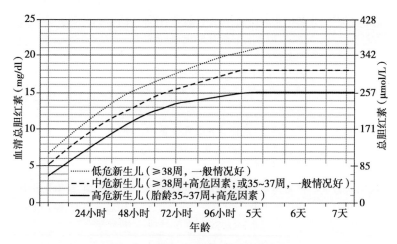

图 5-2　胎龄≥35 周的光疗参考曲线

注：高危因素包括新生儿溶血病，葡萄糖-6-磷酸脱氢酶缺乏症，窒息、缺氧、酸中毒、高热、低体温、严重感染、高碳酸血症、低血糖、低蛋白血症等尚未具备密切监测胆红素水平的医疗机构建议放宽光疗标准。

（2）早产儿的光疗标准应以胎龄、日龄作为主要界定标准，如果合并高胆红素脑病的危险因素，光疗标准应进一步放宽。早产儿依据出生体重或胎龄的光疗标准(表 5-3、表 5-4)。

表 5-3　依据出生体重 <2 500g 早产儿光疗和换血参考标准

体重/g	总胆红素水平/mg·dl⁻¹							
	<24 小时		<48 小时		<72 小时		<96 小时	
	光疗	换血	光疗	换血	光疗	换血	光疗	换血
<1 000	4	8	5	10	6	12	7	12
1 000~1 249	5	10	6	12	7	15	9	15
1 250~1 999	6	10	7	12	9	16	10	15
2 000~2 299	7	12	8	15	10	18	12	20
2 300~2 499	9	12	12	18	14	20	16	22

表 5-4　依据胎龄 <35 周光疗和换血推荐标准

胎龄	光疗/mg·dl⁻¹	换血/mg·dl⁻¹
<28 周 0/7	5~6	11~14
28 周 0/7 天~29 周 6/7 天	6~8	12~14
30 周 0/7~31 周 6/7 天	8~10	13~16
32 周 0/7~33 周 6/7 天	10~12	15~18
34 周 0/7~34 周 6/7 天	12~14	17~19

3. 光疗设备与方法

(1) 光疗设备可采用光疗箱、光疗毯和光疗灯。

(2) 光疗方法有单面光疗、双面光疗和多面光疗。光疗的效果与光疗的面积、光疗的强度和光疗时间有关。对于血清胆红素水平接近换血标准者建议使用双面强光疗或多面光疗,以增加光疗面积,保证光疗效果。强光疗是指光疗强度 >30W/(cm²·nm)。当胆红素水平下降后可以选用标准光疗强度或单面光疗。光疗强度可用辐射计量器监测。

(3) 光疗时间在接近换血标准时建议采用持续光疗,即使血清胆红素下降至光疗标准以下,因仍有反弹的可能,可在密切监测胆红素情况下选择间断光疗,间断光疗的时间及光疗的频率依据患儿的需要选择。

(4) 停止光疗:胎龄 >35 周以上的新生儿,一般当总胆红素 <13~14mg/dl(222~239μmol/L),或低于光疗标准 3mg/dl(50μmol/L)以下可以考虑停止光疗。

4. 光疗中应注意的问题

(1) 因光疗时患儿的皮肤需要暴露在光照下,所以必须有适合的保暖设施。夏季室温过高时应注意散热。

(2) 因光疗时采用的光波波长为 425~510nm,最易对黄斑造成伤害。光疗时应用黑色眼罩遮住双眼,生殖器最好用遮光的尿布遮盖。

(3) 光疗时应注意补充液体,保证有足够的尿量排出。

(4) 光疗过程中仍需要密切监测胆红素,评估光疗效果。监测胆红素间隔时间依据胆红素水平决定。胆红素水平越高监测间隔时间越短。初始光疗监测胆红素间隔时间不应超过 4 小时。光疗失败应考虑换血治疗。

(5) 长时间持续光疗,建议补充核黄素(光疗时每次 5mg,每日 3 次;光疗结束后每日 1 次,连服 3 天)。

(6) 光疗时出现发热、腹泻、皮疹,可依据程度决定是否继续光疗或停止光疗。轻者停止光疗后可自行缓解。

(二) 换血疗法

1. 换血指征　①各种原因所致的高胆红素血症达到换血标准时均应进行换血(图 5-3);②产前新生儿 Rh 溶血症诊断明确,出生时脐血胆红素 >4mg/dl(68μmol/L),血红蛋白 <120g/L,伴水肿、肝脾大和心力衰竭;③在生后 12 小时内,胆红素每小时上升 >0.7mg/dl(12μmol/L);④接近换血标准,光疗失败者,即光疗 4~6 小时,血清胆红素仍上升 0.5mg/dl(86μmol/L);⑤已有急性胆红素脑病的临床表现者。

2. 换血标准

(1) 推荐美国儿科学会 2004 年发布的"新生儿高胆红素血症管理指南"中胎龄 35 周以上早产儿和足月儿依据不同胎龄、不同日龄,以及是否存在胆红素脑病的高危因素的换血参考标准(图 5-3)。

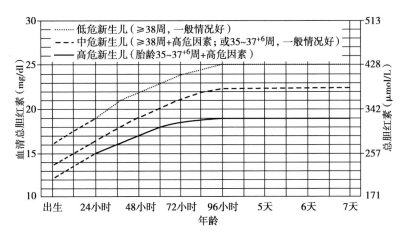

图 5-3　胎龄 35 周以上早产儿以及足月儿换血标准

注:高危因素包括新生儿溶血病,葡萄糖-6-磷酸脱氢酶缺乏症,窒息、缺氧、酸中毒、高热、低体温、严重感染、高碳酸血症、低血糖、低蛋白血症等。

(2) 早产儿换血应依据胎龄和日龄的参考标准(表 5-3、表 5-4)。

3. 换血方法

(1) 血源的选择:Rh 溶血病换血选择 Rh 血型同母亲,ABO 血型同患儿,紧急情况下也可选择 O 型血。ABO 溶血病如母亲 O 型血,孩子为 A 型或 B 型,首选 O 型红细胞和 AB 型血浆的混合血。紧急情况下也可选择 O 型血或同型血。建议红细胞与血浆比例为 2∶1,有严重贫血和心力衰竭者,红细胞与血浆比例可选择 3∶1,或血浆量减半的浓缩血。

(2) 换血量:为新生儿血容量的 2~3 倍或 150~180ml/kg。

(3) 换血途径:可选用脐静脉和较大的静脉换血。也可选用脐动脉和静脉同步换血或外周动静脉同步换血。

4. 换血中应注意的问题

(1) 换血过程中应注意监测并记录生命体征(体温、心率、血压和氧饱和度)。

(2) 注意监测血气、血糖、电解质、血钙、血常规。

(3) 换血时依据体重决定抽出和输入的速度(表 5-5)。

表 5-5　换血时抽出和输入的速度

新生儿体重/g	一次抽出和输入的速度（量）/ml
>3 000	20
2 000~3 000	15
1 000~2 000	10
850~1 000	5
<850	1~3

（4）换血后可发生约 30% 的血清胆红素反弹，应继续光疗，并每 2 小时监测胆红素直至胆红素下降后可延长监测的间隔。如监测胆红素超过换血前水平应再次换血。

（5）换血后需禁食 6~8 小时，以后酌情喂养。

（6）换血术后酌情选用抗生素预防感染。

（三）药物治疗

1. 静脉注射丙种球蛋白　诊断新生儿溶血病者可采用 IVIG 1g/kg 于 2~4 小时静脉持续输注。必要时可 24 小时重复使用。

2. 白蛋白　①当血清胆红素水平接近换血值；且白蛋白低于 2.5g/L；②白蛋白水平较低的早产儿；可选用白蛋白 1g/kg，以增加胆红素和白蛋白的联结，减少游离胆红素，预防急性胆红素脑病。

（四）预防

1. 胆红素监测　任何分娩机构在新生儿出院前或生后 5 天内至少要检测 1 次胆红素。依据检测日龄和胆红素水平所在的百分位决定再次监测或复查的时间。患儿一般情况好，在胆红素峰值达到之前，建议达到第 75 百分位者出院后 1~2 天内监测一次胆红素，第 40~75 百分位 2~3 天内监测一次胆红素，直至胆红素峰值水平下降。

2. 不能及时监测胆红素的医疗机构应放宽光疗标准。

3. 母乳喂养的新生儿，要给予充分地母乳喂养指导，在出生早期确实保证母乳的摄入量和吸吮频次。用体重增长、大便及小便量作为母乳摄入量的判断依据。

> 附:新生儿高胆红素血症鉴别诊断流程图

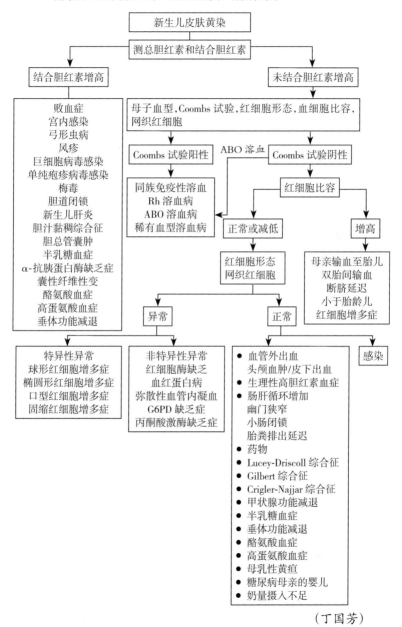

（丁国芳）

1. CORTESI V，MANZONI F，RAFFAELI G，et al. Severe presentation of congenital hemolytic anemias in the neonatal age：diagnostic and therapeutic issues. Diagnostics（Basel），2021，11（9）：1549.

2. BOSKABADI H，RAKHSHANIZADEH F，ZAKERIHAMIDI M. Evaluation of maternal risk factors in neonatal hyperbilirubinemia. Arch Iran Med，2020，23：128-140.

3. ALKÉN J，HÅKANSSON S，EKÉUS C，et al. Rates of extreme neonatal hyperbilirubinemia and kernicterus in children and adherence to national guidelines for screening，diagnosis，and treatment in sweden. JAMA Netw Open，2019，2（3）：e190858.

4. OLUSANYA BO，KAPLAN M，HANSEN TWR. Neonatal hyperbilirubinaemia：a global perspective. Lancet Child Adolesc Health，2018，2（8）：610-620.

5. CAPASSO L，PALMA M，COPPOLA C，et al. Neonatal hyperbilirubinemia：an updated appraisal of national guidelines. Curr Pediatr Rev，2020，16（4）：298-306.

第二节　新生儿溶血病

【概述】

新生儿溶血病主要是指新生儿因母子血型不合导致的胎儿或新生儿同族免疫性溶血。主要是由于胎儿红细胞存在一种母体内不存在的红细胞抗原，当这些红细胞进入母体循环时，母体会产生相应的抗体。母亲 IgG 抗体再次进入导致胎儿或新生儿体内红细胞的破坏。

常见的主要为 Rh 血型不合和 ABO 血型不合的溶血。ABO 血型不合较 Rh 血型不合更常见。也有很少见的稀有血型不合或亚型不合导致的溶血，如 Kell、Duffy、MNS、P 和 Diego 血型系统等稀有血型不合也会导致严重的溶血。

ABO 血型不合溶血主要因为母亲是 O 型血。表现大多相对比较轻,但也可表现为严重的高胆红素血症,需要出生后密切监测及时治疗。

Rh 溶血血型依据红细胞上是否存在 D 抗原,可将血型分为 Rh 阳性或 Rh 阴性。Rh(D)阴性母体致敏是由于既往暴露于 Rh 抗原,可因输血或既往妊娠 Rh 阳性子代。若无输血史,首次妊娠时通常不会发生 Rh 溶血。产前 RhD 免疫球蛋白预防治疗可以显著降低 Rh(D)阴性母亲的同种免疫致敏。Rh 溶血表现除严重高胆红素血症外,还可以表现为胎儿宫内水肿、严重贫血和肝脾大,甚至心力衰竭和呼吸衰竭。

【诊断】

1. 产前诊断

(1) 既往有不良产史(死胎、死产、流产),新生儿严重高胆红素血症史的夫妇均应做 Rh 血型和 ABO 血型检测。血型不合者应进一步做血清抗体检测。

(2) 母亲血中 IgG 抗 A 或抗 B>1∶64 提示有发生 ABO 溶血的可能。

(3) Rh 阴性母亲在孕 16 周时应检测 Rh 血型抗体,以后每 2~4 周检测一次,如抗体效价上升提示有 Rh 溶血的可能。

(4) 如有明显抗体效价升高,同时 B 超证实胎儿水肿,提示已经出现胎儿宫内溶血。

2. 出生后诊断

(1) 有母子血型不合的证据。如母亲 Rh 阴性,新生儿 Rh 阳性;或母亲血型 O 型,新生儿血型为 A 型或 B 型。

(2) 出生后(24 小时内)即表现胆红素水平快速上升,进行性加重。血红蛋白或血细胞比容明显下降,网织红细胞计数增多。呼气末一氧化碳水平升高也可以作为新生儿溶血的证据。宫内已出现严重溶血者,宫内超声证实胎儿水肿,出生时主要表现为全身水肿、贫血和肝脾大。

(3) 直接 Coombs 试验:Rh 溶血大多直接 Coombs 试验阳性,ABO 溶血部分表现为直接 Coombs 试验阴性或弱阳性。Coombs 试验阴性并不能排除新生儿溶血病的诊断,尤其是在 ABO 血型不合的情况下或母亲孕期进行宫内输血以处理抗 RhD 同种异体抗体的情况下。

(4) 抗体释放试验阳性是确诊新生儿溶血病的重要依据。

(5) 游离抗体试验阳性仅能提示血清中存在来自母亲的游离抗体,有致敏红细胞后发生溶血的可能。不能作为确诊的依据。

【鉴别诊断】

1. **胎儿宫内水肿** 应与先天性肾病鉴别,先天性肾病除全身水肿外,还可以表现为大量蛋白尿、低蛋白血症。无明显高胆红素血症和肝脾大。另外,胎儿宫内水肿还应与宫内感染、心脏疾病、染色体病(特纳综合征等)鉴别。

2. **新生儿贫血** 应与新生儿胎儿-胎儿输血、胎儿-母体间输血和其他溶血性疾病鉴别,这些疾病均可以导致严重贫血。但无严重高胆红素血症,无血型不合。溶血三项试验即直接 Coombs 试验、抗体释放试验、游离抗体试验阴性有助于鉴别。

3. **严重高胆红素血症** 应与其他溶血性疾病鉴别,相关酶学测定可以提供红细胞酶缺乏,如葡萄糖-6-磷酸脱氢酶缺乏症或丙酮酸激酶缺乏症的证据。

4. **其他新生儿溶血病** 如红细胞膜缺陷,可以通过外周血涂片可鉴别遗传性红细胞膜缺陷(如遗传性球形红细胞增多症或椭圆形红细胞增多症。

不能除外以上疾病与新生儿溶血病共存的可能。

5. **Gilbert 综合征** 是最常见的遗传性胆红素葡糖醛酸化障碍性疾病。该病由 *UGT1A1* 基因的启动子区发生突变引起,使葡糖醛酸转移酶生成减少,从而导致未结合型高胆红素血症。其血细胞比容、网织红细胞计数及外周血涂片均正常,从而与新生儿溶血病鉴别。

6. **怀疑 ABO 血型不合溶血病的新生儿** 若直接抗球蛋白试验和洗涤后血清的间接抗球蛋白试验均呈阴性,应寻找引起高胆红素血症的其他原因。对已确诊为 ABO 血型不合溶血病,但胆红浓度持续升高且难以控制的新生儿,也应对其他危险因素进行重新评估。

【治疗】

新生儿溶血病治疗的目的:①预防和治疗由于宫内严重溶血导致出生早期重度贫血、缺氧、心力衰竭;②预防和治疗由于严重高胆红素血症导致的急性胆红素脑病。

1. 产前证实有 Rh 溶血的新生儿娩出时,儿科医师应参与产房新生儿复苏,评估婴儿的呼吸系统和心血管系统,并评估溶血的严重程度。皮肤苍白、心动过速和呼吸急促等表现提示存在症状性贫血。在有胎儿水肿的婴儿中,胸腔积液或肺发育不良也可能造成呼吸窘迫。应留脐血送检血红蛋白和胆红素,以及血型。

2. 如果产前超声证实胎儿水肿,出生时有严重贫血、呼吸困难、心力衰竭或休克。应给予呼吸支持,并输注红细胞(血源的血型应为不具有可引起溶血的抗原和抗体)补充血容量,纠正心力衰竭。选择输注 Rh(D)阴性的 O 型红细胞,初始给予量为 10ml/kg。立即开始光疗,密切监测血清胆红素,同时准备换血。

3. 如果光疗未能阻止血清胆红素的上升,或血清胆红素水平接近换血标准,可用大剂量丙种球蛋白输注,1g/kg,在 2~4 小时内输入(换血标准及方法详见第五章第一节"新生儿高胆红素血症")。

4. 在出生 5 天内严密监测血清胆红素,达到光疗标准及时进行光疗(光疗标准及方法详见第五章第一节"新生儿高胆红素血症"),并继续监测胆红素。光疗失败者(光疗 4~6 小时血清胆红素上升 >0.5mg/h),或达到推荐的换血标准时需要换血治疗(换血标准及方法详见第五章第一节"新生儿高胆红素血症")。

5. 纠正贫血,早期严重贫血可以通过输血纠正。后期可以通过补充铁剂、维生素 C 和叶酸,对于后期难以纠正的贫血,但又未达到输血标准的,还可以通过补充促红细胞生成素来纠正贫血,减少输血。详见诊疗流程图。

➤ 附:新生儿溶血病诊疗流程图

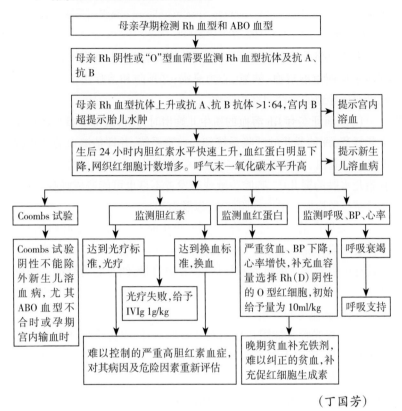

母亲孕期检测 Rh 血型和 ABO 血型

母亲 Rh 阴性或"O"型血需要监测 Rh 血型抗体及抗 A、抗 B

母亲 Rh 血型抗体上升或抗 A、抗 B 抗体 >1∶64,宫内 B 超提示胎儿水肿 → 提示宫内溶血

生后 24 小时内胆红素水平快速上升,血红蛋白明显下降,网织红细胞计数增多。呼气末一氧化碳水平升高 → 提示新生儿溶血病

Coombs 试验 | 监测胆红素 | 监测血红蛋白 | 监测呼吸、BP、心率

Coombs 试验阴性不能除外新生儿溶血病,尤其 ABO 血型不合时或孕期宫内输血时

达到光疗标准,光疗 | 达到换血标准,换血

光疗失败,给予 IVIg 1g/kg

严重贫血、BP 下降,心率增快,补充血容量选择 Rh(D)阴性的 O 型红细胞,初始给予量为 10ml/kg

呼吸衰竭 → 呼吸支持

难以控制的严重高胆红素血症,对其病因及危险因素重新评估

晚期贫血补充铁剂,难以纠正的贫血,补充促红细胞生成素

(丁国芳)

参考文献

1. CHRISTENSEN RD, BAER VL, MACQUEEN BC, et al. ABO hemolytic disease of the fetus and newborn:thirteen years of data after implementing a universal bilirubin screening and management program. J Perinatol,2018,38:517.

2. KAPLAN M, WONG RJ, STEVENSON DK. Pathologic unconjugated hyperbilirubinemia,isoimmunization,abnormalities of red blood cells,and infections. In:Neonatology:A practical approach to neonatal diseases,2nd ed, Buonocore G,Bracci R,Weindling M,Springer,Switzerland,2018:1151.

3. DONNEBORG ML,HANSEN BM,VANDBORG PK,et al. Extreme neonatal hyperbilirubinemia and kernicterus spectrum disorder in Denmark during the years 2000-2015. J Perinatol,2020,40:194.

4. YAISH HM,CHRISTENSEN RD,LEMONS RS. Neonatal nonimmune hemolytic anemia. Curr Opin Pediatr,2017,29:12.

5. AZIZ K,LEE HC,ESCOBEDO MB,et al. 2020 American Heart Association Guidelines for Cardiopulmonary Resuscitation and Emergency Cardiovascular Care. Pediatrics,2020.

第六章　神经系统疾病

第一节　新生儿缺氧缺血性脑病

【概述】

新生儿缺氧缺血性脑病(hypoxic-ischemic encephalopathy,HIE)是指在围产期窒息而导致的胎儿或新生儿脑损伤,本病不仅严重威胁着新生儿的生命,也是小儿致残的主要疾病之一。

新生儿 HIE 病因较为复杂,围产期窒息是主要原因。凡是造成母体和胎儿间血液循环和气体交换障碍,使血氧浓度降低者均可造成窒息。①母亲因素:主要有妊娠高血压综合征、大出血、心肺疾病、严重贫血或休克;②胎盘因素:如胎盘早剥、前置胎盘、胎盘功能不良或结构异常;③胎儿因素:常见的为胎儿生长受限、早产儿、过期产儿或先天畸形等;④脐带因素:如脐带脱垂、压迫、打结或绕颈;⑤分娩过程因素:如滞产、急产、胎位异常,手术或应用麻醉药等;⑥新生儿因素:包括反复呼吸暂停、呼吸窘迫综合征、心动过缓、心力衰竭、休克及红细胞增多症等。

【诊断】

2004 年 11 月,中华医学会儿科学分会新生儿学组在长沙发布了第二次修订的"我国新生儿 HIE 诊断标准"(本诊断标准仅适用于足月新生儿 HIE 的诊断):

1. **临床表现**　是诊断的主要依据,同时具备以下 4 条者可确诊,第 4 条暂时不能确定者可作为拟诊病例。

(1) 有明确的可导致胎儿宫内窘迫的异常产科病史,以及严重的胎儿宫内窘迫表现(胎心 <100 次/min,持续 5 分钟以上;和/或羊水Ⅲ

度污染),或在分娩过程中有明显窒息史(表 6-1)。

表 6-1 阿普加评分标准

体征	评分标准		
	0 分	1 分	2 分
皮肤颜色	发绀或苍白	身体红,四肢发绀	全身红
心率	无	<100 次/min	>100 次/min
弹足底或插鼻反应	无反应	有些动作,如皱眉	哭,喷嚏
肌张力	松弛	四肢略屈曲	四肢活动
呼吸	无	慢,不规则	正常,哭声响

注:8~10 分为正常;4~7 分为轻度窒息;0~3 重度窒息。分别于生后 1 分钟、5 分钟和 10 分钟进行。1 分钟仅是窒息诊断和分度的依据,5 分钟及 10 分钟评分有助于判断复苏效果及预后。

(2) 出生时有重度窒息,指阿普加评分 1 分钟≤3 分,并延续至 5 分钟时仍≤5 分,和/或出生时脐动脉血气 pH≤7.00。

(3) 出生后不久出现神经系统症状,并持续至 24 小时以上,如意识改变(过度兴奋、嗜睡、昏迷),肌张力改变(增高或减弱),原始反射异常(吸吮、拥抱反射等减弱或消失),严重患儿可有惊厥、脑干综合征(呼吸节律改变、瞳孔改变、对光反应迟钝或消失)和前囟张力增高(表 6-2)。

表 6-2 新生儿 HIE 分度

分度	轻度	中度	重度
意识	过度兴奋	嗜睡、迟钝	昏迷
肌张力	正常	减低	松软
拥抱反射	稍活跃	减弱	消失
吸吮反射	正常	减弱	消失
惊厥	无	常有	频繁发作
中枢性呼吸衰竭	无	无或轻	常有
瞳孔改变	无	无或缩小	不对称或扩大
前囟张力	正常	正常或稍饱满	饱满或紧张

（4）排除电解质紊乱、颅内出血和产伤等原因引起的抽搐，以及宫内感染、遗传代谢性疾病和其他先天性疾病所引起的脑损伤。

2. 辅助检查

（1）实验室检查：出生时通过新生儿脐血的血气分析结果，了解患儿宫内缺氧状况。血清肌酸激酶的同工酶 CK-BB 主要存在于脑和神经组织中，神经元特异性烯醇化酶（neuron specific enolase，NSE）主要存在于神经元和神经内分泌细胞中，故 HIE 时血浆中 CK-BB 及 NSE 活性升高，有助于评估脑损伤的程度。

（2）影像学检查。①脑电图：在生后 1 周内检查。振幅整合脑电图则可连续监测，与常规脑电图相比，具有经济、简便、有效和可连续监测等优点。②B 超：具有无创的优点，并可在床旁进行操作，对脑水肿早期诊断较为敏感，但对矢状旁区的损伤难以识别。③CT：有助于了解颅内出血的部位和程度，对识别基底节丘脑损伤、脑梗死、脑室周围白质软化也有较好的参考作用。④磁共振成像：是目前明确 HIE 损伤类型（特别是 B 超和 CT 难以识别的矢状旁区损伤）、判定病变程度及评价预后的重要手段，尤其是弥散加权磁共振成像技术（diffusion weighted imaging，DWI）对早期（病后 1 天或 2 天）评价脑损伤可提供重要的影像学信息。

【鉴别诊断】

新生儿 HIE 需与其他原因所致的急性脑病鉴别，包括炎症性脑病、低血糖脑病、遗传代谢性疾病和其他先天性疾病等所致脑损伤。

（1）炎症性脑病：指各类病原造成的中枢神经系统和其他部位感染时，由于多种炎症因子作用，脑发生弥漫性水肿、坏死等脑病过程。结合母亲围产期感染病史、炎性反应性化验指标、病原学鉴定、胎盘病理检查等可确诊。

（2）低血糖脑病：发生在生后严重能量摄入、储备不足和其他内分泌激素紊乱、细胞能量代谢异常的新生儿，突出的临床征象是顽固、难以纠正的低血糖状态，脑部影像学检查早期可显示脑组织大范围水肿，但选择性脑枕叶、顶叶损伤严重。

（3）遗传代谢性疾病和其他先天性疾病：多数在新生儿期发病的

先天遗传代谢性疾病存在明显的神经系统症状,由于异常代谢产物积蓄造成代谢性脑病,有时在宫内即可造成胎儿发病,成为重度窒息缺氧的原因。一般而言,代谢性脑病神经系统症状较重,时常与缺氧程度不平行,症状持续存在,甚至进行性加重,与新生儿 HIE 的病程规律不符;特殊疾病现象,如进食后病情加重;常规实验室检查明显异常,如难以纠正的顽固酸中毒、低血糖、高氨血症、贫血等;不良孕产史、家族史等。

【治疗】

1. **原则** ①早治疗:窒息复苏后出现神经症状即应开始治疗。②中重度 HIE 应采用以亚低温治疗为主的综合措施,确保内环境稳定,对症处理和恢复神经细胞的能量代谢,以及促使受损神经细胞的修复。

2. **急性期治疗** 此阶段主要针对窒息缺氧所致多器官功能损害,维持机体内环境稳定,控制各种神经症状,采取相应的支持对症疗法。亚低温是目前认为能改善中重度 HIE 预后的治疗手段。

(1) 亚低温疗法:目前主要有选择性头部亚低温和全身亚低温两种方式。详见本章第七节"新生儿 HIE 亚低温治疗"。

(2) 支持疗法:①维持良好的通气、换气功能,使血气和 pH 保持在正常范围。②维持各脏器足够的血液灌流,使心率和血压保持在正常范围。③维持血糖在正常范围,以保证神经细胞代谢所需。在此期间加强监护,如生命体征、血气、电解质及血糖等。

(3) 对症疗法:①控制惊厥:HIE 惊厥通常在 12 小时内发生,首选苯巴比妥,负荷量为 20mg/kg,维持量为 5mg/(kg·d)静脉滴注或肌内注射。②控制脑水肿:颅内压增高一般在 24 小时内明显。首选适量限制入液。如无改善,首选呋塞米 1mg/kg;如应用呋塞米后颅内压无明显改善,可使用 20% 甘露醇,每次 0.25~0.5g/kg 静脉注射,酌情每 6~12 小时给药 1 次。

3. **新生儿期后治疗** 早期进行神经康复治疗和功能训练。

4. **预防** 应着力预防胎儿宫内窘迫,进行孕产期监护,提高新生儿窒息复苏水平。对窒息复苏后的新生儿要密切观察神经症状和监护各项生命体征,一旦发现有异常神经症状及早给予治疗,以减少存活者中后遗症的发生率。详见诊疗流程图。

> ➤ 附:新生儿缺氧缺血性脑病诊疗流程图

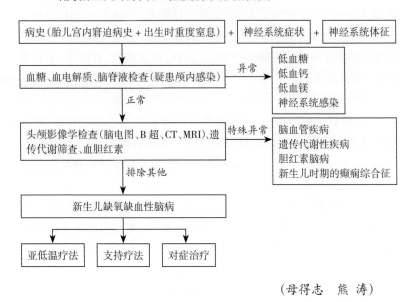

（母得志　熊涛）

········· 参考文献 ·········

1. 邵肖梅,叶鸿瑁,丘小汕.实用新生儿学.5版.北京:人民卫生出版社,2019.
2. 足月儿缺氧缺血性脑病循证治疗指南(2011标准版).中国循证儿科杂志,2011,6(5):327.
3. 亚低温治疗新生儿缺氧缺血性脑病方案(2011).中国循证儿科杂志,2011,6(5):337.

第二节　新生儿颅内出血

【概述】

颅内出血(intracranial hemorrhage,ICH)是新生儿脑损伤的常见

类型,严重者病死率高、容易遗留长期神经系统后遗症。依据出血部位的不同,颅内出血主要分为脑室周围-脑室内出血(periventricular-intraventricular hemorrhage,PIVH)、硬脑膜下出血、蛛网膜下腔出血、脑实质出血等。PIVH 主要见于早产儿,本书有单独讨论,此处不再涉及。

1. 硬脑膜下出血(subdural hemorrhage,SDH)　多见于巨大儿、胎位异常、难产或产钳助产的新生儿。由硬膜下血窦及附近血管发生机械性损伤导致血管破裂而引起出血,常见损伤部位为上矢状窦、下矢状窦、直窦和横窦,严重病例可以发生大脑镰和小脑幕撕裂。随着产科技术的提高,硬脑膜下出血的发生率明显降低。

2. 蛛网膜下腔出血(subarachnoid hemorrhage,SAH)　出血多源于小静脉,如蛛网膜下腔内的桥静脉。常位于大脑表面和颅后窝内。足月儿常由产伤而引起,早产儿多与窒息缺氧等有关。

3. 脑实质出血(intraparenchymal hemorrhage,IPH)　常见于足月儿。多由于小静脉栓塞后,毛细血管压力增高导致破裂而出血。临床表现与出血部位和出血量多少密切相关。

4. 其他部位出血　①小脑出血(cerebellar hemorrhage,CH):多有产伤和缺氧史。包括原发性小脑出血、脑室内或蛛网膜下腔出血蔓延至小脑、静脉出血性梗死、小脑撕裂和血管破裂所致出血等。常见于32 周以下的早产儿,足月儿多由产伤所引起。主要表现为脑干受压的症状,如屏气、呼吸不规则、心动过缓、眼球偏斜、面瘫、间歇性肢体张力增高、角弓反张等。病情可迅速恶化,常在发病后短时间内死亡。部分足月儿病程可缓慢进展甚至临床症状有所改善,但不多见。②丘脑、基底核区域出血:该区域的血液由大脑中动脉在颅底水平段发出的豆纹动脉分支供应,这些小血管很细,且多与主干血管呈 90° 角,易受血压波动而破裂出血。

【诊断】

1. 详细询问妊娠史、分娩史、窒息及复苏等情况,询问是否有难产、产伤、宫内窘迫、出生窒息、出生后长时间复苏抢救、宫内感染、早产、母亲使用抗凝血药物等容易引起新生儿颅内出血的病史。应注意监测患儿的神经系统症状，及时进行影像学检查。

2. 临床表现　新生儿颅内出血的临床表现与出血部位、出血程度密切相关。

(1) 硬膜下出血：严重颅后窝出血时患儿的神经系统症状进展迅速，表现为烦躁不安、尖叫、抽搐。由于出血压迫脑干、中脑、脑桥，患儿表现为严重意识障碍、昏迷、瞳孔不等大、对光反应异常或固定、散大，出现心动过缓、中枢性呼吸衰竭，短时内可危及生命。少量的下矢状窦或上矢状窦出血，临床无症状或仅表现为易激惹等。如果出血量继续增多也可使双侧脑半球受压而致脑组织水肿，出现明显的神经系统症状。当出血扩展至小脑幕附近，既可以出现脑干压迫使病情突然恶化，也能出现局限性惊厥、偏瘫、动眼神经受累、眼斜视等。还有些患儿在新生儿期无异常，但因慢性硬膜下渗出，故数月后出现头围增大（图 6-1A）。

(2) 原发性蛛网膜下腔出血：出血量很少时无或仅有轻微异常表现，如激惹、肌张力异常等；出血对脑皮质的刺激可诱发惊厥。大量 SAH 时病情常急剧进展，大量血液存留于脑间隙及颅后窝，患儿表现为嗜睡、反应差、反复呼吸暂停和惊厥、肌张力低下，危及生命（图 6-1B）。

(3) 脑实质出血：①单纯点片状脑实质出血，出血量少，可很快被吸收，不易发现，临床无明显的神经系统症状；②早产儿Ⅳ级脑室内出血常表现为反应差、顽固呼吸暂停、反复惊厥、肌张力低下，易危及生命；③脑血管畸形所致脑实质出血可发生于新生儿期任何时间，临床常表现为突然发生的频繁抽搐，部分患儿有定位体征（图 6-1C）。

(4) 小脑出血：严重者因脑干受压出现严重呼吸功能障碍和心动过缓，意识障碍明显，可短时间内死亡（图 6-1D）。

(5) 丘脑、基底核区域出血：此部位出血范围一般局限，急性期临床常无特殊表现。

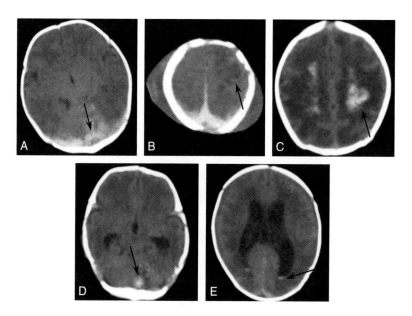

图 6-1　新生儿颅内出血的 CT 征象

A. 硬膜下出血；B. 蛛网膜下腔出血；C. 脑实质出血；D. 小脑出血；E. 脑室内出血

3. 影像学检查

（1）CT 检查：头颅 CT 是诊断颅内出血的金标准，CT 对蛛网膜下腔、小脑和脑干部位的出血较为敏感。但是要注意检查的时机，过早检查可能出现假阴性（见图 6-1）。

（2）B 超：头颅超声检查对于脑室内出血的敏感性高，但是对于其他部位颅内出血的诊断价值不足。

（3）磁共振成像：头颅 MRI 是目前明确出血部位及程度、预后评价最重要的检测手段。

【鉴别诊断】

1. **颅内出血引起的抑制状态**　需与低血糖、低血钾、先天性中枢神经畸形、先天性肌迟缓综合征、遗传性代谢病、染色体疾病、重症肌无力、脊髓损伤等鉴别。

2. **颅内出血引起的抽搐**　需与电解质紊乱（低血钙、低血镁、低血钠),低血糖,维生素 B_6 依赖症,先天性中枢神经畸形,颅内感染,胆红素脑病等鉴别。

3. **颅内出血**　常是新生儿缺氧缺血性脑病的一部分,但有时需注意在排除缺氧后应该单独做出颅内出血的诊断,此时应该注意寻找引起颅内出血的原因。

【治疗】

1. **一般治疗**

(1) 止血:可选择使用维生素 K_1、血凝酶、酚磺乙胺等止血药物;有凝血功能障碍的患儿及时补充凝血因子;血小板严重降低的患儿及时输注血小板。

(2) 维持内环境稳定及脏器功能正常:纠正缺氧和酸中毒、维持水电解质平衡。

(3) 有惊厥时可给予苯巴比妥等对症治疗,有脑水肿和颅内压增高症状者可选用呋塞米及小剂量的甘露醇。

2. **特殊治疗**

(1) 外科治疗:对于危及生命的较大血肿,出现脑干压迫症状的患儿,须由神经外科紧急处理。

(2) 脑实质损伤的治疗:对出血造成的脑实质损伤,在采取止血等对症医疗措施的同时可适当脱水等。详见诊疗流程图。

3. **预防**

(1) 降低早产、提高产科技术是预防新生儿颅内出血的重要环节。

(2) 维持颅内压和脑血流的平稳:①尽可能维持稳定的颅内压和脑血流范围,避免"涨落"状态;②保持良好的心功能、正常的体循环和良好的通气;③避免静脉推注高渗液体;④护理患儿时动作轻柔,保持安静,避免患儿剧烈哭闹。

➢ 附:新生儿颅内出血诊疗流程图

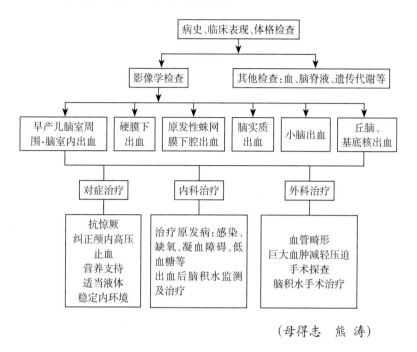

（母得志 熊 涛）

参考文献

1. 邵肖梅,叶鸿瑁,丘小汕.实用新生儿学.5版.北京:人民卫生出版社,2019.

2. MENT LR,BADA HS,BARNES P,et a1. Practice parameter:Neuroimaging of the neonate:Report of the Quality Standards Subcommittee of the American Academy of Neurology and the Practice Committee of the Child Neurology Society. Neurology,2002,58(12):1726-1738.

3. Gupta SN,Kechli AM,Kanamalla US. Intracranial hemorrhage in term newborns:management and outcomes. Pediatr Neurol,2009,40(1):1-12.

第三节　早产儿脑室内出血

【概述】

早产儿脑室内出血(intraventricular hemorrhage)是早产儿常见的并发症之一,多见于孕周 <34 周的早产儿,胎龄越小发病率越高。存活者可遗留神经系统后遗症如脑瘫、癫痫及精神运动发育迟滞等。临床可出现前囟隆起、意识、神志改变、抽搐及贫血等。

早产儿脑室内出血通常是生发基质出血破溃入侧脑室所致,病因主要包括①血管因素:早产儿侧脑室外生发基质血管丰富,血管床大,缺乏支撑组织,血管壁由单层血管内皮细胞组成,这些特殊的血管结构是早产儿颅内出血的解剖基础;②血管内因素:脑血管自主调节功能发育不完善,颅内压改变时易导致脑血流发生变化,形成"压力被动性脑血流",导致出血;③血管外因素:生后细胞外液容量降低,血管外组织压力降低,导致出血。另外,全身凝血功能障碍也可导致出血。

【诊断】

1. **病史**　早产儿均可能发生颅内出血,主要好发于 <34 周的早产儿。围产期可有宫内缺氧、出生时窒息和抢救史、宫内感染史或母亲孕期感染史。

2. **临床表现**　取决于脑室内出血的严重程度及有无并发症。通常分为三种类型:即临床无症状型、断续进展型及急剧恶化型。轻度颅内出血(如Ⅰ级或部分Ⅱ级颅内出血)临床多无症状,仅在常规头颅 B 超筛查时发现;Ⅱ级或部分Ⅲ级颅内出血可表现为断续进展型,临床上出现自发动作减少、肌张力降低及眼球偏斜等症状,临床症状常有好转间隙;急剧恶化型通常见于部分Ⅲ级及Ⅳ级颅内出血,病程进展常较迅速,表现为意识障碍、严重肌张力低下、呼吸节律不整或呼吸暂停,继之出现昏迷、光反射消失、呼吸停止及惊厥等。

3. **辅助检查**

(1) 头颅 B 超检查:推荐头颅 B 超检查作为早产儿脑室内出血的首选检查方法。由于颅内出血可以发生在任何胎龄早产儿,轻度颅内出血临床往往无明显症状,建议对所有早产儿常规进行头颅 B 超检查。生后 3 天内进行初次头颅 B 超检查,生后 7~10 天进行第二次检查,如无脑室内出血,纠正胎龄足月后头颅 B 超随访,如发生脑室内出血,以后每隔一周复查 1 次,直至出院。出血较重者,至少每隔 3 天复查 1 次,直至出血稳定,以及时探查有无出血后脑积水的发生。头颅 B 超检查采用 Papile 分级方法将颅内出血分为 4 级,Ⅰ级:室管膜下生发层基质出血;Ⅱ级:室管膜下出血穿破室管膜,引起脑室内出血,但无脑室增大;Ⅲ级:脑室内出血伴脑室增大;Ⅳ级:在Ⅲ级出血基础上伴脑实质出血。脑室测量侧脑室体部最宽纵径,6~10mm 为脑室轻度增大,11~15mm 为中度增大,>15mm 为重度增大。

(2) 头颅 CT 检查:暂无头颅 B 超检查条件时,在早产儿生命体征稳定后,可进行 CT 检查。在出血早期可显示各级颅内出血(见图 6-1E),但对室管膜下少量脑室内出血的敏感性不及超声。

(3) 头颅 MRI 检查:在早产儿生命体征稳定后,提倡进行磁共振检查,可进行横断面、冠状面及矢状面检查。MRI 可清晰显示各级颅内出血。

【鉴别诊断】

1. **电解质紊乱**　低钙、低钾及低钠血症患儿可表现为惊厥、呼吸暂停、肌张力降低等,临床表现类似于严重颅内出血。头颅 B 超、血生化检查、补充电解质后患儿临床症状好转或消失可予以鉴别。

2. **颅内感染**　细菌、病毒、真菌感染可出现惊厥、意识障碍、肌张力降低或增高等症状,病程中可有发热及感染中毒症状,腰椎穿刺脑脊液检查、头颅影像学检查可与颅内出血相鉴别。

【治疗】

1. **一般治疗**　常规采用止血药物,如维生素 K_1、血凝酶等。

2. **控制惊厥**　有惊厥者首选苯巴比妥钠静脉注射,负荷量为 15~20mg/kg,24 小时后给予维持量,每日 5mg/kg,疗程视病情而定。

3. **严重脑室内出血致脑室显著扩张者**　至少在随后的 4 周内,常规监测头围大小、前囟变化和临床状态。可酌情选择以下治疗措施,①埋置皮下脑脊液存储器:当脑室内出血伴脑室进行性增宽时可采用该方法。②引流无效者,可考虑行外科脑室-腹腔分流术治疗。

4. 恢复期　以康复治疗为主。

5. 预防

(1) 减少早产:脑室内出血是早产儿颅内出血的主要发病类型,应尽可能减少早产和颅内出血的发生。

(2) 对症的医疗和护理措施:①避免和减少对患儿的不良刺激,尽量减少各种穿刺,检查和治疗集中进行等;②优化呼吸管理,合理使用机械通气,纠正缺氧和酸中毒,避免低或高碳酸血症,使 $PaCO_2$ 维持在 30~50mmHg;③血压控制在正常范围,避免血压波动,以维持脑血流正常灌注和脑血流动力学稳定;④维持电解质、血糖、血浆渗透压在正常范围和最佳的营养状态;⑤置患儿于中性温度环境,维持体温正常,避免低体温;⑥监测凝血功能,使凝血功能、血小板计数等维持在正常范围;⑦积极控制感染与炎症反应。详见诊疗流程图。

➤ 附:早产儿颅内出血诊疗流程图

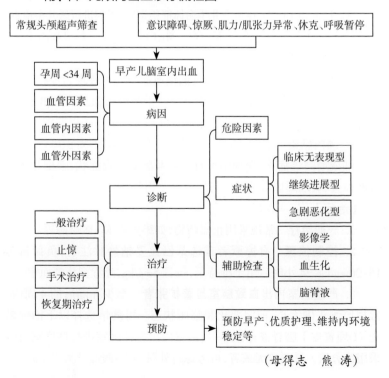

（母得志　熊　涛）

------参考文献------

1. 邵肖梅,叶鸿瑁,丘小汕.实用新生儿学.5版.北京:人民卫生出版社,2019.

2. 中华医学会儿科学分会新生儿学组.《中华儿科杂志》编辑委员会.早产儿脑室周围-脑室内出血与脑室周围白质软化的诊断建议.中华儿科杂志,2007,45(1):34-36.

3. PAYNE AH,HINTZ SR,HIBBS AM,et al. Neurodevelopmental outcomes of extremely low-gestational-age neonates with low-grade periventricular-intraventricular hemorrhage. JAMA pediatrics,2013,167(5):451-459.

4. BOLISETTY S,DHAWAN A,ABDEL-LATIF M,et al. Intraventricular hemorrhage and neurodevelopmental outcomes in extreme preterm infants. Pediatrics,2014,133(1):55-62.

第四节　早产儿脑白质损伤

【概述】

早产儿中枢神经系统发育不成熟,容易遭受围产期各种不良因素的打击而导致损伤。早产儿脑的易损区主要位于脑室周围的白质区,因支配脑白质的血管分支发育尚未完善,脑血流调节功能较薄弱,且脑白质区的少突胶质细胞发育尚不成熟,易遭受兴奋性毒性氨基酸及过氧化损伤;导致未成熟的少突胶质细胞损伤。

早产儿脑白质损伤(white matter damage,WMD)在病理上可分为三种类型,①囊性脑室周围白质软化:侧脑室周围深部白质区呈灶性坏死,所有细胞成分丢失,形成多发性囊腔,即1962年由Banker等命名的经典脑室周围白质软化(periventricular leukomalacia,PVL),软化灶可单个,也可多个,多分布于侧脑室前后角的外侧,也可发生于侧脑室外侧及背侧白质;②非囊性PVL:侧脑室周围深部白质灶性坏死,形成胶质瘢痕,但无囊腔形成;③弥漫性WMD:脑白质无灶性坏死,但中央区白质少突胶质细胞前体呈弥漫性凋亡伴星形胶质细胞和小胶质细胞增生浸润,然后发展为脑白质体积缩小。

囊性 PVL 损伤最重,发展至脑瘫的比例极高,目前较少见。非囊性 PVL 是目前早产儿脑白质损伤的主要类型,可导致脑瘫和认知功能障碍。随着超早产儿存活率增加,弥漫性脑白质病变有增多趋势,可导致远期行为问题如孤独症、记忆、语言、学习、情绪等异常,轻微运动和智力发育迟缓,需要更长时间的随访才能发现。

近年来,发现早产儿 WMD 可同时伴有灰质损伤,包括大脑皮质区和下丘脑及基底节等深部核结构的神经元缺失,与白质损伤后影响神经元移行和轴突髓鞘化有关。

【诊断】

1. **临床诊断**　早产儿脑白质损伤时缺乏特异性的神经系统症状、体征,早期往往无症状或症状轻微而不易发现。另外,早产儿早期同时伴有全身多种严重性疾病,即使进行严密的临床观察,存在严重白质损伤的早产儿,也只是表现为反应差,更细心的人偶有发现患儿视觉反应异常,难以与全身性原发疾病症状鉴别,故在新生儿期,单纯依靠临床难以确定脑白质发生的病变,是十分困难的。

2. **影像学检查**　头颅 B 超是脑白质损伤早期诊断和筛查的首选方法,但仅能发现囊样 PVL。MRI 检查是确诊方法,特别是可发现弥散性脑白质损伤,并且对预后评估具有一定价值。头颅 CT 对 PVL 早期诊断敏感性和特异性不高,且存在放射线损害的问题,目前较少用。

(1) 早产儿应在生后 1 周内常规行床边头颅 B 超检查,存在可疑损伤应定期随访。脑白质损伤可分为四级,①Ⅰ级:双侧脑室周围局部强回声,持续或大于 7 天,其后无囊腔出现。②Ⅱ级:双侧脑室周围局部强回声,数周后(最早在生后 2 周)转变为脑室周围局部小囊腔改变。③Ⅲ级:双侧脑室周围广泛性强回声,数周后(最早在生后 2 周)转变为脑室周围广泛性囊腔改变,囊腔可融合成片。④Ⅳ级:双侧脑室周围广泛性强回声,并涉及皮质下浅表白质,数周后(最早在生后 2 周)转变为脑室周围和皮质下浅表白质弥漫性囊腔改变。病变程度与囊腔大小及分布有关,偶可见宫内或生后早期即发生囊性变。2~3

个月后,小囊腔可消失(反应性星形胶质细胞及血管内皮增生),由于脑室周围白质容量减少,侧脑室呈轻度增大。

(2) 头颅 MRI:弥散加权磁共振成像技术(diffusion-weighted magnetic resonance,DWI)是显示早期组织水肿最佳的方法。白质损伤后数日内以水肿为主的病理阶段,表现为脑室周围白质水肿区高信号。在 WMD 早期诊断方面 DWI 比常规 MRI 更具优势,尤其是对脑底部病变,且能定量地描述皮质脊髓束损伤,但对晚期病变诊断能力不佳。MRI T_1 和 T_2 加权成像对晚期 PVL 诊断有较大价值,常表现为双侧脑室周围 T_1 加权相低信号、T_2 加权相高信号,白质容量减少,侧脑室扩大,脑室壁不规则,髓鞘形成延迟等。磁共振脑损伤的分期见表 6-3。

对于白质损伤后的发育异常,MRI 检查显示了更高的敏感性。尤其是弥散张量成像(diffusion tensor imaging,DTI)技术,通过水分子在三维空间中弥散轨迹的定量分析成像,显示脑白质纤维束的走行、方向、排列密度、髓鞘化水平等,为评价脑白质损伤后的功能状况开辟了新的空间。

3. **其他评估方法** 脑电图对早产儿脑损伤的诊断具有一定价值。脑白质损伤时,脑电图在急性期表现为背景活动的抑制,可存在发作性痫样放电;在病变后期,可表现为脑电活动成熟延迟,散在尖波,但这种变化并非脑白质损伤的特异性改变。缺氧缺血和炎症反应是导致脑白质损伤的主要原因,近红外光谱法通过实时监测脑组织中氧的变化,及时发现脑血流动力学改变,预测可能发生的脑白质损伤。

【鉴别诊断】

早产儿脑白质损伤在新生儿期的症状不明显或很轻微,且缺乏特异性,故对所有早产儿均应进行神经系统临床与影像学评估及随访追踪,以及时发现异常并确诊。应与以下疾病鉴别:

1. **不成熟脑的生理状态** 早产儿脑不成熟,含水量多,超声上会显示出回声偏高,CT 值也会偏低,但这种生理状态的影像学特征是柔和、均匀,不伴其他脑损伤表现。

表 6-3　早产儿 WMD 磁共振分期

分期	生后 2 周	生后 2~6 周	矫正胎龄至足月
Ⅰa 期	脑室旁白质 <6 处局灶点状病灶和 DWI 异常信号	脑室旁白质点状病灶 <6 处	脑室旁白质点状病灶 <6 处,T₁ 加权相脑白质局部信号增强,内囊后肢髓鞘化对称且基本符合胎龄
Ⅰb 期	脑室旁白质 ≥6 处局灶点状病灶和 DWI 异常信号	脑室旁白质点状病灶 ≥6 处	脑室旁白质点状病灶 ≥6 处,T₁ 加权相脑白质局部信号增强,内囊后肢髓鞘化对称且基本符合胎龄
Ⅱ 期	同 Ⅰb 期	脑室旁白质囊性病变 ≥6 处	脑室旁白质囊性病变,和或以下 2 种及以上:①轻度脑室扩张(侧脑室三角区宽 7.5~10mm),脑室形态不规则;② T₁ 加权相脑白质局部信号增强;③内囊后肢髓鞘化不完全
Ⅲ 期	广泛(融合)DWI 异常信号	广泛脑室旁白质囊性病变	广泛脑室白质囊性病变和/或以下表现中 2 种及以上:①脑白质容积减少,中至重度脑室扩张(侧脑室三角区宽 >10mm),脑室形态不规则;② T₁ 加权广泛脑白质信号增强;③内囊后肢无或仅有少量髓鞘化
Ⅳ 期	同 Ⅲ 期	广泛脑室旁和皮质下白质囊性病变	广泛脑室旁和皮质白质性病变和/或以下表现中 2 种及以上:①中至重度脑室扩张(侧脑室三角区宽 >10mm);②脑白质容积明显减少或完全消失;③病变累及基底节或丘脑;④ T₁ 加权相广泛脑白质信号增强;⑤内囊后肢无髓鞘化

2. **低血糖脑病早产儿** 容易出现血糖紊乱,反复严重低血糖和/或高血糖也可导致白质损伤,但更常见于枕叶和后顶颞区,多有显著的血糖紊乱发作史。

3. **缺氧缺血** 一般针对足月儿,将"缺氧缺血性脑病"作为一个独立的诊断。但早产儿也可发生缺氧缺血性脑病,血气分析表现为明显的代谢性酸中毒,但缺氧缺血事件可不明显,影像学表现为广泛的灰质和白质损伤。而早产儿脑白质损伤影像学改变多集中于侧脑室周围的半卵圆中心和后角三角区附近。

4. **胆红素脑病** 有高非结合胆红素血症,常伴血脑屏障通透性增高的高危因素,常累及听神经和锥体外系,急性期 MRI 苍白球区出现对称性 T_1 高信号为相对特征表现,1~3 周后消失,慢性期表现为 T_2 相对称性高信号影。

5. **宫内感染** 部分宫内感染的患儿在影像学上可见钙化灶,多分布于侧脑室周围和丘脑、基底核区域,超声表现为回声很强的点片状,与早产儿脑白质损伤早期水肿性改变显著不同。

【治疗】

目前对早产儿脑白质损伤的治疗尚无特异性的有效方法,针对发病机制中多个环节的药物开发研究仍处于动物实验或个别临床试验阶段。故本病的重点是针对高危因素进行预防。

1. 加强围产期保健、预防早产的发生,预防围产期缺氧缺血,选用抗生素防治孕期宫腔内细菌感染等。

2. 对早产儿生后加强监护,维持生命体征(心率、呼吸、血压、体温)及内环境的稳定,尤其要避免全身血流动力学的突然变化,以保证适当的脑灌注压。

3. 早产儿生后 1 周内常规行床边头颅 B 超检查,在脑白质损伤的早期及时诊断至关重要,因此时处于白质水肿阶段,努力去除病因,维持内环境稳定,可在一定程度上缓解病情,改善预后。在 PVL 形成后,病变常不可逆转,但仍应每 1~2 周行头颅 B 超检查直至出院。

4. **后期治疗** 出院后定期随访体格、认知、行为、视觉、听觉、运动发育等项目。影像学检查:每 3~6 个月检查头颅 B 超 1 次,并至少进行 1 次头颅 MRI 检查。及时发现智力、运动、视听感官功能发育过程中存在的问题,予以个体化的后期康复锻炼以最大可能地减轻残疾程度。

5. 预后　婴儿期可逐渐出现智力发育迟缓和脑瘫,尤以下肢痉挛性瘫痪较多见。病变累及近三角区、枕角视放射和颞角听放射时常表现为视觉和听觉功能障碍。严重弥漫性脑白质病变不仅累及运动功能,还可因皮质及皮质下神经元受损、星形胶质细胞迁移障碍,导致认知缺陷,感觉功能障碍。详见诊疗流程图。

➤ 附:早产儿脑室周围白质软化诊疗流程图

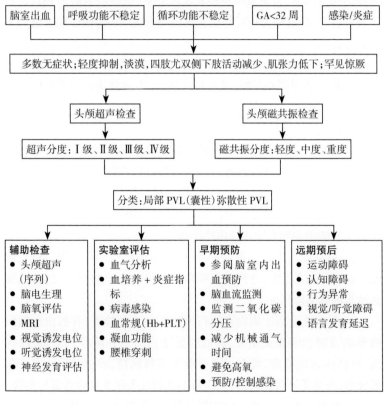

（程国强）

参考文献

1. BROSSARD-RACINE M, LIMPEROPOULOS C. Cerebellar injury in premature neonates: Imaging findings and relationship with outcome. Semin Perinatol, 2021, 45(7): 151470.

2. GILLES FH, LEVITON A. Neonatal white matter damage and the fetal inflammatory response. Semin Fetal Neonatal Med, 2020, 25(4): 101111.

3. HINOJOSA-RODRÍGUEZ M, HARMONY T, CARRILLO-PRADO C, et al. Clinical neuroimaging in the preterm infant: Diagnosis and prognosis. Neuroimage Clin, 2017, 16: 355-368.

4. DEGER J, GOETHE EA, LOPRESTI MA, et al. Intraventricular hemorrhage in premature infants: a historical review. World Neurosurg, 2021, 153: 21-25.

5. 新生儿神经重症监护单元建设专家共识工作组, 中华医学会儿科学分会新生儿学组. 新生儿神经重症监护单元建设专家共识. 中国循证儿科杂志, 2018, 4: 241-247.

6. YATES N, GUNN AJ, BENNET L, et al. Preventing brain injury in the preterm infant-current controversies and potential therapies. Int J Mol Sci, 2021, 22(4): 1671.

第五节　新生儿惊厥

【概述】

新生儿惊厥(neonatal convulsion)是新生儿期神经系统疾病或功能异常最常见的临床表现。大多数新生儿惊厥发生在生后1周内,随着年龄的增加其发生率逐渐下降。新生儿惊厥常提示体内存在严重的原发病,如缺氧缺血性脑病、颅内出血、感染等。研究证明,惊厥可影响新生儿期后的脑发育,产生一系列神经系统后遗症,因此一旦发现惊厥,必须立即给予处理。

新生儿惊厥的病因多,很多惊厥是在疾病发展过程中伴随出现的,但惊厥也可以是某些疾病的首发症状。近年来,缺氧缺血性脑病已跃居病因的首位,感染和单纯代谢因素所占比例较前明显下降。常见的新生儿惊厥原因包括,①围产期合并症:窒息、缺氧缺血性脑病、颅脑损伤、颅内出血、脑梗死等;②感染:宫内或生后感染所引起的脑炎、脑膜炎、败血症等;③代谢-内分泌因素:低血糖、低血钙、低血镁、胆红素脑病、维生素 B_6 缺乏症、甲状旁腺功能减退、先天性酶缺陷等;④药物相关性惊厥:包括药物中毒和撤药综合征;⑤其他:先天性脑发育不全、染色体病、基因缺陷病等。

【诊断】

1. **病史**　母孕期接触史、疾病史、分娩史、家族遗传史及用药史,患儿的喂养史、黄疸情况、有无感染,详细询问惊厥的发生时间有助于鉴别诊断。

2. **体格检查**　除观察惊厥表现、伴随症状、神经系统体征外,还应注意有无其他部位畸形,皮肤改变,如皮疹、黄疸、色素沉着或脱失,有无其他感染灶等。

3. **临床表现**　根据临床表现将新生儿惊厥分为微小型、强直型、多灶性阵挛型、局灶性阵挛型、全身性阵挛型和肌阵挛型。

(1) 微小型:是新生儿期最常见的惊厥表现形式,表现为呼吸暂停,眼部异常运动(如眨眼、眼球震颤),口-颊-舌异常运动(如吸吮、咀嚼、面肌抽动),异常肢体运动(如上肢划船样、游泳样动作、下肢踏车样动作)。

(2) 强直型:单个肢体或四肢强直型伸展,或双下肢强直而双上肢屈曲,全身强直型可有躯干后仰或俯屈。常伴呼吸暂停、双眼上翻、意识模糊。此型是疾病严重的征象,提示脑器质性病变,如化脓性脑膜炎、胆红素脑病、重度颅内出血等。

(3) 阵挛型:是指重复有节律的四肢、面部或躯干肌肉的快速收缩和缓慢放松运动,惊厥表现时节律更慢。可以为局灶性或多灶性表现,但一般无意识丧失。局灶性阵挛型常见的原因是新生儿脑卒中,其他原因有颅内局灶性病灶、感染、蛛网膜下腔出血、局部外伤或代谢异常,脑电图表现为局灶性的节律尖慢波。多灶性阵挛型发作时多个肌群阵发性频繁的节律性抽搐,具有迁移性特点,常表现为身体同侧或双侧多个肢体或多个部位同时或先后交替、或快速从一侧发展至另一侧,无一定的顺序。全身性阵挛型在新生儿发作极为罕见,可能是由于未成熟脑不能将高同步放电同时传播至全脑。

(4)肌阵挛型:表现为肢体反复短促的屈曲性痉挛,躯干同样也可发生。此型新生儿期少见,往往提示弥漫性脑损害,预后不良。

4. 辅助检查 结合病史和临床表现安排合理检查,进一步明确诊断。

(1)脑电图:有助于判断疗效和评估预后,振幅整合脑电图在全世界新生儿重症监护病房广泛使用,可结合视频和呼吸监测,提高惊厥识别率,区分惊厥发作与假象。

(2)生化检查:血糖、血气、血电解质、血氨、血乳酸,必要时行氨基酸或有机酸检查。

(3)感染排查:TORCH 感染、血培养、脑脊液常规生化及培养。

(4)有遗传家族史者行特殊代谢物筛查,染色体及基因分析。

(5)影像学检查:头颅 X 线片、MRI、CT 和 B 超。

【鉴别诊断】

1. **新生儿颤抖** 可因声音、皮肤刺激或牵拉某一关节诱发,表现为踝部、膝部和下颌抖动。区别之处在于发作时无眼球凝视,弯曲抖动肢体后发作立刻停止,不伴有脑电图异常。

2. **早产儿呼吸暂停** 表现为呼吸暂停伴心率下降。区别在于无眼球活动改变,刺激后即可缓解,且呼吸兴奋剂治疗有效。

【治疗】

新生儿惊厥发作的处理原则为:①及时控制惊厥发作;②及时诊断处理导致惊厥的原发病;③脑损伤的保护与对症治疗。详见诊疗流程图。

1. **一般治疗** 保暖、保持呼吸道畅通,维持水电解质及酸碱平衡,静脉营养支持,监护生命体征。

2. **病因治疗** 新生儿惊厥一经发现,应立即寻找病因给予治疗,尽量去除或缓解引起惊厥的原发疾病。

3. **抗惊厥药物治疗** 常用抗惊厥药物用法见表6-4。

表 6-4　常用抗惊厥药物用法

药物名称	起始剂量	给药方式	维持剂量
苯巴比妥	20~40mg/kg	静脉注射	5mg/(kg·d)
左乙拉西坦	50mg/kg	静脉注射	40mg/(kg·d)维持,间隔 12 小时分 2 次
苯妥英钠	10~20mg/kg	静脉注射	5mg/(kg·d),间隔 12 小时分 2 次
利多卡因	2mg/kg	静脉注射	6mg/(kg·h)
咪达唑仑	0.05~0.15mg/kg	静脉注射	1μg/(kg·min),最大可到 8μg/(kg·min)

抗惊厥首选苯巴比妥,其优点为静脉注射见效快、半衰期长、作用持续时间长和副作用小。负荷量为 20mg/kg,静脉推注。惊厥停止后 12~24 小时给予维持量 5mg/kg,间隔 12 小时分 2 次静脉注射。

➤ 附:新生儿惊厥诊疗流程图

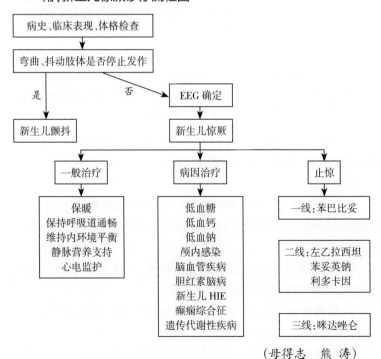

（母得志　熊　涛）

参考文献

1. 邵肖梅,叶鸿瑁,丘小汕.实用新生儿学.5版.北京:人民卫生出版社, 2019.

2. 岳少杰.新生儿惊厥.临床儿科杂志,2009,27(3):206-209.

3. VAN ROOIJ LG,VAN DEN BROEK MP,et al. Clinical management of seizures in newborns:diagnosis and treatment. Paediatr Drugs,2013,15(1):9-18.

4. SESHIA SS,HUNTSMAN RJ,LOWRY NJ,et al. Neonatal seizures:diagnosis and management. Zhongguo Dang Dai Er Ke Za Zhi,2011,13(2):81-100.

5. VAN ROOIJ LG,HELLSTRÖM-WESTAS L,DE VRIES LS. Treatment of neonatal seizures. Semin Fetal Neonatal Med,2013,18(4):209-215.

第六节 足月儿缺氧缺血性脑病亚低温治疗

【概述】

新生儿缺氧缺血性脑病(hypoxic ischemic encephalopathy,HIE)是由围产期窒息所致的胎儿或新生儿脑损伤,是新生儿死亡和儿童致残的主要原因。动物实验和临床试验均表明 HIE 患儿生后 6 小时内给予亚低温治疗可显著降低 HIE 患儿的病死率,也能降低严重神经系统发育障碍和脑瘫的发生率。具有良好的安全性和可操作性,为 HIE 患儿常规的治疗方法。

亚低温脑保护机制包括以下几方面:①降低脑组织氧耗量,减少脑组织乳酸堆积;②抗细胞死亡;③激活内源性保护机制;④抑制内源性毒性产物对脑细胞的损害;⑤抑制炎症反应;⑥减少钙离子内流,阻断钙对神经元的毒性作用;⑦保护血脑屏障,减轻脑水肿。

【亚低温实施方法】

亚低温治疗是指应用物理方法,使体温维持为 30~35℃,以达到治疗某些疾病的一种治疗方法。新生儿领域主要应用于新生儿 HIE,采用主动(温控设备和/或简易方法)降温的方法,使机体核心温度降低至 33.0~34.0℃,并维持 72 小时,然后缓慢复温,以达到神经保护效果。常用的方法包括全身低温和选择性头部低温。目前无证据表明哪种方式效果更好，也无证据表明哪种低温方式更安全。可根据临床应用经验选择，全身低温操作相对简单。

1. **高技术降温设备** 目前已经发表的多中心临床研究均采用设计合理的高技术降温设备进行低温治疗。降温方式有两种，即全身降温和选择性头部降温联合全身轻度降温。目前没有证据表明哪种降温方式临床效果更好。

（1）选择性头部亚低温（冰帽系统）治疗：将温度探头放置在鼻咽部或食管中上段，鼻咽部或食管温度维持为 33.0~34.0℃（目标温度），同时直肠温度维持为 34.0~34.5℃，头部和躯体温度保持一定的温度梯度。

（2）全身亚低温治疗（冰毯系统）：将温度探头放置插入直肠3~5cm，使得直肠温度维持为 33.0~34.0℃（目标温度）。

2. **简易低温** 简易降温方法包括风扇、冷水袋、冷胶袋，低温相变材料等，将目标温度降低至 33.0~34.0℃，维持 72 小时，然后采用自然或主动方式复温。这些简易降温方法也可以使患儿降低至目标温度，且操作简单，费用低，便于获得，对经济不发达地区不失为一种可以选择的亚低温实施方法。但其安全性、有效性仍然需要设计更合理样本量、更大的临床随机对照研究支持，不建议使用简易降温设备治疗新生儿 HIE。在没有低温治疗设备，征得患儿监护人同意，密切监护体温和器官功能的基础上可以开展。

3. **开展低温治疗必备条件** 按照《中国新生儿病房分级建设与管理指南（建议案）》和《新生儿神经重症监护单元建设专家共识》要求：Ⅲ级新生儿病房和设置新生儿神经重症监护单元的新生儿病房均需要开展亚低温治疗。具备以下条件者也可进行低温治疗：①独立的新生儿病房；能够进行心电、经皮脉搏氧饱和度、无创或有创血压监护，床旁血糖监测、血气分析设备、温度监测设备；②具有基本的支持治疗技术，如新生儿保温设备、有创呼吸支持治疗、循环功能支持、肠外营养支持、惊厥管理；③可进行 MRI 或 CT 检查；④成立低温治疗小组，至少包括一名医生和护士，具有开展低温治疗的资质，能进行神经功能评估(如意识状态、肌张力、原始反射、惊厥、脑干体征等);并熟练掌握(并能具体指导团队)亚低温治疗流程和复温流程。

4. **亚低温治疗**　应取得患儿家属同意,特别是开展简易低温治疗的患儿。知情同意书应包括低温治疗的方法、疗效和可能的不良事件。

【亚低温治疗纳入和排除标准】

1. **纳入标准**　同时满足(1)、(2)和(3)认为完全符合低温治疗标准。

(1) 胎龄≥35周和出生体重≥2 000g。

(2) 胎儿或新生儿缺氧缺血证据(满足以下4项中的任意1项):①胎儿宫内窘迫的证据如子宫/胎盘破裂、胎盘早剥、脐带脱垂或严重胎心变异,或晚期减速;②5分钟阿普加评分≤5分;③脐带血或生后1小时内动脉血气分析pH≤7.10或碱剩余(base excess,BE)≥12mmol/L;④需正压通气至少10分钟。

(3) 新生儿HIE症状和体征:参考中华医学会儿科学分会新生儿学组制定的新生儿HIE诊断标准。有条件的医院应进行脑电生理监测至少描计20分钟,背景电活动中度以上异常或存在惊厥应进行低温治疗。

2. **排除标准**　下列患儿不应给予低温治疗:①胎龄≤34周。②胎儿生长受限,出生体重≤1 800g。③经积极处理后心肺功能不稳定、仍存在活动性出血者。存在下列情况时对低温治疗应持审慎态度:①生后超过6小时;②胎龄>34周且<35周;③显著先天畸形/遗传综合征/已知的代谢异常;④严重颅内出血。

3. **完全符合低温治疗纳入标准且无排除标准的患儿**　需要给予低温治疗。部分符合低温治疗标准的患儿是否开展低温治疗需要由低温治疗小组成员评估讨论会决定,并充分告知家属,详细记录病程,以及是否给予低温治疗的理由。

【亚低温治疗实施】

亚低温治疗是新生儿HIE链条管理中重要的一环,应做好早期筛查、转运、低温实施、随访、质量控制和改进的闭环管理。

1. 适合低温治疗的 HIE 患儿早期筛查和临床管理要点　①复苏成功后按照适合低温治疗患儿的纳入标准进行评估。标准的临床神经功能评估和脑电图监测是最有价值的筛查方法且容易执行。评估是一个动态过程,生后 6 小时内应至少每小时评估一次。②筛查的同时需要按照 HIE 循证治疗指南做好评估和对症支持治疗。③如果患儿出生医院不能开展亚低温治疗,筛查出适合低温治疗的 HIE 患儿在等待转运期间应开展简易低温治疗。如果患儿出生医院能够开展低温治疗,应按照低温治疗纳入和排除标准进行详细动态评估,尽早开展低温治疗。

2. 适合低温治疗的 HIE 患儿应优先转运,转运过程中推荐开展简易低温治疗　有条件的医院建议转运车配备控温仪在转运期间主动低温治疗。转运期间应对生命体征和血糖进行密切监护,有条件的医院应按照新生儿神经重症监护单元专家共识的建议积极开展转运期间神经功能监护,所有监护结果应记录在患儿转运单上。

3. 简易低温治疗注意事项　①如果采用冷水袋或低温变相材料进行降温,不能直接与患儿皮肤接触,应放在床单外面。可放置在头部、腋窝、腹股沟、胸腹部两侧等部位,应每 2 小时检查一次皮肤,每 2 小时更换一次部位。②不能放置在颈部大动脉处,避免刺激颈动脉窦导致呼吸心搏骤停。③采用风扇降温,风扇可放置于患儿躯干两侧、脚侧,不建议放置在头部。④应每 10~15 分钟监测一次直肠温度,最好使用连续肛温(核心温度)监测。

4. 亚低温治疗的技术操作

(1)临床实施前的准备:新生儿放置在远红外辐射式抢救台或暖箱中,关闭远红外辐射式抢救台或暖箱电源,尽量裸露,除去新生儿身体部位一切可能的加温设施。安放心电、氧饱和度、血压和体温监测探头。建立动、静脉通路。

1)温度探头放置的具体要求。①直肠温度探头:插入直肠约 5cm,并固定于大腿一侧。②鼻咽部温度探头:放置长度相当于鼻孔至耳垂的距离,蝶形胶布固定。③食管温度探头:放置长度相当于鼻孔至耳垂,然后向下至剑突的距离再减去 4cm,蝶形胶布固定。放置皮肤温度探头于腹部,监测皮肤温度。温度探头放置后应标记位置,作为操作后无滑脱的检验指示。

2)选择合适的冰帽或冰毯:冰帽应大小适中,覆盖头部,不应遮盖眼睛;冰毯应大小适中,覆盖躯干和大腿。冰帽或冰毯均不能覆盖新生儿颈部。

(2)亚低温实施。①初始治疗(降温阶段):如果新生儿体温已经在亚低温治疗可接受温度范围内,直接进入维持治疗状态。如果新生儿体温没有达到可接受的温度范围,开始诱导亚低温治疗,1~2 小时达到亚低温治疗的目标温度(33~34℃)。直肠温度降至 33.5℃时,应开启暖箱或远红外辐射式抢救台电源给予维持体温。②维持治疗阶段:达到亚低温治疗的目标温度后转为维持治疗 72 小时。连续监测皮肤、鼻咽部或食管温度。每 4 小时检查新生儿皮肤 1 次,每 2 小时变动 1 次体位。冰毯或冰帽应保持干燥。机械通气的新生儿,湿化器温度按照常规设置。③监测指标:亚低温治疗期间的 24 小时、48 小时和 72 小时复查血常规、动脉血气、乳酸、肝功能、肾功能、电解质、血糖、血钙和凝血功能,必要时随时复查。亚低温治疗期间应行心电监护,脑功能监测,住院期间至少完成一次常规脑电图检查。亚低温治疗复温后 24 小时进行脑部影像学检查。亚低温治疗期间每天进行神经系统症状和体征检查。④需要中断亚低温治疗时的处理:如果新生儿需要离开新生儿重症监护病房进行影像学检查或其他操作,应暂时中断亚低温治疗,关闭降温设备。新生儿检查时尽可能保留冰帽或冰毯,如果必须去除,尽可能缩短去除时间。

(3)复温阶段。①自然复温法:关闭亚低温治疗按钮、远红外辐射式抢救台电源或暖箱电源,逐渐开始复温。②人工复温法:设定鼻咽部温度或直肠温度为每 2 小时升高 0.5℃。复温期间每小时记录 1 次鼻咽部温度或直肠温度,直至温度升至 36.5℃。复温期间应密切监测生命体征、血糖、惊厥,建议给予脑电图监测。如果出现惊厥、低血压、低血糖应暂缓复温,维持目前温度,按照 HIE 循证治疗指南进行管理,症状缓解后再次启动复温。

【亚低温治疗期间临床管理要点】

1. 呼吸系统 ①如果需要呼吸支持应给予有创机械通气,放宽机械通气指征。②给予机械通气的患儿应特别注意避免低碳酸血症;吸痰时需滴注生理盐水,进行翻身拍背或胸部理疗,吸痰频率也需增加。湿化器温度按照常规设置。测定血气的化验单应标注新生儿体温。③新生儿持续性肺动脉高压较少见,如果存在可给予一氧化氮吸入治疗。有条件的可开展体外膜氧合器下低温治疗。④亚低温期间新生儿皮肤可能发暗或呈灰色,如果氧饱和度正常,不需特殊处理。

2. 循环系统 ①亚低温治疗期间,心率会降至 90 次/min 以下,亚低温治疗仪报警设置应调整为低于 80 次/min 以下。②窦性心动过缓较常见,多不需要干预。如果心率持续小于 80 次/min 应除外体温过低。如果体温过低或出现心律失常可提高目标温度 0.5~1℃。很少发生严重心律失常。③如果在目标温度范围内心率持续超过 110 次/min,应积极寻找原因,多提示心脏功能不全。④低血压常见,但需要药物干预的持续性低血压较少。低血压患儿的治疗首选扩容,但应密切监测肺部啰音和心率。扩容后不改善或病情加重、肺部出现啰音,应给予血管活性药物。有条件者可根据心脏功能超声结果选择血管活性药物。

3. 血液系统 ①无出血倾向,PT 或 APTT 超过正常值 2 倍应给予输注血浆。凝血功能异常同时合并血小板减少者应放宽新鲜冷冻血浆输注指征。②存在皮肤瘀点、从足跟或静脉穿刺部位渗血、消化道出血或血性气管分泌物,无论凝血功能是否正常,均应给予新鲜血浆输注。③血小板 $<30 \times 10^9$/L,应输注血小板。

4. 营养支持、体液及电解质管理 ①不推荐低温治疗期间给予肠内营养。对于非重度 HIE 患儿在充分评估和严密监护下可给予微量肠道喂养,最好采用母乳或捐赠母乳喂养。②在除外先天性遗传代谢性疾病的基础上应给予肠外营养。③根据患儿尿量决定每天补液量,并监测血钠,尽可能在渗透压的基础上维持轻度脱水状态。如果患儿出现水肿或抗利尿激素分泌异常综合征,在限液基础上可给予利尿剂。④血糖紊乱最常发生在第一个 24 小时和复温阶段,应加强监测并及时处理。⑤应注意监测钾和钙、镁,如果存在低镁血症应及时纠正。

5. 镇痛/镇静 ①充分镇静,以避免冷应激。②吗啡是首选药物,0.01mg/(kg·h)静脉滴注。不要增加输液速率。12小时后降低至0.005mg/(kg·h)。也可使用芬太尼:0.5~1μg/(kg·h)。避免使用苯二氮䓬类药物。避免镇痛/镇静过量导致呼吸抑制而需插管治疗。可尝试非药物镇静方法。

6. 皮肤护理 每2小时检查新生儿皮肤1次,每4小时变动体位1次,避免发生皮肤损伤。监护探头(脉氧、近红外脑氧监测、脑电监测)应每3~4小时更换一次监测部位。局部硬肿和皮下脂肪坏死多不需要特殊处理。

7. 体温异常的处理 如果直肠温度低于33℃,患儿可穿薄外衣。直肠温度低于32.5℃,应开启保暖设备,撤除简易低温治疗方法,外源性加热源温度调整至最低值。如果核心温度<32℃,则需热毯子遮盖患儿胸部/腹部待温度回升至33℃,再移除毯子。如直肠温度低于31℃,升温的目标温度应不超过实测温度1℃。如果核心温度升高>35℃,可试着打开保温箱或去除遮盖物,避免使用头顶辐射式取暖器作为热源。

尽管亚低温治疗新生儿HIE已经成为常规的治疗方法,但仍有许多问题需要进一步明确,在该诊疗方案的基础上鼓励进行探索性研究,如低温纳入标准、低温联合药物治疗等。详见诊疗流程图。

➤ **附:足月儿缺氧缺血性脑病亚低温诊疗流程图**

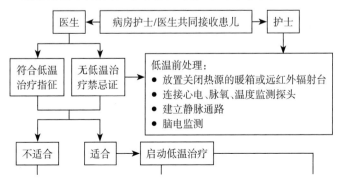

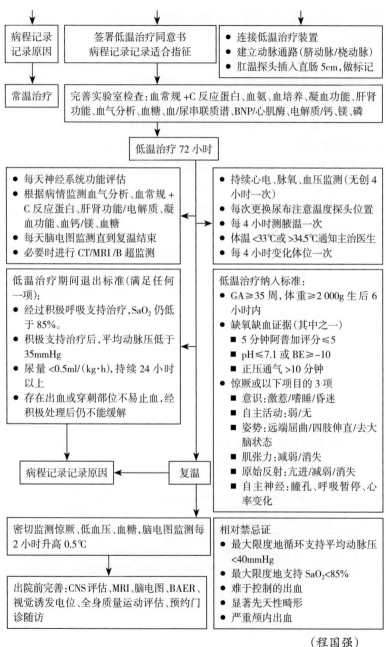

病程记录
记录原因

签署低温治疗同意书
病程记录记录适合指征

- 连接低温治疗装置
- 建立动脉通路(脐动脉/桡动脉)
- 肛温探头插入直肠 5cm,做标记

常温治疗

完善实验室检查:血常规 +C 反应蛋白、血氨、血培养、凝血功能、肝肾功能、血气分析、血糖、血/尿串联质谱、BNP/心肌酶、电解质/钙、镁、磷

低温治疗 72 小时

- 每天神经系统功能评估
- 根据病情监测血气分析、血常规 +C 反应蛋白、肝肾功能/电解质、凝血功能、血钙/镁、血糖
- 每天脑电图监测直到复温结束
- 必要时进行 CT/MRI /B 超监测

- 持续心电、脉氧、血压监测(无创 4 小时一次)
- 每次更换尿布注意温度探头位置
- 每 4 小时测腋温一次
- 体温 <33℃或 >34.5℃通知主治医生
- 每 4 小时变化体位一次

低温治疗期间退出标准(满足任何一项):
- 经过积极呼吸支持治疗,SaO₂ 仍低于 85%。
- 积极支持治疗后,平均动脉压低于 35mmHg
- 尿量 <0.5ml/(kg·h),持续 24 小时以上
- 存在出血或穿刺部位不易止血,经积极处理后仍不能缓解

低温治疗纳入标准:
- GA≥35 周,体重≥2 000g 生后 6 小时内
- 缺氧缺血证据(其中之一)
  - 5 分钟阿普加评分≤5
  - pH≤7.1 或 BE≥−10
  - 正压通气 >10 分钟
- 惊厥或以下项目的 3 项
  - 意识:激惹/嗜睡/昏迷
  - 自主活动:弱/无
  - 姿势:远端屈曲/四肢伸直/去大脑状态
  - 肌张力:减弱/消失
  - 原始反射:亢进/减弱/消失
  - 自主神经:瞳孔、呼吸暂停、心率变化

病程记录记录原因

复温

密切监测惊厥、低血压、血糖,脑电图监测每 2 小时升高 0.5℃

相对禁忌证
- 最大限度地循环支持平均动脉压 <40mmHg
- 最大限度地支持 SaO₂<85%
- 难于控制的出血
- 显著先天性畸形
- 严重颅内出血

出院前完善:CNS评估、MRI、脑电图、BAER、视觉诱发电位、全身质量运动评估、预约门诊随访

(程国强)

参考文献

1. 卫生部新生儿疾病重点实验室,复旦大学附属儿科医院.亚低温治疗新生儿缺氧缺血性脑病方案(2011).中国循证儿科杂志,2011,6(5):337-339.

2. 王来栓,程国强,周文浩.新生儿缺氧缺血性脑病后亚低温时代管理新思考.中华围产医学杂志,2020,23(3):172-176.

3. 王来栓,程国强,周文浩,等.亚低温治疗胎龄大于35周龄新生儿缺氧缺血性脑病效果及安全性的荟萃分析.中华医学杂志,2012,93(20):1400-1404.

4. 俞秀雅,程国强,周文浩.新生儿神经重症监护单元如何应用振幅整合脑电图.中国循证儿科杂志,2015,10(2):1119-1124.

5. 程国强,徐素华.新生儿缺氧缺血性脑病低温治疗期间临床管理.中华实用儿科临床杂志,2017,32(14):1116-1120.

6. 王晔,程国强.新生儿缺氧缺血性脑病亚低温治疗期间的呼吸管理.中华新生儿杂志,2021,36(5):72-75.

第七章 消化系统疾病

第一节 呕 吐

【概述】

呕吐(vomiting)是一种反射,由胃和腹肌主动收缩使部分或全部胃内容物通过口腔排出体外。呕吐在新生儿期较为常见,可由多种原因引起。分为内科性和外科性呕吐两大类。

1. **内科性呕吐** 占 80%~90%。

(1) 消化系统疾病。①胃黏膜受刺激:如咽下羊水、出血、应激性溃疡等;②喂养不当:乳头内陷、奶嘴孔过大吞入大量空气、喂奶过多过频、配方奶浓度和量不合适等;③胃肠道动力障碍:如胃食管反流、幽门痉挛、胎粪性便秘等;④肠道内感染、坏死性小肠结肠炎;⑤过敏性胃肠道疾病;⑥假性肠梗阻。

(2) 全身性疾病。①肠道外感染:如败血症、脑膜炎,中耳炎,尿路感染等;②HIE 及颅内压增高;③代谢紊乱:低血糖症、低钙血症、高钾血症等;④先天性遗传代谢性疾病:先天性肾上腺皮质增生症、半乳糖血症、氨基酸代谢病、果糖不耐受等。⑤药物中毒或戒断母亲或新生儿服用有毒药物:如茶碱、地高辛、咖啡因、维生素 D 过量、维生素 A 过量;戒断综合征(吗啡、海洛因、抗精神病药物等)。

2. **外科性呕吐** 主要原因是消化道畸形。

(1) 消化道畸形:食管闭锁、食管气管瘘、食管裂孔疝;肥厚性幽门狭窄、胃扭转、胃穿孔;肠闭锁、肠狭窄、肠旋转不良,肠重复畸形、巨结肠;环状胰腺等。

（2）消化道疾病：胎粪性肠梗阻、胎粪性腹膜炎、肠套叠、阑尾炎等。

【诊断】

1. 询问病史和母亲妊娠史

（1）呕吐物的性状，呕吐的量，呕吐发生的时间，患儿的耐受程度，排胎便的时间，伴随的症状。

（2）母亲妊娠史和家族史，母亲妊娠期间和哺乳初期服药史或吸毒史，分娩方式，喂养方式（喂养量、配奶情况），有无遗传和畸形病史。

2. 体格检查 评估呕吐可能引起的并发症，如脱水、低血糖、循环紊乱；注意伴随的神经系统、呼吸系统、消化系统或皮肤的体征。仔细检查腹部：有无腹胀、肠型、气过水声、疝。

3. 辅助检查 ①腹部 X 线片（立位）；②腹部超声检查；③胃肠造影检查；④胃镜检查；⑤其他：如 24 小时胃食管 pH 动态监测。

【鉴别诊断】

1. 溢乳 哺乳后即从口角溢出奶汁，常伴有打嗝，不影响生长发育。与新生儿消化道的生理特点有关，是一种生理现象，80%<3 个月的婴儿至少每天溢乳一次。

2. 呕吐物为胆汁

（1）如腹部平坦，可能的原因①小肠上段狭窄：呕吐发生在生后几小时内；②旋转不良（如十二指肠空肠曲处）：呕吐出现在出生几天以后。

（2）如伴有腹胀：①坏死性小肠结肠炎；②肠梗阻（如先天性巨结肠）。

3. 呕吐物无胆汁

（1）消化系统疾病：①进食过多；②幽门狭窄：呕吐常发生在出生几周以后；③牛奶蛋白不耐受。

（2）消化系统以外疾病：①颅内压升高；②脓毒症；③药物中毒；④遗传代谢性疾病：半乳糖血症、遗传性果糖血症、氨基酸病、肾上腺皮质增生症。这些呕吐很少发生在出生头几天。

【治疗】

1. **病因治疗**　如喂养不当,指导合理喂养;肠道内或外感染需控制感染,先天畸形则及时手术治疗。

2. **对症处理**　①禁食:呕吐频繁者,考虑有外科性疾病,应禁食;②体位:对胃食管反流、胃扭转者,可采用上半身抬高向左侧卧位;③胃肠减压:呕吐伴严重腹胀者,可持续进行;④纠正水电解质紊乱;⑤供给适当静脉营养。详见诊疗流程图。

➤ 附:呕吐诊疗流程图

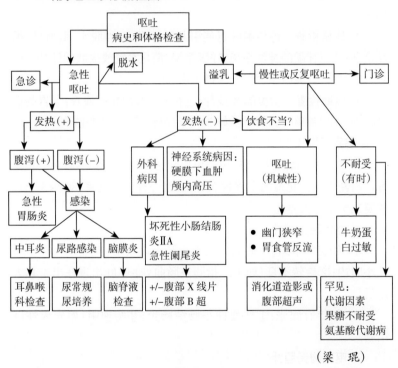

（梁　琨）

参考文献

1. GOLD F, BIOND CH, LIONNET C, DE MONTGOLFIER I. Pediatrie en Maternite. 3rd ed. Paris:MASSON,2009.

2. LAUGIER J,ROZE JC,SIMEONI U,et al. Soins aux nouveau-nes. 2nd ed. Paris:MASSON,2006.

3. 邵肖梅,叶鸿瑁,丘小汕.实用新生儿学.5版.北京:人民卫生出版社,2019.

第二节　胃食管反流

【概述】

新生儿胃食管反流病(gastroesophageal reflux disease,GERD)是指由于食管下端括约肌功能障碍和/或与其功能有关的组织结构异常,导致食管下端括约肌压力低下出现胃或十二指肠内容物反流入食管的一种疾病。

目前认为引起本病的主要原因为食管下端括约肌松弛,张力低于胃内压力所致。多种因素可导致本病,食管下端括约肌正常压力调节主要由壁内平滑肌、神经和神经递质、肽类激素及某些食物参与,与之相关原因出现异常可使食管下端括约肌压力调节功能发生紊乱;食管下端括约肌周围组织结构异常,如位于横膈的食管裂孔疝、食管闭锁术后;食管廓清能力降低;食管黏膜的屏障功能破坏;胃十二指肠功能异常,如幽门病变等。

【诊断】

1. 临床表现

(1)反流和呕吐:新生儿胃食管反流病的临床表现缺乏特异性,反流和呕吐是最常见的症状。

(2)哭闹和体位异常:患儿常有不能解释的哭闹,反流物刺激后可伴有烦躁和体位的变化(如弓背),喂养困难,拒食,睡眠不安等。

(3)食管外表现:呕吐重者常有精神差,体重不增,呼吸暂停,反流物吸入呼吸道产生窒息,反复发作的肺炎等食管外表现。

(4)伴发其他先天性疾病:如先天性食管闭锁、食管裂孔疝、先天性膈疝、先天性肥厚性幽门狭窄、心脏畸形、神经系统缺陷等。

2. 辅助检查

（1）胃食管 X 线造影：5 分钟内有 3 次以上反流可确定有胃食管反流，若反流至颈段食管或由宽大开放的贲门反流至颈段食管或反流合并吸入即可确诊，贲门区鸟嘴状改变可作为诊断有力依据。如果存在食管炎时 X 线可发现食管下端黏膜粗糙、不规则。由于在新生儿期不能进行动态连续观察，且 X 线照射量大，造影不适于在新生儿中常规开展。

（2）B 超检查：可见食管下端充盈，胃与食管间有液体流动，为无创检查。

（3）24 小时食管 pH 监测：目前多采用此方法诊断胃食管反流。检测期间食管 pH 突然降低 <4，可以明确胃食管反流的存在。

（4）多通道腔内阻抗（multichannel intraluminal impedance technique，MII）技术：把 pH 监测和多通道腔内阻抗技术检查相结合同步监测能区分反流成分及酸或非酸反流，也可监测食管蠕动情况，评估治疗后是否仍存在反流，为进一步确诊或调整治疗方案提供依据。

（5）放射性核素胃食管显像：是诊断较敏感的方法之一。30 分钟内反流 1~2 次为Ⅰ级，3~4 次为Ⅱ级，5 次以上为Ⅲ级。若 90 分钟时胃内还检出追踪物 50%~70% 或以上，提示有胃排空延迟。

（6）食管内镜及组织活检：食管镜及组织活检可确定反流性食管炎。

根据患儿反流、呕吐等临床表现，结合上述影像学，食管 pH 监测，食管镜及组织活检，有条件行 pH 监测结合多通道腔内阻抗技术检查可做出综合判断。

【鉴别诊断】

1. **牛奶蛋白过敏症**　对牛奶蛋白过敏可出现反流、呕吐、哭闹、体重增长慢等表现，但去除病因，应用水解蛋白配方粉喂养可改善。该病往往与胃食管反流同时存在。

2. **便秘**　可出现反流，哭闹，通便后好转。

3. **中枢神经系统疾病**　引起颅内压增高的中枢神经系统疾病可

使患儿出现呕吐、哭闹、抽搐等,并通过伴随的临床表现及腰椎穿刺、影像学等辅助检查鉴别。

4. **其他**　与贲门失弛缓、幽门痉挛等鉴别。

【治疗】

1. **体位疗法**　是一种有效而简单的治疗方法。既往体位方法采取抬高床头 30°,俯卧和左侧卧位,近年来提出对新生儿尤其是早产儿不宜采用,而采用仰卧位。

2. **饮食及喂养**　少量多餐,不建议喂稠厚食物,减少哭闹,延长睡眠可改善症状。呕吐严重者可用鼻胃管滴饲,经幽门喂养。

3. **药物治疗**

(1) 促动力药:红霉素能增加胃窦收缩,促进胃的排空,可试用,剂量 3~5mg/(kg·d),分 3 次口服或静脉滴入。

(2) 抑制胃酸分泌药物和质子泵抑制剂:雷尼替丁是 H_2 受体阻滞剂,抑制胃酸分泌,减少胃容积,从而减轻胃食管反流的发生。常用剂量为 3~4mg/(kg·d),每日 2 次,应用时注意监测肝肾功能,目前不作为一线药物。质子泵抑制剂通过抑制壁细胞上的 H-K-ATP 酶活力阻断胃酸分泌,能缓解症状,常用药物是奥美拉唑,0.6~0.8mg/(kg·d),每日 1 次,疗程 4 周。虽然短期治疗是安全的,但疗效有待进一步验证。

(3) 黏膜保护剂:蒙脱石散,每次 1/3 袋,每日 3 次。

4. **外科治疗**　绝大多数胃食管反流患儿经内科治疗症状可以改善。部分经内科保守治疗 6 周无效,反复呕吐、消化道出血、营养不良、生长迟缓,以及反复出现呼吸暂停,低氧血症等严重症状者需考虑手术。Nisson 胃底折叠术治疗胃食管反流被认为是最安全有效的方法。近年来,腹腔镜胃底折叠术逐渐替代腹腔开放性胃底折叠术。

(何振娟)

参考文献

1. GLEASON CA,JUUL SE. Avery's Diseases of the Newborn. 10th ed.

Philadelphia：Elsevier Saunders，2018.

2. 邵肖梅，叶鸿瑁，丘小汕．实用新生儿学．5 版．北京：人民卫生出版社，2019.

3. HASENSTAB KA，JADCHERLA SR. Gastroesophageal reflux disease in the neonatal intensive care unit neonate：controversies，current understanding，and future directions. Clin Perinatol，2020，47（2）：243-263.

4. RODGERS A. Gastro-oesophageal reflux in preterm infants：American Academy of Pediatrics guideline 2018. Archives of disease in childhood-education and practice，2021，106（2）：107.

第三节　新生儿坏死性小肠结肠炎

【概述】

新生儿坏死性小肠结肠炎（neonatal necrotizing enterocolitis，NEC）是新生儿特别是早产儿常见的消化系统急症。临床以腹胀、呕吐、腹泻、便血为主要表现，严重者发生休克和多系统器官功能障碍。腹部X线片以肠壁囊样积气为特征，病理以回肠远端和结肠近端坏死为特点。随着超低和极低出生体重儿存活率的增加，近几十年来 NEC 发病率有增加趋势，是新生儿尤其是早产儿死亡的重要原因。存活者常留有短肠综合征。NEC 的确切病因和发病机制目前还不确定，但普遍认为该病是多因性疾病。主要与下列因素有关：

1. **感染及炎症**　感染和肠壁炎症是 NEC 的主要原因之一。NEC 发病前肠道发生改变，益生菌减少，而致病菌如克雷伯菌、大肠埃希菌、铜绿假单胞菌等肠道细菌占优势。致病菌除了自身毒素对肠道直接损伤外，还通过产生多种细胞炎症因子如 TNF-α 细胞核因子、白细胞介素等，引起炎症介质的级联反应，进一步损伤肠壁，参与 NEC 的发病，同时导致体循环低血压，毛细血管外漏，血管内溶血等。

2. **早产**　是 NEC 的重要发病因素，因免疫功能差，肠蠕动差，食物易滞留并发酵。胃酸生成不足，肠道屏障不完善等，致病菌易繁殖，加之出生时易发生窒息，造成肠壁缺血缺氧损伤，使细菌侵入。

3. **缺氧和再灌注损伤** 各种原因使肠壁缺血缺氧,如在新生儿窒息、呼吸疾病、休克等缺氧缺血情况时肠壁血管收缩,导致肠黏膜缺血缺氧、发生坏死,随着恢复供氧,血管扩张充血,扩张时再灌注会增加组织损伤。

4. **喂养不当** 加奶速度过快,奶液渗透压过高,高渗药物溶液进入胃肠道等。

5. **输血相关性 NEC** 可能与输注浓缩红细胞后改变了肠道血流动力、血管渗透压及血液黏稠度,使肠道血供不均匀,发生局部缺血致肠道损伤等有关。

6. **其他** 如药物 H_2 受体拮抗剂等提高胃内 pH 等。

【诊断及分期】

1. **临床诊断** 本病多见于早产、低出生体重儿,男多于女,发病时间与病因和孕周有关。通常生后 2~3 周内发病,<28 周早产儿开奶迟,多在生后 3~4 周发病,最迟可至生后 2 个月。当围产期窒息是主要因素时,常在生后很快发生。典型症状是腹胀、黏液血便和呕吐。

(1)腹胀:多为首发症状,先有胃排空延迟,胃潴留,然后全腹胀,肠鸣音减弱或消失。

(2)呕吐和血便:呕吐可有胆汁或咖啡样物,腹泻、血便。

(3)感染中毒症状:病情进展迅速可出现呼吸暂停、心动过缓、嗜睡、休克等严重感染中毒症状。

(4)其他:隐匿发生者表现非特异性症状,早期表现类似新生儿败血症。

改良的 Bell 分期标准是目前国际上公认的 NEC 临床分期(表 7-1)。

表 7-1 新生儿坏死性小肠结肠炎改良 Bell 分期标准

分期	全身症状	胃肠道症状	影像学检查
Ⅰ 疑诊期			
A 疑似 NEC	体温不稳定,呼吸暂停,心动过缓,嗜睡	胃潴留,轻度腹胀呕吐,便潜血阳性	正常或轻度肠扩张,肠梗阻征象
B 疑似 NEC	同ⅠA	肉眼血便	同ⅠA

续表

分期	全身症状	胃肠道症状	影像学检查
Ⅱ确诊期			
A 确诊 NEC（轻度）	同ⅠA	同ⅠA和同ⅠB 肠鸣音消失伴或不伴腹部触痛	肠扩张,肠梗阻征象,肠壁积气征
B 疑似 NEC（中度）	同ⅡA 轻度代谢性酸中毒,轻度血小板减少	同ⅡA 肠鸣音消失,腹部触痛明显,伴或不伴腹壁蜂窝织炎或右下腹包块	同ⅡA 门静脉积气,伴或不伴腹水
Ⅲ进展期			
A NEC 进展（重度,肠壁完整）	同ⅡB 低血压,心动过缓,严重呼吸暂停,呼吸性和代谢性酸中毒,弥散性血管内凝血,中性粒细胞、血小板减少,无尿	同ⅡB 弥漫性腹膜炎,腹部膨隆,触痛明显,腹壁红肿	同ⅡB 腹水
B NEC 进展（重度,肠穿孔）	同ⅢA 病情突然恶化	同ⅢA 腹胀突然加重	同ⅡB 气腹

2. 辅助检查

（1）大便潜血:早期大便潜血阳性。

（2）血常规和 C 反应蛋白:白细胞异常升高或降低,粒细胞总数和淋巴细胞、血小板数值降低和 C 反应蛋白升高对判断病情很有帮助。

（3）X 线检查:是确诊 NEC 的重要条件,一旦怀疑本病立即行腹部 X 线片,每隔 6~12 小时动态观察其变化。拍片的体位主要是仰卧位、立侧位、水平侧位。因有肠穿孔的危险,严禁做钡餐或钡灌肠。肠穿孔常发生在诊断后的最初 2 天内。

典型的 X 线早期改变为胃泡扩张,轻或中度肠管胀气,肠间隙增厚,肠黏膜粗厚、模糊,部分病例有肠管内气液面,如果有少量或局限性肠壁积气则可确诊。病变进展时肠腔积气加重,部分肠管形态不规则,僵直固定,肠管内可有气液面。继而腹腔出现渗液并逐渐增多,腹部密度增高。部分病例可见门静脉积气,提示预后不良。如果出现肠袢固定扩张,提示肠道全层坏死,动力消失。

(4)超声检查:NEC 时腹部超声可见肠壁增厚、肠壁积气、门静脉积气、腹水和胆囊周围积气。其中,门静脉积气和腹水的诊断敏感性优于 X 线。近年来,彩色多普勒超声检测和定量肠壁血流变化的应用可发现患儿肠壁局部或多处血流灌注不良,是评价肠道血液循环状况的手段。

(5)磁共振成像:MRI 可见泡沫样肠壁、肠腔中异常液平面等现象,可作为肠坏死的非损伤性诊断手段,有助于 NEC 手术时机的选择。

3. **诊断**

(1)疑似 NEC:腹胀,突然出现喂养不耐受,但 X 线检查没有肠壁积气、门静脉积气、膈下游离气体等。

(2)明确 NEC:腹胀伴有 X 线检查肠壁积气或门静脉积气,或两者同时存在。X 线检查其他征象可有肠袢固定扩张,肠梗阻,肠壁穿孔有膈下游离气体等。

【鉴别诊断】

1. **中毒性肠麻痹** 原发病为腹泻或败血症时,易将坏死性小肠结肠炎误诊为中毒性肠麻痹,但后者无便血,X 线片上无肠壁间积气等。

2. **机械性肠梗阻** 腹部 X 线片上示液平面的跨度较大,肠壁较薄,无肠壁间隙增宽模糊,无肠壁积气,结合临床不难区别。

3. **肠扭转** 机械性肠梗阻症重,呕吐频繁,腹部 X 线片示十二指肠梗阻影像,腹部阴影密度均匀增深,并存在不规则多形气体影,无明显充气扩张的肠曲。

4. **先天性巨结肠** 有腹胀,X 线片示小肠、结肠充气影,需与早期坏死性小肠结肠炎鉴别。前者有便秘史,无血便,X 线片动态观察无肠壁积气征。

5. **自发性肠穿孔**　患儿多于生后 14 天内突然出现腹胀等肠穿孔等症状，但无 NEC 的严重临床表现，腹部 X 线片仅见气腹，无肠壁积气或肠管胀气。好发于回盲部、脾曲、乙状结肠直肠交界区，多为肠壁发育不全或缺如。

【治疗】

1. **禁食**　一旦怀疑本病即开始禁食，腹胀明显者同时行胃肠减压，禁食时间为可疑病例 2~3 天，确诊病例 10~14 天。恢复胃肠道喂养指征为一般情况好转，腹胀消失，肠鸣音恢复，大便潜血阴性。推荐母乳喂养，缓慢加奶，最大奶量不宜 >20ml/kg。

2. **支持疗法**　全胃肠道外营养支持，给予足量能量和液体。

3. **抗生素应用**　一旦出现 NEC 应尽早静脉给予抗生素 10~14 天。

4. **腹腔引流与外科手术治疗**　NEC 单纯合并气腹可先采用腹腔引流，需手术者待生命体征稳定后进行手术。对极低出生体重儿发生 NEC 合并穿孔、不能耐受手术者，或计划开腹手术者，可先进行腹腔引流。

5. **其他**　呼吸支持及多器官功能不全的治疗等。详见诊疗流程图。

6. **预防**

（1）病因预防：预防早产、感染、围产期窒息，限制抗生素应用。

（2）合理喂养：对极低出生体重儿首选母乳，早期采取微量喂养，不宜加奶过快。不能喂母乳者可选用早产儿专用配方奶粉，并按照指南所示方法进行喂养。避免过度及高渗喂养。

（3）益生菌：口服益生菌可抑制肠内致病菌的过度繁殖，使异常的肠通透性、失衡的肠微生态系统恢复正常。还可提高肠道屏障免疫功能，减轻炎症反应。

（4）药物预防：谷氨酰胺能提高肠黏膜细胞对生长因子刺激的敏感性，有利于肠道修复。产前应用激素对 NEC 的预防作用还需进一步临床研究。

> ➤ 附：新生儿坏死性小肠结肠炎诊疗流程图

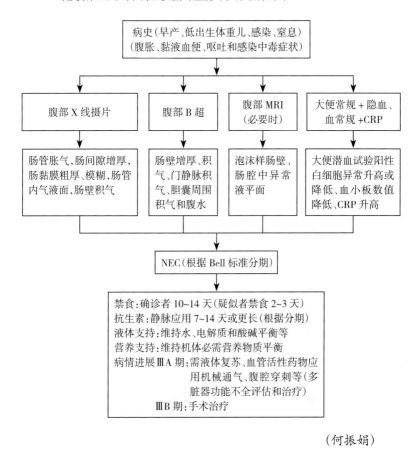

病史(早产、低出生体重儿、感染、窒息)
(腹胀、黏液血便、呕吐和感染中毒症状)

腹部 X 线摄片	腹部 B 超	腹部 MRI(必要时)	大便常规 + 隐血、血常规 +CRP
肠管胀气，肠间隙增厚，肠黏膜粗厚、模糊，肠管内气液面，肠壁积气	肠壁增厚、积气、门静脉积气、胆囊周围积气和腹水	泡沫样肠壁、肠腔中异常液平面	大便潜血试验阳性白细胞异常升高或降低、血小板数值降低、CRP 升高

NEC(根据 Bell 标准分期)

禁食：确诊者 10~14 天(疑似者禁食 2~3 天)
抗生素：静脉应用 7~14 天或更长(根据分期)
液体支持：维持水、电解质和酸碱平衡等
营养支持：维持机体必需营养物质平衡
病情进展ⅢA 期：需液体复苏、血管活性药物应用机械通气、腹腔穿刺等(多脏器功能不全评估和治疗)
ⅢB 期：手术治疗

(何振娟)

参考文献

1. GLEASON CA, JUUL SE. Avery's Diseases of the Newborn. 10th ed. Philadelphia：Elsevier Saunders, 2018.

2. 邵肖梅，叶鸿瑁，丘小汕. 实用新生儿学. 5 版. 北京：人民卫生出版社，2019.

3. DUCHON J, BARBIAN ME, DENNING PW. Necrotizing enterocolitis. Clinics

in Perinatology，2021，48（5）：229-250.

4. SEGHESIO E，GEYTER CD，VANDENPLAS Y. Probiotics in the prevention and treatment of necrotizing enterocolitis. Pediatric Gastroenterology Hepatology Nutrition，2021，24（3）：245-255.

5. YORK DJ，SMAZAL AL，ROBINSOND T，et al. Human milk growth factors and their role in nec prevention：a narrative review. Nutrients，2021，13（11）：3751-3765.

第四节　先天性巨结肠及其并发症的内科临床处理

【概述】

先天性巨结肠（congenital megacolon）又称先天性肠无神经节细胞症。临床症状以便秘、腹胀为突出表现，是儿童常见的先天性消化道发育畸形，以肠道末端肠壁黏膜下及肌间神经丛内神经节细胞缺如为主要病理特征。其发病率为1/2 000~1/5 000，平均男女比为 4：1。在消化道先天性畸形疾病中，发病率位居第二。先天性巨结肠相关小肠结肠炎（hirschsprung's disease associated enterocolitis，HDAEC）是先天性巨结肠患儿最严重的并发症，表现为发热、腹胀、腹泻、呕吐，甚至败血症，发病率为 20%~58%，是造成先天性巨结肠病例死亡的主要直接病因。

胎儿期肠神经发育停顿是导致先天性肠无神经节细胞症的直接原因，但其确切的发病机制尚未明确。近年来，对先天性巨结肠的病因学研究主要集中于胚胎发生阶段早期微环境改变及遗传学因素。先天性巨结肠相关小肠结肠炎的发病机制仍不明确，可能与异常的肠道免疫、屏障功能、肠道菌群改变及肠道机械性梗阻等因素密切关联。

【诊断】

先天性巨结肠的诊断以病史、症状、体征等临床表现为基础，结合腹部 X 线片、钡剂灌肠等检查，同时肛管直肠测压及直肠黏膜活检等也是确诊的重要手段。

新生儿期常无典型表现,60%~90% 生后胎便排出延迟,即 24~48 小时内不能排出大便,而 94% 健康足月儿可在出生后 24 小时内排出胎便。其中,90% 的先天性巨结肠患儿必须进行灌肠或用其他方法处理才有较多胎粪排出。常伴腹胀、呕吐,腹胀大多数为中等程度,严重时可见腹壁皮肤发亮、静脉怒张,常见肠型,有时肠蠕动显著,听诊肠鸣音存在。直肠指诊对诊断有帮助,直肠壶腹空虚无粪,退出指套发现爆破样排便、排气,大部分患儿腹胀即可好转。

典型的腹部直立位 X 线片表现为低位肠梗阻征象,可见明显的结肠扩张、结肠袋消失,而直肠内无气体影,对高度疑似先天性巨结肠者,必须实施前后位腹部直立位 X 线片检查以明确低位肠梗阻征象,侧位片有助于了解梗阻水平并及时发现膈下游离气体。钡剂灌肠时常表现为病变肠管细小,管腔小于正常,边缘毛糙,走行僵直,呈痉挛狭窄状,为诊断新生儿性巨结肠的重要标准。

5%~44% 伴有小肠结肠炎,临床表现为腹胀、腹泻、发热,甚至败血症,所排粪汁通常带有特殊腥臭味并含大量气体。对伴发小肠结肠炎的病例,其早期诊断和针对性治疗尤为紧迫。腹部直立位 X 线片提示小肠与结肠扩张,可伴有液平面。如行钡剂灌肠则可见结肠段黏膜粗糙,有锯齿状表现,甚至可见溃疡。但临床上有时可能因一些其他原因导致败血症的表现被掩盖,如呼吸衰竭、血小板减少所致的凝血功能障碍、少尿及休克等;少数小婴儿还可能因肠穿孔而出现腹膜炎体征,导致临床诊断延误。

【鉴别诊断】

凡是新生儿在出生后胎粪排出延迟,量较少甚至不排胎粪,或经指检、灌肠才排出胎粪,并伴有腹胀和呕吐,均应怀疑存在先天性巨结肠的可能。但仍有不少疾病在新生儿期与无神经节细胞症相似,故需鉴别诊断。

1. **单纯性胎粪便秘**　或称为胎粪栓塞综合征,其原因为结肠动力障碍或胎粪质地异常,导致新生儿顽固性便秘,临床也表现为胎粪排出延迟、便秘、腹胀,但经直肠指检、开塞露刺激或盐水灌肠后则可排出多量胎粪,且不再发生便秘。

2. 先天性肠闭锁　为典型的低位肠梗阻,直肠指检仅见少量灰绿色分泌物,盐水灌肠后并未见大量胎粪排出,钡灌肠结肠呈胎儿型结肠,但结肠袋存在。

3. 新生儿腹膜炎　临床上可有腹胀、呕吐、少便或腹泻,常与新生儿巨结肠严重合并小肠结肠炎相似。鉴别时需注意有否胎粪排出延迟,病史中是否存在感染发展情况,需行进一步辅助检查。

4. 新生儿坏死性小肠结肠炎　本病多见于早产儿,出生后曾有窒息、缺氧、感染、休克的病史,且有便血,腹部立位 X 线片显示肠壁或门静脉有积气,在巨结肠患者中则罕见。

5. 甲状腺功能减退症　新生儿原发性或继发性甲状腺功能减退症常引起腹胀、便秘。此类患儿异常安静,少哭闹、生理性黄疸消退延迟,血中有关甲状腺素的生物化学指标异常。

【治疗】

先天性巨结肠患儿的成功治疗取决于快速诊断和早期治疗。作为先天性消化道结构畸形之一,根本性治疗措施是手术根治。一般患儿出生 6 个月后手术较为合适,此阶段患儿已有较强的耐受能力,身体发育也便于手术操作。

在无条件行根治手术或准备根治术之前内科处理也非常重要,包括纠正患儿全身营养状况、灌肠、扩肛、中西药泻剂、开塞露等辅助应用。其中,清洁灌肠是一项既简便又经济的有效措施,应尽早开始温盐水保留灌肠,每日多次灌洗,可根据患儿年龄选择可以承受的相对大管径的橡皮软管,可于管道侧面开多个侧孔,更便捷地引出肠道灌洗内容物。初次灌肠可多次,在患儿耐受的情况下尽可能使灌肠内容物清亮,第二天继续给予温生理盐水保留灌肠,每日反复直至患儿症状明显缓解。

如果新生儿先天性巨结肠病例存在相关小肠结肠炎发病,依病情轻重选择抗生素的使用、胃肠减压,需要适当补充液体纠正脱水与电解质、酸碱平衡紊乱。清洁灌肠及肛管留置减压是有效缓解病情进展的治疗措施,但需严密控制进出液量,同时注意操作手法,避免出现肠壁穿孔。若进行内科保守治疗后小肠结肠炎病情进一步加重,可综合患儿整体情况,给予肠造瘘手术。详见诊治流程图。

> 附:先天性巨结肠及其并发症的内科临床处理诊治流程图

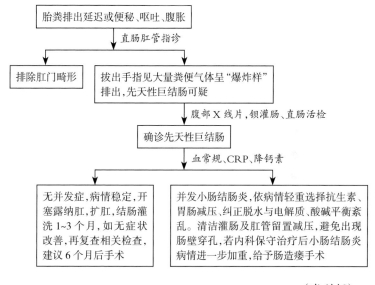

(谢利娟)

参考文献

1. PURI P,GOSEMANN JH. Variant hirschsprung disease. Semin Pediatr Surg,2012,211(4):310-318.

2. 施诚仁.小儿外科学.4版.北京:人民卫生出版社,2009.

3. JAY L GROSFELD,JAMES A O'NEILL JR,ERIC W FONKALSRUD,等.小儿外科学.6版.吴晔明,译.北京:北京大学医学出版社,2009:1560.

4. 刘虎,徐兵.新生儿巨结肠诊断的现状与进展.医学综述,2010,16(16):2433-2435.

第五节　消化道出血

【概述】

消化道出血（gastrointestinal hemorrhage）是新生儿科常见的急症，新生儿尤其早产儿因凝血功能未完善、感染、应激、喂养不耐受等导致消化道出血发病率高。临床表现为呕血、便血，大量消化道出血可致急性贫血甚至失血性休克。新生儿消化道出血可发生于从口腔至肛门的任何部位，常见的部位为胃和小肠，结肠次之，口腔、食管和直肠肛门区较少。常见的原因包括：

1. **新生儿出血症**　如维生素 K 缺乏性出血症、凝血因子缺乏、血小板减少等。

2. **感染性/炎症性疾病**　新生儿严重感染败血症致出凝血功能障碍、坏死性小肠结肠炎、感染性肠炎、胃肠道炎症性病变。

3. **先天性畸形**　先天性胃壁肌层缺损致胃穿孔、小肠憩室（如麦克尔憩室）、中肠旋转不良、胎粪性肠梗阻等。

4. **局部损伤**　应激性溃疡出血，胃管或空肠管置管损伤，喂养奶方不当（如牛奶蛋白过敏、乳糖不耐受），肠套叠或肠扭转等。详见表 7-2。

表 7-2　胃肠道出血的常见病因

分类项目	上消化道出血	下消化道出血
有明显临床表现	应激性溃疡、出血性胃炎、胃穿孔（先天性胃壁肌层缺损）、凝血功能障碍	感染性结肠炎、坏死性小肠结肠炎、肠扭转、小肠憩室、巨结肠伴发小肠结肠炎、胎粪性肠梗阻、喂养不当
无明显临床表现	反流性食管炎、反应性胃炎、维生素 K 缺乏性出血症	肛裂、嗜酸性粒细胞直肠结肠炎、感染性结肠炎、结节性淋巴增生症

资料来源：Boyle JT. Gastrointestinal bleeding in infants and children. Pediatr Rev，2008，29 (2)：39-52.

【诊断】

1. **病史** 了解患儿家族史、喂养史;有无其他部位出血如合并皮肤瘀斑、紫癜、血尿;使用药物情况如激素、布洛芬/吲哚美辛;有无近期感染、腹胀腹泻、反复呕吐、明显黄疸等。

2. **临床表现** 消化道出血可以是显性出血,也可以是隐性出血。经鼻胃管有持续的鲜红色吸引物提示上消化道活动性出血,咖啡样吸引物提示出血缓慢或停止。鲜红色便血常提示下消化道出血,也可因上消化道出血迅速经肠道排出所致。失血量少可无明显症状,出血量大则有烦躁不安、嗜睡、心率增快、呼吸急促、四肢发凉、尿少或无尿等表现,甚至有失血性休克的症状、体征。

3. **实验室检查** 应包括血尿便常规、血型、大便或呕吐物/胃内容抽吸物的隐血试验,出凝血功能、肝肾功能、血气分析、感染指标等。Hb 和 Hct 测定、红细胞计数有助于估计失血的程度。考虑为急性上消化道出血时,新生儿胃镜检查安全可靠,是目前首选的诊断方法。

【鉴别诊断】

确诊本病后,一旦见到呕血或便血,对出血的病因应进行鉴别诊断(详见第四章第二节"新生儿出血症"),同时排除咽下综合征造成的消化道出血假象。

【治疗】

对消化道出血的患者,应首先对症治疗、纠正失血性休克,再查找出血的部位和病因,以确定进一步的治疗方案和判断预后。

1. **一般治疗** 加强护理,静卧,密切观察生命体征,烦躁不安者适当镇静;开放胃管引流,病情稳定、无活动性出血者可予以母乳或低渗透压配方乳少量试喂养,大出血者绝对禁食、予以静脉营养;如有呼吸窘迫应给予呼吸支持,必要时行气管插管人工机械通气以保证呼吸道通畅。

2. **纠正失血性休克** 尽快补充有效循环血量,首选晶体液如生理盐水或新鲜冷冻血浆。出血严重、Hct 下降明显者,可适量输入浓缩红细胞或新鲜全血。

3. 根据出血原因和性质选用药物

（1）黏膜损害、炎症性疾患引起的出血，①局部止血：1%~2% 碳酸氢钠分次洗胃，或 4℃ 生理盐水加去甲肾上腺素配成 1/10 000 溶液洗胃；②黏膜保护剂：可选用谷氨酰胺、硫糖铝、铝碳酸镁、蒙脱石散、云南白药等，经胃管注入；③H_2 受体拮抗剂（H_2RA）：如西咪替丁、雷尼替丁、法莫替丁；④质子泵抑制剂（proton pump inhibitor, PPI）：奥美拉唑 0.6~0.8mg/（kg·次），每日 1~3 次；⑤凝血酶制剂：以适量生理盐水溶解成每毫升含 50~500U 的溶液，胃管注入或经胃镜局部喷洒，每 4~6 小时一次。

（2）新生儿出血症：无论何种出血，均应首先静脉缓慢注射维生素 K_1 1~2mg，连续 3 天；安络血（肾上腺色腙片）、酚磺乙胺（止血敏）、新鲜冷冻血浆、凝血酶原复合物等可适当使用。注意防治弥散性血管内凝血。

（3）防治感染：有感染征象时尽快使用强效抗生素，新生儿败血症可输注新鲜冷冻血浆、IVIG 等。

（4）减少内脏血流、抑制胃酸分泌：可使用生长抑素及其衍生物奥曲肽，1μg/kg 静脉推注后再以 1μg/（kg·h）持续输注，直至出血停止。垂体后叶素现已少用。

4. 内镜介入治疗

经胃镜或肠镜可基本确定局部出血病灶，直视下选用高频电凝、微波、激光、热凝等方式止血，还可喷洒止血剂、注射血管收缩药或硬化剂，放置血管缝合夹子等，是消化道大出血的首选治疗方法。

5. 外科治疗

经保守治疗、活动性出血未能控制，休克进展，宜考虑手术治疗。但外科手术需要尽量准确判断出血部位、以决定手术探查切口。只有出血不止或屡次出血，出血性休克或中毒性休克严重，考虑为胃穿孔、肠套叠/肠扭转、坏死性小肠结肠炎等导致肠坏死穿孔等危及生命者，才需要急症探查手术。

目前使用最多的治疗方法是经胃管注入 H_2RA 或 PPI，可减少新生儿上消化道出血的风险及发生出血后的延续时间，但没有证据其能够减少死亡率和对输血的需求。胃酸分泌抑制剂的安全性尚未明确,故不建议作为预防胃肠道出血的方案。

(庄思齐)

参考文献

1. GREEN DS,ABDEL-LATIF ME,JONES LJ,et al. Pharmacological interventions for prevention and treatment of upper gastrointestinal bleeding in newborn infants. Cochrane Database Syst Rev,2019,7(7):CD011785.

2. OMBEVA OM,NDEEZI G,MUGALU J. Upper GI bleeding among neonates admitted to Mulago Hospital,Kampala,Uganda:aprospective cohort study. Afr Health Sci,2013,13(3):741-747.

3. BOYLE JT. Gastrointestinal bleeding in infants and children. Pediatr Rev, 2008,29(2):39-52.

4. LAZZARONI M,PETRILLO M,TORNAGHI R,et al. Upper GI bleeding in healthy full-term infants:a case-control study. Am J Gastroenterol,2002,97(1): 89-94.

5. FOX VL. Gastrointestinal bleeding in infancy and childhood. Gastroenterol Clin North Am,2000,29(1):37-66.

6. BROWN RL,AZIZKHAN RG. Gastrointestinal bleeding in infants and children: Meckel's diverticulum and intestinal duplication. Semin Pediatr Surg,1999,8 (4):202-209.

第六节　消化系统疾病的围手术期管理

【概述】

新生儿消化系统疾病中相当一部分为消化道先天性发育畸形,需通过手术方可根治。另外,坏死性小肠结肠炎作为新生儿最常见的获得性消化道疾病,至少有30%需要手术治疗。因此,对于手术患儿的围手术期管理是新生儿重症监护的重要内容。

【术前管理】

1. **消化道畸形**　常合并其他脏器畸形、染色体异常或某些综合征,虽然部分可在胎儿期就得以诊断,但大部分需要待出生后进一步评估。因此,术前应仔细询问病史,进行完整的体格检查,对患儿各脏器功能、神经发育情况等全面评估,必要时通过头颅超声、磁共振成像、超声心动图、听力筛查、染色体核型、相关基因监测等辅助检查,对患儿远期预后进行评估,在此基础上应与患儿家长充分沟通,确保患儿家长明确患儿存在的问题,以及可能的远期预后,帮助患儿家长做出最利于患儿和家庭的医疗决策。

2. 明确诊断后,及时请新生儿外科医生会诊,确定手术时机,制订手术计划,完善术前检查(包括血常规、血型、凝血功能、肝肾功能、心电图、胸腹部 X 线片等),做好手术备血等准备工作。非急诊手术术前常规请麻醉科会诊,充分评估患儿对麻醉的耐受性、是否存在影响麻醉安全的合并畸形,并熟悉患儿的实验室资料。

3. **术前监护**　对患儿的生命体征、心肺功能、循环灌注状况进行持续监测,记录液体进出量。消化道梗阻的患儿应将床头抬高 $30°$,并放置胃管行胃肠减压,避免患儿过度哭闹后咽下大量气体,防止反流和吸入性肺炎。胃管开放引流的患儿应特别注意引流液的量和性状。

4. **呼吸支持**　导致消化系统疾病患儿呼吸功能不全的原因主要为:①严重腹胀的患儿由于腹腔压力增加使膈肌抬高,影响呼吸功能;②消化道梗阻引起反流和吸入性肺炎;③合并有严重感染、休克,如坏死性小肠结肠炎;④合并其他影响气道、呼吸的先天发育畸形。对于呼吸功能不全的患儿,术前选择呼吸支持模式时应考虑无创通气下,可导致更多气体进入消化道而进一步加剧腹胀,故应谨慎。

5. **维持内环境稳定**　患有消化系统疾病的新生儿极易出现内环境紊乱,如无法进食造成的脱水、低血糖;幽门肥厚性梗阻频繁呕吐造成的特征性低氯性碱中毒;大量消化液引流后导致体液和电解质丢失、坏死性小肠结肠炎时大量液体丢失在第三间隙导致休克等。术前应密切监测血气、血糖、电解质,并予以纠正。术前需检测凝血功能、血红蛋白浓度和血细胞比容,可通过输注新鲜冷冻血浆、凝血因子等纠正凝血功能障碍;输注红细胞纠正贫血。

6. 营养支持　患儿术前一般无法建立肠内营养,应尽早开始肠外营养支持,补充充足的能量、氨基酸和脂肪乳,避免负氮平衡、必需脂肪酸缺乏、低血糖等并发症。患儿良好的营养状况是术后组织修复、切口愈合的保证,还可以减少术后感染、吻合口瘘等并发症。

7. 抗生素　术前是否应用抗生素应根据患儿原发疾病具体情况而定。对于早产儿、低出生体重儿等存在感染高危因素或手术部位可能存在污染的患儿,可在术前 48 小时给予预防性抗生素应用。

【术后管理】

1. **患儿从手术室回到 NICU 后的管理**　首先应核对患儿身份、详细了解患儿手术方式、手术切除部位,以及术中出血情况、对手术耐受程度、术中所用药物、液体出入量等情况。将患儿平稳转运至辐射台或暖箱内,确定气管插管位置、调整呼吸机参数,监测生命体征,做好患儿的交接。

2. **体温管理**　新生儿尤其早产儿,由于体温调节功能不成熟,经历长时间的开放腹腔手术后,极易出现低体温。另外,大面积的皮肤消毒、术中反复腹腔内冲洗都可以导致热量丧失。因此,术中应严密监测体温,做好保暖,术后可将患儿置于辐射台上,既利于维持患儿体温,又可以为各项操作提供足够的空间。出现低体温的患儿,应根据诊疗规范逐步复温。

3. **呼吸支持**　在患儿麻醉清醒之前仍需有创机械通气。麻醉完全清醒后,应综合评估全身情况再决定是否撤离呼吸机。如果患儿腹胀显著、循环灌注不稳定、肺部存在感染,则不宜盲目撤机,否则很可能撤机失败。

4. **术后监护**　继续持续监测生命体征、心肺功能、循环灌注状况,观察胃管、腹腔引流管内引流液的量和性状,观察造瘘口肠管的血运情况,详细记录液体出入量。外科医生每天参与查房,检查手术切口、造瘘口、引流管等情况,并完成换药、引流袋更换等。

5. **镇痛**　易被忽略,剖腹手术后应常规给予镇痛剂以减轻患儿的应激反应,并定期对患儿进行疼痛评估,根据评估结果调整镇痛药物剂量。阿片类药物芬太尼、吗啡是新生儿最常用的镇痛剂。

6. **营养支持**　消化系统手术后患儿往往短时间内无法开始肠内喂养,因此术后最初几天仍主要依赖肠外营养来提供机体所需营养物质。术后开始肠内喂养的时间取决于患儿原发疾病、手术方式、肠功能恢复的情况,以及是否出现手术并发症。一般来说,幽门肥厚性狭窄术后 6~12 小时可以少量喂奶,肠吻合术后一般 5~7 天吻合口愈合,可以开始喂奶。但如果出现吻合口瘘、吻合口狭窄、腹腔感染等并发症,则肠内喂养势必延迟。肠内喂养首选母乳,其次为捐赠母乳,如果无法获得母乳,则可选择部分水解配方。引入肠内喂养后应密切观察患儿对喂养的耐受度,如果造瘘口排出大量肠液 >3ml/(kg·h),提示喂养不耐受,需暂停或减少奶量,并适当补充丢失量,以免患儿出现水电解质紊乱。

7. **并发症**　术后管理中应注意评估各种并发症,常见的术后并发症包括呼吸机相关性肺炎、切口感染、经外周静脉穿刺的中心静脉导管置管相关感染、肠粘连、吻合口瘘、吻合口狭窄、短肠综合征、肠外营养相关胆汁淤积、营养不良等。其中,切口感染、肠粘连、吻合口瘘、吻合口狭窄等并发症需联系外科医生进行干预。上述术后并发症的发生均使患儿住院时间延长、住院费用增加,影响远期结局,故应积极处理。详见管理流程图。

> 附:消化系统疾病的围手术期管理流程图

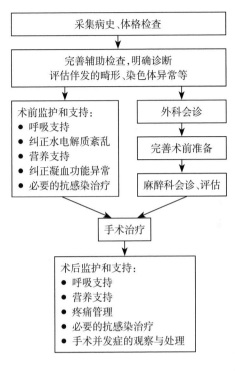

采集病史、体格检查

完善辅助检查,明确诊断
评估伴发的畸形、染色体异常等

术前监护和支持:
- 呼吸支持
- 纠正水电解质紊乱
- 营养支持
- 纠正凝血功能异常
- 必要的抗感染治疗

外科会诊

完善术前准备

麻醉科会诊、评估

手术治疗

术后监护和支持:
- 呼吸支持
- 营养支持
- 疼痛管理
- 必要的抗感染治疗
- 手术并发症的观察与处理

(马晓路)

参考文献

施诚仁,蔡威,吴晔明,等.新生儿外科学.2版.上海:世界图书出版公司.
2019:29-35.

第八章 泌尿、生殖系统疾病

第一节 急性肾损伤的处理

【概述】

新生儿急性肾损伤(acute kidney injury, AKI)是各种原因导致的新生儿肾功能急剧下降,临床表现为少尿或无尿、电解质紊乱、酸碱平衡失调及血浆中代谢产物(尿素氮、肌酐等)浓度增高,是新生儿常见的危重临床综合征之一。新生儿尤其早产儿由于肾脏功能尚未完全成熟,肾代偿机制不完善,比成人和儿童更易受到各种高危因素的损害,故 AKI 在新生儿期较为常见。新生儿 AKI 在 NICU 中的发生率约为 30%,病死率为 10%~61%,存活者远期存在发展为慢性肾损伤的风险。

新生儿 AKI 可由出生前、出生时和出生后的多种原因引起,其中极低或超低出生体重儿是新生儿 AKI 的一个危险因素。按照肾损伤性质及部位不同,可将病因分为肾前性(占 85%)、肾性(占 11%)和肾后性(占 3%)三大类。

1. **肾前性** ①有效循环血量不足:失血、脱水、脓毒症、坏死性小肠结肠炎、心脏手术、充血性心力衰竭、低白蛋白血症、急性呼吸窘迫综合征、正压通气压力过高、体外膜氧合器治疗等。②肾血管阻力增加:红细胞增多症、吲哚美辛、肾上腺素能药物。③低氧血症/窒息。

2. **肾性** ①持续低灌注引起急性肾小管坏死。②先天发育异常:肾发育不全、双肾不发育、肾囊性变。③肾血管病变:双侧肾静脉栓塞、双侧肾动脉栓塞、弥散性血管内凝血。④肾毒性药物:氨基糖苷类抗生素、放射造影剂、母亲使用甲巯丙脯酸或吲哚美辛。

3. **肾后性**　①尿道梗阻：后尿道瓣膜、尿道狭窄。②输尿管疝。③肾盂输尿管/输尿管膀胱梗阻。④肾外肿瘤。⑤神经性膀胱功能障碍。⑥先天性巨输尿管症综合征。

【诊断】

1. AKI 的诊断标准（新生儿 KDIGO 标准），血肌酐在 48 小时内升高 $\geq 26.5\mu mol/L(0.3mg/dl)$，或在 7 天内较基础值升高 $\geq 50\%$（增至 1.5 倍）；或尿量在 6~12 小时内 $<0.5ml/(kg \cdot h)$。

2. 按照 AWAKEN 研究改良 KDIGO 诊断和分级标准将 AKI 分 3 级，见表 8-1。

表 8-1　新生儿 AKI 分期

分期	血肌酐水平	尿量
1 级	48 小时内血肌酐升高 $\geq 0.3mg/dl(26.5\mu mol/L)$ 或 7 天内血肌酐升高 1.5~1.9 倍	$<1.0ml/(kg \cdot h)$ 24 小时
2 级	7 天内血肌酐升高 2.0~2.9 倍	$<0.5ml/(kg \cdot h)$ 24 小时
3 级	7 天内血肌酐升高 3.0 倍或血肌酐 $\geq 2.5mg/dl$ $(221.0\mu mol/L)$ 或接受 RRT	$<0.3ml/(kg \cdot h)$ 24 小时

注：血肌酐基础水平指评估前的最低值。

3. **其他辅助检查**　①血气分析：反映机体酸碱平衡情况。因肾小球滤过功能下降，酸性代谢产物排泄障碍而出现代谢性酸中毒。②电解质：由于水分潴留，常见稀释性低钠血症。因为少尿，钾离子排出减少、代谢性酸中毒时细胞内钾离子转移至细胞外，导致高钾血症。因肾脏排磷减少，出现高磷血症，进一步可引起低钙血症。③影像学检查：肾脏和泌尿系统超声检查：能动态观察肾脏大小、形态、皮质厚度及回声强度、肾盂和输尿管内径，明确是否存在肾脏、泌尿道和膀胱的畸形、肾血管病变等。CT、磁共振和排泄性膀胱尿路造影：有助于判断肾后性梗阻。

【鉴别诊断】

尿潴留:临床上可表现为无尿,但检查时在下腹部可触及充盈的膀胱,或经导尿有尿液排出即可鉴别。

【治疗】

新生儿 AKI 常以内科治疗为主,其治疗重点包括:①去除病因;②纠正水电解质酸碱平衡和内环境的紊乱;③提供充足能量,减少肾脏负担。

1. 液体管理

(1) 肾前性:以补足液体量,改善肾灌注为主。如无充血性心力衰竭存在,可给予等渗盐水 10~20ml/kg,30 分钟至 2 小时静脉输入,如果 2 小时后尿量仍少于 1ml/(kg·h),临床上没有有效循环量不足的表现时,可静脉给予呋塞米 1mg/kg。甘露醇可增加肾髓质血流,对减轻水肿有一定疗效。

(2) 肾性:AKI 少尿期应根据“量出为入”的原则限制补液量,每天计算出入水量。液体入量 = 不显性失水 + 前 1 天尿量 + 胃肠道失水量 + 引流量–内生水。足月儿不显性失水为 30ml/(kg·d),早产儿,特别是极低出生体重儿可高达 50~70ml/(kg·d);应每天称体重,以体重不减或减轻 0.5%~1% 为宜。

(3) 肾后性:通常内科手段有限,需要依赖外科手术解除梗阻,在保证肾灌注情况下适当用呋塞米利尿。

2. 纠正电解质紊乱

(1) 高钾血症:在治疗原发病的同时,采用:①补充 10% 葡萄糖酸钙,增加心肌兴奋静息膜电位的阈值,减少心律失常的发生;②限制钾的摄入;③采用 5% 碳酸氢钠 1~2ml/kg,促进钾进入细胞内;④胰岛素可促进钾内流,尽可能地快速降低血钾至正常水平;⑤使用阳离子交换树脂可以防止血清钾的进一步增加;⑥使用髓袢利尿剂,可以抑制髓袢升支粗段对钾和钠的重吸收,也可以直接促进钾的排泄(表 8-2)。

(2) 低钠血症:限制水的摄入,当血钠低于 120mmol/L 时可给予 3% 氯化钠纠正,防止脑水肿,1.2ml/kg 可提高血钠 1mmol/L。

表 8-2　新生儿高钾血症的药物处理

药物	剂量	起效时间	持续时间
10% 葡萄糖酸钙	1~2ml/kg，静脉注射，>10 分钟	1~5 分钟	15~60 分钟
5% 碳酸氢钠	1~2ml/kg，静脉注射，>10 分钟	5~10 分钟	2~6 小时
胰岛素 + 葡萄糖	0.05U/kg 胰岛素加 10% 葡萄糖液 2ml/kg 静脉推注，然后以 10% 葡萄糖液每小时 2~4ml/kg 加胰岛素每小时 0.1U/kg 维持	15~30 分钟	4~6 小时
阳离子交换树脂	1~1.5g/kg，每 4~6 小时一次，口服或灌肠	1~2 小时	4~6 小时
呋塞米	1mg/kg，静脉注射		

（3）纠正代谢性酸中毒：通常程度较轻，除非有：①明显的肾小管功能障碍和碳酸氢吸收能力下降；②由于心力衰竭引起的心排血量减少或出血引起的低血容量，使乳酸产量增加。对重度代谢性酸中毒（pH<7.15 或血清碳酸氢盐 <15mmol/L）可考虑使用 5% 碳酸氢钠，1ml/kg 可提高血清碳酸氢盐 1mmol/L，可先按提高 2~3mmol/L 给予或按实际碱缺失 ×0.3× 体重（kg）计算，于 3~12 小时内视病情分次输入，避免矫枉过正。

3. **营养支持**　充足的营养可减少组织蛋白的分解和酮体的形成，而合适的热量摄入及外源性必需氨基酸的供给可促进蛋白质的合成和新细胞生长，并从细胞外液摄取钾、磷。婴儿可以给予低磷、低钾和低渗溶质负荷配方奶喂养。AKI 时至少需提供 40kcal/（kg·d）以上的热量，主要以糖和脂肪形式给予，氨基酸 1~1.5g/（kg·d），同时注意维生素 D、维生素 C、B 族复合物及叶酸规定供给。

4. **肾脏替代治疗**　肾脏替代治疗（renal replacement therapy，RRT）若经过上述内科治疗无效，仍存在严重水肿或液体超载、心功能不全或肺水肿、严重高钾血症、严重代谢性酸中毒和氮质血症，应考虑肾脏替代治疗。新生儿 RRT 主要有三种方式：即腹膜透析、间歇性血液透析和连续性肾脏替代治疗。RRT 模式的选择很大程度上取决于医疗机构的经验、使用的可行性及某些禁忌证。在新生儿 AKI 治疗中,腹膜透析安全、有效、操作简单,费用低,易在 NICU 中开展。对于出生胎龄 >34 周,或体重 >2 000g 的新生儿可采用连续性肾脏替代治疗,它通过弥散、对流和吸附等清除血液中过多水分和溶质、改善肾脏功能,可用于 AKI 伴有血流动力学不稳定和严重液体超载者,近年来在新生儿 AKI 的应用日渐增多。

5. **预防** AKI 使新生儿死亡率明显增加。预后取决于原发病和胎龄,极低出生体重儿、需要肾脏替代治疗、曾有围产期窒息史、伴有泌尿系统畸形、需要接受心脏手术的 AKI 患儿死亡率更高。存活者存在发展为慢性肾脏损伤的风险,长期随访十分重要。详见处理流程图。

> **附:急性肾损伤的处理流程图**

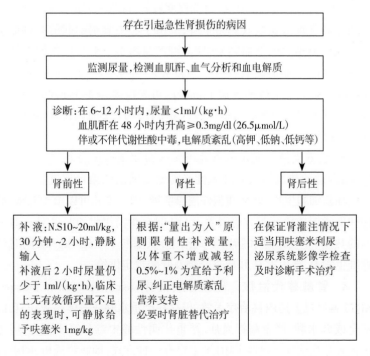

（梁 琨）

参考文献

1. CLOHERTY JP，Eichenwald EC，Hansen AR，et al. Manual of Neonatal Care. 7th ed. Philadelphia：Lippincott Willams&Wilkins，a Wolters Kluwer，2012.

2. JETTON JG，BOOHAKER LJ，SETHI SK，et al. Incidence and outcomes of neonatal acute kidney injury（AWAKEN）：a multicentre，multinational，observational cohort study. Lancet Child Adolesc Health，2017，1：184-194.

3. 中华医学会儿科学分会新生儿学组. 连续性血液净化治疗新生儿急性肾损伤专家共识. 中华儿科杂志，2021，59（4）：264-268.

第二节 急性泌尿道感染

【概述】

尿路感染（urinary tract infection，UTI）是指病原体入侵泌尿系统，并在尿中繁殖、侵入泌尿道黏膜或组织所引起的炎症反应，可累及上、下尿路，包括肾盂肾炎、膀胱炎和尿道炎，是新生儿期常见的感染性疾病。新生儿 UTI 以男婴多见，约占 3/4，临床症状不典型，常表现为急性肾盂肾炎，发生脓毒症的风险较高。若治疗延误，会导致 UTI 反复发作，造成肾脏的持续损害，从而导致成年期的高血压或慢性肾脏疾病，影响肾功能。近年来，随着各种插管技术的应用及危重新生儿抢救成功率的增加，新生儿 UTI 发生率有增加趋势。

可由多种细菌引起，以革兰氏阴性杆菌感染为主，大肠埃希菌是最主要的致病菌，其次是肺炎克雷伯菌。近年来，革兰氏阳性球菌（屎/粪肠球菌、链球菌等）感染比例有增加趋势。

【诊断】

1. **新生儿 UTI** 无特异性的临床表现，常表现为发热，黄疸，呕吐，面色、反应差，吃奶差，甚至拒乳，体重不增等，而不明原因的发热可能是 UTI 唯一的症状。新生儿 UTI 可合并菌血症，也可能是脓毒症的一部分，可导致其他脏器感染，甚至感染性休克。

2. **尿常规和尿培养** 尿常规通常用尿液分析仪器和显微镜观察

尿中白细胞,在离心尿液中白细胞≥5 个/Hp,或在未离心尿液中白细胞≥10 个/Hp,即可诊断脓尿;尿培养阳性结果可以确诊,并可明确感染的细菌种类和药敏。留取标本的方法及技术会影响尿培养的结果。在采集中段尿或导尿做细菌培养时可有细菌生长,故必须做菌落计数,菌落计数 >1 × 10^5/ml 有阳性意义;耻骨上膀胱穿刺尿细菌培养阳性可确诊。

3. **血液检测**　C 反应蛋白增高,血常规提示白细胞总数和中性粒细胞升高。当合并菌血症时血培养可以阳性。

4. **尿试纸检查**　显示白细胞酯酶和亚硝酸盐阳性。

5. **泌尿系统影像学检查**　UTI 影像学检查的目的是评估潜在的泌尿系统异常,如先天性肾脏或尿路畸形(如膀胱输尿管反流),以及获得性或先天性肾损害。常用的影像学方法为,①超声检查:泌尿系统超声检查可以确定肾脏大小、形态和位置、肾脏实质的回声结构、输尿管的重复和扩张、梗阻性尿路疾病及膀胱的结构异常,是一种相对廉价、非侵入性的且易于获得的检查方法。所有怀疑 UTI 的新生儿在病情稳定后都应接受超声检查。②排泄性膀胱尿道造影(voiding cystourethrography,VCUG):是诊断膀胱输尿管反流的重要方法,有助于诊断下尿路异常,但其为侵入性检查。超声检查异常的新生儿应行 VCUG 检查。

【鉴别诊断】

新生儿 UTI 的症状和体征无特异性,常以发热为唯一症状,可通过血培养或脑脊液检查,与败血症和化脓性脑膜炎相鉴别。由于泌尿系统发育异常可明显增加新生儿 UTI 的发生率,应对 UTI 的新生儿行常规性泌尿系统超声等影像学检查。

【治疗】

1. **一般治疗**　保证足够的液体和营养素摄入,注意外阴局部的清洁和卫生。

2. **抗感染**　应根据尿液培养和药敏结果选择敏感抗生素,如临床上高度怀疑 UTI,应立即开始使用经验性抗生素治疗。由于新生儿 UTI 以大肠埃希菌或其他革兰氏阴性杆菌占多数,故首选哌拉西林和第三代头孢菌素等广谱抗生素静脉注射,3 天后如临床症状消失或尿常规恢复正常,可换成内酰胺酶抑制剂口服继续抗感染治疗至 7~14 天。同时需要注意细菌耐药性,碳青霉烯类抗生素是治疗 ESBL 耐药菌引起的严重感染的首选药物。

3. 预防　对患有 UTI 并泌尿系统发育异常的高危新生儿,可给予长期、低剂量的抗生素口服,如头孢菌素,以减少复发的 UTI 和/或肾损伤。详见诊疗流程图。

➤ 附:急性泌尿道感染的诊疗流程图

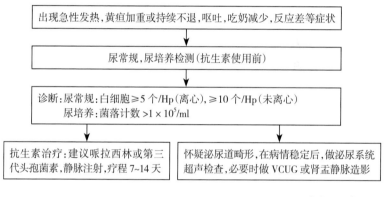

（梁　琨）

参考文献

1. CLOHERTY JP,EICHENWALD EC,HANSEN AR,et al. Manual of Neonatal Care. 7th ed. Philadelphia:Lippincott Willams&Wilkins,a Wolters Kluwer, 2012.

2. 中华医学会儿科学分会肾脏学组 . 泌尿道感染诊治循证指南 (2016). 中华儿科杂志,2017,55(12):898-901.

3. Diagnosis and Management of UTI in Febrile Infants Age 0~2 Months: Applicability of the AAP Guideline. Journal of Hospital Medicine,2020,15(3): 176-180.

第九章 代谢、内分泌疾病

第一节 低血糖与高血糖

一、新生儿低血糖症

【概述】

新生儿出生后早期由于母体来源的葡萄糖供应突然中断,储备的糖原也很快耗尽,在开奶前普遍存在血糖下降,但多为暂时性,开始进食后即可恢复正常水平。目前正常健康新生儿喂养前血糖值的正常范围尚缺乏国际共识;许多低血糖的新生儿并无任何临床症状和体征,且新生儿个体差异较大,因此,有关低血糖的界限值存在争议,长期以来新生儿低血糖的定义尚未统一。根据统计学标准:新生儿(无论胎龄和出生体重)全血血糖 <2.2mmol/L(40mg/dl)可以诊断为低血糖。但由于新生儿早期可依赖酮体脂肪等氧化供能,因此对于有临床意义的低血糖标准较难界定,尚存在争议。近年来,有学者提出"干预阈值(operational threshold)"的理念,有利于临床对新生儿血糖的实际处理。所谓"干预阈值"是指应采取措施进行干预的血糖值,但不作为低血糖诊断的标准。干预阈值根据临床状态和日龄而定,多数国家以血糖 <2.6mmo/L 为干预标准。由于葡萄糖是新生儿脑细胞的基本能源来源,低血糖可使脑代谢和生理活动障碍,如不及时纠正将会造成永久性的脑损伤。

新生儿低血糖的常见病因如下:①糖原贮备不足见于早产儿、小于胎龄儿、胎儿生长受限等。②糖的生成减少或受阻见于喂养延迟、能量摄入不足、糖原累积症、果糖不耐受、半乳糖血症、枫糖尿症、丙氨酸血症、下丘脑和肾上腺皮质功能不全、肾上腺素缺乏、胰高糖素缺乏、母亲服用普萘洛尔等。③糖的利用和消耗增加见于围产期窒息、低体温、肺透明膜病、败血症、红细胞增多症、休克等。④血中胰岛素水平异常升高见于糖尿病母亲的婴儿、先天性高胰岛素血症、严重溶血、胰岛细胞肿瘤、Beckwith 综合征、母亲服用-肾上腺受体激动剂（沙丁胺醇、特布他林等）、氯磺丙脲等。⑤医源性因素交换输血（枸橼酸钾抗凝的高糖血源），脐血管位置不当，静脉输入葡萄糖液浓度过高或速度过快，骤停滴注葡萄糖液等。

【诊断】

1. 关于新生儿低血糖的相关定义

（1）过渡期低血糖：生后 1~4 小时内 1.5mmol/L< 血糖 <2.6mmol/L，且无低血糖症状。

（2）反复低血糖：连续≥3 次监测血糖 <2.6mmol/L（包括常规监测及经临床干预后 30 分钟复测血糖）。

（3）持续低血糖：低血糖持续时间超过 48 小时。

（4）严重低血糖：存在以下情况之一，①血糖 <1.5mmol/L；②葡萄糖输注速度≥8mg/（kg·min）仍存在反复或持续性低血糖；③需要药物治疗的新生儿低血糖。

（5）症状性低血糖：出现低血糖相关临床表现，且监测血糖 <2.6mmol/L。

（6）临床干预阈值：血糖 <2.6mmol/L。

2. 临床表现 非特异性，主要有嗜睡、反应淡漠、苍白、多汗、哭声异常、呼吸暂停、发绀，或激惹、颤抖、眼球震颤、肌张力异常、惊厥、昏迷等，补糖后上述症状消失。部分新生儿血糖值低于正常但不出现症状，称为无症状性低血糖。大部分低血糖在 2~3 天内缓解，持续性高血糖或补糖需要量超过 8~10mg/（kg·min）提示有高胰岛素血症导致糖的利用增加，应进一步做相关的内分泌功能检测。

3. 实验室检查

（1）血糖筛查葡萄糖氧化酶试纸法：测定血糖简便易行，但因误差较大，仅可作为筛查及动态监测手段。但筛查血糖 <2.6mmol/L 时，

不必等待实验室检测结果即应开始干预治疗。

（2）实验室生化法：测定全血血糖低于正常值可确诊低血糖。但必须及时检测，标本放置可使葡萄糖酵解，每小时可使血糖下降1mmol/L。

（3）必要时查血电解质、血气分析、遗传代谢筛查等排除其他疾病。

【鉴别诊断】

新生儿低血糖的临床表现无特异性，可由其他原因引起或伴随，如血糖纠正后症状仍不消失，要考虑其他疾病的可能，包括败血症、中枢神经系统疾病、中毒、代谢异常（低钙血症、低钠或高钠血症、低镁血症、维生素 B_6 缺乏）、肾上腺功能减退、心力衰竭、肾衰竭、肝衰竭等。

【治疗】

1. **严重或持续低血糖** 可引起脑损伤，预防低血糖非常重要。正常新生儿生后应尽早开奶，每隔 2~3 小时喂养。鼓励母乳喂养，母乳不足时可补充配方奶，不推荐糖水喂养。

2. **喂养** 对存在低血糖病因的高危新生儿，生后尽早且不少于 1 小时母婴皮肤接触、早吸吮、早开奶；生后第 1 天喂养间隔时间 ≤3 小时（每天不少于 8~12 次的母乳喂养），以促进泌乳及增加母乳喂养量。

3. **生后早期的血糖监测**

（1）对低血糖高危儿常规使用床旁血糖仪进行末梢血糖监测；在进行新生儿低血糖症诊断时，建议采用己糖激酶法完善血浆葡萄糖检测。

（2）对无低血糖高危因素的健康新生儿不常规进行血糖监测，当出现疑似低血糖症状或体征时需立即进行血糖监测。

（3）对于无症状的低血糖高危新生儿，血糖首次监测应在第 1 次有效喂养后 30 分钟，且不晚于生后 2 小时，随后常规的血糖监测应在喂奶前进行。

（4）若最初 2 次血糖 ≥2.6mmol/L，随后可每 3~6 小时一次监测喂奶前血糖；若连续 3 次血糖 ≥2.6mmol/L，出生 24~48 小时内可根据具体的低血糖高危因素适当减少血糖监测频次。

4. 新生儿发生低血糖后的血糖监测

（1）在补充喂养或静脉推注葡萄糖后，或改变葡萄糖输注速度后30分钟复测血糖。建议每小时监测血糖，直至血糖≥2.6mmol/L。

（2）若出生48小时内血糖>2.8mmol/L或出生48小时后血糖>3.3mmol/L，频率调整为每3~6小时一次监测喂奶前血糖。

（3）停止补充喂养和/或静脉注射葡萄糖后，出生48小时内连续3次喂奶前血糖>2.8mmol/L或出生48小时后连续3次喂奶前血糖>3.3mmol/L，可停止监测血糖。

5. 母婴同室新生儿发生低血糖的处理

（1）新生儿低血糖临床处理阈值为血糖<2.6mmol/L，若同时存在低血糖症状，应收入新生儿科，立即完善血浆葡萄糖检测，静脉推注10%葡萄糖2ml/kg（1ml/min）后维持葡萄糖液或肠外营养液输注。

（2）对于首次血糖<2.0mmol/L者，应收入新生儿科，立即完善血浆葡萄糖检测，静脉推注10%葡萄糖2ml/kg（1ml/min）后维持葡萄糖液或肠外营养液输注。

（3）首次2.0mmol/L≤血糖<2.6mmol/L者，行补充喂养，30分钟后复测血糖，如：①血糖<2.2mmol/L，收入新生儿科，立即进行血浆葡萄糖检测，静脉推注10%葡萄糖2ml/kg（1ml/min）后维持葡萄糖液或肠外营养液输注[葡萄糖输注速度：5~8mg/(kg·min)]；②2.2mmol/L≤血糖<2.6mmol/L，继续补充喂养，若连续2次补充喂养后复测血糖<2.6mmol/L，则收入新生儿科，立即进行血浆葡萄糖检测，维持葡萄糖液或肠外营养液输注[葡萄糖输注速度：5~8mg/(kg·min)]；③2.6mmol/L≤血糖<2.8mmol/L，喂养频次为每2~3小时一次。

6. 新生儿科发生低血糖的处理

（1）推荐目标血糖为：出生48小时内2.8mmol/L<血糖≤5mmol/L，出生48小时后3.3mmol/L<血糖≤5mmol/L。

（2）建议出生2小时内尽早喂养，无条件喂养或非营养性喂养时静脉维持葡萄糖输注速度：5~8mg/(kg·min)。

（3）当血糖<2.2mmol/L或血糖<2.6mmol/L伴低血糖症状时按低血糖症处理：立即进行血浆葡萄糖检测，静脉推注10%葡萄糖2ml/kg

(1ml/min)后维持葡萄糖液或肠外营养液输注[葡萄糖输注速度：5~8mg/(kg·min)]。

（4）当 2.2mmol/L≤血糖 <2.6mmol/L 时尽快维持目标血糖，立即进行血浆葡萄糖检测，维持葡萄糖液或肠外营养液输注[葡萄糖输注速度：5~8mg/(kg·min)]。

7. 新生儿反复性或持续性低血糖的处理

（1）当葡萄糖输注速度 >8~10mg/(kg·min)仍不能维持正常血糖时，通常需高浓度的葡萄糖。外周静脉补糖浓度不能 >12.5%，如需更高的浓度输入，应采用中心静脉置管，输入葡萄糖浓度可达15%~20%。

（2）当葡萄糖输注速度 >10~12mg/(kg·min)时，需考虑药物治疗。

（3）反复性或持续性低血糖新生儿需进一步寻找病因，如内分泌或代谢系统疾病等。诊断时需多次测定胰岛素水平。其他血液学检查包括 pH、乳酸、血氨、酮体、β-羟丁酸、血斑中的酰基肉碱(脂肪酸氧化障碍)、脂肪酸、C 肽、胰高血糖素、儿茶酚胺、皮质醇、生长激素等，必要时进行基因检测分析。同时需在血糖低时采集的血标本完成上述检查，结果才有意义。

8. 药物治疗

（1）氢化可的松 1~2mg/(kg·次)，每 2~3 小时一次，静脉滴注；稳定数天即可停用。

（2）二氮嗪 5~20mg/(kg·d)，每日 3 次口服。对高胰岛素血症者，可抑制胰岛素释放，可能需要 5 天见效。

（3）奥曲肽 5~20μg/(kg·d)，每 6~8 小时皮下或静脉注射。适用于疑似或确诊高胰岛素血症者，可抑制胰岛素分泌，用于二氮嗪无效者。

（4）对糖原贮备充足者，在无静脉通路的紧急情况下，可静脉注射胰高糖素，有短暂提高血糖的效果。用法：单次 0.2mg/kg，维持1~20μg/(kg·h)，最大量 1mg/d；同时需静脉补充葡萄糖，避免低血糖反弹。

9. **低血糖脑损伤高危儿出院前的脑损伤评估** 严重性、持续性或症状性低血糖新生儿为低血糖脑损伤高危儿,建议出院前通过振幅整合脑电图(amplitude-integrated electroencephalography, aEEG)和头颅磁共振成像(magnetic resonance imaging, MRI)评估低血糖脑损伤情况及其严重程度。

二、新生儿高血糖症

【概述】

全血血糖 >7.0mmol/L(125mg/dl)或血浆血糖 >8.12mmol/L(145mg/dl)称为高血糖,常发生于低出生体重早产儿接受肠外补糖或其他疾病者。高血糖常无特异症状,临床主要问题是高渗透压和渗透性利尿。在较小体重或胎龄的早产儿可很快出现脱水症状。常见的病因为:

1. **血糖调节功能不成熟** 新生儿早期,尤其是早产儿和小于胎龄儿,因胰岛β细胞功能不完善、胰岛素反应不稳定、糖原酵解酶不成熟所致的胰岛素抵抗等原因,葡萄糖的利用与清除率均较低,静脉注射葡萄糖液血糖升高。

2. **疾病应激** 窒息缺氧、全身感染、低温、机械通气、手术、外伤、疼痛性操作等情况下,机体处于应激状态,皮质醇、儿茶酚胺和胰高糖素等应激激素,以及细胞因子或内皮素增高,糖生成增加,同时由于胰岛素释放受抑制,导致葡萄糖利用降低。

3. **医源性因素** 葡萄糖输注速度过快或某些药物的影响:最常见的是糖皮质激素,其他有咖啡因、茶碱、苯妥英钠和二氮嗪,脂肪乳剂中游离脂肪酸也可致血糖水平升高。

4. **胰腺损伤性糖尿病** 如胰腺发育不良或胰腺β细胞缺如等,多见于小于胎龄儿,常伴其他先天缺陷,生后早期即发病,很少能存活。

5. **真性糖尿病** 新生儿期少见。

【诊断】

临床表现轻症者常无症状,重症高渗血症、渗透性利尿,继而出现不安、烦渴、脱水、多尿、消瘦、酸中毒,甚至颅内出血。测定全血血糖 >7.0mmol/L(125mg/dl)即可确诊。尿糖阳性。

【鉴别诊断】

主要需与其他原因引起的高渗性脱水进行鉴别,如腹泻、高热、尿崩症等,及时测血电解质及血糖可资鉴别。

【治疗】

1. 预防高血糖,合理静脉营养及补糖是预防新生儿高血糖的主要措施。输液方案、速度要个体化,尤其是超低出生体重儿糖耐受较差,输糖初始速度以每分钟 4~6mg/(kg·min)为宜,同时应密切监测血糖变化。尽早喂养可以使促进胰岛素分泌的一些激素分泌增加。低出生体重儿不能经口喂养者应尽早开始肠外营养,早期输注氨基酸也可促进胰岛素分泌。

2. 新生儿高血糖多为暂时性,一般不需改变输糖速度。如血糖 >10mmol/L(180mg/dl),或尿糖 >(+),或出现高血糖症状时,可略减少补糖速度或浓度,每 4~6 小时减少 2mg/(kg·min),降至 4~6mg/(kg·min),同时继续监测血糖,一般均可纠正。必要时暂停葡萄糖液输入。

3. 血糖持续 >14mmol/L(250mg/dl)或尿糖强阳性者,可加用胰岛素。新生儿对胰岛素相当敏感,使用小剂量即可,以避免血糖下降过快导致体液急剧迁移。使用方法有两种:

(1) 静脉输入正规胰岛素 15U(0.15ml)加入 150ml 生理盐水中(浓度 0.1U/ml),剂量 0.05~0.1U/kg 每隔 4~6 小时以微泵推注,持续 15 分钟以上,每 30 分钟至 1 小时监测血糖。注意输液管道事先应以胰岛素溶液冲洗。如使用 3 次后血糖仍然 >11mmol/L(200mg/dl)则考虑持续静脉微泵维持:每小时 0.01~0.2U/kg,通常以每小时 0.05U/kg 开始。每 30 分钟监测血糖,根据结果进行速度调节。如血糖仍 >10mmol/L(180mg/dl),每次增速 0.01U/(kg·h)。如出现低血糖,立即停用胰岛素并静脉推注 10% 葡萄糖液每次 2ml/kg。输注胰岛素过程中需监测血钾水平。

(2) 皮下注射除新生儿糖尿病外,一般少用。当血糖 >11mmol/L

(200mg/ml)时,可用胰岛素每次 0.03U/kg 皮下注射,15~30 分钟起效,30 分钟至 2.5 小时达高峰。每次间隔不小于 3 小时,以免发生低血糖。注意轮换注射部位,注射后第 1、2、4 小时测血糖,每 6 小时测电解质(包括血钾)。

(3) 重症高血糖多有脱水,应及时补充电解质和水分。

(4) 去除诱发因素,治疗原发病。详见诊疗流程图。

> 附:新生儿低血糖诊疗流程图

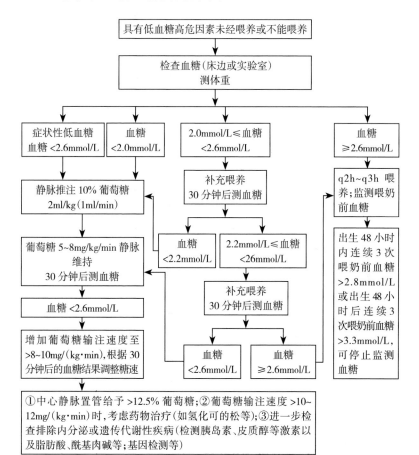

（袁天明）

参考文献

1. WIGHT NE, Academy of Breastfeeding Medicine. ABM clinical protocol #1: guidelines for glucose monitoring and treatment of hypoglycemia in term and late preterm neonates, Revised 2021. Breastfeed Med, 2021, 16(5): 353-365.
2. 中华医学会儿科学分会新生儿学组. 新生儿低血糖临床规范管理专家共识(2021). 中国当代儿科杂志, 2022, 24(1): 1-13.

第二节 甲状腺疾病

一、先天性甲状腺功能减退症

【概述】

先天性甲状腺功能减退症(congenital hypothyroidism, CH)简称先天性甲减，是由甲状腺胚胎发育不良、甲状腺激素合成障碍，以及甲状腺受体缺陷或内外环境因素导致胎儿出生后甲状腺功能减退的一类疾病。先天性甲减患儿在新生儿期无特异性临床症状或症状轻微，对新生儿进行群体筛查是早期发现先天性甲减的主要方法，通过新生儿期筛查，可及早诊治，阻断病情进展、预防脑损伤的发生。我国自1981年开始进行新生儿先天性甲减的筛查，目前全国筛查覆盖率已经超过 80%，发病率约为 1/2 050。根据病因分类如下：

1. **原发性甲减**

(1) 甲状腺发育异常：为先天性甲状腺功能减退症最常见的原因(占 85%)。因胚胎期甲状腺组织发育障碍，而导致无甲状腺发育(1/3)，甲状腺发育不良或异位(2/3)，使甲状腺激素合成和分泌不足，常为散发性。部分甲状腺发育异常与基因突变有关，如 *TIF-1*、*TIF-2*、*PAX8* 等基因异常。

(2) 甲状腺激素合成或代谢缺陷：可涉及各个环节，如碘的摄取、氧化、酪氨酸的碘化、耦联、甲状腺球蛋白的合成和降解、脱碘障碍等。其中，最常见的是甲状腺过氧化酶异常，导致碘的氧化和有机化障碍。

2. 继发性甲减（中枢性甲减） 是继发于由于下丘脑或垂体病变导致 THR 或 TSH 分泌不足所致。

（1）孤立 TSH 缺乏：是一种少见的常染色体隐性遗传病，突变位点在亚单位的基因上。

（2）腺垂体发育相关转录因子缺陷（PROP1、PIT-1、LHX4、HESX1等），如 *PIT-1* 基因突变：PIT-1 是一种组织转译因子，为垂体促生长素细胞、促催乳素细胞和促甲状腺细胞分化和增殖所必需。*PIT-1* 基因突变除引起 TSH 缺乏外，尚有生长激素和催乳素缺乏，TRH 激发试验反应降低或延迟可确诊。临床表现除甲状腺功能减退症外，尚有低血糖，持续黄疸、小阴茎、唇腭裂，以及其他颜面部中线结构异常。

（3）TRH 分泌缺陷：垂体柄中断综合征、下丘脑病变。

（4）TRH 抵抗：TRH 受体缺陷。

3. 外周性甲减

（1）甲状腺激素抵抗：如甲状腺受体 β 突变或信号传递通路缺陷等，周围组织对甲状腺激素无反应，由周围组织细胞核受体结合区域的基因突变引起，属常染色体显性或隐性遗传。

（2）甲状腺激素转运缺陷（MCT8 突变）。

4. 暂时性甲减 因胎儿期受内环境的影响，导致暂时性甲状腺激素分泌不足，TSH 代偿性升高，属自限性，持续时间依病因而异。

（1）母亲抗体影响：孕妇患自身免疫性甲状腺疾病，如桥本甲状腺炎、突眼性甲状腺肿等，循环中的甲状腺自身抗体可通过胎盘到达胎儿体内，其中的 TBII 可阻断 TSH 与受体结合，抑制 TSH 介导的甲状腺细胞生长及功能发挥。北美的发病率为 1∶180 000，占先天性甲状腺功能减退症的 2%。此外，甲状腺球蛋白抗体（thyroglobulin antibody，TGAb）和甲状腺微粒体抗体（thyroid microsomal antibody，TMA）可抑制甲状腺素合成。自身抗体的半衰期为 1~2 周，甲状腺功能减退症症状持续时间 3~9 个月。

（2）母亲用药影响：母亲长期服用某些药物（如对氨基水杨酸、钴、碘剂、保泰松、胺碘酮、硫脲类药物），可通过胎盘抑制甲状腺素合成，

T_4 和 T_3 降低,TSH 代偿性升高,导致甲状腺肿大,但因药物半衰期仅为数小时,作用较短暂,一般多在 1 周内缓解,不需治疗。

(3) 围产期碘吸收过多:母亲分娩时使用含碘消毒液,或出生后接触碘消毒液后,可短暂抑制甲状腺激素的合成,早产儿比较敏感。T_4 降低、TSH 升高 >30mU/L,尿碘排泄增加,如避免继续接触碘消毒液,T_3、T_4、FT_4 和 TSH 可逐渐恢复正常。

(4) 早产儿暂时性低甲状腺素血症(transient hypothyroxinemia of prematurity,THOP):胎儿甲状腺激素水平与胎龄成正比,因此,胎龄 34 周以下的早产儿在生后一段时间常出现 T_3 和 T_4 水平低下,1~2 周降至最低水平,而与原发性甲状腺功能减退症不同的是 TSH 却不升高(TSH<20mU/L),称为早产儿暂时性低甲状腺素血症。在极不成熟的早产儿(胎龄 24~28 周)中,THOP 的发生率可达 50%。THOP 的病因可能为:①母亲来源的甲状腺素和碘中断;②宫外环境导致甲状腺素代谢异常;③下丘脑-垂体-甲状腺轴不成熟;④营养不足或肝功能异常所致的甲状腺结合球蛋白合成不足;⑤药物干扰(如多巴胺、糖皮质激素)等。随着日龄增长,TSH 逐渐增高,T_3 和 T_4 逐渐达到正常水平,恢复正常的时间随胎龄和成熟度而定。一些观察性研究显示,THOP 与一些近期或远期的不良结局有关,如早产儿疾病发生率和死亡率增高,远期中枢神经发育障碍。但是随机对照研究并未显示常规补充甲状腺素的益处,因为导致不良结局的 T_4 阈值尚不清楚。

(5) 低 T_3 综合征(正常甲状腺疾病综合征):本病多发生于早产儿或重症新生儿,因营养不良、酸中毒、缺氧感染等,使周围组织脱碘酶受抑制,T_4 向 T_3 转变受阻,导致血中 T_3 降低,T_4 正常或降低,FT_4 正常,TSH 正常或降低,甲状腺结合球蛋白正常或稍低。本症可持续 1~2 个月,待原发病好转后,T_3 逐渐上升,甲状腺功能恢复正常,一般不必治疗。

5. 低甲状腺素血症伴 TSH 延迟升高(不典型甲状腺功能减退症) 常由正常甲状腺疾病综合征恢复所致,但需与暂时性甲状腺功能减退症和轻型永久甲状腺功能减退症区别。这种情况最多见于

VLBW 和 LBW,以及其他重症新生儿,包括先天性心脏病。TSH 初筛可能造成漏诊,需在 2~6 周复查。

【诊断】

1. 临床表现 绝大多数先天性甲状腺功能减退症出生时无症状,严重病例可在 2 周内出现早期症状,如胎粪排出延迟、便秘、精神软弱、少哭动、喂养困难(尤其是哺乳时入睡)、嗜睡、囟门大、苍白、黄疸消退延迟、体温偏低、四肢凉、皮肤花纹、心率缓慢、肌张力低下等。一般在 3 个月后,出现典型甲状腺功能减退症面容,如眼睑肿胀增厚、皮肤干而粗糙、发际较低、头发干枯、前额较窄、眼距宽、眼裂小、鼻梁低平、唇厚、舌大伸出口外、四肢粗短,其他有脐疝、腹胀、腱反射减弱、肌张力减低、颅缝和前囟闭合延迟。此时再开始治疗,脑损害往往已不可避免,早期诊断是关键,依赖新生儿筛查。

2. 实验室检查

(1) 新生儿筛查:新生儿出生 3 天后,在足跟部采集毛细血管血 1 滴点于滤纸片上,邮寄至地区筛查中心检测 T_4 或 TSH。筛查方案各国和各地区尚不统一。我国筛查方案是测定 TSH(因 TSH 较敏感),足月新生儿出生 72 小时至 7 天内采取标本。早产儿可以延缓至出生后 7 天采取标本。TSH 浓度的阳性切点值根据实验室和试剂盒而定,一般 >10~20mIU/L 为筛查阳性。其优点是除可筛查出原发性甲状腺功能减退症外,尚可筛查出代偿性甲状腺功能减退症(T_4 正常,TSH 升高)的新生儿,缺点是不能发现继发性甲状腺功能减退症和迟发型 TSH 增高。初筛 TSH>50mU/L 者多为永久性甲状腺功能减退症,初筛 TSH 在 20~40mU/L 者可能是暂时性甲状腺功能减退症。应注意严格掌握采血的时间并注意多巴胺等药物可能对筛查结果的干扰,以避免假阳性和假阴性的问题。由于早产儿可能存在 TSH 延迟升高的危险,因此早产和低出生体重儿(<2 000g)应该进行第二次筛查,第一次年龄 4~6 天的筛查是在正常范围的,可在出生后 1 个月或体重达到 2 500g 或在出院时进行;在第二次筛查中 TSH 升高延迟的婴儿应进行详细检查。

(2) 甲状腺功能检查:凡筛查试验异常,疑有甲状腺功能减退症者,均需抽静脉血(出生 3 天后)测定血清 FT_4 和 TSH,FT_4 浓度不受甲状腺结合球蛋白水平影响。可根据 FT_4 水平来评估甲减严重程度,轻度为 10~15pmoL/L(0.8~1.2ng/dl),中度为 5~10pmoL/L(0.4~0.8ng/dl),重度为 <5pmoL/L。另外,对筛查结果正常,但以后出现甲减症状者,也应在生后 2 周复查。①如复查结果 FT_4 低,TSH 升高,可确诊为先天性原发性甲减。②如 TSH 升高、FT_4 正常,为高 TSH 血症。③TSH 正常或降低、FT_4 降低,为继发性或中枢性甲减。④如 T_4 降低而 TSH 正常,应再监测甲状腺结合球蛋白,如降低,应考虑甲状腺结合球蛋白缺乏症,不需甲状腺素补充治疗。

(3)甲状腺核素扫描显像:可判断有无甲状腺组织及是否异位,是目前诊断新生儿甲状腺解剖发育异常的最佳方法。目前采用的放射性核素为 ^{125}I 标记的碘化钠或 ^{99m}Tc 标记的锝化钠。甲状腺显影不佳或异位显影,可诊断为甲状腺发育不良;无任何显影考虑为无甲状腺,但也可见于甲状腺受体阻断抗体或碘摄取障碍引起的新生儿甲减;如有甲减,同时甲状腺位置正常而核素摄取正常或亢进者,提示甲状腺激素合成障碍。

(4)B 型超声检查:可探查甲状腺位置和大小,其准确性不如核素显像,不能区别异位甲状腺和无甲状腺。但对正常甲状腺检查无假阳性,设备要求简单,且无放射性。对 B 超检查异常者再行核素扫描显像,可使半数患者避免接触放射性核素。

(5)X 线片:新生儿膝关节正位片显示股骨远端骨化中心出现延迟,提示可能存在宫内甲减;幼儿和儿童手腕部 X 线片可显示骨成熟明显延迟。

(6)基因学检查:仅在有家族史或其他检查提示为某种缺陷的甲减时进行(TSH 受体或 PAX8 突变)。

(7)其他:一般经甲状腺球蛋白测定、B 超、核素扫描显像三者结合,可鉴别先天性甲状腺功能减退症的病因。但对有甲状腺肿大者可能需要更进一步的检查,包括放射性碘吸收率、高氯酸钾排泄试验、色谱分析和甲状腺组织学检查等结果综合分析,才能明确诊断。中枢性甲减应做下丘脑-垂体部位 MRI 及其他垂体激素检查。

【鉴别诊断】

1. **21-三体综合征**　患儿智力落后,骨骼和运动发育均迟缓,面容特殊:如眼距较宽、外眼角上斜、鼻梁低平、舌大外伸等。尚有关节松弛,常伴其他先天畸形,但皮肤和毛发正常,也无黏液水肿。甲状腺功能正常,染色体核型分析可明确诊断。

2. **先天性巨结肠**　患儿出生后常有胎粪排出延迟,随后开始便秘、腹胀,常伴脐疝,但其面容、精神反应和哭声均正常,钡剂灌肠可见结肠痉挛段与扩张段,甲状腺功能正常。

3. **黏多糖病**　本病是因体内缺乏溶酶体酶,导致黏多糖不能降解而积聚在组织器官所致。出生时大多正常,随后可出现特殊面容,如头大、鼻梁低平、毛发增多、面容丑陋,以及肝脾大。X 线检查可见特征性肋骨飘带状,椎体前部呈楔状,长骨骨骺增宽,掌骨和指骨较短。

4. **佝偻病患儿**　有动作发育迟缓、生长落后等表现,有佝偻病骨骼畸形的体征,但智力发育和皮肤正常,血生化测定和骨骼 X 线片可鉴别。

【治疗】

1. **治疗原则**　无论是原发性(TSH 升高、FT_4 降低)或继发性先天性甲减(TSH 正常或降低、FT_4 降低),一旦确诊应该立即治疗(最好在生后 2 周内);先天性甲减需终身治疗,且治疗剂量应一次足量给予,使血 FT_4 维持于正常高值水平;暂时性甲减,治疗 3 年后可减药或停药复查。

2. **治疗时机**

(1) 新生儿筛查初次结果 TSH>40mU/L,同时 B 超显示甲状腺缺如或发育不良者,或伴有先天性甲减临床症状与体征者,可不必等静脉血检查结果,立即应用左旋甲状腺素钠($L-T_4$ 治疗)。不满足上述条件的筛查阳性新生儿应等待静脉血检查结果后再决定是否给予治疗。

(2) 甲状腺功能检查证实 TSH>20mU/L(2 周年龄),即使 FT_4 正常,也应该开始治疗。

（3）超过 21 天的健康新生儿甲状腺功能检查 TSH 为 6~20mU/L，FT_4 在参考范围之内，可考虑开始 $L-T_4$ 治疗，并在后期重新检测及停止治疗；或暂不治疗，在 1~2 周后重新检测甲状腺功能，并重新评估治疗的必要性。

（4）如果血清 FT_4 低，TSH 低/正常或轻度升高，应考虑诊断为中枢性甲减。对于中枢性甲减的新生儿，建议只有在肾上腺功能正常的情况下才开始 $L-T_4$ 治疗；如果不能排除合并中枢性肾上腺功能不全，$L-T_4$ 治疗前必须先用糖皮质激素治疗，以防止可能诱发肾上腺危象。

（5）对于 FT_4 和 TSH 正常，而总 T_4 降低者，一般不需治疗。多见于甲状腺结合球蛋白缺乏、早产儿或新生儿有感染时。

3. 治疗方案

（1）左旋甲状腺素钠（$L-T_4$）为治疗首选药物，初始治疗剂量为 $10~15\mu g/(kg \cdot d)$，每日 1 次（建议每天在同一时间服药）；压碎后加入少许水或奶服用，避免与豆奶、铁剂、钙剂、纤维素、硫糖铝等可能减少甲状腺素吸收的食物或药物同时服用。

（2）治疗后 2 周抽血复查，根据血 FT_4、TSH 浓度调整治疗剂量（FT_4 在 2 周内达正常上限，TSH 在 4 周内达到正常范围）。

（3）$L-T_4$ 治疗剂量应随静脉血 FT_4、TSH 值调整，婴儿期：$5~10\mu g/(kg \cdot d)$；1~5 岁：$5~6\mu g/(kg \cdot d)$；5~12 岁：$4~5\mu g/(kg \cdot d)$。药物过量患儿可有颅缝早闭和甲状腺功能亢进临床表现，如烦躁、多汗等，需及时减量，4 周后再次复查。

（4）伴有严重先天性心脏病，初始治疗剂量应减少，建议给予目标剂量的 50% 治疗；病情严重（TT_4 或 FT_4 浓度非常低），应给予最高初始剂量。$L-T_4$ 建议口服，若静脉用药，则不能超多口服剂量的 80%。

（5）FT_4、TSH 的测定在 $L-T_4$ 服用至少 4 小时后进行；单独 FT_4 增高不是减量的依据，要结合 TSH 水平，避免 TSH<0.05mU/L。

4. 随访

（1）治疗后 1~2 周进行首次复查，2 周复查 1 次直至 TSH 正常。

（2）随访间隔时间 1 岁内：2~3 个月，1-3 岁：3~4 个月，3 岁以上：6 个月，同时进行体格发育评估，1 岁、3 岁、6 岁时进行智力发育评估。

（3）如 L-T_4 有剂量改变，1 个月后复查甲状腺功能。部分高 TSH 血症患儿在随访过程中可发现血 FT_4 增高，需逐步减少服用的 L-T_4 剂量，直至停药观察。

（4）先天性甲减伴甲状腺发育异常者需要终身治疗，其他患儿可在正规治疗 2~3 年后尝试停药 1 个月，复查甲状腺功能、甲状腺 B 超或甲状腺放射性核素显像。治疗剂量较大的患儿如要停药检查，可先减半量，1 个月后复查。如甲状腺功能正常者为暂时性甲状腺功能减退症，继续停药并定期随访 1 年以上，注意部分患儿 TSH 会重新升高。如停药后 TSH 明显升高，可确诊为永久性甲状腺功能减退症，需终身补充治疗。

5. THOP 的治疗问题 尚存在争议，目前不主张常规对所有 THOP 进行补充治疗。但对极不成熟的 THOP（胎龄 <27 周）补充甲状腺素可能改善远期神经结局，初始剂量 8μg/（kg·d）。

二、甲状腺功能亢进症

【概述】

新生儿甲状腺功能亢进症（hyperthyroidism）或称甲状腺毒症（thyrotoxicosis），在新生儿期罕见，发生率约为 1∶50 000。主要见于母亲患自身免疫性甲状腺病所生的婴儿，其发生率为 1%~5%，多为暂时性，但重症患儿因血中甲状腺激素急剧升高，病情进展迅速，若不及时诊断和采取有效的治疗，可致死亡。

因母亲孕前或孕期患有突眼性甲状腺肿，或桥本甲状腺炎，血浆中存在甲状腺刺激免疫球蛋白（thyroid stimulating immunoglobulin，TSI），属 IgG，可经胎盘进入胎儿体内，与 TSH 竞争胎儿甲状腺细胞膜的 TSH 受体结合位点，通过激活环磷酸腺苷途径增加甲状腺激素的合成和分泌，使血中 T_4、T_3 升高，并通过负反馈作用而使 TSH 明显降低，临床上出现甲亢的症状和体征。病情的轻重取决于新生儿血浆 TSI 水平。孕妇血中可同时存在 TBII，进入胎儿体内后，可阻断 TSI 对甲状腺的刺激作用。另外，孕妇如服用硫脲类药物，也可通过胎盘，抑制胎儿甲状腺中的酪氨酸碘化及耦联过程，减少甲状腺激素的合成。硫脲类药物的半衰期较短,仅为数小时,而 TSI 的半衰期为 12 天,故有些新生儿出生后先表现为甲状腺功能减退症,随后正常,至生后 4~7 天才出现甲亢症状。

【诊断】

1. **母亲有自身免疫性甲状腺疾病史**。

2. **临床表现**　胎儿期甲亢表现为胎儿生长受限,头颅双顶径偏小,颅骨提前融合,骨龄超前,不同程度的甲状腺肿大,早产,出生时头围偏小、体重偏低。出生后甲亢症状可在 24~48 小时内出现,但通常发生在生后第 1 周末,此时血液中来自母体的抗甲状腺药物已被清除。一般有激惹、潮红、心动过速、呕吐、腹泻、喂养困难、生长迟缓、黄疸延迟消退、轻微甲状腺肿大及突眼等。重症患儿可出现心律失常、心力衰竭、惊厥等,常导致死亡。偶可出现肝脾大、血小板减少、低凝血酶原血症、暴发性肝衰竭等类似于先天性病毒感染的体征。甲亢多为暂时性,持续 6~12 周,少数至 6 个月才消失。偶可呈慢性、迁延或持续性,表现为家族性突眼性甲状腺肿。

3. **甲状腺功能检查**　有利于早期发现,在不能开展检查的地区应重视母亲病史。如母亲在孕期或孕前患自身免疫性甲状腺疾病,特别是甲亢者,对所生的新生儿应保持警惕,如出现甲亢临床表现,特别是甲状腺肿大者,应考虑本病的可能。检测甲状腺功能发现血清总 T_4、游离 T_4、T_3 增高,TSH 降低,即可确诊。必要时可检测母婴血清中的自身免疫抗体,TSI 明显升高,也可检测其他抗体,如 TBII、TGAb、TMA 和 LATS 等。孕妇血清中 TSI 的活性≥500% 时,新生儿患甲亢的可能性较大。详见诊疗流程图。

【鉴别诊断】

因甲亢的临床症状涉及多个器官系统,某些症状与心脏病、呼吸系统疾病、神经系统疾病或全身感染相似,应注意鉴别。如上述提及的母亲在孕期或孕前患自身免疫性甲状腺疾病,特别是甲亢者应注意。及时检查甲状腺功能可明确诊断。

【治疗】

1. **治疗指征**　孕期甲亢者,应采用硫脲嘧啶治疗,使胎心率控制在 160 次/min 以下;新生儿甲亢出现症状时应立即治疗;建议血 $FT_4>35pmol/L$ 可给予治疗;预防心力衰竭、颅缝早闭及智力落后等。

2. 抗甲状腺药物治疗

(1) 硫脲类制剂:常用的为丙基硫脲嘧啶和甲巯咪唑,主要作用是抑制甲状腺激素的生物合成,丙基硫脲嘧啶还有减少周围组织 T_4 向 T_3 转化的作用,但该类药物对甲状腺激素的释放无影响,因此起效较慢。丙基硫脲嘧啶剂量为每日 5~10mg/kg,分 3 次口服;甲巯咪唑剂量为每日 0.5~1.0mg/kg,分 3 次口服。如 48 小时仍无效,可加大剂量 50%。

(2) 碘制剂:常用的为复方碘溶液(即 Lugo 液,每分升含 4.5~5.5mg 元素碘和 9.5~10.5mg 碘化钾)和胺碘苯丙酸钠,可抑制甲状腺激素的释放,降低周围组织中 T_4 向 T_3 的转化,起效较快,用于重症病例。但服用数周后作用减弱,一般使用 10~14 天停药。①复方碘溶液:每次 1 滴,每日 3 次口服。如 48 小时无疗效,可每日增加剂量 25%,直至显效。②胺碘苯丙酸钠(碘坡酸钠):每日 $600mg/m^2$ 口服,效果优于复方碘溶液,可在 24 小时内使血 T_3 下降 50%,新生儿期应用较为安全。

3. 对症治疗

(1) 心动过速或心力衰竭可选用普萘洛尔,剂量为每日 2mg/kg,分 2~3 次口服,撤药根据心率情况决定。有心力衰竭应停用普萘洛尔,改用洋地黄制剂及利尿剂(剂量详见有关章节)。

(2) 激惹兴奋症状可短期使用镇静剂,如苯巴比妥、水合氯醛等。

4. 支持治疗 维持适当氧合,液体平衡,保持足够的营养和能量摄入,调节体温等。

5. 治疗监测 对新生儿甲亢的治疗目标是将血 T_4 浓度降至约 13pmol/L(10g/dl),使心动过速、兴奋、激惹等症状得到控制,体重增长速率保持正常。病情控制后可出院治疗随访,疗程一般需 4~12 周。硫脲类药物减量或撤药应根据血 T_4 水平及临床症状决定。

6. 治疗后 每周复查甲状腺功能,稳定后每 2 周复查。早产儿治疗后 FT_4 可能下降较快,检测更密切,FT_4 正常后药物减量或停用。治疗后 FT_4 低于正常,可加用 L-T_4,临床也有少数不建议使用。

> ➤ 附:先天性甲状腺功能减退症诊疗流程图

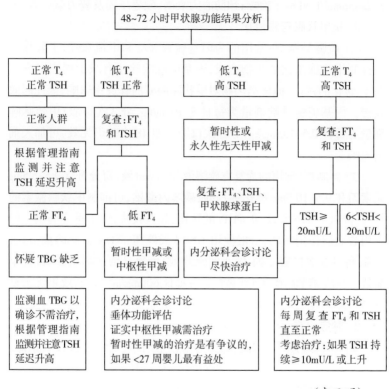

（袁天明）

参考文献

1. 中华医学会儿科学分会内分泌遗传代谢学组,中华预防医学会儿童保健分会新生儿疾病筛查学组.先天性甲状腺功能减退症诊疗共识.中华儿科杂志,2011,49(6):421-424.

2. NAGASAKI K,MINAMITANI K,ANZO M,et al. Guidelines for mass screening of congenital hypothyroidism (2014 revision). Clin Pediatr Endocrinol,2015,24(3):107-133.

3. VAN TROTSENBURG P,STOUPA A,LÉGER J,et al. Congenital

hypothyroidism:A 2020-2021 Consensus Guidelines Update-An ENDO-European Reference Network Initiative Endorsed by the European Society for Pediatric Endocrinology and the European Society for Endocrinology. Thyroid, 2021,31(3):387-419.

第三节 先天性肾上腺皮质增生症

【概述】

先天性肾上腺皮质增生症(congenital adrenal hyperplasia,CAH)又称肾上腺生殖器综合征,是由于肾上腺皮质激素合成过程中所需的酶有先天缺陷,致使糖和盐皮质激素合成不足,而垂体 ACTH 分泌增多,导致肾上腺皮质增生,雄性激素分泌增加。

本病属常染色体隐性遗传病,目前已知可有 6 种酶的缺陷,表现为不同的临床类型,其中以 21-羟化酶缺乏最常见,占 90% 以上。部分缺乏时,表现为单纯男性化,完全缺乏时表现为低钠、脱水、高钾、酸中毒等失盐症状。

【诊断】

1. **临床表现** 因缺陷酶的种类不同、程度不同而有不同的临床表现。

(1) 21-羟化酶缺乏 (21-hydroxylase deficiency,21-OHD):本症有发生致命的肾上腺失盐危象风险,高雄激素血症致生长和性腺轴紊乱。21-羟化酶缺乏分为两大类型,①典型 21-OHD:按醛固酮缺乏程度又分为失盐型(约占 75%)和单纯男性化型(约占 25%);②非典型 21-OHD(NCAH)。21-羟化酶不完全缺乏者只表现性征异常,完全或严重缺乏者,男性化更明显,失盐严重。

1) **失盐综合征**:生后不久(常在 10~12 天)即开始发生呕吐、腹泻、拒食、萎靡、嗜睡、体重下降、低钠血症、高钾血症、脱水和酸中毒,甚至循环衰竭,常规补液脱水往往难以纠正;高钾血症可使心律失常或心搏骤停。醛固酮低下致失盐危象常是典型失盐型在生后早期首发表现,呈现以低血钠、低血容量为主要特征的休克,伴或不伴低血糖;

高钾血症是与其他低血容量性休克的鉴别点。

2) 性征异常(高雄激素血症):不同年龄表现不一。女婴在宫内外生殖器分化的窗口期受高雄激素作用,使原始生殖结节向男性分化;出生时性别模糊,外阴不同程度男性化,出生时可有阴蒂肥大,以后逐渐增大,状似男性阴茎,在增大的阴蒂根部有一泌尿生殖窦口,易被误认为尿道下裂;大阴唇亦可合并成阴囊状,但其中无睾丸而被误认为隐睾症。男婴表现为性早熟,在新生儿期可见阴茎较同龄儿增大,至 4~5 岁时更为明显。女婴男性化,男女婴儿均可出现男性第二性征。

3) 色素沉着:皮肤及黏膜色素增加,乳晕及外生殖器皮肤较黑。

(2) 少见类型酶缺乏,①11-羟化酶缺乏:表现为性征异常,但因还产生过量的去氧皮质酮而有高钠血症和高血压。②3-羟脱氢酶缺乏:少见,常在生后 1 周至 3 个月出现症状,表现为肾上腺皮质功能减退和失盐症状,男性胎儿外生殖器男性化不完全,表现为男性假两性畸形,女性胎儿外生殖器正常或轻度男性化。③7-羟化酶缺乏:少见,表现为低钾血症、代谢性碱中毒、高钠血症及高血压。男性外生殖器女性型或男性化不全、尿道下裂及隐睾,女性内外生殖器正常,而在青春期由于卵巢不能合成雌激素而发生原发闭经及缺乏第二性征。④20,22-碳链裂解酶缺乏:罕见,肾上腺所有激素合成障碍,生后数天至数周出现严重失盐和低血糖,性征异常同 17-羟化酶缺乏。

2. 实验室及其他检查

(1) 本病确诊依赖于肾上腺皮质功能检查,如血浆皮质醇及其前体类固醇测定,24 小时尿 17-酮类固醇含量测定等。出现皮质醇、醛固酮水平降低,雄激素、ACTH 水平增高。ACTH 刺激后 17-OHP 水平明显增高。

(2) 染色体核型检查及性别决定:基因检测确定性别。

(3) 血生化测定血 Na^+、K^+、Cl^-、血气分析及血糖测定,21-羟化酶缺乏可见血钠降低、血钾升高。11-羟化酶缺乏者表现为水钠潴留、低血钾及高血压。

(4) 新生儿筛查脐血或生后数天的末梢血滤纸片测定 17-

0HP,21-羟化酶缺乏时显著增加,11-羟化酶缺乏时正常或轻度增加。17-OHP 升高是 21-OHD 的特异性诊断指标和主要治疗监测指标。①17-OHP>300nmol/L(10 000ng/dl)时考虑为典型的 21-OHD。②6~300nmol/L(200~1 000ng/dl)时考虑为非典型 21-OHD。③<6nmol/L(200ng/dl)时不支持 CAH 或少见类型酶缺陷的 CAH。

(5) 其他:如肾上腺 B 超或 CT 检查,骨龄评估等。

(6) 基因检测:为确诊的金标准,但要注意假基因和多种突变形式。

【鉴别诊断】

需要鉴别的疾病包括真两性畸形、先天性肥厚性幽门狭窄、先天性肾上腺皮质发育不良、暂时性肾上腺功能不全、肾上腺皮质出血等。

1. **真两性畸形**　血浆皮质醇与 17-OHP 正常,尿 17-KS 不升高,无水、电解质紊乱。

2. **先天性肥厚性幽门狭窄**　生后出现呕吐、脱水症状,可有低钠与低氯血症,但无高钾与酸中毒,常有低钾与碱中毒,右上腹可触及橄榄状肿块,腹部 B 超和稀钡 X 线造影检查可明确诊断。

3. **暂时性肾上腺皮质功能不全**　早产儿肾上腺皮质功能不成熟、孕母患皮质醇增多症或长期应用糖皮质激素抑制胎儿肾上腺皮质、新生儿肾上腺皮质出血等,均可导致肾上腺皮质功能不全而出现急性失盐症状,但随着时间进展逐渐恢复正常,也无性征异常表现。

4. **X 连锁肾上腺皮质发育不良**　为 *NROB1* 基因突变,男性发病,主要表现为低钠血症、高钾血症、酸中毒等肾上腺功能衰竭的表现,以及 ACTH 血清浓度升高,也有色素沉着表现,临床症状与 CAH 难以区别,但血 17-OHP 正常,雄激素不高。

【治疗】

本病各型均需用皮质醇补充治疗,对失盐型需同时补充盐皮质激素,以维持水盐正常代谢,同时可反馈抑制垂体分泌 ACTH,减少肾上腺皮质雄性激素的过度合成等。按照 21-OHD 不同型别制定治疗目标。治疗目标包括替代生理需要以防止危象发生,同时合理抑制高雄激素血症。抑制高雄激素血症的目标是为了保证未停止生长个体有正常的线性生长和青春发育,减少成年身高受损;在停止生长和青春发育完成后保护生育能力,预防骨质疏松和减少心血管的风险。治疗方案需个体化。目前应用于儿童和青春期替代治疗的皮质醇制剂包括属于糖皮质激素的氢化可的松(hydrocortisone,HC)和属于盐皮质激素的9-α氟氢可的松(fluohydrocortisone,FC)。

1. 失盐型治疗

(1) 紧急纠正脱水和低钠血症:本型患儿常有严重失盐和脱水,常发生循环衰竭,如不及时处理可在新生儿期夭折。治疗首先是快速补液,以等张含钠液(0.9% NaCl)15~20ml/kg扩容,并迅速补足累计的体液和盐类损失,具体量按脱水程度及血电解质测定结果进行估算。病情稳定后仍需要每天补充 NaCl 3~5mmol/(kg·d)[约 10% NaCl 2~3ml/(kg·d)]。纠正高钾血症时应避免摄入含钾的液体,严重高钾血症情况危急者可静脉注射 1.4% 碳酸氢钠、10% 葡萄糖酸钙、胰岛素等促进钾离子向细胞内转移等。

(2) 盐、糖皮质激素补充治疗,①初始治疗:疑似或确诊本病后可给予较大剂量氢化可的松静脉滴注,每日 50~100mg/m^2,可连用 5~7天,病情稳定后 1 周内逐步减量至替代剂量进行维持治疗。有条件单位可给予醋酸去氧皮质酮 2.5~5mg 肌内注射治疗。②维持治疗:当病情控制并稳定后,氢化可的松口服每日 10~25mg/m^2,分 3 次口服。氟氢可的松 0.05~0.2mg 口服,每日 1 次,每日补充氯化钠 1~3g,并根据血电解质、血压等调整剂量。

(3) 皮质醇替代剂量和方案的建议:氢化可的松需终身治疗。未停止生长的 21-OHD 个体皮质醇每日总剂量 10~15mg/m^2,分 3 次口服;达到成年身高后皮质醇每日总剂量 15~25mg/m^2,分 3 次口服。有助于氢化可的松血药浓度稳定和尽量模拟皮质醇血浓度的生理改变。参照氢化可的松药代动力参数,氢化可的松每日总量至少分 2 次服用,以 3 次为宜(血药浓度能维持在最低生理剂量平均 6~7 小时);分次太多会致各剂药量叠加。分次剂量宜个体化,尚无依据显示晚上或早晨高剂量更利于病情控制。

（4）应激状态和疾病时剂量调节：不需住院的外伤或中、小手术，感染性疾病时的剂量建议：轻至中度感染（发热体温高于 38℃、中等重度腹泻）增加至原剂量 2~3 倍，分 4 次服用至病愈。重度应激（体温高于 39℃，腹泻、呕吐伴脱水）增加至原剂量 5 倍，分 4 次服用至病愈。也可以按年龄调整每日剂量：1 岁以下 25mg，1~5 岁 50mg，≥6岁 100mg。已达到成年状态者上午 60mg，下午 30mg（或等效剂量的长效制剂）。不能口服时用胃肠外给药（肌内注射或静脉）。病愈后在 1 周内逐步减量至原替代量。

（5）治疗过程中的随访监测

1）参考 ACTH 和 17-OHP 调整氢化可的松剂量；17-OHP 反映了 ACTH 被抑制的状态；早晨空腹，未服氢化可的松前测定的 17-OHP 和雄烯二酮；两者均需控制在按年龄或青春期相应参照值范围正常上限为度。长期控制在"正常"水平甚至低下，提示治疗过度，可致抑制生长和其他皮质醇过量的合并症。需要注意的是，皮质醇和 ACTH 不能作为 21-OHD 的监测指标，尤其当 ACTH 在正常范围时提示治疗过度。

2）监测体格生长指标、青春发育进程和骨龄。从诊断开始就需定期监测身高、体重，判断线性生长速度；当生长轨迹有偏离时需及时判断原因。婴儿期生长低下时除注意额外钠盐补充和营养问题外，还应注意有无糖皮质激素替代过度（婴儿对糖皮质激素抑制生长作用比较敏感）。监测时间间隔建议：3 个月龄以内每个月 1 次，其后每 3 个月 1 次至 2 岁。年龄≥2 岁幼儿半年随访 1 次，学龄期起每年 1 次，进入围青春期时按需 4~6 个月 1 次，成年期可每年 1 次。2 岁起检查骨龄，每年 1 次，但如发现线性生长加速时应按需及时复查。

3）需监测血压、血钠、钾和血浆肾素为调节氟氢可的松剂量依据。FC>250μg/（m^2·d）时高血压发生风险增加；肾素是调节 FC 剂量最敏感的指标，建议在电解质正常前提下，控制在年龄正常参照值偏上限，不宜完全"正常"。肾素低下、高血钠和/或低血钾、血压升高等提示替代过量，反之提示不足。婴儿体重不增可能提示剂量不足（隐性脱水），过量者可能有隐性水肿而致体重增加。发生高血压时立即停用 FC，至正常后，在严密监测下按需恢复。

2. **单纯男性化型** 单纯男性化型首选醋酸可的松，40~50mg/m²，每日 1 次肌内注射，1~2 周后可每 3 天肌内注射 1 次维持治疗。2 岁后改口服氢化可的松 20~25mg/m²，维持终身（男性可试停用）。

3. **高血压型** 高血压型以糖皮质激素治疗，首选醋酸可的松，剂量同上，可使血压较快恢复到正常，2 岁后改氢化可的松口服。

4. **其他治疗**

（1）手术治疗：46,XX CAH 外生殖器畸形无论男性化程度，大部分性别确认为女性。外科手术修复阴蒂、阴唇、阴道成女性化；解决尿失禁，尿路感染；维护成人期性功能，生殖功能等。最佳手术时间为 2~6 个月，维护生理及心理健康；但目前手术时机仍存争议，需在病情稳定，控制高雄激素血症的基础上进行。

（2）生长激素：其作用机制是生长激素或联合促性腺释放激素类似物治疗促进身高，但临床意义有待证实。

（3）周期性氢化可的松使用：通过皮下持续胰岛素泵来模拟昼夜周期性氢化可的松释放的方法显示可以减少总的氢化可的松剂量，并且可以改善生活质量及减轻疲劳感。但并不能减少 6 个月以后胰岛素抵抗和睾丸内肾上腺残余瘤的并发症的发生，故目前的研究观点倾向于早期使用这个方法。

（4）产前治疗：CAH 先症者母亲再次怀孕时，妊娠早期口服适量地塞米松可有效防止生殖器畸形，从而减少生殖器手术的必要，特别是对于无法手术治疗的地区。治疗剂量为 20μg/（kg·d），分 3 次，口服治疗开始的时间距离末次月经不超过 9 周，治疗持续至胎儿出生或检查提示为男性胎儿，杂合子或正常胎儿。该项治疗始于 1984 年，对母婴是否有不利影响尚不明确，至今为止在人类身上尚无远期副作用被证实。

5. **治疗中应注意的并发症**

（1）医源性库欣综合征。

（2）肾上腺皮质占位性病变：较少见，儿童期即可发生腺瘤，尤其是监测指标控制差者，需定期做肾上腺的 CT 或 MRI。

（3）睾丸内肾上腺残余瘤：是指肾上腺内残留的性腺原基细胞过

度增殖性良性病变。建议 3 岁后每年行睾丸 B 超检查,尤其是围青春期。年龄越大发生率越高;应及早手术剔除,也有经大剂量皮质醇治疗的案例。详见诊疗流程图。

➤ 附:新生儿先天性肾上腺皮质增生症诊疗流程图

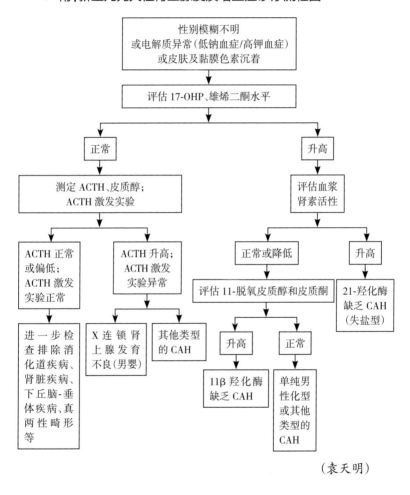

（袁天明）

参考文献

1. 中华医学会儿科学分会内分泌遗传代谢病学组.先天性肾上腺皮质增生

症 21-羟化酶缺陷诊治共识. 中华儿科杂志,2016,54(8):569-576.

2. SPEISER PW, ARLT W, AUCHUS RJ, et al. Congenital adrenal hyperplasia due to steroid 21-hydroxylase deficiency:an endocrine society clinical practice guideline. J Clin Endocrinol Metab,2018,103(11):4043-4088.

第四节　血钙和镁异常

一、新生儿低钙血症

【概述】

低血钙是新生儿期较常见的电解质紊乱。因胎盘能主动向胎儿转运钙,胎儿钙储备主要是在妊娠中后期。胎儿和脐血中的钙含量高于新生儿,钙含量在最初的 24 小时内下降,但甲状旁腺激素水平仍然很低。出生后几天相对甲状旁腺功能减退可能是正常人对胎儿高钙血症生理反应的结果。新生儿出生后母亲钙供给突然中断,常有血钙水平暂时性降低,如早产儿由于钙储备不足,更易发生。尽管早产婴儿血浆总钙 <2mmol/L(8mg/dl) 是常见的,但通常无症状,因为游离钙水平正常,这一因素是由于游离钙组分包括血清白蛋白降低和新生儿相对代谢性酸中毒。一般认为,血清总钙低于 1.75mmol/L(7mg/dl)或血清游离钙低于 1mmol/L(4mg/dl)为低钙血症(hypocalcemia)。低钙血症的分类和病因如下:

1. **早发性低钙血症**　发生于生后 72 小时内,常见于早产儿、低出生体重儿或母亲有糖尿病或妊娠高血压的婴儿。有窒息、缺氧、感染及产伤史者也易发生。主要由于降钙素水平偏高、甲状旁腺功能暂时低下,或因组织破坏血磷升高所致。

2. **晚发性低血钙**　发生于生后 72 小时,常见于人工喂养儿,因磷摄入过多和肾脏磷排泄不足等因素所致。

3. **其他低钙血症**　见于维生素 D 缺乏、甲状旁腺功能减退、医源性碱中毒、枸橼酸盐抗凝血换血、大量利尿或肝肾功能障碍等,以及22q11.2 缺失综合征(如德乔治序列征等)。

4. 母亲甲状旁腺功能亢进 血钙增高,抑制了胎儿甲状旁腺功能,新生儿出生后出现持久性低钙血症。母亲常无症状,新生儿低钙血症成为诊断母亲甲状旁腺功能亢进或肿瘤的线索。

【诊断】

1. 有低血钙的病因。

2. **临床表现** 早期低血钙可无症状。急性低血钙表现为神经肌肉兴奋性增高的症状,如激惹、震颤、抽搐、喉痉挛、惊厥等。慢性低血钙可有佝偻病表现,如骨钙化不良、骨骼畸形、血碱性磷酸酶升高等。

3. **辅助检查** 血清总钙低于 1.75mmol/L(7mg/dl) 或血清游离钙低于 1mmol/L(4mg/dl)。因游离钙是唯一生物活性形式,故其诊断价值更大,尤其是生后 1 周内。心电图可出现 Q-T 间期延长(早产儿>0.2 秒,足月儿 >0.19 秒),但在新生儿期临床价值不大。

4. **甲状旁腺激素测定** 有助于判断甲状旁腺功能减退。甲状旁腺功能减退者甲状旁腺激素多数低于正常,也可以在正常范围,因低钙血症时对甲状旁腺来说是一种刺激,当血总钙值≤1.88mmol/L(7.5mg/dl)时,血甲状旁腺激素应有 5~10 倍的增加,故低钙血症时,如血甲状旁腺激素在正常范围,仍属甲状旁腺功能减退,故应同时测定血甲状旁腺激素和血钙,两者一并分析。假性甲状旁腺功能减退症的患者,血甲状旁腺激素均增高。原发性甲状旁腺功能亢进和散发性甲状旁腺功能亢进患者虽然血甲状旁腺激素也升高,但同时有高血钙、低血磷。

【鉴别诊断】

早期低血钙易出现神经肌肉兴奋性增高的症状,尤其是发生惊厥时,应注意与缺氧缺血性脑病、颅内出血、颅内感染、先天遗传代谢病等进行鉴别。应注意询问产科和分娩史,如宫内窘迫、Apgar 评分及家族遗传病病史等,及时检测血钙及血镁水平,因低钙与低镁常合并存在。必要时进行 TORCH 抗体、头颅超声、头颅 MRI、脑脊液检查等以资鉴别。

【治疗】

1. **血游离钙监测** 对 VLBW、IDM、产时抑制(如呼吸窘迫综合征、窒息、脓毒症休克、新生儿持续性肺动脉高压)等具有低钙血症高危因素的新生儿生后 12、24 和 48 小时应该进行血游离钙监测。最好在生后通过中心静脉持续补充钙剂,维持游离钙水平在 1~1.4mmol/L(体重 <1 500g)/1.2~1.5mmol/L(体重 >1 500g),以预防低钙血症的发生。

2. **补充钙剂** 当游离钙水平 <1mmol/L(体重 >1 500g) 或 <0.8mmol/L(体重 <1 500g)时,应持续静脉补充元素钙 40~50mg/(kg·d)。当发生惊厥、呼吸暂停等低钙危象时,立即用 10% 葡萄糖酸钙 2ml/kg 缓慢静脉注射(10~15 分钟以上),同时监测心率,以防心动过缓或心搏骤停。如临床症状无改善,可间隔 10 分钟重复注射 1 次,注意避免渗出引起皮肤坏死。如惊厥仍不缓解,可加用镇静剂。惊厥控制后再静脉持续补充元素钙 40~50mg/(kg·d),维持游离钙水平在 1.2~1.5mmol/L,待血钙稳定数天后逐渐减量停用,以免反跳。补钙治疗无效者,应采血检测血镁。

3. **晚期低血钙的治疗** 应停喂牛奶或其他高磷饮食,改用人乳或低磷配方乳。同时增加钙摄入,20~40mg/(kg·d) 元素钙,2~4 周后根据血钙和血磷水平逐渐停用。血清 25-(OH)$_2$D$_3$ 水平低于 50nmol/L(20ng/ml)者应每天补充维生素 D 1 000IU,2~4 周时复查;目前认为补充维生素 D 维持 25-(OH)$_2$D$_3$ 浓度高于 50nmol/L 有助于钙磷吸收。

4. **甲状旁腺功能不全者** 需要长期口服补充钙剂,并同时给予维生素 D$_2$ 1 000~2 500IU/d 或二氢速固醇 0.05~0.1mg/d 或骨化三醇即 1,25-(OH)$_2$D$_3$ 0.25~0.5μg/d。疗程中应定期监测血钙水平,及时调整剂量。

二、新生儿低镁血症

【概述】

新生儿血清镁低于 0.6mmol/L(1.5mg/dl)称为低镁血症。新生儿低镁血症不常见,但常伴发于晚发性低钙血症。血镁以三种形式存在,①游离镁:约占 55% 以上;②络合镁:为碳酸根镁与重碳酸根磷酸根等形成的复合物,约占 15%;③蛋白结合镁:主要与血清蛋白结合,约占 30%;在组织中肌肉组织的镁含量最高,约占有核细胞镁含量的

80%。低镁血症的病因如下：

1. **先天贮存不足**　如早产、胎儿生长受限、多胎妊娠、母亲孕期镁摄入不足等，导致胎儿镁储备不足。

2. **摄入减少**　多见于肠吸收障碍，尤其是消化道疾病、各种肠道手术后引起的镁吸收不良。

3. **丢失增加**　严重腹泻、肠瘘、枸橼酸抗凝血换血等导致镁丢失增加；以及肾脏疾病如慢性肾盂肾炎、肾小管性酸中毒、巴特综合征、急性肾衰竭多尿期，或长期应用袢利尿剂、噻嗪类及渗透性利尿等使肾性丢失镁而发生低镁血症。

4. **内分泌代谢紊乱引起高磷**　配方乳喂养儿血磷升高，各种原因导致的甲状旁腺功能减退可使血磷增高，血镁降低。糖尿病酸中毒由于尿镁显著增加可引起低镁血症，胰岛素治疗后，镁向细胞内转移，可加重低血镁。严重的甲状旁腺功能减退，由于甲状旁腺激素减少，肾小管中镁的重吸收减少。

5. **醛固酮分泌增多**　如心力衰竭患者由于水钠潴留常伴有继发性醛固酮分泌增多，醛固酮分泌增多使肠道镁吸收和肾小管镁重吸收减少。原发性醛固酮增多症表现为低镁血症。

6. **高钙血症**　钙与镁在肾小管中被重吸收时有相互竞争的作用，因而任何原因引起的高钙血症（如甲状旁腺功能亢进、维生素D中毒时）均可使肾小管重吸收镁减少。甲状旁腺激素有促进肾小管重吸收镁的作用。甲状旁腺功能亢进时，过多的甲状旁腺激素本应使更多的镁在肾小管内重吸收，但这种作用被高钙血症所完全对消。

7. **遗传性低镁血症**　又称家族性低镁血症、家族性肾性低镁，是一组由基因缺陷导致，表现为血镁降低的遗传病，可伴有低血钾、低血钙等其他电解质紊乱。包括 Gitelman 综合征、家族性低镁血症合并高尿钙和肾钙质沉着、常染色体显性遗传性低镁血症合并低尿钙、家族性低镁血症伴继发低钙血症、常染色体显性遗传低钙血症等，不同类型的遗传性低镁血症因致病基因不同，遗传方式也不同，包括常染色体隐性遗传和常染色体显性遗传。

【诊断】

1. 临床表现 与低钙血症相似,以肌肉神经兴奋性增高为主,包括激惹、惊跳、烦躁、惊厥等,但无特异性。低镁血症与低钙血症常常同时存在,故当症状性低钙血症用钙剂治疗无效时,应考虑有低镁血症的可能。测血清镁低于 0.6mmol/L(1.5mg/dl)即可诊断。

2. 实验室检查

(1) 血电解质检查:表现为血清镁浓度降低,家族性低镁血症合并高尿钙和肾钙质沉着者实验室检查可有低镁血症;家族性低镁血症继发低钙血症生化检查显示血清镁、钙水平极低。

(2) 甲状旁腺功能检测:家族性低镁血症合并高尿钙和肾钙质沉着者甲状旁腺激素水平增高;部分家族性低镁血症继发低钙血症患者血清甲状旁腺激素水平降低。

(3) 心电图检查:可有 QRS 低电压、ST 段压低等改变。早期常有 T 波振幅增高、呈尖刺状或 T 波双峰。

(4) 基因检测:发现致病基因可明确诊断,还可根据基因检测结果进行分型。

【鉴别诊断】

低镁血症与低钙血症症状相似,也以神经肌肉兴奋性增高表现为主,且两者常常同时存在,故当症状性低钙血症用钙剂治疗无效时,应考虑有低镁血症的可能。及时测定血镁水平可明确,同时需排除缺氧缺血性脑病、颅内出血、颅内感染、先天遗传代谢病、遗传性低镁血症等。

【治疗】

1. 无症状低镁血症 不需治疗,主要是治疗原发病,口服含镁食物即可。

2. 有症状低镁血症 应进行补镁治疗,可给予 25% 硫酸镁 0.2~0.4ml/kg 深部肌内注射,或 2.5% 硫酸镁 2~4ml/kg 缓慢静脉注射(<每分钟 1ml),每 8~12 小时一次。待抽搐控制后,改为静脉滴注维持,或口服 10% 硫酸镁每次 1~2ml/kg,每日 2~3 次。总疗程需 7~10 天。注射硫酸镁后应注意毒副作用,如发生肌张力减退、腱反射消失或呼

吸抑制等表现时,应立即静脉缓慢注射 10% 葡萄糖酸钙 2ml/kg。

3. 遗传性低镁血症　以对症支持为主,保持电解质的平衡,缓解症状,提高生活质量,避免严重并发症。

(1) 替代治疗:口服门冬氨酸钾镁、硫酸镁、氯化镁等药物补充镁,以纠正低镁血症,初始镁元素剂量为每天 $3\sim5mmol/m^2$,分 $3\sim4$ 次口服治疗。Gitelman 综合征合并有低钾血症,应适当补钾。严重者可静脉注射镁剂,但应注意防止镁中毒。

(2) 治疗高尿钙:噻嗪类利尿剂可减少尿中钙的排泄,改善高尿钙。补充枸橼酸盐使尿液枸橼酸排出增多,减少草酸钙结石的形成。

(3) 其他治疗:惊厥发作时,抗惊厥治疗;肾结石继发泌尿系感染时,使用抗生素治疗感染等。

(袁天明)

参考文献

1. PERINO JM. Calcium levels in the neonate. Neonatal Netw, 2020, 39 (1): 35-39.

2. 邵肖梅,叶鸿瑁,丘小汕. 实用新生儿学. 5 版. 北京:人民卫生出版社, 2019.

3. 中华人民共和国国家卫生健康委员会. 遗传性低镁血症诊疗指南(2019). 中国实用乡村医生杂志,2021,28(3):1-2.

第十章 营养及与营养有关的疾病

第一节 足月和早产新生儿营养相关的疾病

【概述】

新生儿健康是世界各国备受关注的医学和社会问题,随着我国新生儿重症监护治疗病房(NICU)广泛建立,早产儿尤其是极低、超低出生体重儿的救治能力已接近发达国家,临床诊疗技术日新月异,随着新生儿出生缺陷外科矫治手术的开展,新生儿死亡率呈逐年下降趋势,营养支持是保障其生存,影响其生存质量最基本的措施之一。越来越多的证据显示生后早期营养对于远期的健康有重要意义。早产因其器官功能不成熟、各种合并症发生,将发生营养摄入不足,导致生长落后,增加病死率,远期则可能影响儿童期的体格发育和认知功能,并增加成年期某些疾病如心血管疾病、糖尿病、高血压等代谢综合征的易患风险。本章将介绍新生儿营养相关的疾病:小于胎龄儿/胎儿生长受限、宫外生长发育迟缓。

小于胎龄儿/胎儿生长受限常见的病因包括,①母亲疾病:母亲内科疾病包括重要脏器慢性疾病、免疫性疾病、血管性疾病、贫血、营养不良;母亲妊娠期疾病如妊娠期高血压疾病等;吸烟、酗酒、吸毒等。②胎盘及脐带因素:包括胎盘异常血管交通、胎盘梗死、胎盘种植位置不佳、绒毛膜炎、单脐动脉等。③胎儿因素:先天性代谢异常及各种综合征、染色体异常、先天性宫内感染、先天性缺陷(心血管畸形、消化道畸形等)、多胎妊娠等。

宫外生长发育迟缓的常见病因:①早产儿各种并发症包括呼吸窘迫、长期呼吸机依赖、院内感染、脑白质损伤或脑室内出血支气管肺发育不良、坏死性小肠结肠炎等。②消化道动力及消化功能不成熟,发生喂养不耐受,既无法从肠内喂养获取营养物质,又没有提供足够的肠外营养。③先天性心脏病、慢性心功能不全。④消化道畸形及疾病导致肠衰竭或短肠综合征、肠外营养相关性肝脏疾病等。

【诊断】

1. **小于胎龄儿** 采用 2013 年 Fenton 曲线,指新生儿出生时体重低于同胎龄、同性别新生儿体重的第 10 百分位数(P_{10})或低于同胎龄、同性别平均体重 2 个标准差的新生儿。

2. **胎儿生长受限** 指胎儿在宫内的生长速度落后于同胎龄生长速度,至少在孕期有两个时间点评估,生后表现为小于胎龄儿。

3. **宫外生长发育迟缓** 早产儿出院时生长发育计量指标在相应胎龄的宫内生长速率期望值的第 10 百分位以下(P_{10})。

【治疗】

1. **小于胎龄儿/胎儿生长受限** 营养策略是降低肠道并发症(喂养不耐受、坏死性小肠结肠炎等),达到短期生长与长期生长的获益平衡。

(1)肠内喂养:优先选择母乳,是否需要强化主要取决于胎龄,而非体重,不主张足月小于胎龄儿常规使用早产儿配方或早产儿过渡配方促进生长。可在生后 24 小时内开始喂养,采用早期微量肠内喂养,对胎龄 <29 周加奶量应谨慎,采取每日加奶量的最低值,以降低坏死性小肠结肠炎的发生。

(2)肠外营养:不提倡高能量 <90kcal/(kg·d),早期足量氨基酸供给,以降低肠外营养相关的肝病。

(3)营养目标:促进适度生长,尤其是线性生长,避免过度喂养,降低远期代谢综合征的风险,足月小于胎龄儿在生后 3~6 个月体重达到 P10,大多数至 2 岁完成追赶性生长,早产小于胎龄儿比足月小于胎龄儿追赶生长慢,平均体重和身高可在出生后 6 个月达到 P10,大部分约需在 4 岁达到完全追赶。如在 2~4 岁时没有完成追赶生长尤其是身高,应注意是否有生长激素缺乏,建议内分泌科进一步检查。

2. **宫外生长发育迟缓** 早产儿在住院期间受各种因素影响出

现生长迟缓,偏离正常的生长轨迹,而出院后各种病理状态解除,出现追赶性生长,故喂养得当,充足的营养均衡是保证追赶生长的重要基础。

(1) 营养策略:母乳 + 母乳强化剂和/或早产儿配方奶,喂养量达到 150~180ml/(kg·d),根据生长曲线评估体重追赶速度,调整配方奶的能量密度,在体重达到 P25~50 时对母乳喂养者渐停母乳强化剂,早产儿配方奶喂养者改为普通配方奶喂养。参照 2016 年中国《早产、低出生体重儿出院后喂养建议》。

(2) 营养目标:完成追赶性生长,体重达到 P25~50 时,不大于 P90。

(施丽萍)

第二节 早产儿肠内营养

【概述】

早产儿在出生后需要完成营养物质的储备和追赶性生长,其能量、蛋白质及各种营养素的需求均高于足月儿,而不成熟的胃肠道功能(在胎龄 <32 周早产儿其胃肠道动力、消化酶的活性、胃肠道神经-内分泌功能均未发育成熟),各种并发症的发生,呼吸循环支持的方式,广谱抗生素的使用,导致出生后延迟喂养或启动肠内喂养时易发生喂养不耐受。这就决定了早产儿的肠内营养策略与足月儿有许多不同之处,尤其是极低和超低出生体重儿。

【早产儿肠内营养策略】

1. **开奶时间** 原则上出生后 24 小时内开奶,超早产儿、超低出生体重儿或小于胎龄儿可延迟至 24~48 小时。以下情况需谨慎喂养:

(1) 怀疑或确诊坏死性小肠结肠炎或消化道畸形有肠梗阻需禁食进一步检查明确诊断。

(2) 血流动力学不稳定,需要血管活性药物维持患儿,循环稳定后酌情开奶。

(3) 围产期窒息、早发败血症、呼吸窘迫、机械通气、血糖不稳定及脐动脉置管的患儿均不是肠内喂养的禁忌证,可适当延迟至 24~48

小时开奶。

2. 肠内营养的制剂选择 母乳优先选择,在缺乏母乳而保证安全的前提下,可用捐赠母乳。不能获得母乳时候可给予配方乳,①早产儿配方奶:适用于胎龄在 34 周以内或体重 <2 000g 早产儿。②低体重配方奶:可用于晚期早产儿。③水解蛋白配方奶:适用于牛奶蛋白过敏的早产儿或因消化道疾病外科行小肠造瘘术或发生短肠综合征的患儿。④氨基酸配方奶:适用于严重牛奶蛋白过敏的患儿。

3. 喂养方式

(1) 奶瓶喂养:适用于胎龄 32~34 周以上具有完善的吸吮和吞咽能力,又无法接受母亲亲喂的早产儿。

(2) 管饲喂养

适应证:①胎龄 <32 周早产儿;②吸吮和吞咽功能不全、不能经奶瓶喂养者;③因疾病本身或治疗的因素不能经奶瓶喂养者;④作为奶瓶喂养不足的补充。

管饲途径:①经鼻或口-胃管喂养:是早产儿管饲营养的首选方法,喂养管应选用内径小而柔软导管;②经幽门管喂养:早产儿喂养不推荐该喂养途径,只有在经口或鼻胃管喂养不能耐受、严重胃食管反流有反复吸入、消化道解剖畸形(如小胃)情况下才考虑此方法喂养;③胃造瘘管喂养:神经损伤长期不能通过奶瓶喂养或先天性食管闭锁行姑息手术者。

管饲方法:①推注法或依重力注奶:适合于胃肠道耐受性良好的早产儿;②间歇输注法:采用输液泵输注,每次输注时间可以持续 30 分钟至 2 小时,根据患儿肠道耐受情况间隔 1~4 小时输注,适用于胃食管反流、胃排空延迟和有肺吸入高危因素的患儿;③持续输注法:连续 20~24 小时用输液泵输注喂养法,此方法仅用于上述两种管饲方法不能耐受的新生儿。

4. 初始喂养量、喂养频率和添加速度 初始喂养量、喂养频率和添加速度随出生体重不同而不同,表 10-1 是不同体重初始喂养量、喂养频率与添加速度,全肠内营养的目标为体重 <1 000g 及 <1 500g 的早产儿分别在开始肠内喂养后约 2 周或 1 周达到 150~180ml/(kg·d)。

表 10-1 不同体重初始喂养量、喂养频率与添加速度

体重/g	初始喂养量/ml·kg·d^{-1}	喂养频率	添加速度/ml·kg^{-1}
<750	<10	每 2 小时一次	15
750~1 000	10	每 2 小时一次	15~20
1 001~1 250	10	每 2 小时一次	20
1 251~1 500	20	每 3 小时一次	20
1 501~1 800	30	每 3 小时一次	30
1 801~2 500	40	每 3 小时一次	40

5. 母乳强化剂的应用

（1）目前国内市场的母乳强化剂为牛乳来源、粉状、部分水解或非水解蛋白制剂,母乳中加入母乳强化剂后可提高母乳中部分营养素的含量及能量密度,以满足早产儿生长发育的需求。

（2）使用对象:体重 <1 800g、宫外生长发育受限的早产儿、尚未完成追赶生长的小于胎龄儿。

（3）添加时间:建议母乳喂养量达到 50~80ml/（kg·d）开始添加,注意个体差异。加入母乳强化剂后其渗透压明显升高,建议现配现用。

（4）从半强化开始添加使用,如耐受良好,可在 3~5 天达到足量强化。使用过程中需根据体格生长、血生化指标调整强化方式及强化强度。

（5）停用时间:早产儿体重、身高和头围在同胎龄、同性别的P25~50 或小于胎龄的早产儿达到 P10,逐渐停用母乳强化剂,在减停期间如果生长速率出现下降,可酌情恢复使用,单纯母乳喂养使用母乳强化剂可持续到纠正胎龄 40 周,如果生长指标欠佳可持续至纠正胎龄 52 周。

【早产儿特殊情况肠内营养策略】

1. 早产儿喂养不耐受（feeding intolerance,FI）

（1）诊断:符合其中 1 条则可诊断,①胃残余量超过前一次喂养量的 50%,伴有呕吐和/或腹胀。②喂养计划失败,包括减少、延迟或中断肠内喂养。

（2）胃残余量的评估与处理

1）只有在达到最小喂养量时才进行胃残余奶量评估，喂养前回抽胃内容物；最小喂养量的定义是出生体重 <500g 为 2ml，体重 500~750g 为 3ml，体重 750~1 000g 为 4ml，体重 >1 000g 为 5ml；检查胃残余量时选择小号注射器，抽吸时操作轻柔，减少胃黏膜损伤；除评估胃残余量外，还需注意胃残余液的性质；不需要常规测量腹围。

2）胃内残余量 <5ml/kg 或小于喂养量 50%：推回胃内残余奶，按前次摄入的奶量喂入，如果下一餐仍有残余量，则喂养量需减去残余量；胃残余量 >5ml/kg 或大于喂养量的 50%，建议推回残余奶量为摄入奶量的 50%，停喂一次；如下一餐仍有发生，需根据情况考虑暂停喂奶或减慢喂奶速度，查找可能的原因；如果出现血性胃残余液则需要禁食。

（3）预防与治疗

1）初乳口腔免疫法：使用初乳进行口咽部的预喂养，在喂养前 5 分钟用无菌注射器在患儿口腔内滴入初乳（一般为 0.2ml），初乳通过口腔黏膜吸收，刺激口咽部相关淋巴组织，可促进早产儿免疫系统成熟。降低喂养不耐受。

2）口腔运动干预：口腔运动干预包括非营养性吸吮及口腔按摩。非营养性吸吮采用每次胃管喂养前，喂养过程及其后给予早产儿吸吮消毒过的无孔橡皮奶头间断刺激吸吮，2~3 小时一次，5~10 分钟/次，吸吮期限为 2 周，可增加胃泌素分泌，促进胃肠道运动及功能成熟。

3）早期微量肠内喂养又称非营养性喂养：指生后 24~48 小时内开始经口管饲喂养，优先选择母乳，在无母乳情况下可选择捐赠母乳或早产儿配方奶，喂养量为 10~15ml/（kg·d），间断喂养每 2~3 小时一次，该喂养方式持续时间可根据患儿情况个体化，无需监测胃残余量。喂养的目的是促进胃肠道功能的成熟，降低喂养不耐受。

4）亲母母乳喂养，不推荐常规使用水解蛋白或氨基酸配方奶作为降低喂养不耐受；推荐间断性喂养，尚无循证证据表明持续喂养可降低喂养不耐受;加奶速度主张个体化原则。

5) 药物:益生菌可提高肠道成熟度及改善肠道功能的潜能,目前主要研究的是含双歧杆菌和乳酸杆菌的益生菌,使用后可改善喂养不耐受;没有证据表明使用胃排空药物或胃肠动力药物可以降低喂养不耐受;不主张每日甘油栓灌肠改善肠动力。

6) 袋鼠式护理:又称"皮肤接触护理",通过母亲与新生儿的肌肤抚触来进行护理。采用袋鼠式护理的患儿达全肠内喂养时间明显缩短。

2. 胃食管反流

(1) 诊断:不能单纯将呼吸暂停、血氧饱和度下降、心动过缓、咳嗽、恶心等临床症状作为胃食管反流的诊断依据,可通过床边 24 小时食管 pH 监测明确胃食管反流及严重程度。

(2) 治疗

1) 体位治疗:喂奶后左侧卧位,半小时后改仰卧位,头部抬高 30°。

2) 体位管理无改善时可采用延长每次喂养时间至 30~90 分钟,症状改善后尽快缩短喂养时间,因延长单次管饲喂养时间可导致部分营养物质的丢失。

3) 持续输注喂养或经幽门管喂养:尽可能避免采用该方法。

4) 不建议采用多潘立酮、H_2 受体阻滞剂或质子泵抑制剂作为胃食管反流的药物治疗。

3. 牛奶蛋白过敏 牛奶蛋白过敏是指对牛奶蛋白产生的由免疫机制介导的不良反应,可由 IgE 介导、非 IgE 介导或两者混合介导,早产儿由于其免疫机制发育尚不成熟,发病率相对较低,但临床症状不典型,易与早产儿坏死性小肠结肠炎、感染性肠炎、消化道畸形等混淆,诊断也缺乏可靠的辅助检查及实验室检测措施,易延误诊断。

(1) 诊断

1) 临床症状:大多数发生在生后 3~4 周,胎龄越小、体重越低,起病时间越迟;消化道和皮肤症状是其重要的临床表现,呕吐、腹泻、大便带血、泡沫黏液,伴有湿疹等。

2)辅助检查:粪便嗜酸性细胞增多是牛奶蛋白过敏的有力证据,外周血嗜酸性细胞升高,常 >10%,C 反应蛋白基本正常。

3)消化道内镜:炎症表现为伴大量嗜酸性细胞浸润,临床很少采用该方法诊断。

4)诊断性回避试验:是疑诊早产儿牛奶蛋白过敏的初步筛查方法,母乳喂养早产儿母亲回避牛奶蛋白类食物,避免使用牛乳来源的强化剂或回避期间直接用深度水解蛋白配方奶或氨基酸配方奶喂养,可疑过敏症状在 48~96 小时改善,2~4 周内消失。

5)口服食物激发试验:是诊断牛奶蛋白过敏的金标准,经诊断性回避试验症状改善,再次给予牛奶蛋白喂养行激发试验,出现上述过敏症状即可确诊,由于其风险大,早产儿症状重,临床不建议采用。

(2)治疗:治疗原则是进行牛奶蛋白回避。

1)母乳喂养早产儿:母亲回避牛奶及奶制品食物 2~4 周,期间继续母乳喂养,如症状改善,母亲回避牛奶类制品继续母乳喂养;如症状不能改善需改用深度水解蛋白配方奶或氨基酸配方奶。

2)配方奶喂养或混合喂养儿,直接更换深度水解蛋白配方奶喂养,2 周后症状无改善,需更改为氨基酸配方奶,牛奶蛋白回避建议至少 6 月,不建议其他动物来源的配方奶。

3)早产儿需避免牛乳来源的母乳强化剂使用。

(施丽萍)

第三节 早产儿肠外营养

【概述】

早产儿因胃肠功能不成熟,肠内喂养获取的各类营养物质无法满足其需求,而需通过静脉供给来满足机体代谢及生长发育需要的营养,这种营养支持方式称肠外营养。其目的是为早产儿达到全肠内营养提供营养保障。

【适应证】

1. 出生体重 <1 500g 或有营养不良风险,预计 1 周内肠内营养摄入不足早产儿。

2. 消化道疾病,无法或不能足量经肠内营养的新生儿,如先天性消化道畸形:食管闭锁、肠闭锁等;获得性消化道疾患:短肠综合征、坏死性小肠结肠炎等。

【组成和每天需要量】

肠外营养由碳水化合物、蛋白质、脂肪、矿物质、维生素、微量元素组成,以保证每天液体、电解质、能量和营养物质的需求。

1. **液体量与电解质** 需要量根据胎龄、日龄、环境因素、疾病不同;胎龄越小体液总量和细胞外液越多,不显性失水量越大,所需液体相对多(表 10-2)。

表 10-2 新生儿每天液体需要量和电解质需要量

项目	出生后日龄					
	第1天	第2天	第3天	第4天	第5天	≥第6天
液体量 ml/(kg·d)						
体重 >1 500g	60~80	80~100	100~120	120~140	140~160	140~160
体重 1 000~1 500g	70~90	90~110	110~130	130~150	160~180	140~160
体重 <1 000g	80~100	100~120	120~140	140~160	160~180	140~160
电解质 mmol/(kg·d)						
钠 体重 >1 500g	0~2	0~2	0~3	2~5	2~5	2~5
体重 <1 500g	0~2	0~2	0~5	2~5	2~5	2~5
钾	0~3	0~3	0~3	2~3	2~3	1~3
氯	0~3	0~3	0~3	2~5	2~5	2~5

2. **能量** 早产儿出生后在中性环境温度下需提供最低 45~55kcal/(kg·d)能量以维持基础代谢,而要达到宫内的生长速度需提

供的能量为 90~120kcal/(kg·d)。能量来源为 40%~50% 碳水化合物，30%~35% 脂肪，10%~15% 蛋白质。

（1）碳水化合物：由葡萄糖提供，热效价 3.4kcal/g；生后第一天输注葡萄糖速度 4~8mg/(kg·min)，以后每天增加 2mg/(kg·min)，2~3 天后加至 8~10mg/(kg·min)；要求最低输注葡萄糖速度 4mg/(kg·min)，最高输注葡萄糖速度不大于 12mg/(kg·min)；不推荐过量葡萄糖使用，因其增加肝脏负担；避免血糖大于 8mmol/L，当血糖大于 10mmol/L 而葡萄糖所提供的能量不足以继续降低葡萄糖速度时需使用胰岛素治疗。

（2）蛋白质：由氨基酸提供，热效价 4.0kcal/g，出生 24 小时内开始应用，剂量为 1.5~2.5g/(kg·d)，出生 2 天后加至 2.5~3.5g/(kg·d)，此时非蛋白质能量必须 >65kcal/(kg·d)。对于早产儿其氨基酸组成成分中需保证半胱氨酸 50~75mg/(kg·d)，酪氨酸的最低摄入量为 18mg/(kg·d)，无需常规补充谷氨酰胺，因此需选择适合新生儿使用的复方氨基酸注射液。

（3）脂肪：由静脉脂肪乳剂提供，包括 10% 长链脂肪乳、20% 中长链脂肪乳、含橄榄油的脂肪乳、含鱼油混合脂肪乳及纯鱼油脂肪乳。早产儿首先选择 20% 中长链脂肪乳，但不建议长期使用，当肠外营养需要持续较长时间时可考虑含鱼油的混合脂肪乳剂作为第一选择。提供必需脂肪酸和长链多不饱和脂肪酸（亚麻油酸）的最小量为 0.25g/(kg·d)，以预防必需脂肪酸的缺乏。脂肪乳的应用在生后第一天即开始使用，不迟于生后 2 天，剂量 1~2g/(kg·d) 开始，最大量不超过 4g/(kg·d)；输注速度要求持续 24 小时以达到理想的脂肪清除率，并需采用避光输液管路；不常规加入肝素于脂肪乳剂中，卡尼丁在预计接受肠外营养 4 周以上早产儿可以考虑使用；当血浆甘油三酯 >3mmol/L（265mg/dl）或血小板减少时需减量脂肪乳剂的应用；重症感染患儿应保证必要的部分肠外营养，提供最低量的必需脂肪酸需求；发生肠外营养相关性肝脏疾病时，减量脂肪乳，选择含鱼油的混合脂肪乳，纯鱼油的脂肪乳可作为短期的营救性治疗（表 10-3）。

表 10-3　能量、葡萄糖、氨基酸及脂肪的需求量

日龄	能量/ kcal·kg·d^{-1}	葡萄糖/ mg·kg·min^{-1}	氨基酸/ g·kg·d^{-1}	脂肪/ g·kg·d^{-1}
第 1 天	45~55	4~8	1.5~2.5	1~2
≥第 2 天	90~120	8~10	2.5~3.5	<4.0

3. **矿物质**　包括钙、磷和镁,早产儿理想的钙和磷之比是 (1.3~1.7):1,生后第一天开始补充,根据监测值确定开始的需要量,以降低早产儿代谢性骨病的发生。葡萄糖酸钙或氯化钙注射液作为钙的静脉补充制剂,磷制剂的静脉补充包括有机磷(甘油磷酸钠)或无机磷(复合磷酸氢钾)注射剂,镁制剂由静脉硫酸镁注射液补充 (表 10-4)。

表 10-4　矿物质(钙、磷、镁)需求量

年龄	钙/mmol·kg·d^{-1}	磷/mmol·kg·d^{-1}	镁/mmol·kg·d^{-1}
生后数天	0.8~2.0	1.0~2.0	0.1~0.2
体重增长期	1.6~3.5	1.6~3.5	0.2~0.3

4. **维生素**　肠外营养时需补充 13 种维生素,包括 4 种脂溶性维生素和 9 种水溶性维生素,目前尚无一种复合制剂使用能够完全满足早产儿所有维生素需求量,临床上采用水溶性维生素和脂溶性维生素溶液补充(表 10-5)。

表 10-5　脂溶性和水溶性维生素需求量

维生素种类	早产儿
维生素 A	700~1 500IU/(kg·d) [227~455μg/(kg·d)]
维生素 D	200~1 000IU/d 或 80~400IU/(kg·d)
维生素 E	2.8~3.5mg/(kg·d) 或 2.8~3,5IU/(kg·d)
维生素 K	10μg/(kg·d)

续表

维生素种类	早产儿
维生素 B$_1$	0.35~0.50mg/(kg·d)
维生素 B$_2$	0.15~0.2mg/(kg·d)
泛酸	2.5mg/(kg·d)
维生素 B$_6$	0.15~0.2mg/(kg·d)
维生素 B$_{12}$	0.3μg/(kg·d)
维生素 C	15~25mg/(kg·d)
叶酸	56μg/(kg·d)
生物素	5~8μg/(kg·d)
烟酸	4~6.8mg/(kg·d)

5. **微量元素**　肠外营养时微量元素可在第一天补充,选用复合制剂,应注意制剂中各微量元素含量。如果肠外营养仅是肠内营养的补充或使用时间 <2 周,仅需补充锌元素即可。胆汁淤积症的患儿其铜和锰的补充应减量(表 10-6)。

表 10-6　微量元素需求量

微量元素种类	早产儿[μg/(kg·d)]
铁	100~250
锌	400~500
铜	40
硒	7
锰	≤1
钼	1
铬	1
碘	1~10

【肠外营养支持途径】

1. **周围静脉** 通过四肢或头皮等浅表静脉输入的方法,适合短期(<2 周)应用,操作简单,并发症少而轻;缺点是不能耐受高渗液体输注,静脉葡萄糖浓度≤12.5%,营养液的渗透压摩尔浓度≤900mOsmol/L;长期应用会引起静脉炎。

2. **中心静脉**

(1) 经外周静脉穿刺的中心静脉导管:具有留置时间长,减少穿刺次数的优点,并发症发生率较低;缺点是可引起导管阻塞、移位、感染等并发症。

(2) 经颈内、颈外、锁骨下静脉置管进入上腔静脉;缺点是易引起导管有关的败血症、血管损伤、血栓等。

(3) 脐静脉插管:操作简单,缺点是感染能引起门静脉系统压力增高影响血流,导致肠管缺血及坏死可能;生后 48 小时内脐带保留良好者有机会进行置管,持续置管时间不超过 14 天。

【输注方式】

1. **多瓶输注** 氨基酸与葡萄糖电解质溶液混合后,以 Y 形管或三通管与脂肪乳剂体外连接后同时输注;当溶液 pH 偏碱又需要补充较多的阳离子时,可导致脂肪破乳发生凝集,建议多瓶输注;使用无机磷时推荐使用钙磷相容曲线判断是否有发生沉淀的可能,如无法保证钙磷相容时,建议单独输注磷酸盐。

2. **全合一营养液** 将所有肠外营养成分在无菌条件下混合在一个容器中进行输注,需遵循肠外营养液的配制顺序,保证混合液的稳定性,减少微粒产生,降低导管阻塞及感染的发生。

【肠外营养的代谢监测】

监测血糖、血气分析及电解质,每天监测直至稳定,或根据临床需求决定是否需要每天监测;监测血尿素氮、肌酐、钙、磷、镁、胆红素、甘油三酯,每 1~2 周监测一次;监测谷丙转氨酶、谷草转氨酶、碱性磷酸酶,根据临床情况监测,一般每 2 周监测一次并监测尿量。

【肠外营养潜在并发症】

1. 导管相关性血流感染

(1) 诊断：①发热体温 >38.5℃ 或高于原基础体温 1℃，临床表现及实验室炎症指标应高度怀疑导管相关性血流感染。②双份血培养（导管血及外周血为同一病原学）阳性。

(2) 治疗：①临床怀疑导管相关性血流感染，在病原学未报告前选择广谱抗生素，需覆盖革兰氏阳性菌（葡萄球菌）和革兰氏阴性菌。②在抗生素应用 48~72 小时进行评估，临床症状恶化、病原持续或反复阳性者需移除中心静脉（经外周静脉穿刺的中心静脉导管或中心静脉导管）。③抗生素治疗应在保留置管下持续 10~14 天。

2. 肠外营养相关性肝脏疾病

(1) 诊断：早产儿主要表现为胆汁淤积及肝功能损害，通常指肠外营养持续 2 周以上，临床上出现皮肤黄染和/或大便颜色变浅，血清结合胆红素 >34mol/L（2mg/dl），排除感染（如病毒、细菌、真菌等），胆道发育畸形，遗传代谢疾病等原因引起的胆汁淤积。

(2) 预防和治疗：①避免长时间禁食，尽早肠内营养，减少肠外营养的用量和时间。②降低总能量的摄入，选择适合新生儿专用的氨基酸溶液，预计长时间应用的早产儿选择含鱼油的脂肪乳。已经发生胆汁淤积避免使用大豆来源的脂肪乳，可采用单纯鱼油脂肪乳 0.5g~1.0g/（kg·d），输注速度 >12 小时，同时降低微量元素铜和锰的应用。③减少肠道内细菌过度生长，降低肠源性感染。④熊去氧胆酸 20~30mg/（kg·d）每 8 小时一次口服，目前对早产儿肠外营养相关性肝脏疾病的疗效尚缺乏循证证据。

3. 早产儿代谢性骨病
早产儿代谢性骨病的发生除早产、疾病并发症及药物原因外，与肠外营养中维生素 D、钙和磷摄入不足也有一定的相关性。

(1) 诊断：①血钙、磷、碱性磷酸酶和甲状旁腺激素作为骨代谢监测指标诊断早产儿代谢性骨病，既不推荐 $25(OH)_2D_3$ 作为诊断依据，也不推荐使用双能 X 射线吸收法作为常规筛查的检查。②碱性磷酸酶、血磷的水平可作为临床早期诊断早产儿代谢性骨病的重要指标，

当碱性磷酸酶 >900IU/L 时,诊断的敏感度可达 88%,特异度达 50%,与血磷 <1.6mmol/L 两者结合,敏感度可达 100%,特异度达 70%。③出生后 3 周时甲状旁腺激素 >180pg/ml 诊断重度早产儿代谢性骨病的灵敏度为 71%,特异度为 88%,联合血磷 <1.5mmol/L 的诊断灵敏度和特异度分别上升至 100% 和 94%。④影像学:X 线表现为长骨末端骨质稀疏、干骺端杯口样或毛刺样改变,肋骨末端膨大,骨膜下新骨形成或骨折。X 线仅适合诊断有明显骨质疏松或骨折的严重早产儿代谢性骨病,对骨量减少 <20%~40% 的骨质疏松并不敏感,不能早期诊断。

(2)预防与治疗:①代谢性骨病高危儿生后早期部分肠外营养期间,元素钙为 24~40mg/(kg·d),元素磷为 18~30mg/kg,钙、磷比为(1~1.3):1(质量比);当肠外营养达全量后,元素钙目标量为 65~100mg/kg,元素磷目标量为 50~80mg/kg,钙、磷比可至 1.7:1。②代谢性骨病高危儿达全肠内喂养后,每日钙摄入量为 100~160mg/kg,磷摄入量为 60~90mg/kg,钙、磷比为 1.6:1~1.8:1;通过强化母乳或早产儿配方奶补充钙、磷摄入量。③早产儿每日维生素 D 摄入量为 400~1 000IU,生后 1~2 周开始通过添加母乳强化剂、早产儿配方奶或维生素 D 制剂补充,需定期监测血清 $25(OH)_2D_3$ 的浓度以维持其水平 >50nmol/L。④当血磷恢复正常,血清碱性磷酸酶 <500IU/L 且有降低趋势时,停止钙磷治疗。详见营养管理和疾病诊疗流程图。

➤ 附:早产儿营养管理流程图

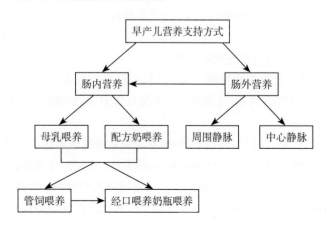

➤ 附:营养和营养相关性疾病诊疗流程图

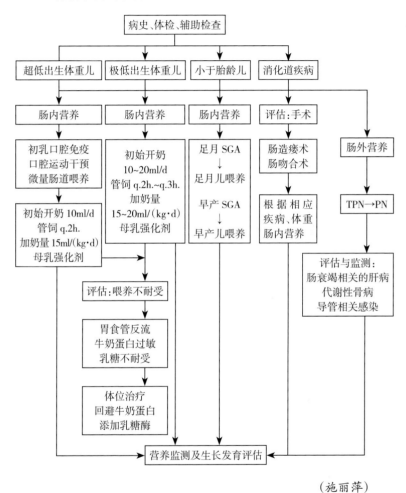

（施丽萍）

参考文献

1. 中华儿科杂志编委会,中华医学会儿科分会儿童保健学组,中华医学会儿
   科分会新生儿学组.早产、低出生体重儿出院后喂养建议.中华儿科杂志,
   2016,54(1):6-12.

2. DUTTA S,SINGH B,CHESSELL L,et al. Guidelines for feeding very low birth weight infants. Nutrients,2015,7:423-442.

3. 中国医师协会新生儿科医师分会循证专业委员会.早产儿喂养不耐受临床诊疗指南(2020).中国当代儿科杂志,2020,22(10):1047-1055.

4. VANDENPLAS Y,BROUGH HA,FIOCCHI A,et al. Current guidelines and future strategies for the management of cow's milk allergy. Journal of Asthma and Allergy,2021,14:1243-1256.

5. 姜雅楠,邢燕.早产儿牛奶蛋白过敏诊治进展.中华预防医学杂志,2021,55(5):583-591.

6. 早产儿母乳强化剂专家共识工作组.早产儿母乳强化剂使用专家共识.中华新生儿科杂志,2019,34(5):321-328.

7. MIHATSCH WA,BRAEGGER C,BRONSKY J,et al. ESPGHAN/ESPEN/ESPR/CSPEN guidelines on pediatric parenteral nutrition. Clinical Nutrition,2018,37,2303-2408.

8. 常艳美,林新祝,张蓉,等.早产儿代谢性骨病临床管理专家共识(2021年).中国当代儿科杂志,2021,23(8):761-772.

第十一章 感染性疾病

第一节 新生儿败血症

【概述】

新生儿败血症(neonatal septicemia)指新生儿期细菌侵入血液循环并在其中生长繁殖,产生毒素所造成的全身性感染。出生体重越轻,发病率越高。败血症与菌血症(bacteriemia)有区别,后者指细菌短暂侵入血液循环,立刻被机体免疫系统所清除,并无毒血症(toxemia)及相应的任何临床表现。但若机体的免疫功能弱于细菌的致病力,则可发展为败血症。1987年,我国制定了"新生儿败血症诊断标准",2003年和2019年《中华儿科杂志》2次组织修订,对其诊断及治疗达成专家共识。

新生儿早发败血症以大肠埃希菌和B族溶血性链球菌(Group B hemolytic streptococcus,GBS)占绝大多数,李斯特菌不容忽视。晚发败血症病原菌,随着抗生素的应用及新的医疗干预而有很大的改变,很多NICU表皮葡萄球菌败血症已成为最常见的院内感染;葡萄球菌、大肠埃希菌等肠道细菌仍然多见,GBS感染有增加趋势,对于长期住院的早产儿凝固酶阴性葡萄球菌等条件致病菌仍是主要致病菌,尤其是深静脉置管者。气管插管机械通气所致的新生儿败血症则以克雷伯菌属、铜绿假单胞菌、不动杆菌属和沙雷菌属为多见,L型细菌以金黄色葡萄球菌为主。

【诊断】

1. **病史** 早发败血症(early onset sepsis,EOS)指生后<3天发病(GBS感染<6天),常有母亲的疾病史、孕期及产时的感染史、产道

和/或直肠 GBS 定植,以及异常产科因素等。母亲绒毛膜羊膜炎最主要的临床表现是母亲发热,临床通常体温 >38℃为基本诊断条件,且同时具备下述中的 2 项即可诊断:母亲白细胞计数 >15 × 10⁹/L;母亲心率 >100 次/min;胎儿心动过速(>160 次/min);母亲子宫触痛,羊水浑浊或发臭。晚发败血症(late onset sepsis,LOS)指生后≥3 天发病,常有长期动静脉置管、气管插管、洗口腔、挑"马牙"、挤乳房、挤痈疖、皮肤、脐部感染等。

2. 全身表现

(1) 体温改变(发热或低体温)。

(2) 少吃、少哭、少动、面色欠佳、四肢凉、体重不增或增长缓慢。

(3) 黄疸:有时为败血症的唯一表现,严重时可发展为胆红素脑病。

(4) 休克表现:四肢冰凉,伴皮肤花斑,股动脉搏动减弱,毛细血管充盈时间 >3 秒,血压降低,严重时可有弥散性血管内凝血,常常是病程发展到全身炎症反应综合征(systemic inflammatory response syndrome,SIRS)和/或多系统器官功能衰竭(multiple organ dysfunction,MOD)的表现。

3. 各系统表现

(1) 皮肤、黏膜:硬肿症,皮下坏疽,脓疱疮,脐周或其他部位蜂窝织炎,甲床感染,皮肤烧灼伤,瘀斑、瘀点、口腔黏膜有挑割损伤。

(2) 消化系统:厌食、腹胀、呕吐、腹泻,严重时可出现中毒性肠麻痹或坏死性小肠结肠炎,后期可出现肝脾大。

(3) 呼吸系统:气促、发绀、呼吸不规则或呼吸暂停。

(4) 中枢神经系统:易合并化脓性脑膜炎。表现为嗜睡、激惹、惊厥、前囟张力及四肢肌张力增高等。

(5) 血液系统:可合并血小板减少、出血倾向。

(6) 泌尿系统感染。

(7) 其他:骨关节化脓性炎症及深部脓肿等。

新生儿败血症中 60% 发生在生后第 1 周内,但只有 10% 出生时有临床表现。上述任一表现则提示为新生儿败血症。重庆医科大学报道,出生 12 小时内的 EOS,出现明确"败血症表现"者占 78.5%,有"可疑"感染表现者占 16.1%,而 5.4% 没有任何感染表现。血培养阳性率为 6.8%(24/353)。

4. 实验室检查

(1)细菌学检查:血细菌培养,尽量在应用抗生素前严格消毒下采血(1ml),怀疑 EOS 只需 1 份血,LOS 则需 2 份血(1 份从经皮外周中心静脉置管,另一份从外周血)。怀疑产前感染者,生后 1 小时内取胃液及外耳道分泌物培养,或涂片找多核细胞和胞内细菌,发现细菌或中性粒细胞≥4 个/高倍视野即有诊断意义。晚发者可行耻骨上膀胱穿刺或清洁导尿取尿培养。脑脊液、浆膜腔液及所有拔除的导管头均应送培养。也可检测病原菌抗原,*16S rRNA* 基因的聚合酶链反应(polymerase chain reaction,PCR)等分子生物学技术。有条件者可用血标本做病原学宏基因(metagenomic next-generation sequencing,mNGS)监测。

(2)非特异性检查,①白细胞(WBC)计数:出生 6~12 小时后采血结果较为可靠。WBC 减少(<5 × 10^9/L),或 WBC 增多(≤3 天者 WBC>30 × 10^9/L;>3 天者 WBC>20 × 10^9/L)为异常;②白细胞分类:未成熟中性粒细胞/中性粒细胞(immature/total neutrophile,I/T ratio)出生至 3 日龄≥0.16,≥3 日龄≥0.12 为异常。值得注意的是,I/T 可能在 25%~50% 无感染的患儿中升高,因只是该项升高,故诊断新生儿败血症的证据不足,但其阴性预测值高达 99%。然而死于该病者中 13% 没有血象异常;③C 反应蛋白:生后 6 小时内 C 反应蛋白≥3mg/L,6~24 小时≥5mg/L 提示异常,>24 小时≥10mg/L 提示异常。需注意,新生儿非感染性疾病如窒息、肺透明膜病、胎粪吸入综合征均可增高。一项前瞻性研究显示,EOS 第 1 天阳性率只有 35%,第 2、3 天分别升至 78.9% 和 88.9%,阴性预测值为 99.7%;④血清前降钙素:3 日龄内降钙素原有生理性升高,参考范围应考虑生后日龄(表 11-1);⑤血小板≤100 × 10^9/L。

表 11-1　新生儿早期降钙素原正常值上限

年龄/h	0~6	6~12	12~18	18~36	36~48	48~60	60~72	>72
降钙素原/mg·L⁻¹	0.5	2.0	5.0	10.0	5.0	2.0	1.0	0.5

5. **诊断标准**　新生儿败血症诊断及治疗专家共识(2019 年版)。

(1) 新生儿 EOS：属于产前或产时感染。

1) 疑似诊断：3 日龄内有下列任何一项，①异常临床表现；②母亲有绒毛膜羊膜炎；③早产：胎膜早破时间≥18 小时。如无异常临床表现，血培养阴性，间隔 24 小时的连续 2 次血非特异性检查 <2 项阳性，则可排除败血症。

2) 临床诊断：有临床异常表现，同时满足下列条件中任何一项：①血液非特异性检查≥2 项阳性；②脑脊液检查为化脓性脑膜炎改变；③血中检出致病菌 DNA。

3) 确定诊断：有临床表现，血培养或脑脊液(或其他无菌腔液)培养阳性。

(2) 新生儿 LOS：属于院内感染和社区获得性感染，临床诊断和确定诊断均为 >3 日龄，其余条件分别同新生儿 EOS。

【鉴别诊断】

1. **病毒感染**　病毒感染可导致败血症样临床表现，特别是肠道病毒和单纯疱疹病毒。病毒感染一般外周血白细胞正常，C 反应蛋白或降钙素原正常或轻度升高。病毒抗原检测可明确诊断。

2. **遗传代谢性疾病**　部分遗传代谢性疾病如有机酸血症、脂肪酸氧化障碍等可表现为意识障碍、休克、肝肾功能障碍等败血症样表现。外周血白细胞正常，C 反应蛋白正常，持续酸中毒、血氨增高常见。

【治疗】

1. **抗菌药物的选择**

(1) EOS：在血培养和其他非特异性检查结果出来前，经验性选用广谱抗菌药物组合，尽早针对革兰氏阳性菌、革兰氏阴性菌，用氨苄西林(或青霉素)+ 第三代头孢菌素作为一线抗菌药物组合。

（2）LOS：在得到血培养结果前，考虑到凝固酶阴性葡萄球菌及金黄色葡萄球菌较多，经验性选用苯唑西林、萘夫西林或万古霉素代替氨苄西林联用第三代头孢。如怀疑铜绿假单胞菌感染则用头孢他啶。对于极低出生体重儿或出生胎龄 <28 周的早产儿预防性使用氟康唑等抗真菌药尚有争议。

（3）血培养阳性：原则上应根据药物敏感试验结果进行抗菌药物调整，能单用不联用，如果经验性选用的抗菌药物不在药物敏感试验所选的范围内，临床效果好则继续用，否则改为药物敏感试验中敏感的抗菌药物种类。如果患儿已经进行经验性两联抗菌药物治疗，确认 GBS 感染后，因其对青霉素敏感（尽管 GBS 对青霉素耐药有增加的报道），可以考虑停用另一种，仅用氨苄西林或青霉素即可。对李斯特菌一般选氨苄西林。对于厌氧菌使用克林霉素或甲硝唑。对于耐甲氧西林金黄色葡萄球菌和凝固酶阴性葡萄球菌，建议使用万古霉素或利奈唑胺。万古霉素或利奈唑胺应作为整个新生儿败血症抗菌药物疗法选用的二、三线药物，使用万古霉素时还应监测血药浓度。对于多重耐药的耐甲氧西林金黄色葡萄球菌且万古霉素效果欠佳时，若有药物敏感试验结果支持，可在临床药师会诊同意后选用氟喹诺酮、磺胺甲噁唑联合甲氧苄啶等药物。若为产 β 内酰胺酶的病原菌应采用碳青霉烯类抗菌药物如亚胺培南或美洛培南，怀疑或确诊合并脑膜炎，应避免用亚胺培南，因有引起惊厥的不良反应，可采用美洛培南代替。抗菌药物疗程为 10~14 天，GBS 及革兰氏阴性菌所致化脓性脑膜炎疗程为 14~21 天。血培养在用药 2~3 天后应转阴，持续阳性需要考虑换用抗菌药物。置管者导管相关感染如血培养出革兰氏阴性菌、金黄色葡萄糖球菌或真菌，则应拔出导管。常用抗菌药物、用法见表 11-2、表 11-3。

2. **清除感染灶**　脐炎局部用 3% 过氧化氢（双氧水）、2% 碘酒及 75% 酒精消毒，每日 2~3 次，皮肤感染灶可涂抗菌软膏。口腔黏膜亦可用 3% 过氧化氢或 0.1%~0.3% 雷佛奴尔溶液洗口腔，每日 2 次。如果为凝固酶阴性葡萄球菌引起的 LOS，怀疑是导管生物膜感染，则需拔出导管。

表 11-2　常用的抗菌药物针对的细菌及用药注意

抗菌药物	主要针对的细菌	用药注意	说明
耐酶青霉素如苯唑西林、氯唑西林(邻氯青霉素) 第一、二代头孢菌素中头孢唑啉(先锋霉素 V)和头孢硫咪	葡萄球菌属包括金黄色葡萄球菌和凝固酶阴性葡萄球菌,主要针对革兰氏阳性菌,对革兰氏阴性菌有部分作用	不易进入脑脊液	青霉素对葡萄球菌属普遍耐药;氨苄西林虽为广谱青霉素,但在国内耐药率太高,目前已不适于应用
第二代中常用头孢呋辛	对革兰氏阳性菌比第一代稍弱,但对革兰氏阴性菌及内酰胺酶稳定性强		
万古霉素	对耐甲氧西林葡萄球菌,为二线抗革兰氏阳性菌抗生素		
第三代头孢菌素	主要针对革兰氏阴性菌	优点是对肠道杆菌最低抑菌浓度低,但不宜经验的地单用该类抗生素	对金黄色葡萄球菌、李斯特杆菌作用较弱,对肠球菌完全耐药,一般极易进入脑脊液,仅头孢哌酮不易进入脑脊液
哌拉西林(氧哌嗪青霉素)	对革兰氏阴性菌及 GBS 均敏感		易进入脑脊液
氨基糖苷类	主要针对革兰氏阴性菌,对葡萄球菌灭菌作用亦较好	产生耐药性的速度较慢,在发达国家作为一线抗生素	进入脑脊液较差,对新生儿有耳毒性、肾毒性可能,如有条件监测其血药浓度的单位可以慎用,不作为首选,并注意临床监护

续表

抗菌药物	主要针对的细菌	用药注意	说明
氨曲南	对革兰氏阴性菌的作用强		内酰胺酶稳定,不良反应少,单环内酰胺类抗生素
甲硝唑(灭滴灵)	针对厌氧菌		
亚胺培南+西司他丁	对绝大多数革兰氏阴、阳性菌及革兰氏阴性菌需氧和厌氧菌有强大杀菌作用		对产内酰胺酶的细菌有较强的抗菌活性,常作为第二、三线抗生素。但不易通过血脑屏障,且有中枢毒性,故不推荐用于化脓性脑膜炎。为新型内酰胺类抗生素(碳青霉烯类)
帕尼培南+倍他米隆	抗菌谱与亚胺培南相同	罕有惊厥的副作用	为新型内酰胺类抗生素(碳青霉烯类)
环丙沙星	对 G⁻ 杆菌作用超过第三代头孢和氨基糖苷类抗生素,对耐甲氧西林葡萄球菌、支原体、厌氧菌均有抗菌活性	当其他药物无效并有药敏依据时可用该药	第三代喹诺酮药物
头孢吡肟	抗菌谱广,对革兰氏阳性菌及革兰氏阴性菌均敏感性,对耐甲氧西林葡萄球菌不敏感	对内酰胺酶稳定,且不易发生耐药基因突变	第四代头孢菌素

表 11-3 新生儿败血症常用抗菌药物、用法及间隔时间

抗生素	<1 200g 0~4周	1 200~2 000g 0~7天	1 200~2 000g >7天	>2 000g 0~7天	>2 000g >7天
青霉素*	(2.5~5)万U,每12小时一次	(2.5~5)万U,每12小时一次	(5~7.5)万U,每8小时一次	(2.5~5)万U,每8小时一次	(2.5~5)万U,每6小时一次
苯唑西林*	25mg/kg,每12小时一次	25mg/kg,每12小时一次	5~50mg/kg,每8小时一次	25~50mg/kg,每8小时一次	25~50mg/kg,每6小时一次
氯唑西林*	25mg/kg,每12小时一次	25mg/kg,每12小时一次	25~50mg/kg,每8小时一次	25~50mg/kg,每8小时一次	25~50mg/kg,每6小时一次
氨苄西林*	25mg/kg,每12小时一次	25mg/kg,每12小时一次	25~50mg/kg,每8小时一次	25~50mg/kg,每8小时一次	25~50mg/kg,每6小时一次
哌拉西林	50~100mg/kg,每12小时一次	50~100mg/kg,每12小时一次	50~100mg/kg,每8小时一次	50~100mg/kg,每8小时一次	75mg/kg,每6小时一次
头孢唑啉	20~25mg/kg,每12小时一次	20~25mg/kg,每12小时一次	20~25mg/kg,每12小时一次	20~25mg/kg,每8小时一次	20~25mg/kg,每8小时一次
头孢呋辛	25~50mg/kg,每12小时一次	25~50mg/kg,每12小时一次	50~100mg/kg,每12小时一次	50~100mg/kg,每12小时一次	50~100mg/kg,每12小时一次
头孢噻肟	50mg/kg,每12小时一次	50mg/kg,每12小时一次	50mg/kg,每8小时一次	50mg/kg,每12小时一次	50mg/kg,每8小时一次

续表

抗生素	<1 200g	1 200~2 000g		>2 000g	
	0~4周	0~7天	>7天	0~7天	>7天
头孢哌酮	50mg/kg, 每12小时一次	50mg/kg, 每12小时一次	50mg/kg, 每8小时一次	50mg/kg, 每12小时一次	50mg/kg, 每8小时一次
头孢他啶	50mg/kg, 每12小时一次	50mg/kg, 每12小时一次	50mg/kg, 每8小时一次	50mg/kg, 每8小时一次	50mg/kg, 每8小时一次
头孢曲松	50mg/kg, 每日一次	50mg/kg, 每日一次	50mg/kg, 每日一次	50mg/kg, 每日一次	75mg/kg, 每日一次
头孢吡肟	30mg/kg, 每12小时一次	30mg/kg, 每12小时一次	50mg/kg, 每12小时一次	50mg/kg, 每12小时一次	50mg/kg, 每8小时一次
万古霉素**	15mg/kg, 每日一次	10mg/kg, 每12小时一次	15mg/kg, 每12小时一次	15mg/kg, 每12小时一次	15mg/kg, 每8小时一次
庆大霉素	3.5mg/kg, 每36小时一次	3.5mg/kg, 每12小时一次	2.5mg/kg, 每12小时一次	2.5mg/kg, 每12小时一次	2.5mg/kg, 每12小时一次
阿米卡星△	7.5mg/kg, 每日一次	7.5mg/kg, 每日一次	10mg/kg, 每12小时一次	10mg/kg, 每12小时一次	7.5mg/kg, 每12小时一次
奈替米星	2.5mg/kg, 每日一次	2.5mg/kg, 每12小时一次	2.5mg/kg, 每8小时一次	2.5mg/kg, 每12小时一次	2.5mg/kg, 每8小时一次

续表

抗生素	<1 200g	1 200~2 000g		>2 000g	
	0~4周	0~7天	>7天	0~7天	>7天
氨曲南	30mg/kg, 每12小时一次	30mg/kg, 每12小时一次	30mg/kg, 每8小时一次	30mg/kg, 每12小时一次	30mg/kg, 每8小时一次
亚胺培南+西司他丁	20mg/kg, 每日一次	20mg/kg, 每12小时一次	20mg/kg, 每12小时一次	20mg/kg, 每12小时一次	20mg/kg, 每8小时一次
克倍宁	10mg/kg, 每12小时一次	10mg/kg, 每12小时一次	15mg/kg, 每12小时一次	15mg/kg, 每12小时一次	20mg/kg, 每12小时一次
环丙沙星	5mg/kg, 每12小时一次	7.5mg/kg, 每12小时一次	10mg/kg, 每12小时一次	7.5mg/kg, 每12小时一次	10mg/kg, 每12小时一次
甲硝唑	7.5mg/kg, 每48小时一次	7.5mg/kg, 每12小时一次	7.5mg/kg, 每12小时一次	7.5mg/kg, 每12小时一次	15mg/kg, 每12小时一次

注：* 非发化脓性脑膜炎时剂量加倍；** 用药>3天应监测血药浓度，最佳峰浓度 20~32g/ml，谷浓度<10μg/ml；△ 用药>3天应监测血药浓度，最佳峰浓度 6~8g/ml，谷浓度<2g/ml。

3. **保持机体内、外环境的稳定**　如注意维持营养、保暖、供氧、纠正酸中毒、电解质平衡、血液循环稳定等。对于感染性休克患儿,则应在使用抗菌药物的同时,积极抗休克治疗。

4. **增加免疫功能及其他疗法**　根据 meta 分析,对 EOS 早产儿可用单一剂量静脉注射免疫球蛋白(IVIG)750mg/kg、足月儿1g/kg,对所有重型败血症辅助治疗是合理的。严重感染者尚可行换血疗法。

5. **预防**

(1) EOS:已经证实,母亲产前静脉滴注抗菌药物(青霉素、氨苄西林或头孢唑林等)能够预防 GBS 引起的 EOS,母亲应在产前预防性使用抗菌药物至少 4 小时,如预防性使用抗菌药物不恰当,婴儿出生后暂无异常表现,则根据胎龄决定进一步处理,①≥37 周,胎膜早破 <18小时可密切观察,不用抗菌药物;胎膜早破≥18 小时,则做全套实验室检查(必要时相隔 24 小时行第 2 次检查),并院内观察 48 小时,未达到前述使用抗菌药物指征时不使用抗菌药物;②胎龄 <37 周,无论有无胎膜早破,均完善全套实验室检查(同样必要时相隔 24 小时行第 2 次检查),院内观察 48 小时,未达到前述使用抗菌药物指征时不使用抗菌药物。

(2) LOS:控制院内感染是控制 LOS 的关键。动静脉置管的护理是重中之重,尽量减少置管时间(尽量不要超过 21 天)。手卫生及母乳喂养也是控制院内感染的关键措施。家长要摒弃陋习,禁忌挑"马牙"、挤乳房、挤痈疖等,如患脓疱病、臀炎及脐部感染,及时局部及全身用抗菌药物。尽早肠内喂养,以减少肠源性感染。在病情允许的情况下尽早出院。详见诊疗流程图。

➤ **附:新生儿早发败血症诊疗流程图**

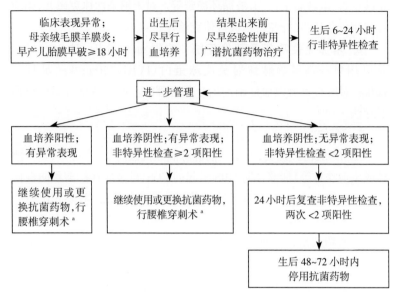

^a 下列情况应做腰椎穿刺:①血培养阳性;②有异常表现且非特异性检查 ≥2 项阳性;③抗感染治疗效果不佳,不必等待血培养结果。

➤ **附:新生儿晚发败血症诊疗流程图**

≥3 天发病,常有长期动静脉置管、气管插管、洗口腔、挑"马牙"、挤乳房、挤痈疖、皮肤、脐部感染等

↓

有全身表现(体温改变、少吃、少哭、少动、面色欠佳、四肢凉、体重不增或增长缓慢、黄疸、休克表现)或/和各系统表现(硬肿症,皮下坏疽,脓疱疮、脐周或其他部位蜂窝织炎,甲床感染、皮肤烧灼伤、瘀斑、瘀点、口腔黏膜有挑割损伤、消化、呼吸、中枢神经、泌尿系统,以及骨关节化脓性炎症及深部脓肿等

↓

尽早行血培养

↓

结果出来前尽早行血培养,尽早经验性静脉使用抗菌药物治疗

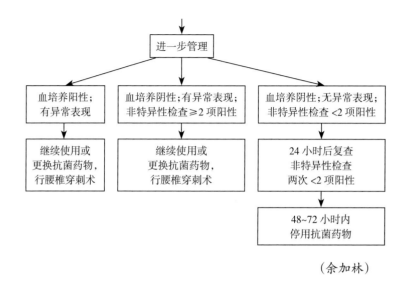

（余加林）

参考文献

1. YI HE, JIE CHEN, ZHENQIU LIU, et al. Efficacy and safety of applying a neonatal early, nset sepsis risk calculator in China. Journal of Paediatrics and Child Health, 2019.

2. 中华医学会儿科学分会新生儿学组, 中国医师协会新生儿科医师分会感染专业委员会. 新生儿败血症诊断及治疗专家共识(2019年版). 中华儿科杂志, 2019, 57(4): 252-257.

3. STOLL BJ, PUOPOLO KM, HANSEN NI, et al. Early-onset neonatal sepsis 2015 to 2017, the rise of escherichia coli, and the need for novel prevention strategies. JAMA Pediatr, 2020, 174(7): e200593.

4. ACOG Committee Opinion. Prevention of group B streptococcal early-onset disease in newborns, Number 782. Obstet Gynecol, 2019, 134(1): e19-e40.

第二节　新生儿细菌性脑膜炎

【概述】

新生儿细菌性脑膜炎(neonatal bacterial meningitis,NBM)系指新生儿期化脓性细菌引起的脑膜炎症。新生儿早发败血症中占9.8%~13%、晚发败血症中25%会并发细菌性脑膜炎。早期诊断困难,常并发脑室膜炎,多年来其病死率下降远不如其他年龄组那样显著,幸存者40%~50%可留下失聪、失明、癫痫、脑积水、智力和/或运动障碍等后遗症。因此,一般主张对任何怀疑为晚发败血症的患儿应常规做脑脊液检查,早发败血症中高度怀疑并发脑膜炎者也需及时做脑脊液检查。病原菌与败血症并非一致,有些脑膜炎可无败血症,而由病原菌直接侵入脑膜或仅只有短暂的菌血症。新生儿极少有肺炎链球菌败血症,但国内肺炎链球菌脑膜炎2~4周的新生儿并不太少见。常见的病原菌依次为GBS、大肠埃希菌、李斯特菌、克雷伯菌等,引起脑膜炎的GBS常常为血清Ⅲ型。美国引起脑膜炎的大肠埃希菌70%~85%具有K1抗原,对吞噬细胞的吞噬作用有抵抗力。

感染途径:①产前感染:较少见,母亲携带或感染GBS患李斯特菌感染伴有菌血症时,可穿过胎盘传播,新生儿细菌性脑膜炎可成为胎儿全身性感染的一部分。②产时感染:有胎膜早破、产程延长、难产等生产史,大肠埃希菌、GBS可由母亲的直肠或阴道上行污染羊水或通过产道时胎儿吸入或吞入,造成败血症并发本病。③产后感染:病原菌可由呼吸道、脐部、受损皮肤与黏膜、消化道、眼结膜等侵入血液循环再到达脑膜。晚发型GBS败血症90%为Ⅲ型所致,并发脑膜炎者75%~85%伴有中耳炎、感染性头颅血肿、颅骨裂、脊柱裂、脑脊膜膨出、皮肤窦道(少数与蛛网膜下腔相通),病原菌多由此直接侵入。

【诊断】

1. 临床表现

(1)一般表现:为新生儿败血症表现。对脑脊膜膨出,皮肤窦道(多位于腰骶中部,该处皮肤微凹,常有一撮毛或一小血管瘤)的新生儿,要特别警惕脑膜炎的发生。

（2）特殊表现:呕吐、前囟隆起或饱满等颅内压增高表现出现较晚或不明显,颈强直甚少见(仅占 10%~20%)。嗜睡(占 50%~90%)、易激惹、惊跳、两眼无神、双目发呆,凝视远方,眼球可上翻或向下呈落日状,可有眼球震颤或斜视,瞳孔对光反应迟钝或大小不等。前囟紧张、饱满、隆起已是晚期表现,骨缝可进行性增宽。惊厥(占 30%~50%)可仅表现为眼睑抽动或面肌小抽如吸吮状,亦可出现阵发性面色改变、呼吸暂停。

2. **脑脊液检查**　提示以下异常:①压力常 >2.94~7.84kPa(3~8cmH$_2$O);②外观不清或混浊,早期偶尔清晰透明,但培养甚至涂片可发现细菌;③蛋白:足月儿 >1.7g/L,早产儿 >1.5g/L;若 >6.0g/L 脑积水发生率高,预后差;④白细胞数:>20 × 10^6/L;⑤白细胞分类以多核细胞为主(>57%~61%),但李斯特菌脑膜炎的单核细胞可达 20%~60%;⑥潘迪试验常(++)~(+++);⑦葡萄糖常 <2.2mmol/L 或低于当时血糖的 40%;⑧涂片及培养:大肠埃希菌、GBS 数为 10^4~10^8/ml 镜检易找到细菌。GBS 涂片检出率可达 85%,革兰氏阴性菌可达 78%,但李斯特菌数仅 10^3/ml,故镜检常阴性。损伤的血性脑脊液涂片及培养有时亦可阳性。以下几种情况需要注意:在腰椎穿刺取标本后 2 小时内完成检验,否则糖浓度和白细胞数下降会影响判断,有报道延迟 2 小时化验,敏感性下降 53%,延迟 4 小时,敏感性下降 79%;腰椎穿刺前 6 小时以上接受抗生素治疗的患儿,会使脑脊液中糖浓度升高,蛋白质浓度下降;新生儿腰椎穿刺较易损伤,血性脑脊液也应作细胞计数,需用当天血常规白细胞与红细胞之比矫正,但结果的敏感性会减低,特异性尚可。

3. **脑影像学检查**　对确定有无脑室管膜炎、硬脑膜下积液、脑脓肿、脑囊肿、脑积水等与随访疗效均很有帮助。B 超强调用高频探头,不能诊断时再行磁共振成像检查。

4. **并发症的诊断**

（1）脑室管膜炎:诊断标准①脑脊液细菌培养或涂片阳性,与腰椎穿刺液结果一致;②脑脊液白细胞≥50 × 10^6/L,以多核细胞为主;

③脑脊液糖 <1.66mmol/L 或蛋白质 >0.4g/L;④腰椎穿刺脑脊液已接近正常,但脑脊液仍有炎性改变。确诊只需满足①或②加上③和④之一。年龄越小,延误诊治时间越长,脑室管膜炎的并发率高,多为革兰氏阴性菌感染。

(2) 硬脑膜下积液:由于硬膜血管通透性增加,硬脑膜及脑血管浅表静脉尤其是桥静脉炎性栓塞或静脉窦血栓形成,导致静脉内压增加,局部渗出增加所致,行腰椎穿刺时抽取脑脊液过多,也可促进硬脑膜下积液的形成。诊断标准为硬脑膜下腔的液体如超过 2ml,蛋白定量 >0.6g/L,红细胞 <100 × 10^6/L。常由脑膜炎链球菌、流感杆菌所致。

(3) 脑积水:如脓性分泌物完全阻塞蛛网膜颗粒,则形成交通性脑积水,阻塞中央导水管则形成阻塞性脑积水,表现为前囟张力最高或饱满,影像学检查可见侧脑室及第三脑室扩大,周围脑组织可见帽檐状水肿圈,脑室内常常见到脓性分泌物,交通性脑积水还可见脑间隙增宽。

【鉴别诊断】

1. **病毒性脑炎**　新生儿期引起脑炎的病毒较多,包括肠道病毒、柯萨奇病毒、埃可病毒及巨细胞病毒等,可表现为败血症样症状和体征,脑脊液检查压力增高,外观清亮或微混,白细胞总数增多,但没有细菌性脑膜炎明显,分类以单核细胞为主,生化检测蛋白增加,但糖和氯化物一般不低,柯萨奇病毒脑炎有时脑脊液化验结果难与细菌性脑膜炎区别,但血或脑脊液培养阴性,C 反应蛋白阴性,I/T 不超过 0.16。

2. **缺氧缺血性脑病**　有宫内窘迫和/或产时窒息病史,生后不久出现神经系统表现,可抽搐和昏迷,但血培养阴性,败血症非特异性检查很少阳性,脑脊液化验没有细菌性脑膜炎的改变。

3. **颅内出血**　有宫内窘迫和/或产时窒息病史,可出现神经系统表现,颅脑影像学检查可发现出血病灶。

4. **新生儿期的癫痫与癫痫综合征**　部分有遗传家族史,脑电图可以鉴别,也可以基因检测。

【治疗】

1. **抗菌治疗**　尽早选用易进入脑脊液的杀菌药,首次剂量加倍从静脉推入或快速滴入。头孢曲松(头孢三嗪):因其半衰期长达5~8小时,对常见菌血清杀菌浓度可持续24小时,每天只需给药1~2次,已取代氨苄西林(氨苄青霉素)成为治疗婴幼儿细菌性脑膜炎的首选抗生素。静脉注射氨苄西林50mg/kg,其脑脊液中最高浓度可达2~10g/ml,大于对GBS及李斯特菌最小抑菌浓度的20~100倍。脑脊液中庆大霉素或卡那霉素的最高浓度也仅等于或略高于对大肠埃希菌类的最小抑菌浓度,故治疗GBS和G⁻杆菌脑膜炎的疗程至少3周,其他革兰氏阳性菌至少2周。

(1)致病菌不明的脑膜炎:现多采用头孢呋辛(西力欣)或头孢曲松,或头孢噻肟加耐酶青霉素,铜绿假单胞菌不能除外时,则后者改为头孢他啶(复达欣)。疗程至少3周。

(2)病原明确的脑膜炎:可参考药敏结合临床用药,氨苄西林对李斯特菌、肠球菌(这两种菌对头孢菌素均不敏感)、对奇异变形杆菌、50%大肠埃希菌、敏感的葡萄球菌、GBS、肺炎链球菌等均有效,但对克雷伯菌、铜绿假单胞菌、产青霉素酶的葡萄球菌等均耐药。耐氨苄西林的G⁻杆菌首选头孢噻肟。耐药葡萄球菌可用耐酶青霉素或万古霉素或利奈唑胺。脆弱类杆菌首选甲硝唑;李斯特菌首选氨苄西林。支原体脑膜炎选红霉素类。

(3)脑室膜炎:用药正确但疗效不佳,或脑脊液培养阴性但仍有无原因的发热时,可能并发脑室膜炎(发生率为65%~90%),病菌从脉络丛进入侧脑室再扩散至蛛网膜下腔且脑脊液循环是单向流动,鞘内注射药物难达脑室,2009年,Cochrane系统评价指出,静脉结合脑室内注射抗生素比单独静脉用抗生素病死率增高3倍(RR 3.43,95% CI 1.09~10.74),且可导致脑穿通性囊肿,应避免脑室内注射抗生素,可放保留导管于侧脑室注入抗生素。

2. **其他治疗**

(1)支持疗法:可多次输新鲜血浆或血,静脉注射丙种球蛋白等,尤其对极低出生体重儿或铜绿假单胞菌脑膜炎患儿。早期应严格限制输液量(一般70%的维持量),因病初常因抗利尿激素分泌过多引起液体潴留而导致稀释性低钠血症,并常伴有脑水肿。

(2) 肾上腺皮质激素:在危重患儿虽可应用,但其利弊仍有争论。但考虑其潜在不良反应,包括细胞免疫功能减弱导致对其他病原体的易感性增加,使抗生素进入脑脊液减少等。迄今为止,国外的研究学者都认为,新生儿发生细菌性脑膜炎时,不推荐使用皮质激素辅助治疗。详见诊疗流程图。

(3) 对症:非低血糖、低血钙、低血钠所致惊厥用苯巴比妥钠10~30mg/kg静脉注射或肌内注射,维持剂量5mg/(kg·d)。前囟隆起颅内压增高明显时可用甘露醇静脉注射。

(4) 硬脑膜下积液:反复穿刺放液,2周后量仍多时应手术引流。

➢ **附:新生儿细菌性脑膜炎诊疗流程图**

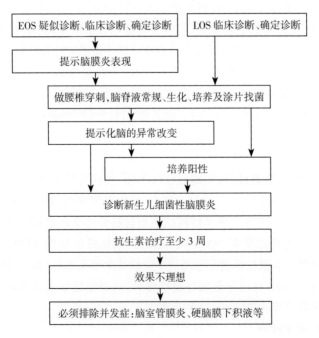

（余加林）

参考文献

1. ZHAO Z, HUA X, YU J, et al. Duration of empirical therapy in neonatal bacterialmeningitis with third generation cephalosporin: a multicenter retrospective study. Arch Med Sci, 2019, 15(6): 1482-1489.

2. HEATH PT, OKIKE IO, OESER C. Neonatal meningitis: can we do better? Advances in Experimental Medicine and Biology, 2011, 719, 11-24.

第三节 新生儿真菌感染

【概述】

新生儿真菌感染较为常见,包括浅表与侵袭性真菌感染(invasive fungal infection, IFI),后者多数为院内感染所致,据文献报道,约占新生儿晚发性感染的10%,可导致多系统功能损害(神经发育损害、早产儿视网膜病、慢性肺损伤等),其病死率可达40%~50%,由于免疫系统的不成熟、长期暴露于各种侵入性操作及治疗(如长期使用广谱抗生素、肠外营养、糖皮质激素及气管插管等),使新生儿,尤其是极低出生体重儿成为IFI的高危人群,存活者可留下严重的后遗症。

病原主要以念珠菌最多见,其他真菌如隐球菌、毛霉菌和曲霉菌等虽少见,但病死率极高。念珠菌及隐球菌均属酵母菌,念珠菌中致病的为白念珠菌、平滑念珠菌、热带念珠菌、光滑念珠菌等。白念珠菌可产生内毒素,常在围产期及产后感染,平滑念珠菌主要造成院内感染。这些真菌广泛分布在自然界,念珠菌和隐球菌一般先定植于患儿皮肤黏膜,再致病,毛霉菌与曲霉菌一般直接经呼吸道吸入致病。所有真菌均属条件致病菌。

致病危险因素:①机体免疫功能差:早产儿、低出生体重儿,尤其是超低出生体重儿、使用糖皮质激素。②医源性:胃肠道延迟喂养致胃肠微生物屏障建立不全,长期广谱抗生素(尤其是第3代头孢菌素和碳青霉烯类抗生素),破坏机体正常菌群,气管插管与深静脉置管可使真菌形成生物膜致病。

【诊断】

1. 临床表现

（1）口腔黏膜感染：称为鹅口疮，表现为口腔黏膜表面覆以大小不等乳白色块状物，不易擦去，患儿一般无特殊不适，偶向深部蔓延引起声嘶、吞咽及呼吸困难。皮肤念珠菌病多发生于尿布包裹部位、腋窝及颈部其较潮湿部位，局部发红、糜烂、边界清楚、伴表面脱屑，偶有小疱及脓疱。

（2）常属于晚发败血症，发病多在生后 1 周，患儿常具备真菌感染致病危险因素和条件，抗菌药物治疗效果较差，且有新生儿败血症的临床表现和实验室检查败血症非特异性指标阳性结果，如血培养真菌即可确诊。耻骨上膀胱针刺吸引术抽取尿液培养真菌也有确诊价值。

（3）深部真菌感染

1）真菌性肺炎：在深部真菌感染中最多见，常常在肺部原发细菌感染或呼吸机相关肺炎基础上加重或混合感染，临床上甚至认为原发细菌感染加重，应加强抗生素治疗而忽略抗真菌治疗。诊断主要靠对本病的警惕。除常规胸部 X 线检查外，取痰标本同时做培养及涂片革兰氏染色找菌丝与孢子。如两者均阳性即可确诊。

2）真菌性颅内感染：致颅内感染的真菌有隐球菌、念珠菌及毛霉菌等。可致脑膜炎、脑软化及脑脓肿等。表现为生后不久或出生时，也可以在新生儿后期发病，多进展缓慢，临床常不典型：少吃、少哭、少动，逐渐出现惊厥，严重时可呈角弓反张，头颅 X 线片可见脑实质内斑点状钙化影，脑脊液细胞数可增多，以淋巴细胞为主，蛋白增加，糖及氧化物下降。脑脊液培养和涂片阳性即可确诊。

3）其他深部真菌感染：真菌可引起骨关节炎、视网膜病和肝脓肿等。

2. 实验室检查

（1）培养

1）血培养：是确诊 IFI 的金标准，其阳性率为 21%~50%。欧洲《侵袭性真菌感染诊断指南》指出：在考虑 IFI 时，建议连续采集 3 次血培养，对于体重小于 2kg 的患儿，每份不少于 2ml；体重为 2~12kg 的患儿，每份不少于 6ml，则可确保 50%~75% 的念珠菌属检测灵敏度，而曲霉菌属（除烟曲霉和风土曲霉）很少从血液样本中培养出，其灵敏度仅约 10%。培养结果时间较长，部分特殊类型需 5~14 天，且部分深部真菌感染血液中没有或缺乏存活念珠菌时，血培养常常出现假阴性。因此，在血培养的同时进行其他的真菌检测对于早期诊断真菌感染是非常必要的。

2）痰培养/支气管肺泡灌洗液培养：单纯痰培养真菌（如念珠菌）阳性意义不大，如镜检发现大量念珠菌菌丝，只能说明念珠菌处于致病状态，应进一步做深部痰液或支气管肺泡灌洗液直接镜检或培养。支气管肺泡灌洗液的真菌培养阳性率为 34%~50%。黏膜真菌病组织培养阳性率≤50%。

3）尿培养：耻骨上膀胱穿刺或清洁导出尿培养对念珠菌感染引起的 IFI 有很重要的意义，文献表明，在超低出生体重儿出现念珠菌尿症时，其导致的婴儿神经发育障碍和死亡的概率几乎等同于血培养阳性的侵袭性念珠菌感染，但阳性率低。

4）脑脊液培养：由于缺乏典型临床表现，真菌性脑膜炎的诊断十分困难，且由于脑脊液培养周期长、阳性率低，易导致病情延误。有文献指出，在将近 1/2 培养阳性的念珠菌脑膜炎患者中，脑脊液常规及生化正常，且大多数没有阳性的血液培养。因此，早期诊断真菌性脑膜炎需借助于其他快速临床指标。

（2）组织病理学活检：也是确诊 IFI 的金标准，真菌在组织内一般表现为 5 种形态：即孢子、菌丝、真假菌丝、颗粒和球囊或内孢囊，当组织学活检发现真菌存在时可以确诊 IFI。Calcofluor White™、Blancophor™ 等荧光染料可以提高组织活检灵敏度、缩短组织染色时间，适用性更加广泛，但对于曲霉菌的检测不具有特异性；而戈莫里甲胺嘧啶银染色（Gomori's methenamine silver stain，GMS）和高碘酸希夫染色（periodic acid-Schiff，PAS）适用于所有曲霉菌检测的组织学切片和涂片。

（3）真菌生物标志物

1)(1,3)-β-D-葡聚糖(BDG)试验:又称 G 试验,BDG 广泛存在于真菌细胞壁中(除毛霉菌和隐球菌外),而其他微生物、动物及人的细胞则不含这种成分,当真菌进入人体血液或深部组织后,经吞噬细胞的吞噬、消化等处理,BDG 从胞壁持续释放出来,使其在血液及其他体液(如尿、脑脊液、腹水、胸腔积液等)中的含量增高,BDG 可特异性激活鲎变形细胞裂解物中的 G 因子,引起裂解物凝固,故称 G 试验。适用于除隐球菌和接合菌(包括毛霉菌、根霉菌等)外的所有深部真菌感染的早期诊断,尤其是念珠菌和曲霉菌,但不能确定菌种。新生儿易出现假阳性的情况为静脉注射免疫球蛋白、白蛋白、凝血因子或血液制品;其他微生物(如革兰氏阴性菌)引起的败血症;使用纤维素膜进行血液透析;使用头孢西丁、头孢吡肟、头孢噻肟、甲氧苄啶等抗菌药物;卡氏肺孢子虫感染等。

2)半乳甘露聚糖(galactomannan,GM):是曲霉菌菌丝生长过程中释放的一种多糖细胞壁成分,血清、支气管肺泡灌洗液、脑脊液均可检测到半乳甘露聚糖,其主要用于急性侵袭性曲霉菌感染的诊断。但双歧杆菌活菌制剂的使用和定植会造成半乳甘露聚糖试验假阳性,与 G 试验类似,GM 检测也有众多影响因素,在患儿感染部分罕见的真菌(如荚膜组织胞浆菌、青霉菌属、镰刀菌属、毛孢子菌属)、使用 β-内酰胺酶/β-内酰胺酶抑制剂或抑制剂组合(如哌拉西林他唑巴坦、阿莫西林克拉维酸钾)、接受肠内营养或支气管肺泡灌洗液标本中添加了葡萄糖酸盐等情况时,半乳甘露聚糖可与其发生交叉反应,从而导致假阳性。同时进行 G 试验可更有效地诊断 IFI。

3)隐球菌荚膜多糖:隐球菌感染后可在人体内形成大量荚膜多糖,并释放进入血液和脑脊液,通过检测荚膜多糖抗原可早期诊断隐球菌感染。血清或脑脊液中隐球菌荚膜多糖的检测可采用乳胶凝集试验或酶免疫分析法。特异度可达到 93%~100% 或 93%~98%,是目前最有诊断价值的快速血清学方法之一,其灵敏度高于常规墨汁染色和培养。

（4）PCR 检查：检测真菌 DNA 从而诊断 IFI 具有比 G 试验和血培养更高的灵敏度和特异度，且其阴性预测值更高，亦更适合作为筛查试验。但 PCR 检测阳性率易受到样本部位和数量的限制。

（5）影像学检查：胸部计算机断层扫描（computed tomography，CT）应作为高危患者（持续发热伴中性粒细胞减少、血小板减少症、血清 G/GM 试验阳性、痰涂片曲霉菌阳性）早期诊断 IFI 的手段之一。头颅磁共振成像、腹部 CT/MRI 及超声亦是早期发现神经系统、消化系统（脓肿及肝内念珠菌）的检测手段。

【鉴别诊断】

1. **口腔内奶块**　易擦去，涂片不能找到孢子和菌丝。

2. **细菌败血症**　一般抗菌药物有效，但如果有效抗菌药物治疗无效，或用强效抗生素 2 周以上效果不好或病情加重，就不能用细菌败血症解释。

【治疗】

1. **抗真菌药**

（1）两性霉素 B：为抗真菌全身用药的首选药物，0.5~1mg/（kg·d）静脉滴注，疗程为 7~14 天，直到血培养阴性，如果存在特殊器官感染，疗程要更长。

（2）两性霉素 B 脂质体（AmB-L）：较两性霉素 B 抗真菌活性更强且副作用更低。起始剂量为 0.1mg/（kg·d）。第二天开始增加至 0.25~0.50mg/（kg·d），剂量逐日递增至维持剂量：1~3mg/（kg·d）。

（3）氟康唑：6~12mg/（kg·d），每日 1 次，口服或静脉滴注，疗程同上。

（4）卡泊芬净：为广谱抗真菌药，1mg/（kg·d），口服或静脉滴注，疗程同上。

（5）制霉菌素：主要用于鹅口疮治疗，常用 50 万 U 与 5ml 水制成混悬液（10 万 U/ml）口腔内涂擦，每 6 小时一次，10~14 天，理想的治疗是痊愈后继续涂抹几天。可用 2% 制霉菌素药膏涂擦皮肤受损部位。

（6）其他：用 2% 咪康唑药膏或 1% 克霉唑药膏涂擦皮损部

位。1%~4% 碳酸氢钠液可用于擦洗口腔,也可先用再擦制霉菌素悬液。

2. 对症及支持治疗

(1) 停用广谱抗生素。

(2) 加强全身支持疗法:加强护理及营养,输血或静脉注射免疫球蛋白等。

(3) 特异性针对性治疗:呼吸支持,必要时机械通气,呼吸道护理。颅内感染、骨关节炎、视网膜病及深部脓肿均需相应的专科特殊处理及减少后遗症发生。详见诊疗流程图。

➢ **附:新生儿真菌感染诊疗流程图**

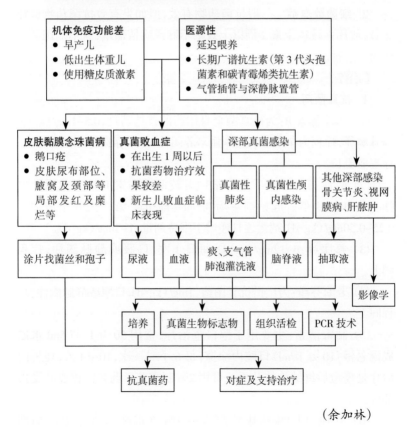

（余加林）

参考文献

1. JEMMA C, NICOLA A, WILLIAM MG. Prophylactic systemic antifungal agents to prevent mortality and morbidity in very low birth weight infants. Cochrane Database Syst Rev, 2015, undefined: CD003850.

2. GUO JUNFEI, WU YONGBING, LAI WEIMING, et al. The diagnostic value of $(1,3)$-β-D-glucan alone or combined with traditional inflammatory markers in neonatal invasive candidiasis. BMC Infect. Dis, 2019, 19: 716.

3. 周钰菡, 余加林. 新生儿侵袭性真菌感染诊断指标研究进展. 现代医药卫生, 2020, 14: 2205-2208.

4. SETH R, XESS I, JANA M. Diagnosis of Invasive Fungal Infections in Children. Indian Pediatrics, 2019, 56(3): 229-236.

5. CLANCY CJ, NGUYEN MH. Diagnosing invasive candidiasis. Journal of Clinical Microbiology, 2018, 56(5): 01909-01917.

6. 胡娅, 余加林, 李绿全. 新生儿痰真菌生长的临床意义及相关因素探讨. 中华儿科杂志, 2007, 45(6): 442-445.

7. 中华医学会儿科学分会新生儿学组. 新生儿侵袭性真菌感染防治共识. 2021-03-07.

第四节　新生儿病毒感染

新生儿病毒感染主要分为两大类：①先天性感染为胎儿在宫内经胎盘获得感染；②围产期感染为新生儿在出生时或生后发生的病毒感染，包括经母乳喂养获得的感染。由于新生儿免疫功能不完善，感染不易被局限，从而引发全身感染，临床表现常缺乏特异性，可出现多器官功能障碍表现，甚至致命。一旦疑诊先天性或围产期病毒感染，应进行临床与实验室鉴别诊断，并分别针对单一病原进行检查，以便迅速明确诊断和及时治疗。

一、先天性风疹综合征

【概述】

孕妇在妊娠早、中期感染风疹病毒(rubella virus,RV),通过胎盘引起胎儿全身持续性、进行性感染,新生儿可伴有畸形和/或多器官功能损害,称先天性风疹综合征(congenital rubella syndrome,CRS)。

【诊断】

1. **病史** 感染好发于冬末和春季,母孕期有风疹感染史或有流产、死胎或畸形儿史。

2. **临床表现** 常为早产儿或足月小样儿,其致畸率高于其他病原体,临床表现和畸形出现的频度依次为心血管畸形(以动脉导管未闭或肺动脉狭窄多见),眼疾,听力损害,脑损害(小头畸形、脑膜脑炎等),间质性肺炎,肝炎,长骨干骺端骨化缺损,贫血,血小板减少性紫癜,肝脾大,黄疸,甲状腺疾病,隐睾,多囊肾等。一般认为孕早期感染的胎儿易发生心脏、眼及耳畸形三联症,后期感染的胎儿易发生中枢神经系统感染。

3. **辅助检查**

(1) 实验室检查:①取鼻咽分泌物、尿、脑脊液或组织活检做病毒分离,阳性率较高。②脐血或新生儿血风疹病毒特异性IgM抗体阳性,可诊断为先天性风疹。

(2) X线检查:可见股骨远端及胫骨近端的骨骺密度减低。

(3) 眼科检查:可有小眼球、白内障、脉络膜视网膜炎、青光眼、视网膜黑色素斑。

【治疗】

主要为对症及支持治疗。感染的新生儿在生后6~12个月内仍排出病毒,需注意隔离。如母体孕期前5个月发生风疹感染,建议终止妊娠;孕20周后感染,需密切随访,尤其是在新生儿出生后需要反复进行视、听检测随访。

特别需要注意的是,先天性风疹综合征(包括疑似或确诊)病例应及时提交传染病报告卡。

二、巨细胞病毒感染

【概述】

新生儿巨细胞病毒(cytomegalovirus,CMV)感染源于母亲原发或复发感染,经孕期胎盘、产时产道或生后母乳喂养等途径感染导致全身多器官功能损害。受累细胞的细胞质及细胞核体积巨大,并能找到核内包涵体,电镜检查包涵体为许多病毒颗粒组成,感染主要累及中枢神经系统、眼、耳和肝脏,既是最常见的先天感染,也是世界范围内智力低下和感觉神经性耳聋最常见的病因,巨细胞病毒感染还常与HIV感染伴随,使艾滋病病程进展加速。

【诊断】

1. **病史** 母孕期有病毒感染史或既往有流产、死胎、死产史,住院早产儿有输血/液制品史。

2. **临床表现** 根据感染途径和发病时间分以下三种情况:

(1)先天性感染:90% 为隐性感染,10% 病情严重,出现全身多器官功能损害,典型特征为伴小头畸形的黄疸小样儿,可为早产儿,一般反应差,出血、瘀斑、呼吸困难、黄疸、肝脾大、皮肤蓝紫色结节(髓外造血现象),肝功能异常,结合胆红素升高,血小板减少;CMV 感染是新生儿和小婴儿肝炎的主要病因之一;还可出现中枢神经系统损害如瘫痪、抽搐、肌张力异常、脑室周围钙化、视神经萎缩、脱髓鞘病变等,严重感染病死率高达 30%,主要死因是肝衰竭和弥散性血管内凝血。隐性感染病例也可出现智力低下、学习困难、脑积水和感觉神经性耳聋等后遗症。

(2)围产期感染:可经以下 4 个途径感染,①产时经产道接触感染;②生后接受感染的母乳喂养;③接受感染的血液制品;④经医院内接触污染分泌物。从感染到发病为 4~12 周,足月儿常无症状,尤其是来自母体的病毒激活感染者;早产儿可出现贫血,白细胞减少,肝脾、淋巴结肿大,听力损失等严重损害。

(3)输血获得性感染:CMV 血清学阴性妇女所生的早产儿,由于缺乏保护性抗体,接受 CMV 感染者血液制品后可发生严重感染,常在输血后 3~6 周出现典型症状如呼吸困难、黄疸、贫血、肝脾大、溶血、血小板减少和异型淋巴细胞增多,持续 2~3 周逐渐缓解。极低出生体重儿婴儿病死率可达 20%。

3. 辅助检查

(1) 病原学检查:一旦发生感染,血标本病毒检测首先阳性,由于尿液病毒滴度高,对诊断敏感性更好,也可经唾液查找病毒;血样病毒检测阴性不能除外感染,但未经治疗者连续 4 周尿液病毒检测阴性,可除外感染。主要有以下几种检测技术:①CMV-PCR:实时定量 PCR 法可检测病毒载量;②尿载玻片培养:24~72 小时出结果,比普通病毒培养技术时限明显缩短;③免疫荧光法:测定血清 CMV 早期抗原 PP$_{65}$,阳性结果可确诊病毒血症,阴性结果不能除外感染,该方法可帮助判断药物治疗效果,因需血液样本量大,在新生儿中的应用受到限制;④血清抗体检测:母婴血清特异性 IgG 均阴性,可除外先天性感染;新生儿 IgG 阳性可能来自母体,未感染的婴儿一般在 1 个月内 IgG 滴度下降,4~12 个月消失;感染者抗体滴度持续升高;特异性 IgM 抗体检测敏感性差,但可帮助确诊。

(2) 影像学检查:胸部 X 线片可有间质性肺炎改变,头颅 MRI 或 CT 扫描示脑室管膜区域有散在钙化影。

(3) 眼科检查:可发现白内障、视网膜脉络膜炎或视神经萎缩。

(4) 脑干听觉诱发电位:可早期发现渐进性感觉神经性耳聋,3 岁内需定期随访。

4. 筛查　不建议常规对新生儿进行 CMV 感染筛查,当有下列指征者需进行 CMV 感染筛查。

(1) 孕期 CMV 感染,特别是原发 CMV 感染母亲所分娩的新生儿;既往曾经分娩过先天性 CMV 感染患儿母亲再次分娩的新生儿;未进行产前规律检查母亲所分娩的新生儿;产前影像学检查呈现可疑宫内感染表现(如颅脑畸形、先天性心脏病、眼球畸形)的新生儿;不明原因黄疸、脓毒症样表现的新生儿。

(2) 可疑或明确免疫功能缺陷患儿;极低和超低出生体重儿;输注未经鉴定是否带有 CMV 的血液和血液制品的患儿。

5. 诊断标准

(1) 先天性 CMV 感染：生后 3 周内从体液中分离到 CMV。

(2) 生后 CMV 感染：生后 3 周内未分离到 CMV，3 周后 CMV 阳性者。

国际先天性 CMV 感染专家组建议将先天性 CMV 感染严重程度分为 4 度，即中至重度感染、轻度感染、仅有感音神经性聋(>21db)的无症状感染和听力正常的无症状感染。中至重度感染主要指多脏器受累，如血液、皮肤、肝、脾、胎儿生长受限等表现或存在中枢神经系统受累，包括脑内钙化和发育畸形等。轻度感染指仅有 1~2 个孤立、暂时、轻微的与先天性 CMV 感染相关的症状，如肝脏轻度增大、血小板轻度降低或谷丙转氨酶轻度升高等。无症状 CMV 感染患儿又分为仅有感音神经性聋(>21db)的无症状感染和听力正常的无症状感染。

【治疗】

抗病毒治疗的指征为中至重度感染症状的先天性 CMV 感染新生儿，强调生后 1 个月内开始治疗，治疗目的是改善听力和神经发育预后；对轻度感染和无症状感染，包括仅有感音神经性聋而无其他感染症状的新生儿都不建议抗病毒治疗。

静脉制剂更昔洛韦剂量为 6mg/(kg·次)，12 小时给药 1 次，建议深静脉给药，经外周静脉给药时药物浓度不超过 1g/L，避免药物外渗；静脉用药疗程不超 6 周；口服制剂缬更昔洛韦剂量为 16mg/(kg·次)，12 小时给药 1 次。口服缬更昔洛韦和静脉更昔洛韦生物利用度相近，可进行序贯治疗或直接用缬更昔洛韦治疗，注意监测病毒载量并根据病毒载量决定疗程，总疗程不超过 6 个月；出现骨髓抑制和肝功能受损时需要调整剂量或暂停用药，谷丙转氨酶 >250U/L，血小板 <50×10⁹/L、粒细胞 ≤0.5×10⁹/L 需要暂停药 1 周，缓解后可继续原剂量用药，如果不能恢复需要停药。

需评估母乳喂养和获得 CMV 感染风险的利弊，易感早产儿接受母乳喂养的潜在益处远远超出症状性感染的潜在危险；因此应积极提倡亲生母亲新鲜的母乳喂养，当免疫缺陷患儿和极低出生体重儿接受母乳喂养时，可监测母乳中病毒载量。如母乳中病毒载量 <1 000

拷贝/ml,建议冷冻至少 24 小时;>1 000 拷贝/ml 者需冷冻 >72 小时或高温短时巴氏杀菌(72℃持续 5 分钟)处理。

三、单纯疱疹病毒感染

【概述】

单纯疱疹病毒(herpes simplex virus,HSV)分两型:HSV-1 型引起皮肤黏膜疱疹如唇疱疹,病毒潜伏于三叉神经节;HSV-2 型引起生殖器疱疹,病毒潜伏于骶尾神经节,孕母感染后经胎盘或产道感染胎儿或新生儿,占 80%;如孕母临产前发生 HSV 原发感染,新生儿感染率为 30%~50%;如孕母为复发(激活)感染,仅 1% 新生儿发生感染;约 1/3 原有 HSV-1 感染者可再发生 HSV-2 感染。

【诊断】

1. **病史** 母亲有疱疹病毒感染史,产时感染是最主要的感染途径,胎膜早破 >4 小时可增加感染风险;孕母保护性 HSV 抗体(复发感染)与降低垂直传播有关。

2. **临床表现** 可有以下 4 种不同临床类型。

(1) 宫内感染:孕 20 周前发生感染可导致流产,常有先天畸形如小头畸形、脑积水、小眼球、脑内钙化、脉络膜视网膜炎等,出生时可为早产儿或低出生体重儿。

(2) 局部感染(皮肤、眼、口腔感染):约 50% 患儿有皮肤黏膜损害,常在生后 6~9 天出现,暴露的皮肤表面出现簇状水泡样皮疹或紫癜、出血点;眼部损害有角膜结膜炎、脉络膜视网膜炎等;口腔、舌、咽部黏膜出现反复的疱疹样病变。10% 患儿遗留神经损害。

(3) 脑膜炎或脑膜脑炎:30% 患儿以中枢神经系统症状为主要表现,其中 60% 无皮肤黏膜损害表现,常在生后 10~14 天出现症状,嗜睡、惊厥、体温不稳定、肌张力减低。经治疗后病死率约为 15%,存活者遗留不同程度的神经系统后遗症如小头畸形、脑积水、孔洞脑畸形、肢体痉挛、目盲、耳聋、学习困难等。

(4) 播散性感染:20% 患儿病情凶险,首发症状多在生后 2 周内出现,可无皮损表现,病变累及中枢神经系统、肝脏、肾上腺和其他脏器,可有发热、反应差、肝脾大、黄疸、呼吸衰竭、惊厥、弥散性血管内凝血等,临床疑似脓毒症休克,预后最差,病死率超过 50%,致死病因为肺炎和急性重型肝炎;存活者后遗症发生率为 40%。

3. **辅助检查**

(1) 实验室检查:①PCR 法检测脑脊液中病毒 DNA,阳性率达 100%,并可用于快速诊断;②取咽、眼分泌物、疱疹液、脑脊液等标本做病毒分离;③血清抗体检测临床意义不大。④其他如肝功能、血常规、凝血功能等。

(2) 影像学检查:胸部 X 线检查示肺炎;头颅 MRI 或 CT 检查可见局灶钙化影;脑电图检查对诊断脑炎有重要意义。

【治疗】

所有类型的 HSV 感染均需进行抗病毒治疗。阿昔洛韦可抑制 HSV 复制,剂量每日 30mg/kg,分 3 次静脉滴注,疗程为 14 天,对脑炎或播散性感染患儿可延长至 21 天;如病毒滴度仍较高,再延长疗程,可明显降低病死率;注意有白细胞降低和贫血的副作用。眼部病灶可用碘脱氧尿苷点眼。

对皮损患者应行接触隔离,如有乳房皮损者,需避免母乳喂养;患唇疱疹的医务人员一般不会感染新生儿,但需戴口罩,强调洗手或戴手套;当护理人员有疱疹性甲沟炎时,传播风险增加,建议调离新生儿病房。

四、肠道病毒感染

【概述】

肠道病毒属于小 RNA 病毒家族,目前已发现 70 余种血清型。传统上将肠道病毒分为脊髓灰质炎病毒和非脊髓灰质炎病毒,后者包括柯萨奇病毒、埃可病毒和肠道病毒。随着发现的血清型逐渐增加,国际病毒分类学委员会将肠道病毒重新进行分类,分为肠道病毒 A 组、B 组、C 组、D 组。肠道病毒是人类病毒感染最常见的病原之一,稳定性较好,脱离人体这一唯一宿主后在室温下仍可保持活性数天。在温带地区其发病具有明显的季节性,以夏秋季为主。孕晚期感染的母亲可将病毒通过胎盘传递给新生儿,也可在分娩时通过血液、阴道分泌物接触使新生儿获得感染,生后感染主要来源于密切接触带病毒的家庭成员。引起婴儿室和新生儿病房暴发流行的病毒一般通过医护人员、陪护家长或新生儿间交叉感染所致,病毒分型大多为柯萨奇病毒 B 组和埃可病毒。水平传播的主要途径为粪-口传播,其次为呼吸道分泌物传播,患儿感染肠道病毒后,上呼吸道可持续排毒 1~3 周,粪便排毒时间长达 8 周。医院内获得的肠道病毒感染病情轻于垂直传播,但仍不乏死亡病例的报道。

【诊断】

1. **病史**　多发病于夏秋季节,孕妇有不明原因低热、胃肠道症状史,婴儿室有肠道病毒感染暴发流行史。

2. **临床表现**　多数感染发生于围产期,潜伏期为 2~7 天。患儿多于生后 1 周内出现症状。症状轻或无特异性,少数出现危重症状造成猝死。主要有发热、精神差、拒奶等败血症样表现,可伴有消化道症状如呕吐、腹泻、肝功能损害;呼吸道症状如咳嗽、鼻塞、流涕、呼吸困难;心血管系统症状如心律失常、心音低钝、奔马律、心脏杂音、心脏扩大、心电图异常等危重表现;中枢神经系统损害如脑膜脑炎或脑膜炎的临床表现。致死病因为休克、肝细胞坏死和弥散性血管内凝血。

临床主要有三种类型:①脑膜脑炎;②心肌炎;③败血症综合征。其中柯萨奇 B 组病毒感染以心血管系统和神经系统症状为多见;埃可病毒感染以神经系统、消化道和呼吸道症状为多见,70% 的严重病例由埃可病毒 11 型导致。

鉴于发热是肠道病毒感染病例最常见的主诉症状,应视其作为发热新生儿病因的常规鉴别诊断。

3. **辅助检查**

(1) 病原学检查:PCR 法检测血、便、尿和脑脊液中病毒 RNA 为最敏感和快速的诊断方法。反转录(RT-PCR)技术通过检测病毒 RNA 来判断是否存在肠道病毒感染,其优点是敏感性、特异性均较高,可在数小时内得到结果,目前已作为临床诊断首选方法。但由于不同血清型的肠道病毒具有一些共同的基因片段,通过 RT-PCR 方法虽能检测所有血清型的肠道病毒,却无法给出具体分型。病毒分离至少需要 1 周时间;ELISA 法检测血清特异性 IgM 抗体阳性或双份血清 IgG 抗体滴度增加 4 倍以上有助于诊断,但因肠道病毒血清型众多,所以临床应用价值有限,一般不用于急性感染的临床诊断。

(2)其他:合并心肌炎、脑膜炎、肺炎者,心肌酶谱升高,心电图有 ST 段和 T 波异常改变,脑脊液白细胞数增高,细胞分类早期以中性粒细胞为主,蛋白增高。胸部 X 线检查可见片状阴影。

对于可疑患儿,应尽早通过实验室检查确诊,以便决定及早实施隔离措施,以免造成感染播散。

【治疗】

多数新生儿肠道病毒感染为自限性疾病,无需特殊治疗,主要为对症和支持疗法。临床管理以保护重要脏器功能,维持生命体征稳定为主;严重病例可应用 IVIG、干扰素治疗。中枢神经系统感染出现惊厥时可给予苯巴比妥、地西泮止惊,甘露醇降颅内压。并发心肌炎时给予维生素 C、三磷酸腺苷(adenosine triphosphate,ATP)、辅酶 A 等静脉滴注;危重病例必要时需实施持续肾替代治疗与体外膜氧合器治疗。

普可那利(pleconaril)为近年来研制的抗 RNA 病毒制剂,有防止病毒脱壳和 RNA 复制作用,早期应用效果好,剂量为 5mg/kg,疗程为 7 天。在新生儿应用尚缺乏多中心、双盲对照试验依据。

一旦高度怀疑为新生儿肠道病毒感染,应立即将患儿隔离于单独病室,专人护理,同时留取患儿粪便、咽拭子标本送检肠道病毒。做好医护人员的手卫生是防控肠道病毒医院内感染最基本、最简单、最经济,也是最有效的方法。同时加强患儿生活用品、床旁医疗设备的清洁消毒,对患儿的分泌物、排泄物、医疗垃圾等均需单独放置,及时处理。实验室、放射、超声等辅助科室工作人员接触患儿前后均应穿隔离衣、切实做好手卫生,超声探头、放射胶片盒等接触患儿的设备需经彻底擦拭消毒后才能用于下一个患儿,以最大限度地控制传染源和切断传播途径。可疑患儿需持续隔离至病毒检测阴性结果回报以后。

五、微小病毒感染

【概述】

微小病毒($parvovirus\ B_{19}$)是一种单链 DNA 无包膜病毒,可通过接触呼吸道分泌物、输血或血液制品及垂直传播感染。母婴垂直传播约占 1/3,从母亲感染到胎儿发生非免疫性水肿的间期为 2~17 周。该病毒的细胞受体是 P 血型抗原,分布于红细胞、有核红细胞、巨核细胞、内皮细胞、胎盘组织细胞、胎儿肝脏和心肌细胞上,其组织靶向性决定其临床表现,胎儿感染后常出现贫血、肝炎和心肌炎,造成胎儿水肿和死胎。

【诊断】

1. **病史**　好发于晚冬或早春季节,有一半以上孕妇为原发感染,可无任何症状,也可出现发热、流感样症状、皮疹和关节痛,传染性红斑是其典型表现。

2. **临床表现**　胎儿感染后常出现严重贫血,可有血小板减少、肝炎和心肌炎,10% 的胎儿水肿为该病毒感染所致。

3. **辅助检查**

(1) 血清学检查:血清特异性 IgM 抗体或 IgG 抗体水平是最常用的方法。急性感染后 3 天即出现 IgM 抗体,恢复期 3~6 个月抗体滴度逐渐降低;易感者缺乏 IgG 抗体,在感染后数天 IgM 抗体升高后出现 IgG 抗体,并持续数年之久。

(2) 病原学检查:可用 PCR 方法测定病毒 DNA。

(3) 胎儿贫血的检查:多普勒超声测定胎儿大脑中动脉收缩期血流峰速是诊断胎儿贫血的敏感指标,且早于水肿的发生。在胎龄 32 周左右可疑胎儿贫血或水肿,可考虑脐带穿刺以确定胎儿血红蛋白水平。

【鉴别诊断】

需与其他引起胎儿水肿的疾病如 Rh 血型不合、遗传性溶血性贫血等疾病鉴别。

【治疗】

主要是支持、对症治疗,当发现胎儿水肿,需密切监测,胎儿血红

蛋白 <8g/dl 可考虑宫内输血,并进行胎儿心功能监测。不推荐孕期应用 IVIG。

六、人免疫缺陷病毒感染

【概述】

人类免疫缺陷病毒(human immunodeficiency virus,HIV)主要通过性接触、静脉吸毒和垂直传播感染。以人体 CD4 细胞为受体,黏附 $CD4^+$ 细胞(如胸腺细胞、外周血 T 细胞和巨噬细胞),在 $CD4^+$ 淋巴细胞中复制、整合 DNA 基因组至宿主细胞基因组中,合成病毒蛋白并装配成病毒颗粒从宿主细胞中释放,造成宿主细胞死亡,释放病毒再感染另一细胞,开始新一轮的复制。在初始感染后,病毒可通过淋巴组织迅速扩散。HIV 感染最严重的影响是损伤细胞介导的免疫反应,同时由于失去了 T 细胞的辅助而不能介导抗体产生。HIV 在吞噬细胞和单核细胞内表现为持续、慢性感染,并成为病毒的长期潜伏地。

儿童感染 HIV 的主要途径(>90%)为母婴垂直传播,HIV 感染的孕妇垂直传播有三种途径:①宫内通过胎盘感染占 20%;②分娩过程接触污染母血或体液占 50%;③出生后通过污染的母乳传播占 14%。垂直传播主要发生在妊娠后期和分娩时(胎盘屏障破损)。母血中病毒载量(HIV-RNA 水平)高,NK、$CD4^+$ 计数和 HIV 中和抗体少、胎膜早破、阴道分娩使婴儿接触母血、母乳喂养等可能增加垂直传播的机会。

【诊断】

1. **病史**　孕母有性乱史或性伴侣有感染病史,或有接受污染血液制品或静脉吸毒史。

2. **临床表现**　可有以下不同表现:

(1)先天性 HIV 感染综合征:常见于颌面畸形,包括小头畸形、前额明显突出、扁鼻梁、鼻子扁而短、三角形人中、突出朱砂色边缘的厚嘴唇。

(2)产时感染:在新生儿期可无临床表现,也可出现生长迟缓,肝脾、淋巴结肿大或脑炎表现。

(3) HIV 感染：一般为慢性多系统感染，临床分为潜伏期、前驱期和发作期三个阶段。平均发病年龄为 9 个月，未经诊治者，50% 患儿在 1 岁以内发病，80% 在 3 岁内发病，20% 患儿死于 1 岁前。临床表现多样，取决于病毒载量，生后前 5 年由于免疫系统逐渐完善，病毒载量可呈下降趋势。一旦发病，病情进展迅速。

早期症状往往无特异性，逐渐出现全身淋巴结肿大、肝脾大、持续口腔念珠菌感染、慢性腹泻、腮腺炎，可表现为肺孢子菌肺炎、念珠菌食管炎、中枢神经系统异常，头颅影像学检查示皮质萎缩和/或基底节钙化。HIV 感染儿童可反复发生细菌感染，如脑膜炎、化脓性关节炎、骨髓炎、肺炎、泌尿系统感染、中耳炎、深部或表皮脓肿等。机会感染还包括播散性巨细胞病毒感染、分枝杆菌感染、隐孢子虫感染、反复单纯疱疹感染等。HIV 感染者可有肾病综合征、肾衰竭、心肌病、全血减少、恶性肿瘤等。

3. 辅助检查

(1) 病原学检查：生后 3 天内 PCR 检测外周血 HIV-DNA 或 RNA 载量 >10 000 拷贝数/ml，诊断为宫内感染；3 天后 HIV-DNA 阳性为围产期感染。2 个月内反复 PCR 检测阴性可排除 HIV 感染。

(2) 血清学检查：由于母体 IgG 抗体可通过胎盘，并持续 1 年以上，血清学检查对 15 个月以下婴儿的诊断有限。

【治疗】

儿童 HIV 感染的治疗包括随防和监测并发症、预防感染和抗病毒治疗。WHO 指南推荐对诊断 HIV 感染的所有婴儿，无论有无临床症状，均在生后 1 年内给予抗病毒治疗，以确保其免疫系统发育正常，并抑制病毒复制。1 岁后的治疗方案应根据 CD4 淋巴细胞计数和病毒载量。抗病毒药物主要是核苷类逆转录酶抑制剂和蛋白酶抑制剂，一般联合应用不同作用机制和毒性的三种抗病毒药物，以防产生耐药性。儿科主要应用逆转录酶抑制剂，如齐多夫定、双脱氧腺苷、双脱氧肌苷、司他呋啶和拉米呋啶。多数药物有严重毒性作用（包括贫血和中性粒细胞减少等），且作用有限。每 3 个月监测 1 次 CD4 淋巴细胞计数以指导抗病毒治疗和预防 PCP 等用药。

其他治疗包括加强营养支持、常规免疫接种、预防机会感染,早诊断、早治疗 HIV 相关并发症如各种慢性持续感染和心功能障碍等。

降低 HIV 围产期垂直传播的措施包括在母孕前诊断感染、感染妇女避孕、妊娠后中止妊娠及孕期和分娩前应用抗病毒药物,使之成为可防疾病。临产前给予产妇齐多夫定 2mg/kg 静脉输入,继之 1mg/(kg·h)输入至分娩,新生儿出生后口服齐多夫定 2mg/kg,每 6 小时一次,连用 6 周既可大大降低垂直传播概率,还可通过选择性剖宫产、避免母婴接触、人工喂养等措施预防发病。

七、新生儿病毒性肝炎

急性肝炎诊断需符合以下指标:①出现病毒性肝炎的相应症状;②血清转氨酶升高超过正常上线 2.5 倍;③除外其他病因的肝脏疾患。乙型肝炎病毒(hepatitis B virus,HBV)和丙型肝炎病毒(hepatitis C virus,HCV)感染是新生儿病毒性肝炎的主要原因,感染的主要途径为母婴垂直传播。

1. **乙型肝炎** 母婴垂直传播一般发生于分娩时接触污染产道的血液或分泌物;孕早、中期感染,新生儿感染概率不大,因抗原血症刺激产生抗体,出生时已清除病毒;孕妇妊娠晚期或分娩时急性感染,新生儿感染高达 50%~75%。

HBV 急性感染以出现临床表现和 HBsAg 或 HBc-IgM 阳性作为诊断依据;慢性携带者为间隔 6 个月 2 次检查 HBsAg 阳性或 HBsAg 阳性不伴有 HBc-IgM 阳性。

孕妇有 HBV 高载量者可应用拉米夫定、替诺福韦或依那西普治疗以降低感染传播概率。新生儿于出生后 12 小时内、1~2 个月、6 个月分别接种乙肝疫苗 3 次,同时在出生 12 小时内给予乙型肝炎免疫球蛋白 1 次;早产儿需根据胎龄和体重调整剂量。选择性剖宫产可降低垂直传播概率;由于母乳喂养传播概率小,不推荐终止母乳喂养。

2. **丙型肝炎** HCV 作为一种单股正链 RNA 病毒,可通过血液制品、输血、母婴途径进行传播,一旦感染未及时治疗则可能发展为肝硬化,甚至肝癌。HCV 可经胎盘传播给胎儿,垂直传播率为 5%,引发新生儿 HCV 感染。HCV 一旦感染,患者将终身携带,且较 HBV 更易转化为慢性肝炎,从而增加肝硬化及肝癌的发生风险。母乳中可分离该病毒,但 HCV 感染并非母乳喂养禁忌证,如果 HCV 阳性母亲的乳头破裂或出血,应考虑暂停母乳喂养。感染后潜伏期为 40~90 天,症状隐匿,转氨酶水平常波动并持续升高达 1 年。确定母亲感染的婴儿应行 PCR 法检测 HCV RNA 和 ELISA 法检测 HCV 抗体,并随访至 1 岁。新生儿丙型肝炎尚无治疗报道,一般肝功能正常可不予以治疗,但需要定期随访;治疗包括单独应用干扰素 α-2b(IFNα-2b)或联合利巴韦林治疗 1 年,注意毒副作用如发热、肌痛等,定期评估疗效与风险,不推荐应用 IVIG。

八、水痘-带状疱疹病毒感染

【概述】

孕妇感染水痘-带状疱疹病毒(varicella-zostervirus,VZV)后,可经胎盘传播,导致母儿均出现严重并发症,感染带状疱疹则很少引起胎儿感染。

【诊断】

1. 临床表现

(1)孕早期感染可造成流产、死胎,孕 7~20 周感染可致先天性水痘综合征,出现皮肤损害、肢体、关节畸形、脉络膜视网膜炎、眼畸形、癫痫、智力低下,易致低出生体重和早产。

(2)孕妇产时感染水痘,25% 新生儿可发病,一般在母体皮疹后 13~15 天出现症状;如皮疹在生后 10 天内出现,考虑为宫内晚期感染。孕妇水痘 5 天后出生的新生儿水痘一般较轻,因有母体保护性抗体作用;母体水痘出现前 2 天至水痘后 4 天出生的新生儿水痘常较重,病死率为 30%;与母亲以外的水痘患者接触很少会使婴儿感染水痘,因多数婴儿的母亲有保护性血清抗体,可发生亚临床感染,故发病表现为带状疱疹。

2. 辅助检查

(1)血清学检查:取疱疹基底部组织细胞,应用免疫荧光抗体法检测抗原,敏感性和特异性好,是目前快速诊断的推荐方法;VZV 抗体呈 4 倍以上升高可作为诊断依据。

(2)病原学检查:诊断新生儿水痘时首选 PCR,敏感性和特异性均较高。可从水疱拭子或水疱刮屑、已结痂皮损的痂片和/或脑脊液中检出 VZV,还可区分野生型 VZV 与疫苗病毒株。疱疹液病毒分离敏感性不高。

【治疗与预防】

VZV 宫内感染不推荐应用抗病毒治疗;产时感染危害严重,推荐应用阿昔洛韦治疗,剂量为 30mg/(kg·d),每 8 小时一次,疗程为 14~21 天。

对于出生后暴露于 VZV 的健康足月新生儿(包括母亲在分娩后 >48 小时出现皮疹的新生儿),通常不需要进行暴露后预防。因足月儿生后感染水痘时,病情通常较轻。如果需要进行暴露后预防,应尽快予以 VZV 高价免疫球蛋白进行被动免疫,对于体重 ≤2 000g 的新生儿,应肌内注射 62.5U(0.5 瓶)。水痘暴露后应用 VZV 高价免疫球蛋白进行被动免疫的时间窗最多为 10 天。也可应用 IVIG 400mg/(kg·d)作为预防用药;乳母患水痘需暂停母乳喂养。

(童笑梅)

参考文献

1. RAWLINSON WD,BOPPANA SB,FOWLER KB,et a1. Congenital cytomegalovirns infection in pregnancy and the neonate:consensus recommendations for prevention,diagnosis,and therapy. Lancet Infect Dis, 2017,17(6):e177-e188.

2. 中国医师协会新生儿科医师分会,中国医师协会新生儿科医师分会感染专业委员会,中华新生儿科杂志编辑委员会.新生儿巨细胞病毒感染管理专家共识.中华新生儿科杂志,2021,36(6):1-7.

3. 马晓路,杜立中.新生儿暴发性肠道病毒感染的现状和防控策略.中华实用儿科临床杂志,2020,35(11):817-819.

4. 中国医师协会新生儿科医师分会感染预防与控制专业委员会.新生儿肠道病毒感染诊疗与预防专家共识.临床儿科杂志,2021,39(3):161-166.

5. American Academy of Pediatrics. Red Book:2018 Report of the Committee on Infectious Diseases,31st ed. KIMBERLIN DW,BRADY MT,JACKSON MA,et al. American Academy of Pediatrics,Itasca,IL 2018.

第五节　新生儿梅毒

【概述】

新生儿梅毒通常是胎传梅毒,由于孕母患梅毒,经过胎盘垂直传播给胎儿及新生儿而致病。梅毒孕妇患者在妊娠4个月内由于绒毛膜郎格罕细胞层的阻断,前梅毒螺旋体较难进入胎儿体内,妊娠4个月后,郎格罕细胞层逐渐退化萎缩,失去阻断作用,胎儿开始容易被感染。近年来,国内该病的发病率逐年增高。

主要由梅毒螺旋体(treponema pallidum,TP)引起。感染梅毒的孕母通过胎盘垂直传播给胎儿及新生儿造成感染。新生儿感染的概率与孕母感染的时间密切相关:母亲感染时间越短,传给胎儿概率越大。母亲一期、二期梅毒未经治疗者,垂直传播率接近100%,三期及以后可降至10%~30%。由于产时接触孕母分泌物而造成的后天感染罕见。

【诊断】

1. **病史**　母亲有性病史,如患有梅毒,应明确属于几期,梅毒血清学试验阳性,有否正规治疗。

2. **临床表现**　新生儿期表现多样性,出生时可没有症状及体征,生后3~8周至3个月出现症状,故新生儿期未诊断及治疗,常发展为晚期先天性梅毒。早期表现如下:

(1)全身症状:早产、低体重及小于胎龄儿,发热及体温不稳,肝脾大、肝功能异常、黄疸、低血糖等。少数有浅表淋巴结肿大,常有类似败血症的临床表现及实验室改变,以滑车上淋巴结肿大更有诊断价值。呼吸急促,胸部X线片可见肺炎改变。

(2)皮肤黏膜损害:生后即出现,也可2~3周后出现,呈多形性,

其分布比形态更有特征性,多见于口周、臀部、四肢端,掌部可呈大疱
或大片脱屑,称梅毒性天疱疹(文末彩图 11-1),口周呈放射性裂纹,具
有特征性(文末彩图 11-2)。鼻黏膜损害通常在生后 1 周左右出现,表
现为鼻塞、脓血性分泌物,如累及鼻软骨时可形成马鞍鼻,累及喉部
引起声嘶。

(3) 骨损害:少数由于剧烈疼痛表现为假性瘫痪,多数有 X 线检
查异常,主要为长骨多发性、对称性的骨软骨炎及骨膜炎,长骨干骺
端最易受累。

(4) 中枢神经系统:梅毒在新生儿期常以无症状性神经梅毒为
主,多在出生 3 个月后表现。但常规脑脊液检查常有异常,如淋巴
细胞和蛋白增高,梅毒血清学试验中性病研究实验室试验(venereal
disease research laboratory test,VDRL test)阳性,无论有无神经系统表
现,均可诊断为神经梅毒。

3. **梅毒血清学**

(1) 非梅毒螺旋体抗原血清学试验:用心磷脂作为抗原检测患儿
血清中非特异性抗体,即与患儿血清中抗心磷脂抗体(即反应素)结
合后发生凝集为阳性反应。最常用的是甲醛胺红不加热血清试验,此
外还有快速血浆反应素试验、性病研究实验室试验和快速血浆反应
素试验等。可以定量检测,方法简便、快速、灵敏。梅毒感染 4 周内即
可出现阳性,对梅毒的筛查、早期诊断、判断疾病活跃程度及治疗效
果均有意义。早期梅毒阳性率达 90%,但由于这类抗体属 IgG,可通
过胎盘传给胎儿,也可由于新生儿溶血性贫血等产生假阳性。故还需
要特异性的梅毒螺旋体抗原血清学试验进一步证实。

(2) 梅毒螺旋体抗原血清学试验:用梅毒螺旋体抗原,检测患儿
血清中特异性梅毒螺旋体抗体,故特异性强,敏感性高,用于确诊试
验。但机体感染梅毒螺旋体后,该抗体一般会终身存在,故不可用来
评估疗效。常用方法为梅毒螺旋体颗粒凝集试验、梅毒螺旋体血细胞
凝集试验、荧光螺旋体抗体吸收试验。

(3) 梅毒螺旋体 IgM 抗体检测:是较新的诊断方法,具有敏感性
高,能早期诊断,能判定胎儿是否感染梅毒螺旋体。该类抗体的产生

是感染后机体首先出现的体液免疫应答,一般在感染的早期呈阳性,随着疾病发展而增加,IgG 抗体随后才慢慢上升。经有效治疗后 IgM 抗体消失,IgG 抗体则持续存在,TP-IgM 阳性的一期梅毒患者经过青霉素治疗后,2~4 周消失。TP-IgM 检测对诊断新生儿的先天性梅毒意义很大,因为 IgM 抗体分子较大,其母体 IgM 抗体不能通过胎盘,如果 TP-IgM 阳性则表示婴儿已被感染。

4. **梅毒螺旋体暗视野检查** 取患者的可疑皮损,在暗视野显微镜下检查,见到可运动的梅毒螺旋体,标本中已死亡的梅毒螺旋体可用直接或间接免疫荧光染色或免疫过氧化物酶染色法鉴别,可作为梅毒的确诊依据。

【鉴别诊断】

1. **先天性 TORCH 综合征的其他病原体病** 如巨细胞病毒、弓形虫、风疹病毒等感染,作为血清学及相应的特异性病原学检查可确诊。

2. **败血症** 因全身表现及实验室检查可以相同而混淆,但血培养一般阳性,梅毒血清学试验阴性。

3. **新生儿出疹性疾病** 如先天性大疱性表皮松解症、天疱疮、脓疱病及新生儿毒性红斑,都有相应的临床表现及实验室检查,梅毒血清学试验阴性。

【治疗】

1. **一般措施** 严格隔离患儿,治疗孕妇。孕妇一旦查出梅毒感染,立即用青霉素治疗。

2. **抗生素治疗** 生后 7 天内,青霉素 G 10 万 U/(kg·d),分 2 次肌内注射或静脉滴注,避免剂量过大引起梅毒螺旋体破裂释放过量的内毒素而致赫氏反应。以后 15 万 U/(kg·d)分 3 次。总疗程为 10~14 天。或用苄星青霉素 G 5 万 U/(kg·d)单次肌内注射。抗菌药物治疗要有系统性,如用药过程中断一天以上,则整个疗程需重新开始。

3. **随访** 非梅毒螺旋体抗原血清学试验疗程结束后必须每 2~3 个月返院监测一次,一般持续一年,如治疗较晚者还应追踪更久,直到甲醛胺红不加热血清试验滴度、性病研究实验室试验或快速血浆反应素试验持续下降最终阴性。如 6 个月内未出现血清滴度 4 倍下降,应视为治疗失效或再感染。脑脊液神经梅毒6个月后再复查脑脊液,直至正常。详见诊疗流程图。

> 附:新生儿梅毒诊疗流程图

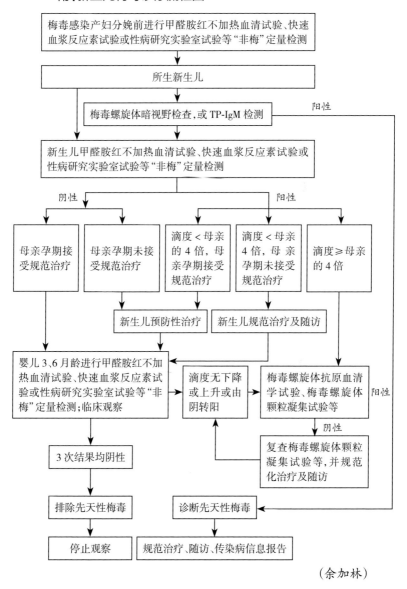

(余加林)

参考文献

1. 邵肖梅,叶鸿瑁,丘小汕.实用新生儿学.5版.北京:人民卫生出版社,
   2019.
2. KEUNING MW, KAMP GA, SCHONENBERG-MEINEMA D, et al. Congenital
   syphilis, the great imitator-case report and review. Lancet Infect Dis, 2020, 20
   (7): e179.

第六节　新生儿脐炎

【概述】

新生儿脐炎(omphalitis)因断脐时或出生后处理不当,脐残端被细菌入侵、繁殖所引起的急性炎症,亦可由于脐血管置管或换血时被细菌污染而导致发炎。由于普遍对脐部消毒、护理的重视,脐炎在城市中已较少见,但在边远山区和农村仍不少。据报道,在医院出生的脐炎发生率<2%,而在家分娩的则高达21%。任何化脓菌均可导致脐炎,但最常见的是金黄色葡萄球菌,其次为大肠埃希菌、铜绿假单胞菌、溶血性链球菌等。脐带创口未愈合时,爽身粉等异物刺激可引起脐部慢性炎症而形成肉芽肿。

【诊断】

根据临床表现即可诊断:轻者脐轮与脐周皮肤轻度红肿,可伴少量浆液脓性分泌物。重者脐部及脐周明显红肿发硬,脓性分泌物较多,常有臭味。可向其周围皮肤扩散成腹壁蜂窝织炎、皮下坏疽,或向邻近腹膜蔓延而导致腹膜炎;也可沿尚未闭合的脐动脉管腔蔓延引起败血症或顺动脉近端蔓延发展为阴囊或大腿深部脓肿;如动脉壁的结缔组织广泛受累可导致腹膜炎。若沿脐静脉蔓延,可引起脐静脉炎,局部皮肤及皮下组织可发红、发硬;可造成多发性肝脓肿、化脓性血栓性门静脉炎。慢性脐炎常形成脐肉芽肿,表现为一小的樱红色肿物,表面可有脓性溢液,可经久不愈,应警惕原发免疫缺陷病中的慢性肉芽肿。

【鉴别诊断】

1. **脐肠瘘** 卵黄管是在胚胎发育时连接原肠与卵黄囊底的管状组织,5~17周应逐渐缩窄、闭塞,如果未闭则形成脐肠瘘。口服活性炭后,若出现于脐孔即可确诊。也可由脐孔注入造影剂,X线检查可见其进入回肠。治疗需外科手术,应从回肠壁离断瘘管后将通向脐的瘘管全部切除。

2. **脐窦** 是因上述卵黄管的回肠端已闭合,但脐端未闭所致。脐部常有较小圆形红色黏膜突出,用探针可发现有窦,也可注入造影剂后行X线检查,可见其盲端。如无窦道形成,仅有球状黏膜块,则称为脐茸或脐息肉。因常有黏液分泌且易感染,应手术切除。需与慢性脐炎所致的肉芽肿区别,后者经硝酸银烧灼后可以消退,但脐茸则经久不愈。窦道较长的需较广泛的手术切除。

3. **脐尿管瘘** 因脐尿管未正常闭合退化成一纤维索引起,其临床表现为脐部漏尿,脐部瘘口可为皮肤或黏膜所覆盖。注入造影剂后行侧位X线检查,可见其进入膀胱,也可静脉注射亚甲蓝,若见蓝色尿液从脐部排出即可确诊。应尽早作瘘管切除,以免继发尿路感染。

4. **脐带炎** 为脐带血管的炎症,表现为与绒毛膜羊膜炎伴随的脐带急性渗出或亚急性坏死,常由革兰氏阴性菌感染所致,如大肠埃希菌、克雷伯菌、假单胞菌等,革兰氏阳性菌有链球菌和葡萄球菌,念珠菌也偶见。

5. **白细胞黏附缺陷症** 为一种罕见的威胁生命的常染色体隐性遗传病,由细胞黏附分子缺陷引起,表现为慢性脐炎或延迟脐脱落,常于生后4~6周才脱落。病理特征为感染部位缺乏中性粒细胞,通过流式细胞术可诊断。

【治疗】

轻症脐周无扩散者局部用2%碘酒及75%酒精清洗,每日2~3次,也可用新霉素、杆菌肽等霜剂或油膏。有明显脓液、脐周有扩散或全身症状者,除局部消毒处理外,可先根据涂片结果经验性的选用适当抗生素治疗,再结合临床疗效及药敏试验决定如何用药。慢性肉芽肿可用硝酸银棒或10%硝酸银溶液涂擦,大肉芽肿可用电灼、激光治疗或手术切除。

断脐应严格无菌,生后勤换尿布,经常保持脐部清洁、干燥、护理脐残端应注意无菌操作,尤其行脐血管插管时,必须严格无菌。详见诊疗流程图。

➤ 附:新生儿脐炎诊疗流程图

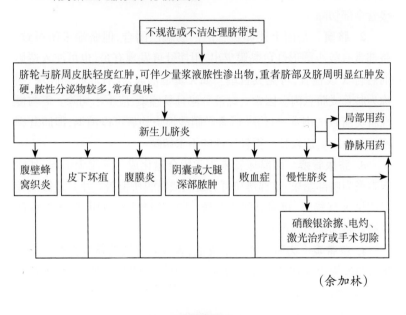

（余加林）

参考文献

1. 邵肖梅,叶鸿瑁,丘小汕.实用新生儿学.5版.北京:人民卫生出版社,
   2019.
2. 沈宛海.新生儿脐部怎么消毒.新生儿肚脐护理指南,2017-05-04.

第十二章　遗传性疾病

第一节　遗传性疾病的病因分类

【染色体异常】

染色体病是指各类染色体异常导致的疾病。根据染色体异常的性质，可分为染色体数目异常及染色体结构异常。染色体数目异常（aneuploidy）是指整条染色体的丢失或增加，如 21-三体；染色体结构异常（structural abnormalities）包括缺失、易位、倒位、环形染色体等大片段结构改变，目前已明确的染色体微缺失和微重复综合征有数百种。

1. **常染色体疾病**　常染色体疾病是指由常染色体数目或结构异常引起的疾病，约占总染色体病的 2/3。包括三体综合征、单体综合征、部分三体综合征和嵌合体。临床最常见的是 21-三体综合征，此外，18-三体综合征、13-三体综合征及 5p 缺失综合征等亦有报道。

2. **性染色体疾病**　性染色体疾病是指由性染色体 X 或 Y 发生数目或结构异常所引起的疾病，约占总染色体病的 1/3。包括 Klinefelter 综合征、Tuner 综合征、XYY 综合征等。其表型与性染色体有关，除 Turner 综合征外，大多在婴儿期无明显临床表现，直至青春期因第二性征发育障碍或异常才就诊。

【单基因疾病】

单基因病是指由单个基因突变所致的遗传性疾病，每种单基因病均源自相关基因的突变，遵循孟德尔遗传定律。目前人类孟德尔遗传数据库（Online Mendelian Inheritance in Man，OMIM）上已明确表型和分子机制的疾病已超过 5 600 种。单基因遗传病按照不同的遗传

模式,具体分为以下5类:

1. **常染色体显性遗传**(autosomal dominant inheritance) 致病基因位于常染色体上,亲代只要有1个显性致病基因传递给子代,子代就会表现出性状。如 CHARGE 综合征、Alagille 综合征等。家系特点为父母有一方患病,子女患病的概率是50%;若父母双方均患病,子女患病的概率是75%;男女发病概率均等。但有时因疾病的外显率不同,可表现为完全显性、不完全显性及延迟显现(如遗传性舞蹈症等)。此外,由于新发突变(de novo)在常染色体显性遗传病的发生频率较高,许多常染色体显性遗传病患者没有可以追溯的家族史。

2. **常染色体隐性遗传**(autosomal recessive inheritance) 致病基因位于常染色体上,在一对等位基因中只携带1个致病变异的个体不发病,为致病变异携带者;当一对等位基因中都有致病变异时才发病。多数遗传代谢病为常染色体隐性遗传,如苯丙酮尿症、肝豆状核变性等。家系特点为父母均为表型正常的携带者,患者为纯合子或复合杂合子,同胞中25%发病,25%正常,50%为携带者。近亲婚配造成的出生缺陷率增高,主要是由于常染色体隐性遗传性疾病的发病率偏高。

3. **X连锁显性遗传**(X-Linked dominant inheritance) 致病基因位于X染色体上,为显性遗传模式基因。家系特点为男性患者后代中女性都是患者,男性都正常;女性患者后代中,50%为患者。女性患者病情较轻,如抗维生素D佝偻病等。典型的X连锁显性遗传家系常表现为只有男性患者且舅舅和外甥均患病的情况。

4. **X连锁隐性遗传**(X-Linked recessive inheritance) 致病基因定位于X染色体上,为隐性遗传模式基因,女性携带1个隐性致病基因变异,多为表型正常的致病变异携带者,极少数可因X染色体随机失活而发病。男性只有1条X染色体,故隐性致病基因中半合致病变异,也会发病。如肾性尿崩症(*AVPR2*基因缺陷)、威斯科特-奥尔德里奇综合征(*WAS*基因缺陷)等。家系特点为男性患者与正常女性婚配,子女中男性均正常,女性均为携带者;女性携带者与正常男性婚配,子代中男性50%为患者,女性50%为携带者。

5. Y 连锁遗传（Y-linked inheritance） 致病基因位于 Y 染色体上,只有男性出现症状,由父传子,如性别决定基因(*SRY* 基因)突变所致的性反转等。

【线粒体疾病】

线粒体是真核细胞中具有自主 DNA 的细胞器,是完成很多重要的生化过程包括三羧酸循环、β-氧化、氧化磷酸化等的场所,是能量代谢的中心。线粒体 DNA 是独立于细胞核染色体之外的一组基因组,当其发生缺陷会导致机体多个脏器出现异常,如线粒体肌病、线粒体脑病(脑肌病)、视神经疾病、耳聋、视神经疾病等。

线粒体疾病多以母系遗传为特征,目前 OMIM 已收录数十种线粒体基因及其相关疾病。线粒体疾病的遗传方式非常复杂,由于线粒体蛋白质是由核基因组和线粒体基因组共同编码的,其疾病的遗传方式可为常染色体显性或隐性遗传,也可能不遵循孟德尔遗传定律的母系遗传;线粒体疾病的表现复杂,常累及多系统器官,且相同突变在不同个体中所表现的临床表型具有差异性;环境因素和遗传背景对疾病的发生发展有复杂影响。

【基因组印记】

临床上存在同一基因变异,但来源于不同亲代,在子女中产生不同表型的现象称为基因组印记或遗传印记。这一现象不遵循孟德尔遗传定律,其发生的原因可能是生殖细胞分化过程中等位基因受到不同修饰(如 DNA 甲基化等)的结果。这类基因称为印记基因。印记基因中两条等位基因的表达取决于它们的亲代来源,来源母本的等位基因表达而来源父本的等位基因不表达的基因称为父系印记基因,反之称为母系印记基因。这类印记基因约占基因组的 1%,是哺乳动物和有花植物的独有现象。基因组印记也影响某些遗传病的表现度和外显率等。如染色体 15q11~13 片段上 5~6Mb 的突变导致的普拉德-威利综合征(Prader-Willi 综合征)和 Angelman 综合征:①15q11~13 基因组印记父源性基因缺失、不表达或母源性单亲二倍体,导致普拉德-威利综合征;②15q11~13 基因组印记母源性基因缺失、不表达或父源性单亲二倍体,以及 *UBE3A* 基因致病变异导致快乐木偶综合征。

【复杂遗传病】

多基因疾病又称复杂遗传病,是由多个致病基因与环境因素共同作用引起的。其遗传方式不符合孟德尔遗传定律,常表现为家族倾向,且有性别和种族差异。群体患病率较高,为 0.1%~1%。在这类疾病中,单个基因的作用很小、贡献率较低(微效基因),但多个基因共同作用形成累积效应,一旦超过阈值就会导致疾病发生。每个基因的贡献率不是等同的,可能存在起主要作用的基因(主基因),主基因也可能存在显性、隐性关系。这些微效基因的总和加上环境因素的影响,决定了个体的疾病性状。

复杂遗传病包括常见的高血压、糖尿病、肿瘤、精神疾病等慢性病。其特点包括为家族聚集,但无明显遗传方式;发病率与亲缘关系远近有关,一级亲属与先证者有相同的发病率,随亲属级别降低,患病风险逐渐下降;亲属再患病风险与亲属受累人数有关,家族患病人数越多,亲属再发风险越高;疾病或畸形越严重,亲属再患病风险越高;存在性别差异的多基因遗传病,亲属再发病风险与性别有关。

(杨　琳　周文浩)

第二节　常见染色体疾病

一、21-三体综合征

【概述】

21-三体综合征(Trisomy 21),又称唐氏综合征(Down syndrome,OMIM:190685)。该病是导致智力落后、特殊面容和生长发育迟缓最常见的先天性原因之一,由 21 号染色体的三体形式引起。21-三体综合征是活产新生儿中最常见的染色体疾病之一,其发病率约为活产新生儿的 1/1 000。发病率随母亲年龄的增加而增加:母亲年龄 >30 岁为 3/1 000,40 岁为 10/1 000,>40 岁为 15/1 000,>45 岁为 5/100。40 岁以上妊娠者行羊水穿刺筛查阳性率高于 5%。

　　21-三体综合征大多数情况下(95%)起源于 21 号染色体的完全三体;其余的病例是由于 21 号染色体的嵌合或结构的异常所导致。标准型 21-三体和嵌合型 21-三体源于卵子、精子或胚胎发育过程中细胞分裂的错误。21-三体的染色体核型有三种,不同核型可进行不同的病因分析:

　　1. **21-三体型(标准型)**　该型约占 95%,核型为 47,XY(XX),+21。由于父母之一的染色体在减数分裂时不分离造成,形成的合子多了一条 21 号染色体。

　　2. **异位型**　该型约占 4%。并非所有的唐氏综合征患者都存在 47 条染色体,有一小部分拥有 46 条染色体,但其中 1 条是异位染色体,其中 D 组 14 号与 G 组 21 号染色体的异位最为常见,核型为 46,XY(XX),-14+t(14q;21q)。染色体异位常散发出现,或由于父母本身是平衡易位携带者,后代再发率高,且发病与母亲年龄无关。

　　3. **嵌合体型**　该型占 3%~10%,同一个体中有两种核型,分别为 47,XY(XX),+21/46,XY(XX)。该个体中一部分为正常细胞,一部分为三体型细胞,可由正常核型受精卵早期分裂过程中染色体不分离所致,或 21-三体型胚胎在有丝分裂过程中丢失多余的 21 号染色体所致。

　　21 号染色体的完全三体应进一步分为母系起源的病例和父系起源的病例。其中母系起源的病例占多数,父系起源的病例少于 10%。现有的大多数文献都集中在母亲的风险因素研究上,但导致 21 号染色体不分离的分子机制仍然存在争议。21-三体综合征患儿的出生是一个复杂的基因-环境相互作用,并涉及不同世代的选择过程。

　　【诊断】

　　1. **临床表现及辅助检查**　本病主要表现为智力落后、特殊面容和生长发育迟缓,可伴有多发畸形,临床表现的严重程度与异型细胞所占的比例相关。具体如下:

　　(1)患儿多为小于胎龄儿,其中 1/5 为早产。80% 的患儿生后存在肌张力低下,活动少;85% 的患儿拥抱反射消失;少部分病例出现惊厥。

（2）头围偏小，枕部扁平；特殊面容：脸扁圆，眼裂小、外上斜、眼球突出、内眦赘皮，鼻梁低平，眼距宽，口小，80% 的患儿有伸舌表现，颚狭窄而短、耳小、耳轮上缘折叠；颈短而宽，颈周皮肤松弛；手宽，指短（第 2 小指内弯且短，仅 1 条横纹），50% 以上有通贯手，掌纹 atd 角大，平均 64°。

（3）约 1/2 的患儿伴有先天性心脏病，其中以室间隔缺损最常见；易出现胃肠道畸形（如十二指肠狭窄或闭锁、肛门闭锁、巨结肠等）及肾脏畸形（如马蹄肾等）。

（4）出生后不久出现精神运动发育迟缓，平均智商 50（25~85），听力差（占 90%），甲状腺功能减退（占 16%~20%）；患白血病概率增高，风险较正常人增加 20 倍，原因可能与 CRLF2 和 JAK2 基因变异影响了 B 细胞的发育有关；患者免疫功能下降，易感染。另有研究发现，因 21 号染色体上存在编码淀粉样前体蛋白的基因，与 β-淀粉样蛋白形成有关，故 21-三体综合征患者更易在年龄较小时发展成为阿尔茨海默病。

2. **染色体检查**　大部分患儿生后即能诊断，但早产儿临床表现不典型，需要全面检查。确诊既可通过提取患儿外周血做染色体核型分析，也可用 21 号染色体特异性探针作荧光原位杂交（文末彩图 12-1），或用特异性引物进行 PCR 扩增，检测特异性 DNA 片段。

【治疗】

该病目前缺乏有效治疗措施，主要是通过检测生长发育、听力等，以便进行早期干预，如运动、语言训练、行为治疗等。有研究表明，早期进行体育锻炼有助于 21-三体综合征患儿生活质量的提升。该病无特殊饮食限制，可补充维生素、叶酸、微量元素等。甲状腺激素治疗：有学者建议合并甲状腺功能减退者给予 L-甲状腺激素治疗，防止智力水平进一步降低，改善整体功能及活动能力。该治疗方案仍需要进一步研究。值得注意的是，随着唐氏综合征患者寿命的延长（平均寿命已超过 60 岁），约 75% 的患者 60 岁后会出现痴呆症状，因此要加强对唐氏综合征患者的动态整体评估。所有患儿均应进行核型分析，必要时检查父母核型，尤其注意父母自身是否为临床表型的染色体易位携带者,协助评估下一胎的再发风险。

21-三体筛查又称为唐氏筛查(血清学筛查)是目前常用的孕期筛查方法。通过检测孕妇血清中β-人绒毛膜促性腺激素(β-HCG)、甲胎蛋白、游离雌三醇水平,根据筛查结果和孕妇年龄,预估发生本病的危险度。循证医学图书馆关于妊娠早期21-三体综合征筛查的文章指出:在怀孕的前14周,有证据支持使用孕前3个月超声标志物(颈项透明层)结合母亲年龄和两个血清标志物(妊娠相关血浆蛋白A(PAPP-A)、游离β人绒毛膜促性腺激素(β-HCG)进行唐氏综合征筛查。

二、德乔治序列征

【概述】

德乔治序列征(DiGeorge syndrome,DS)也称为22q11.2缺失综合征,是最常见的染色体微缺失综合征,患病率为1/3 000~6 000。临床表型主要包括胸腺发育不全和甲状旁腺功能减退;先天性心脏病特别是流出道畸形的主要表型。该综合征是由于22号染色体长臂中段11.2区域包含约30~40个基因的片段连续性缺失所致。300~600kb的共同缺失片段称为DiGeorge关键区域(DiGeorge Critical Region,DGCR),尽管大部分缺失基因的功能尚不十分明确,但位于22q11.21的 *TBX1* 基因的缺失可能是引起大部分临床表型的原因。

【诊断】

根据临床表现及辅助检查可明确诊断。

22q11.2缺失综合征(22q11.2DS)涉及的微缺失大小从0.7~3 000 000个碱基对不等,导致临床表现高度异质,无论缺失大小都可能导致全身多个组织器官的功能障碍,最常见的临床症状被概括为CATCH22:心脏畸形(cardiac abnormality,C),异常面容(abnormal facies,A),胸腺发育不良(thymic hypoplasia,T),腭裂(cleft palate,C),低钙血症(hypocalemia,H),"22"表示22号染色体。随着病例研究的深入,人们发现22q11.2缺失综合征的患者还可以出现生长和智力发育迟缓、学习和认知障碍及精神异常。

22q11.2缺失综合征没有明确的基因型-表型关联性,即使在同卵双胞胎之间和家族内,患者的临床表型差异也非常大。但研究发现,在家族性报道的病例中发育延迟似乎更为严重,它反映了社会经济因素而非遗传因素对疾病预后的影响。

【治疗】

国际 22q11.2 缺失综合征联盟成立于 2006 年,目的是为了研究更标准的临床干预手段,并提出了针对 22q11.2 缺失综合征儿童和成人的治疗指南。2011 年,Bassett 等发布的评估和治疗 22q11.2 缺失综合征儿童的临床实践指南指出,在确诊后应进行全面的检查以明确疾病的严重程度,包括心脏影像学检查、血清钙离子浓度和甲状旁腺激素检测、促甲状腺素检测、全血细胞计数和 T/B 细胞亚群计数、免疫学评估如流式细胞分析和 T 细胞功能检测、肾脏超声、眼科检查、听觉评估、X 线检查颈胸椎,以及评估喂养进食问题与语言发育。

先天性心脏病通常在产前或新生儿期即被发现。一般情况、诊断和手术治疗的方法,以及手术死亡率与其他先天性心脏病患儿无异。钙剂补充可治疗低血钙,但长期使用可引起肾结石。喂养困难首先要排除结构畸形,如肠旋转不良、先天性巨结肠或迟发型膈疝。另外,食管反流的治疗,酸阻滞剂和促胃动力药的使用可缓解进食困难。新生儿免疫学检查发现的无 CD45RA-T 细胞的患儿需要进行胸腺移植或匹配的 T 细胞移植。T 细胞极低的婴儿不应使用活疫苗,数据显示 $CD4^+T$ 细胞计数 >500 细胞/μl 是安全接种疫苗的下限。在免疫系统正常之前进行大手术时建议使用辐射血液制品,以避免引起移植物抗宿主病。另外,术前和术后应测量血清钙离子的浓度,以避免因身体压力引起的低钙血症性癫痫发作。由于多数患儿会出现运动、认知和语言发育障碍,建议在患儿 1 岁时开始进行早期干预,语言治疗和手语指导。生长激素补充可用于治疗生长激素缺乏。精神疾病的早期诊断和干预可有效改善精神分裂症和双相情感障碍、自闭症、焦虑症、强迫症及注意缺陷多动障碍症患者的长期预后。

高危胎儿应进行胎儿超声心动图检查以评估是否存在以下异常:如先天性心脏病,气道、上颚、吞咽和胃肠道功能异常可能导致羊水过少,以及先天性膈疝,气管食管瘘,声门下狭窄,血管环,裂/唇裂,肾脏异常,骨骼差异如马蹄内翻足和颅骨前突,脐疝和腹股沟疝等。

先证者父母再次生育的患病概率取决于父母的基因型,若父母未检查出染色体异常,故再次生育患病孩子的可能性很低,但不能排除父母存在生殖/体细胞嵌合体的可能。先证者的后代存在 50% 的患病概率。有家族史或产检提示高风险的孕妇应在 15~18 孕周行羊膜穿刺术或 10~12 孕周行绒毛取样以进行多重连接探针扩增技术或染色体微阵列分析检查。妊娠 18~22 周可通过高分辨率超声检查腭部和其他相关结构异常的情况,超声心动图检查心脏发育异常情况来评估高风险妊娠。早期诊断可能有助于预防由于低钙血症引起的新生儿癫痫发作。

三、威廉姆斯综合征

【概述】

威廉姆斯综合征(Williams syndrome,WS)亦称为 Williams 综合征,是一种罕见的遗传和神经发育障碍。主要临床特点包括心血管异常(主动脉瓣上狭窄)、发育迟缓、特殊面容、对声音敏感、高血钙等。其发病率为 1/75 000~1/7 500。各种族间发病率并无明显差异。威廉姆斯综合征由 7 号染色体长臂 11.23 区域上 1.5~1.8Mb 的基因杂合微缺失引起。该染色体区域包含约 28 个基因。90%~95% 的患者缺失范围约为 1.55Mb,另外 5%~10% 的患者缺失范围约为 1.84Mb。

【诊断】

根据临床表现及辅助检查可明确诊断。

1. 认知/行为异常 75% 的威廉姆斯综合征患者通常有轻度智力障碍。患者有独特的认知能力,包括言语短期记忆优势、极差的视觉空间认知能力。较低的智商可对患者的日常行为产生不利影响。

2. 心血管异常 70%~80% 的心血管异常患者都可能有弹性蛋白缺陷性动脉疾病。在婴儿期常见周围性肺动脉狭窄(PPS),但随着时间的推移会改善。最常见的动脉病变是主动脉瓣上狭窄,随着时间的推移可能会恶化。若不加以治疗,动脉阻力的增加会导致左心压力升高、心脏肥大和心力衰竭。威廉姆斯综合征患者的高血压患病率为

40%~50%。高血压可发生于任何年龄,在某些情况下可能继发于肾动脉狭窄。

3. **高血钙** 高钙血症可能会引起烦躁、呕吐、便秘和肌肉抽搐。高血钙常见于婴儿期,但在成年人中可能复发。

4. **眼、耳、鼻、喉异常** 威廉姆斯综合征患者常见眼部症状包括泪道阻塞、远视(占 67%)、斜视(占 50%)。90% 的患者对声音的敏感度增加。另外,50% 的患者有慢性中耳炎。大多数患者的声音嘶哑或低沉。口腔异常症状包括牙髓病、牙釉质发育不全等。

5. **胃肠道异常** 慢性腹痛是威廉姆斯综合征患者的常见症状。可能的原因包括食管裂孔疝、消化性溃疡疾病、胆石症、憩室炎、缺血性肠病、慢性便秘和焦虑症。在青少年和成年患者中,憩室炎的患病率增加。便秘的并发症可能包括直肠脱垂、痔疮或肠穿孔。

6. **尿路异常** 儿童威廉姆斯综合征患者常见尿频和遗尿(占 50%),有 50% 存在肾动脉狭窄,尿路结构异常占 10%,膀胱憩室占 50%,肾钙化不足少于 5%,膀胱容量减少、逼尿肌过度活跃症的发生率达 60%。

7. **内分泌异常** 内分泌异常包括甲状腺功能减退(占 10%)。亚临床甲状腺功能减退症(TSH/T_3 水平正常,TSH 升高)的发生率为 31%,儿童中的发生率比成人高。糖耐量异常的患病率在青少年中为 26%,在成人中为 63%。

8. **对疑似威廉姆斯综合征的患者** 应进行生化与内分泌检查(全血细胞计数、血钙、甲状腺激素等),超声心动图检查,心电图检查及智商评估。若患者有典型面容及心脏改变,则怀疑有威廉姆斯综合征的可能,应进一步行基因检测。基因诊断方法包括微阵列比较基因组杂交分析、荧光原位杂交等技术。若检出 7q11.23 区域上的 1.5~1.8Mb 的杂合微缺失,则可确诊为威廉姆斯综合征。

【治疗】

该病目前尚无有效的治疗方法。目前针对不同症状,临床上主要采取对症治疗。

1. **认知/行为异常** 早期制订干预计划和特殊教育计划来改善

发育障碍问题。推荐疗法包括言语-语言治疗、物理治疗、作业治疗等。考虑的疗法为马术治疗。

2. 心血管异常　20%~30% 的主动脉瓣上狭窄应手术治疗。二尖瓣关闭不全或肾动脉狭窄同样可以手术治疗。可使用钙通道阻滞剂治疗高血压,降压治疗可改善血管壁硬度。此外,建议由熟悉该病的心血管专家对患者的心血管系统进行终身监测。

3. 高血钙　营养医师调整患者饮食结构,以使钙的摄入量不超过每日建议摄入量。如果血清钙水平仍然升高,则应减少饮食中的钙。但必须监测血清钙的浓度。应避免食用含有维生素 D 的补充剂。难治性高钙血症可用口服类固醇治疗。静脉使用帕米膦酸用于治疗患有严重症状性高钙血症的婴儿高钙血症。高钙尿症和/或肾钙化病反复,则建议转诊至内分泌科医生和/或肾脏科医生。

4. 眼耳鼻喉异常　远视用矫正镜片治疗;斜视通过手术治疗;角膜狭窄症的治疗与普通人群相同。复发性中耳炎可采用鼓膜切开术治疗。对声音过敏的威廉姆斯综合征患者可使用耳塞。日常刷牙并使用牙线进行口腔保健。青少年和成人的牙齿清洁频率应增加至每4 个月一次。

5. 胃肠道异常　婴儿需采用喂养疗法。由于早发憩室/憩室炎的风险增加,所有年龄段的患者都应积极管理便秘。可增加水和膳食纤维的摄入,进行渗透性通便治疗。

6. 尿路异常　若患者出现尿路感染伴高热,则需要对下尿路进行检查,如排泄性膀胱尿道造影。

7. 内分泌异常　青春期早期可以用促性腺激素释放激素激动剂治疗;甲状腺功能减退可以通过口服甲状腺素治疗;亚临床甲状腺功能减退症通常只需进行监测,无需治疗。

8. 大多数威廉姆斯综合征患者的染色体微缺失为新发缺失,再次生育的再发风险低于 1%;若患者父母携带 7q11.23 微缺失,再次生育的再发风险为 50%。已知威廉姆斯综合征家族史的女性在孕前、产前通过相关检查可进行早期诊断和产前筛查。

（杨 琳　周文浩）

第三节　常见单基因疾病

一、葡萄糖-6-磷酸脱氢酶缺乏症

【概述】

葡萄糖-6-磷酸脱氢酶缺乏症（glucose-6-phosphate dehydrogenase deficiency, G6PD）（OMIM: 300908）是一种 X 染色体显性遗传性疾病。由于葡萄糖-6-磷酸脱氢酶缺陷导致红细胞戊糖磷酸途径中谷胱甘肽还原酶的辅酶——还原型烟酰胺腺嘌呤二核苷酸生成减少，使得维持红细胞膜稳定性的还原性谷胱甘肽生成减少而不能抵抗氧化损伤，最终导致红细胞破坏并溶血的一种遗传病。G6PD 患者常因食用蚕豆而发病，俗称"蚕豆病"。

大部分 G6PD 患者可终身无症状。但是在特定药物、食物或疾病状态的诱导下可出现相应症状，严重者可危及生命。G6PD 的诱因包括药物（伯氨喹、磺胺类药物、氨苯砜、呋喃妥英、解热镇痛药、萘啶酸、硝噻哒唑、甲硫铵、非那吡啶、2,4,6-三硝基甲苯等）、食物（蚕豆）、疾病状态（感染、糖尿病）等。

最常见的表现为新生儿期的黄疸和出生后期由于外因诱发的溶血性贫血。急性溶血性贫血主要表现为乏力、背痛、贫血及黄疸。实验室检查可发现非结合胆红素升高、乳酸脱氢酶升高及网织红细胞数量增加。

【诊断】

大部分 G6PD 患者可终身无症状。患有该病不会影响正常寿命、生活质量及活动能力。该病发病主要由于外因诱导下红细胞大量破裂而导致急性溶血。因此，本病重在预防。酶活性检测是诊断 G6PD 的金标准。为了实现人群内快速筛查，也发明了一系列半定量的检测方式。但若筛查发现异常，仍需通过酶活性检测明确诊断。随着遗传检测技术的发展，对于怀疑 G6PD 的患者建议进行 *G6PD* 基因检测。结合酶活性检测和 *G6PD* 基因检测可更有效地诊断该病，避免试验结果的假阳性。

【治疗】

G6PD 最有效的治疗方法是预防溶血发生,即避免红细胞经历氧化应激过程。因此早期疾病筛查至关重要。我国自 1981 年开展新生儿疾病筛查以来,多个省市逐步增加了 G6PD 的筛查项目。明确诊断后,患者及家属需要对疾病有深入地了解,将危险因素熟记在心。

有氧化剂效应的药物是该病的一大诱因。若葡萄糖-6-磷酸脱氢酶缺乏症患者因其他疾病需要服用多种药物,则应考虑药物叠加作用。此外,若患者因治疗其他疾病且无替代药物,则需要临床医生权衡利弊,采取最优措施及相应保护措施。若患者对该药物不耐受,在用药后 24~72 小时则可出现临床症状,包括黄疸和尿色变深。停药后 8~10 天可恢复。

感染是 G6PD 患者最常见的诱因之一。在感染状态下,临床症状的严重程度取决于多种因素,如用药情况、肝功能和年龄。严重的肝炎合并该病需要警惕急性肾衰竭的发生,必要时应进行血液透析。

G6PD 俗称“蚕豆病”。顾名思义即食用蚕豆可诱发疾病发生。但并不是所有携带 *G6PD* 基因致病变异人群都会因食用蚕豆而发病。需要注意的是,蚕豆中的致病成分可通过母乳传递。因此,携带 G6PD 致病变异的婴儿母亲在哺乳期食用蚕豆可诱导患儿发病。

二、CHARGE 综合征

【概述】

CHARGE 综合征(OMIM:214800)是一种常染色体显性遗传疾病。该病的典型表现为眼缺陷、心脏畸形、鼻后孔闭锁、生长发育迟缓、性腺发育异常及耳畸形。由于对 CHARGE 综合征的诊断一直存在争议,其发病率的统计较难。目前估计为 1/12 000~1/8 500。

该病与 *CHD7* 基因致病变异相关。基础研究证实 *CHD7* 作为染色体重塑子参与调控多个发育相关的重要基因,从而导致多系统表型。

【诊断】

CHARGE 综合征是一种多系统疾病,因此针对某种临床症状或体征需要采用相应的诊断和治疗措施。目前,关于 CHARGE 综合征的诊断有 2 个常用的诊断标准:1998 年 Blake 标准,2005 年 Verloes 标准。总结如下:

诊断 CHARGE 综合征:4 个主要表型,3 个主要表型加 3 个次要表型;

疑似 CHARGE 综合征:1 个或 2 个主要表型合并 1 个以上次要表型。

其中,主要表型包括眼缺陷(虹膜、视网膜、脉络膜缺陷、眼底瘤),鼻后孔闭锁或阻塞(单侧或双侧、膜性或骨性),脑神经功能异常(嗅觉减退或无嗅觉、单侧或双侧面瘫、听神经发育不全、吞咽困难),耳畸形(外耳畸形、内耳畸形、耳蜗缺损、颞骨缺陷)。

次要表型包括生殖系统发育异常(小阴茎、隐睾症、阴唇发育不良、性腺发育异常),发育迟缓(生长发育迟缓、肌无力、身材矮小、智力发育障碍),心脏畸形(法洛四联症、房室间隔缺陷、动脉弓异常),唇腭裂,食管气管瘘,异常面容(方脸、前额突出、鼻梁宽)。

新生儿期即有 CHARGE 综合征症状的患者生存率较低,主要表现为吞咽困难。若有鼻后孔闭锁则在出生后立刻复苏治疗。在婴儿期及儿童期,患者一般发育迟缓,且逐渐表现出其他系统的异常。患者可有免疫缺陷、神经系统发育异常、骨骼发育异常等。

约 90% 的 CHARGE 综合征患者携带 *CHD7* 基因的变异,故遗传检测是必要的。携带 *CHD7* 基因已知致病基因的人均有 CHARGE 综合征表型,即外显率为 100%。但严重程度和累及系统或器官有一定差异。携带同一致病变异的双胞胎表型亦可有不同。对于新发现的 *CHD7* 变异需进行家系内验证,并结合临床表型进行评估。

【治疗】

初步诊断后需要对患者进行全面的评估包括全面眼科检查、心脏超声、五官科检查、全身 CT 扫描、脑神经功能检查、肝肾功能检查、遗传学检测、生长激素水平。对于明确诊断的患者一般采用对症治疗方法。目前该病无特殊治疗方法也无特效药物。CHARGE 综合征患者需定期评估肾功能状态,特别是在感染或患儿突然精神状态欠佳时。当检测到生长激素分泌不足时可进行激素补充治疗。针对发育迟缓的患儿需要进行相应的康复训练。此外,CHARGE 综合征患儿还有睡眠困难、行动困难、便秘、注意力缺陷、痛阈提高、易受伤、易感染等问题。因此,CHARGE 综合征患儿需要多学科团队综合评估和治疗,且需要来自家长、好友、学校等各方面的特殊关注,一起帮助患儿成长。

三、IL10RA 基因缺陷所致炎症性肠病

【概述】

炎症性肠病(inflammatory bowel disease,IBD)是一组由遗传因素、环境因素共同决定,肠道菌群异常引起的异常免疫反应导致的慢性、复发性肠道炎症性疾病,主要包括克罗恩病(Crohn's disease,CD)、溃疡性结肠炎(ulcerative colitis,UC)和未分类炎症性肠病(IBD-unclassified,IBDU)。IBD 可见于任何年龄,10%~35% 的 IBD 患者在儿童时期即确诊,儿童 IBD 的好发年龄为青少年时期,其中发生于 6 岁以内的称为极早发炎症性肠病(very early onset IBD,VEO-IBD),约占儿童期 IBD 的 15%。VEO-IBD 患儿由于发病年龄早、环境暴露时间有限、具有较强的家族史,提示遗传因素占十分重要的作用。已有证据显示 VEO-IBD 多由单基因缺陷所致,已知的致病基因有 IL10RA/B、IL10、XIAP、TTC37 等。目前研究最多的是 IL10 基因及 IL10R 基因致病变异导致的 VEO-IBD 病例。研究表明,炎症性肠病 28 型(IBD28,OMIM:613148)是由 IL10RA 基因(OMIM:146933)的纯合或复合杂合致病变异引起的。

2009 年,Glocker 等首次报道了白细胞介素-10 受体(IL-10R)基因致病变异导致的 VEO-IBD,并证实 IL-10 通路信号转导障碍,致转录激活因子 3 磷酸化受阻,患儿肠道高免疫炎症反应严重且难治。IL-10 由多种细胞(包括单核细胞、巨噬细胞、树突细胞、T 淋巴细胞、B 淋巴细胞等)释放产生,可抑制促炎细胞因子,如肿瘤坏死因子(TNF)-α、IL-12 等。IL-10R 由两条 a 链与两条 b 链构成。IL10、IL10RA、IL10RB 基因致病变异均可导致 VEO-IBD,IL-10 信号通路对

抑制肠道炎症起重要作用。*IL-10RA* 定位于染色体 11q23.3,其基因编码一个含有 578 个氨基酸的蛋白质。*IL10RA* 基因主要在造血组织中表达,通常其表达水平比较低,其在非造血组织中也可被诱导表达。另外,*IL10RA* 基因在单核巨噬细胞表达最多,在结肠上皮细胞也可以表达。

【诊断】

1. **临床表现**　*IL10RA* 基因致病变异导致的 VEO-IBD 发病年龄早,多见于婴儿期。常见的临床表现为腹痛、腹泻、黏液血便,以及肛周病变,以瘘管形成、肛周脓肿最为常见。VEO-IBD 患儿肠管病变多累及结肠,这一点与晚发型 IBD 不同,后者主要以累及回肠末端为主。VEO-IBD 患儿除消化道症状外,还有其他全身症状,常见的有生长发育迟滞和营养不良,与其发病年龄早、病情严重难以得到临床缓解、营养摄入量有限等因素有关。

2. **实验室检查**　若 VEO-IBD 患儿处于疾病的活动期,可见其炎症指标如红细胞沉降率及 C 反应蛋白升高,贫血及白蛋白降低。便常规可见明显的白细胞升高并伴有黏液。粪隐血部分患儿为阳性,也有部分患儿为阴性。粪培养及乳糖酶检测阴性。这些检查均无特异性,如临床上符合发病年龄早、阳性家族史、早起出现肛瘘及肛周脓肿、反复全身感染、对传统治疗无效,需考虑单基因病变所致,此时应进一步完善基因测序,若明确存在基因缺陷也可进行功能验证。

【治疗】

1. **药物治疗**　IBD 的治疗以激素、5-氨基水杨酸、免疫抑制剂及生物制剂为主,但 VEO-IBD 对上述传统的治疗方法反应均不佳。此类患儿主要存在 IL-10 通路缺陷,炎症抑制功能缺失,故激素治疗效果不佳。手术治疗:VEO-IBD 患儿对于传统药物治疗反应差,同时肠道炎症严重且持续,故选择部分结肠或结肠次全切除、回肠造瘘术以暂时控制疾病发展。此外,患儿术后伤口愈合困难、易感染,对患儿造成极大的痛苦,同时也增加了护理的难度。

2. **移植治疗**　目前已报道多例接受异基因造血干细胞移植治疗的 VEO-IBD,取得了明显的临床缓解。VEO-IBD 患儿发病早、临床症状重,早期识别并及时完善基因检测对改善患儿预后十分重要。整个诊治过程,需要多学科的团队协作,才能给患儿带来最优的治疗。

四、*KCNQ2* 基因缺陷所致疾病

【概述】

KCNQ2 基因位于 20 号染色体 q13.33 区域,包含 19 个外显子,编码钾电压门控通道亚家族 Q 成员 2 蛋白(potassium voltage-gated channel subfamily Q member 2,KCNQ2)(OMIM:602235),该蛋白与 *KCNQ3* 基因编码的蛋白质共同形成 M 通道,M 通道是一个缓慢激活和失活的钾通道,表达于周围和中枢神经元,在调节神经元兴奋性中起关键作用。

KCNQ2 基因致病变异可引起表型较轻的良性家族性新生儿惊厥(benign familial neonatal seizures,BFNS1)、表型较重的早发性癫痫性脑病 7 型(early infantile epileptic encephalopathy-7,EIEE7)及其他少见的表型。在人群中,*KCNQ2* 基因相关的疾病属于罕见病,BFNS1 由于症状持续时间短、预后良好,很多患儿未检测或未报道;而 EIEE7 发现时间短,故目前并没有人群 *KCNQ2* 相关疾病的发病率报道。但目前许多文献提示,在遗传因素引起的癫痫中,特别是新生儿期及婴儿期癫痫,*KCNQ2* 基因变异所占比重大。Yang 等人的研究显示,23.3% 的新生儿惊厥是由于 *KCNQ2* 致病变异引起。

KCNQ2 基因相关性疾病以常染色体显性方式遗传,大多数 *KCNQ2*-BFNS1 患儿有明确家族史,少部分为新发突变,而几乎所有的 *KCNQ2*-EIEE7 均为新发突变。*KCNQ2* 基因突变导致钾通道亚基 Kv7.2 编码异常,从而影响 M 通道的功能。

【诊断】

1. 良性家族性新生儿惊厥(OMIM:121200) 常于新生儿期的第 2~8 天出现惊厥发作,发作类型不固定,可表现为强直发作、青紫发作、阵挛发作或自主运动;临床发作可以仅局限于身体的某一部位,或转移至其他部位,或为全身大发作;发作时间从数秒至 1~2 分钟,很少会演变为癫痫持续状态。通过随访这部分患儿,发现惊厥发作

常在新生儿期或生后 6~12 个月自行缓解。以往认为，仅有 10%~15%
的 BFNS1 患儿在 1 岁后还会有局灶性或全面性癫痫发作；但之后
Coppola、Ishii 等人的研究数据却高达 31%，这些患儿可表现为单纯性
高热惊厥、儿童时期的癫痫、青春期或成年后的癫痫。BNFS1 患儿神
经系统查体及头颅 CT、MRI 通常是正常的，发作时脑电图可表现为局
灶性或全导联放电，发作间期脑电图背景活动大多正常，无特征性改
变。确诊需要通过基因检测，常包括 Sanger 测序、二代测序和拷贝数
变异分析，基因测序可发现 60%~80% 的致病变异，拷贝数变异分析
可发现 20%~40% 的变异。

2. 早发性癫痫性脑病（OMIM:613720）　特征性的表现为生后 1
周开始出现反复惊厥发作，每日可有数次发作，主要发作类型为强直
发作，可伴随局灶性运动发作或自动症状，有些患儿可在生后 9 个月
至 4 岁时停止发作。早期脑电图可表现为暴发-抑制或多灶性异常放
电，头颅 MRI 可有双侧或非对称性的基底节、丘脑的异常信号，后期
可消失；有些患儿可有额叶小、胼胝体薄、后头部脑白质容量少。随
着年龄的增长，癫痫发作频率可降低，大部分患儿有中至重度发育障
碍，有些伴有肌张力低下或痉挛性瘫痪。这些患儿常表现为不会说
话，或仅能说单字或个别简单句子，不能够独坐，对外界事物不感兴
趣。大部分患儿为 *KCNQ2* 基因错义变异，可以通过基因测序确诊。

3. **其他表型**

（1）肌纤维颤搐：两个 *KCNQ2* 变异（p.Arg207Trp）的家系表型早
期表现为新生儿惊厥，后期表现为肌纤维颤搐。另外一个 *KCNQ2* 新
发变异患儿仅仅表现为肌纤维颤搐。

（2）良性家族性婴儿惊厥：患儿约 6 个月出现惊厥发作，Zhou 等
人的一篇文献显示该患儿同时有阵发性肌纤维颤搐发作。

（3）婴儿痉挛：有研究发现 3 名 *KCNQ2* 变异患儿新生儿期并没
有惊厥发作，而在婴儿期出现反复癫痫发作，同时伴有智力障碍。

【治疗】

KCNQ2 基因变异相关疾病的确诊需要结合特征性的临床表现、
体征，以及分子检测结果提示 *KCNQ2* 基因变异。常用的检测方法有

Sanger 测序、基因 Panel,全外显子测序等。

对于 BFNS1,苯巴比妥能够控制大部分患儿惊厥发作,负荷剂量为 20mg/kg,维持剂量为 5mg/(kg·d),仅少数患儿需加用其他抗癫痫药物。对于 EIEE7,单用苯巴比妥效果欠佳,可联合其他抗癫痫药物治疗;钠离子通道阻滞剂如苯妥英钠、卡马西平对于一些难治性癫痫较为有效。

KCNQ2 基因变异相关疾病为常染色体显性遗传疾病,大部分 BFNS1 患儿有家族史,而 EIEE7 患儿往往是新发变异。*KCNQ2* 基因变异患者后代有 50% 的概率患病,对该部分孕妇应进行产前诊断。

(杨 琳 周文浩)

第四节 非经典孟德尔遗传疾病

一、普拉德-威利综合征

【概述】

普拉德-威利综合征(Prader Willi syndrome,PWS)(OMIM:176270)又称肌张力低下-智能障碍-性腺发育滞后-肥胖综合征,是一种累及多系统的非孟德尔遗传性疾病,1956 年由 Prader 等首次报道,是最早被证实涉及基因组印记的遗传性疾病。国外不同人群的发病率为 1/10 000~1/30 000,我国缺乏流行病学资料。

PWS 为父源染色体 15q11.2~q13 区域印记基因的功能缺陷所致。15q11.2~q13 区域长约 6Mb,从染色体长臂远端至着丝粒方向可依次分为远端非印记区域、Angelman 综合征印记区、PWS 印记区及近着丝粒断裂点 BP1 和 BP2 间的非印记区域 4 个亚区。印记中心位于 PWS 印记区内 SNURF-SNRPN 基因启动子区域,掌控印记区内父源印记与母源印记之间的转换。

PWS 的主要遗传类型包括:①父源染色体 15q11.2~q13 片段缺失(远端断裂点常固定在 BP3),包括缺失 I 型 T1D(BP1~BP3)、缺失 II 型 T2D(BP2~BP3)。亚洲人群该型的比例为 80%,高于西方人群的

65%~75%。②母源同源二倍体(maternal uni-parental disomy, UPD)导致 15q11.2~q13 区域的父源等位基因缺失,该型占 20%~30%。③印记中心微缺失及突变,该型占 1%~3%。④极少数患儿(<1%)由于 15 号染色体发生平衡易位,尽管保留了 *SNURF-SNRPN* 基因的启动子和编码序列及其转录活性,但患儿仍呈现 PWS 的典型表现。

【诊断】

1. **临床表现**　PWS 的临床表现多种多样,自胎儿期起已有异常表现,并呈现随年龄而异的时序化临床综合征,涵盖了生命过程中生长、发育、代谢等各方面。在中国,PWS 患儿胎儿期常表现为胎动减少,新生儿期为肌张力低下、喂养困难,婴儿期突出的表现是营养不良,幼儿期出现智力发育迟缓、身材矮小、行为异常,童年期开始有肥胖、下丘脑性发育不良及特征性外貌。

2. **染色体分析**　包括染色体 G 显带核型分析、荧光原位杂交、微卫星连锁分析(short tandem repeat, STR)和甲基化分析等。其中,甲基化分析包括甲基化特异性聚合酶链反应(MS-PCR)和甲基化特异性多重连接探针扩增技术。

【治疗】

PWS 的治疗应采用包括多学科参与的综合管理模式,一旦明确诊断,应进行多专科门诊评估,包括遗传咨询科、内分泌科、营养膳食科、康复科、儿童保健科、心理科、眼科、骨科等。然后根据不同年龄段患儿的表型特征,针对不同的内分泌代谢紊乱及相关问题进行有效干预。

1. **饮食行为及营养管理**　早期的饮食治疗和长期的营养监测可以改善预后。可根据不同情况分别给予鼻饲管、特殊奶嘴等方法;年长儿应严格控制饮食规律;目前尚无有效药物可以帮助控制食欲;胃减容手术仍存在争议。

2. **性腺发育问题及青春期发育问题的处理**　存在性腺功能减退的男性在生后早期(<6 个月)经睾酮或人绒毛膜促性腺激素治疗可改善阴茎大小,促进阴囊发育,协助睾丸下降至阴囊,也有共识推荐此类患者采用手术疗法,手术时机为 2 岁以内;在监护人同意情况下,

可使用性激素替代疗法协助青春发育;部分存在性早熟的 PWS 患儿,由于性发育往往可自发停滞,故一般不建议采用 GnRHa 治疗。生长激素治疗,重组人生长激素可用于治疗 PWS 儿童矮小或改善瘦体重。初治时间通常为 2 岁前,可持续至成年期。其他内分泌问题的处理,合并甲状腺功能减退者可给予左旋甲状腺素钠;存在中枢性肾上腺皮质功能减退者可给予氢化可的松替代治疗。

二、线粒体脑肌病伴高乳酸血症和卒中样发作

【概述】

线粒体脑肌病伴高乳酸血症和卒中样发作(mitochondrial encephalomyopathy with lactic acidosis and stroke-like episode,MELAS)(OMIM:540000),是一种累及多系统的母系遗传线粒体疾病,临床表现复杂多变,约 80% 是由线粒体基因 *MTTL1*(OMIM:590050)上的 m.3243A>G 变异所致。

线粒体脑肌病伴高乳酸血症和卒中样发作的致病机制尚未完全阐明,可能是由于线粒体能量生成障碍,微脉管系统血管病变和一氧化氮缺乏共同导致的。

【诊断】

1. **临床表现** 绝大多数患者在 40 岁之前出现体征和症状,常见的临床表现有卒中样发作,伴有癫痫和/或痴呆的脑病,肌无力和运动不耐受,反复发作的头痛,反复呕吐,皮质盲,听力下降,偏瘫,周围神经病变,学习障碍和身材矮小等,早期精神运动发育正常。

2. **实验室检查** 可见血乳酸和脑脊液乳酸升高,极少数患者乳酸水平正常。

3. **影像学检查** 卒中样发作期,头颅 MRI 示颞顶枕叶的大脑皮质,以及皮质下白质出现高 T_2 和 ADC 信号,且病灶不对称性。随后几周内,若 T_2WI 呈高信号,提示病灶可能缓慢扩散。MRI 血管造影通常无明显异常,MRI 光谱显示 N-乙酰天冬氨酸信号减少和乳酸堆积。头颅 CT 偶可见基底节神经钙化。肌电图与肌病相似,同时存在轴突性或脱髓鞘性神经病变,肌肉活检对诊断线粒体病很有价值,尤

其是改良 Gomori 三色、琥珀酸脱氢酶和细胞色素 C 氧化酶染色。线粒体脑肌病伴高乳酸血症和卒中样发作肌活检可见破碎红/蓝纤维和细胞色素 C 氧化酶染色阳性,破碎红纤维可能是代偿增生的异常线粒体。分子遗传学检测的方法选择依赖于表型,高度怀疑线粒体脑肌病伴高乳酸血症和卒中样发作时可采用单基因测序、多基因 Panel 或线粒体基因组测序,当临床表现难以与癫痫和肌无力等其他遗传病区分时可选用全外显子组测序,甚至全基因组测序。

【治疗】

根据临床表现、影像学特征、实验室检查、基因检测及肌活检可明确诊断。但目前仍缺乏有效的治疗措施,临床上以对症支持治疗为主。急性卒中样发作期间,推荐发作后 3 小时内静脉推注精氨酸(儿童 500mg/kg,成人 $10g/m^2$ 体表面积),随后 3~5 天内持续 24 小时通过静脉给药连续输注相似剂量的精氨酸。补充辅酶 Q10,左旋肉碱和肌酸以提高呼吸链功能。感音神经性聋可采取耳蜗植入治疗。传统的抗惊厥治疗能有效控制癫痫发作,但应避免使用丙戊酸等具有线粒体毒性的药物。眼睑下垂、心肌病、心脏传导缺陷、肾病和偏头痛均使用常规疗法。通过调整饮食,口服降糖药或胰岛素治疗来控制糖尿病,需注意二甲双胍易引起乳酸性酸中毒。运动不耐受和肌无力则可适当进行有氧运动。一旦患者出现首次卒中样发作,应预防性给予精氨酸以降低复发性卒中样发作的风险。推荐精氨酸剂量为每天 150~300mg/kg,分 3 次口服。应接种流感疫苗和肺炎球菌疫苗等,以防高热疾病诱发线粒体脑肌病伴高乳酸血症和卒中样发作的急性加重。定期追踪患者及其高危亲属,以监测病情进展及及时发现新的症状。建议每年进行眼科、听力和心脏功能(心电图和超声心动图)评估。

(杨　琳　周文浩)

第五节　遗传性疾病的预防和治疗

【遗传性疾病的预防】

1. **一级预防**　一级预防的干预措施,是防止出生缺陷的发生,主要在孕前及孕早期阶段,通过多种检查、咨询、评估方式进行综合干预,从而减少出生缺陷的发生。

在高危人群的风险评估中,可采用携带者筛查。即在人群或高危家庭中及时检出携带者,并在检出后积极进行婚育指导,对预防和减少遗传病患儿的出生具有现实意义。

随着儿科遗传性疾病诊治水平的提升,先证者检测到致病变异信息,直接用于该家庭的孕前遗传咨询,也是有效、经济的一级预防方式。

2. 二级预防 二级预防的干预措施主要内容是产前筛查与产前诊断。

产前诊断:根据特定的遗传性疾病或先天缺陷,可用不同的产前诊断方法进行诊断。如通过观察胎儿表型的形态特征(超声、胎儿镜检查)、染色体检查(细胞遗传学技术)及基因分析或其表达产物测定(酶和生化测定)来诊断。所用标本的采集可由羊膜腔穿刺术、绒毛膜绒毛吸取术、脐带穿刺术和从母血中分离胎儿细胞等方法来完成。

在遗传咨询的基础上,通过直接或间接地对孕期胚胎或胎儿进行生长和生物标记物的检测,有目的地进行产前诊断,可减少遗传病患儿出生。

3. 三级预防 三级预防的干预措施主要是新生儿疾病筛查和出生缺陷疾病的治疗。

新生儿筛查:通过快速、敏感的检验方法,对一些先天性和遗传性疾病在新生儿期进行群体筛检,从而使患儿在尚未出现临床表现,而其体内生化、代谢或功能已有变化时做出早期诊断,并且结合有效治疗,避免患儿重要脏器出现不可逆性的损害,保障儿童正常的体格发育和智力发育。

目前新生儿筛查正在全国逐步推广,各地主要筛查先天性甲状腺功能减退症和苯丙酮尿症两种导致智力发育障碍的疾病。有的地区开展了葡萄糖-6-磷酸脱氢酶缺乏症、先天性肾上腺皮质增生症筛查,个别城市已经开展了串联质谱新技术的遗传代谢病筛查,大大扩大了筛查的疾病谱。

【遗传性疾病的治疗】

1. **罕见病相关药物的研发**　目前全球约有罕见病 7 000 多种,却仅有 1% 具备可用于治疗的特效药物,这些药物可能完全改变患者的病情和预后。当前国内的罕见病治疗短板在于尚未进口大部分特效药;在已进口的药物中,由于未纳入医保范围,药物的价格常常给患儿家属带来巨大医疗负担。缺药、缺钱,目前依旧是所有罕见病患者面临的共同难题。

2. **移植**　移植包括器官移植、组织移植、细胞移植。随着手术、免疫抑制、多学科长期护理、随访监测等技术水平的提高,出生缺陷患者经移植后可实现较正常的生活、工作。实体器官移植如肾、肝、心、肺、小肠移植等是目前治疗出生缺陷患儿特定器官疾病的有效手段。

近年来,干细胞移植方面如诱导多能干细胞、胚胎干细胞、间充质干细胞、组织特异来源的干细胞等对于疾病的疗效日益突出,其在出生缺陷患儿中的应用也有相当可观的前景,如先天性心脏病、食管闭锁等。目前的干细胞移植治疗相关研究大多处于临床早期,临床试验的数量正在逐步增加。

3. **基因治疗**　随着精准医学概念的提出,基因治疗开始进入大众的视线。基因治疗是通过基因编辑的方法,对患者的特定组织和细胞进行精准的基因序列调控,从而从根本上纠正由于基因表达异常导致疾病的新型方法。基因治疗包括体内基因治疗和体外基因治疗。而基因检测是实现基因精准治疗的第一步。得益于信息时代技术的不断提升,基因测序技术成本的下降,出生缺陷的产前及产后诊断水平有了新的飞跃。现代医学已经可以对一部分出生缺陷疾病进行精准的诊断,而尽可能早的基因诊断,为今后进行基因精准治疗提供了可靠依据。

体外基因治疗的典型范例便是 β-地中海贫血(β-thalassemia)和脊髓性肌萎缩症(spinal muscular atrophy,SMA)的治疗。详见诊疗流程图。

➤ 附:遗传性疾病诊疗流程图

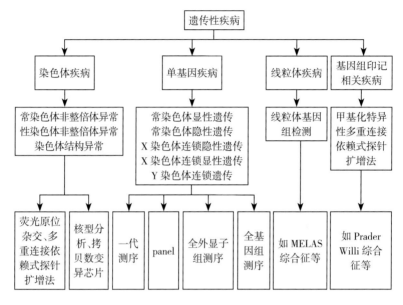

（杨琳 周文浩）

————————— 参考文献 —————————

1. KLIEGMAN, STANTON, ST GEME, SCHOR. Nelson Textbook of Pediatric (2-Volume Set)20th edition, 2015.

2. ALLDRED SK, TAKWOINGI Y, GUO B, et al. First and second trimester serum tests with and without first trimester ultrasound tests for Down's syndrome screening. Cochrane Database Syst Rev, 2017, 3 (3): CD012599.

3. 中华预防医学会出生缺陷预防与控制专业委员会新生儿筛查学组, 中国医师协会医学遗传医师分会临床生化遗传专业委员会, 中国医师协会医学遗传医师分会临床生化遗传专业委员会中国医师协会青春期医学专业委员会临床遗传学组. 葡萄糖-6-磷酸脱氢酶缺乏症新生儿筛查、诊断和治疗专家共识. 中华儿科杂志, 2017, 55: 411-414.

4. KUERSTEN M, TACKE M, GERSTL L, et al. Antiepileptic therapy approaches

in KCNQ2 related epilepsy: A systematic review. Eur J Med Genet, 2020, 63(1): 103628.

5. THOMAS S, CAPLAN A. The Orphan Drug Act Revisited. Jama, 2019: 321: 833-834.

6. HIGH KA, RONCAROLO MG. Gene Therapy. The New England journal of medicine, 2019, 381: 455-464.

第十三章 早产儿视网膜病

【概述】

早产儿视网膜病（retinopathy of prematurity，ROP）是指发生于早产儿的视网膜血管异常增生性疾病，严重病例可导致视力障碍。随着超早产儿存活率的显著增加，ROP 发生率明显上升，调查显示，出生体重 <1 251g 早产儿 ROP 发生率为 65.8%（2 699/4 099），出生体重 <1 000g 早产儿为 81.6%（1 815/2 237）。尽管经过 30 多年的不懈努力，但 ROP 仍然是威胁早产儿的重要疾病。目前，ROP 已成为世界范围内儿童致盲的重要原因，占儿童致盲原因的 6%~18%，加强对 ROP 的防治非常重要。ROP 发生的高危因素包括：

1. **早产和低出生体重**　ROP 发病因素很多，但目前一致公认早产低体重是发生 ROP 的根本原因。胎龄越小，体重越低，视网膜发育越不成熟，ROP 发生率越高，病情越严重。

2. **基因与遗传因素**　研究发现，有些早产儿即使不吸氧也发生 ROP，而有些早产儿即使较长时间氧疗也不发生 ROP，提示 ROP 的发生有明显个体差异，可能与特殊基因有关。

3. **氧疗**　早产儿由于肺发育尚未成熟，需依靠氧疗才能维持生命，但氧疗与 ROP 密切相关，早产儿各器官发育均未成熟，早产儿视网膜血管对氧极为敏感，高浓度氧可使视网膜血管收缩，引起视网膜缺氧，诱导产生血管生长因子，导致新生血管形成。氧疗导致 ROP 取决于多个因素，包括氧疗浓度、氧疗时间、氧疗方式、动脉氧分压的波动及对氧的敏感性等。

4. **贫血和输血**　早产儿贫血发生率较高，经常需要输血治疗。研究显示，贫血和输血与 ROP 的发生发展有关，多次输血患儿 ROP

风险较高。

5. 代谢性酸中毒　研究显示,代谢性酸中毒是 ROP 的危险因素。酸中毒可引起新生鼠视网膜新生血管形成,酸中毒持续时间越长,新生血管形成发生率越高。

6. 其他　反复呼吸暂停、感染、$PaCO_2$ 过低也是 ROP 的危险因素。

【诊断与筛查】

1. **病史**　ROP 主要发生在胎龄 <32 周或出生体重 <1 500g 的早产儿,胎龄和体重越小发生率越高。有危重抢救、长时间氧疗、感染、反复呼吸暂停者更容易发生。

2. **临床表现**　ROP 的临床表现主要在视网膜病变,根据 ROP 的国际分类法,将 ROP 的视网膜病变按照严重程度分为 1~5 期。

(1)1 期:视网膜后极部有血管区与周边无血管区之间出现一条白色平坦的细分界线。

(2)2 期:白色分界线进一步变宽且增高,形成高于视网膜表面的嵴形隆起。

(3)3 期:嵴形隆起愈加显著,呈粉红色,此期伴纤维增殖,进入玻璃体。

(4)4 期:部分视网膜脱离,根据是否累及黄斑可分为 a、b 两级。4a 为周边视网膜脱离未累及黄斑,4b 为视网膜脱离累及黄斑。

(5)5 期:视网膜全脱离,常呈漏斗型,可分为宽、窄、前宽后窄、前窄后宽 4 种漏斗型。此期有广泛结缔组织增生和机化膜形成,导致晶状体后纤维膜。

此外,ROP 视网膜病变还有一些特定的重要病变,①附加病变:后极部视网膜血管怒张、扭曲,或前部虹膜血管高度扩张。附加病变是 ROP 活动期指征,一旦出现常提示预后不良。存在附加病变时在病变分期的期数旁写"+",如 3+ 期。②阈值病变:指 3 期 ROP,位于Ⅰ区或Ⅱ区,新生血管连续占据 5 个时钟范围,或病变虽不连续,但累计达 8 个时钟范围,同时伴附加病变。此期是早期治疗的关键时期。③阈值前病变:包括两种情况。若病变局限于Ⅰ区,ROP 可为 1、2、3

期。若病变位于Ⅱ区,则有三种可能:2期ROP伴附加病变;3期ROP不伴附加病变;3期ROP伴附加病变,但新生血管占据不到连续5个时钟范围或不连续累计8个时钟范围。④Rush病变:ROP局限于Ⅰ区,新生血管行径平直。Rush病变发展迅速,一旦发现应提高警惕。

3. **筛查**　由于早产儿存在发生ROP的风险,早期诊断非常重要。1期和2期ROP为疾病早期,一般不需要立即治疗,需严密观察。而4期和5期ROP为晚期,治愈率很低,视力损害和致盲发生率均非常高。3期为治疗的关键,如发现3期病变即开始治疗,大部分可以避免致盲。早期诊断ROP最好的办法是开展筛查。因此,建立筛查制度,在合适的时机进行眼底检查,成为ROP早期诊断及防治的关键。

(1) 筛查对象和指征:以投入最小的人力、财力,最大限度地避免漏诊为原则,有效地筛查既要及时检测出阈值ROP,又要减少不必要的检查次数。由于ROP主要发生于较小的早产儿,国际上一般将出生体重 <1 500g 或胎龄 <32 周的所有早产儿,无论是否有过氧疗均列为筛查对象;对出生体重为 1 500~2 000g 或胎龄在 32~34 周的早产儿,如曾有氧疗或严重合并症者,也列为筛查对象。

我国各地医疗卫生水平差异较大,出生体重为 1 500~2 000g 早产儿ROP发生率达5%,应将筛查对象范围适当扩大,才能最大限度地减少严重ROP的发生和避免出现不良后果。2004年,卫生部制定了《早产儿治疗用氧和视网膜病变防治指南》(简称《指南》),该《指南》确定ROP筛查对象为胎龄 <34 周或出生体重 <2 000g 的所有早产儿。该筛查指征比国际上大多数国家高,增加了筛查的工作量,但我国刚刚开展筛查工作,筛查制度还没有普遍建立,将筛查标准定得高一些,有利于减少漏诊和增强大家的筛查意识。

(2) 筛查时间:初次筛查时间最好同时考虑生后日龄和矫正胎龄,尤其是矫正胎龄与严重ROP出现的时间密切相关,即出生时胎龄越小者发生ROP的时间相对越晚。出生体重 <1 251g 早产儿中,矫正胎龄 <43 周者,60%发展为1期ROP,18%为3期。1期ROP平均出现于矫正胎龄34.3周,阈值前ROP出现于矫正胎龄35.7~36.6周,阈值ROP出现于矫正胎龄36.7~37.3周(平均36.9周),95%阈值

ROP 出现于矫正胎龄 42 周以前,但最早可在 31 周出现。目前,大多数国家将首次筛查时间定在生后第 4 周或矫正胎龄 32 周。2006 年,美国儿科学会和眼科学会提出孕周、日龄、矫正胎龄和 ROP 初筛的关系(表 13-1)。

表 13-1　根据出生时的胎龄决定首次筛查的时机

出生胎龄/周	首次检查的年龄/周	
	矫正胎龄/周	生后日龄/周
22	31	9
23	31	8
24	31	7
25	31	6
26	31	5
27	31	4
28	32	4
29	33	4
30	34	4
31	35	4
32	36	4

(3)检查方法:一般用眼底数码相机或间接检眼镜检查。检查前半小时用 0.2% 环喷托酯和 1% 去氧肾上腺素充分扩大瞳孔,检查时用 1 滴 0.5% 丙氧苯卡因先将眼球麻醉,然后用开睑器将眼睑分开,结合巩膜压迫器以观察极周边视网膜的情况。检查结束后用普通抗生素眼药水消炎。整个检查过程应在护理人员、新生儿科医生和眼科医生的共同协作下完成,尤其是极低出生体重儿或超低出生体重儿及病情尚不稳定者,应同时监测生命体征。为减少乳汁吸入,检查后 30 分钟至 2 小时方可进食,应监测血糖以防低血糖发生。

眼底数码相机:近年来越来越多的医院采用先进的眼底数码相

机进行检查。在镜头上挤适量凝胶,与眼球充分吻合,按正中位、上、下、左、右共 5 个方向对视网膜摄像,成像储存于电脑中,可打印,也可远程传输给有经验的眼科医生。优点是:①检查者可以不必是有经验的眼科医生,技术员或护士经培训即可进行此操作;②检查结果比较客观,不同眼科医生对结果判断的准确性、一致性和可靠性大大增加;③检查结果可保存,有利于病情随访,不容易错过手术时机;④可减少由检查本身造成的眼球损伤。

间接检眼镜:如果没有眼底数码相机,可采用间接检眼镜和屈光度 25D 或 28D 的透镜进行眼底检查。但间接检眼镜检查有一定的主观性,可能存在漏诊,需要检查者有较高的技术。

(4) 随访方法:根据第一次检查结果而定。如双眼无病变,可隔周复查 1 次,直至纠正胎龄 42 周,视网膜血管长到锯齿缘为止。如有 1、2 期病变,应每周复查 1 次,随访过程中若 ROP 程度下降,可每 2 周检查 1 次,直至病变完全退行。若出现 3 期病变,应考虑治疗,如达到阈值水平,应在诊断后 72 小时内进行激光或冷凝治疗。

随访频度应根据上一次检查的结果,由眼科医生决定,直至矫正胎龄足月,视网膜完全血管化(表 13-2)。

表 13-2　早产儿 ROP 眼底随访及处理措施

眼底检查发现	应采取的处理措施
无 ROP 病变	隔周随访 1 次,直至矫正胎龄 44 周
1 期病变位于 2~3 区	隔周随访 1 次,直至病变退行消失
2 期病变	每周随访 1 次,直至病变退行消失
Rush 病变	每周随访 1 次,直至病变退行消失
阈值前病变	每周随访 1 次,考虑激光或冷凝治疗
3 期阈值病变	应在 72 小时内行激光或冷凝治疗
4 期病变	玻璃体切割术,巩膜环扎手术
5 期病变	玻璃体切割术

患儿转院或出院后,仍应坚持眼科随访直至矫正胎龄44周。在出院前需再次和家属强调ROP随访的重要性,并以书面形式告知家属,让家属完全知晓该病的不良预后。只有通过医务人员和家属的共同努力,严格贯彻随访制度,才能达到无遗漏地全面筛查和全程随访。

(5) 筛查管理:在具体筛查工作中有许多问题需要协调解决,必须对筛查的过程和筛查的患儿进行有序管理,做到应查必查,不能遗漏。如对纳入筛查对象的早产儿,出生后即进行登记,建立登记表,记录出生后医疗及用氧情况,在生后规定时间开始第1次筛查,记录筛查结果。根据第1次筛查结果决定下次筛查时间,如果患儿尚未出院,床位医师必须记录筛查结果。如果患儿已出院,须在出院医嘱上注明,让家长了解。

【治疗】

在筛查过程中,一旦发现ROP 3期病变,应及时开始治疗。目前主要采用药物、激光和手术治疗,但激光和手术治疗可对视网膜产生不同程度的破坏性,治疗后视网膜血管不再继续发育,从而导致视力受损。

1. 药物治疗　ROP药物治疗主要是应用血管内皮生长因子,目前已批准4种血管内皮生长因子药物可以临床使用:即贝伐单抗(bevacizumab,avastin)、兰尼单抗(ranibizumab,lucentis)、哌加他尼钠(pegaptanib,macugen)、阿柏西普(aflibercept,eylea)。给药方法为玻璃体内注射。初步结果显示有较好疗效,但具体使用方法、指征、疗程、临床安全性等问题有待更多的临床证据。

2. 激光光凝治疗　光凝治疗早期ROP取得良好效果,与冷凝治疗相比,光凝对Ⅰ区ROP疗效更好,对Ⅱ区病变疗效相似,且操作更精确,可减少玻璃体积血、术后球结膜水肿和眼内炎症。对阈值ROP首选光凝治疗。光凝在全麻下进行,通过间接检眼镜激光输出系统,在20D或28D透镜下进行,在视网膜无血管区施行800~2 000个光凝点。以往用氩离子激光治疗,但氩离子激光属蓝绿光,易被眼球的其他结构吸收而引起严重并发症,如角膜混浊、术后白内障等。现多采用二极管激光治疗,二极管激光属红光或红外光,穿透性强,不易被屈光间质吸收,且并发症少。

3. **冷凝治疗** 据 CRYO-ROP 小组研究表明,对阈值 ROP 进行视网膜周边无血管区的连续冷凝治疗,可使 50% 病例免于发展为黄斑部劈裂、后极部视网膜脱离、晶状体后纤维增殖等严重影响视力的后果。冷凝治疗通常在局麻下进行,亦可在全麻下操作,在间接检眼镜直视下通过结膜透入眼内施行 40~50 个冷凝点。目前,ROP 冷凝治疗的短期疗效已得到肯定,但远期疗效还有待进一步确定。

4. **巩膜环扎术** 如果阈值 ROP 没有得到控制,发展至 4 期或尚能看清眼底的 5 期 ROP,采用巩膜环扎术可能取得良好效果。巩膜环扎术治疗 ROP 的目的是解除视网膜牵引,促进视网膜下液吸收及视网膜复位,阻止病变进展至 5 期。

5. **玻璃体切割术** 巩膜环扎术失败及 5 期患者,只能行复杂的玻璃体切割术。术后视网膜得到部分或完全解剖复位,但患儿最终视功能的恢复极其有限,很少能恢复至有用视力。

6. **预防** 针对 ROP 病因和危险因素,采取相应的综合预防措施,对降低 ROP 发生率具有重要作用。

(1)加强对早产儿各种合并症的防治:早产儿合并症越多、病情越严重,ROP 发生率越高,加强对早产儿各种合并症的治疗,使早产儿尽可能地平稳度过危险期,减少氧疗机会,可降低 ROP 发生率。

(2)规范氧疗:早产儿由于呼吸系统发育不成熟,生后常依靠氧疗才能维持生命,在氧疗时要注意以下问题:①尽可能降低吸氧浓度;②缩短氧疗时间;③减少动脉血氧分压的波动。

(3)其他:积极防治呼吸暂停,治疗代谢性酸中毒,预防贫血及减少输血,防治感染,防治 $PaCO_2$ 过低。

ROP 致病因素众多,发病机制非常复杂,目前尚无单一的预防手段,应采取综合性的预防措施,同时对高危病例进行规范地筛查,早期发现 ROP 病变,及时进行激光或手术治疗,避免失明。详见诊疗流程图。

➤ 附:早产儿视网膜病诊疗流程图

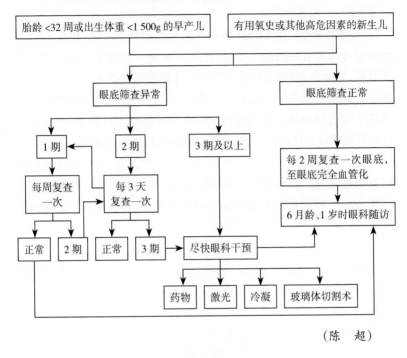

（陈　超）

参考文献

1. YI DAI, LI ZHU, YEQUN ZHOU, et al. Incidence of retinopathy of prematurity treatment in extremely preterm infants in China. PaediatrPerinat Epidemiol, 2021, 35(5):10.

2. ALY H, OTHMAN HF, MUNSTER C, et al. The US National Trend for Retinopathy of Prematurity. Am J Perinatol, 2021.

3. CHIANG MF, QUINN GE, FIELDER AR, et al. International classification of retinopathy of prematurity. 3rd ed. Ophthalmology, 2021, 128(10):e51-e68.

4. YANG Q, ZHOU X, NI Y, et al. Optimised retinopathy of prematurity screening guideline in China based on a 5-year cohort study. Br J Ophthalmol, 2020, 105 (6):819-823.

5. SANKAR MJ, SANKAR J, CHANDRA P. Anti-vascular endothelial growth factor (VEGF) drugs for treatment of retinopathy of prematurity. Cochrane Database Syst Rev, 2018, 1 (1): CD009734.

6. ENRÍQUEZ AB, AVERY RL, BAUMAL CR. Update on anti-vascular endothelial growth factor safetyfor retinopathy of prematurity. Asia Pac J Ophthalmol (Phila), 2020, 9 (4): 358-368.

第十四章　产　伤

第一节　臂丛神经损伤

【概述】

臂丛神经损伤一般表现为臂丛神经麻痹（brachial plexus paralysis），发病率在活产儿中占 0.13‰~3.6‰，是分娩过程中多种原因导致臂丛神经根牵拉性损伤引起的上肢运动障碍。

国内数据显示，肩难产和臀位分娩是臂丛神经损伤的主要原因。高危因素分别为巨大儿、胎位不正、肩难产、第二产程延长、仪器助产、初产、高龄产妇及多胎。损伤机制为出生时头部、颈部和手臂向一侧侧屈及牵拉，造成 C_5~T_1 神经根牵张过度、撕裂或压迫性损伤。部分病例无牵拉头部及侧屈的病史。经阴道分娩的头位产中 50% 臂丛产伤因肩难产所致。

【诊断】

1. **临床表现**　患儿常在出生后不久发现一侧上肢运动障碍。有肩难产与上肢被牵拉等病史，出生后即出现一侧上肢部分或完全弛缓性瘫痪，结合神经-肌电图检查不难诊断。神经功能性麻痹与轴突断伤预后较好。根据神经损伤部位及临床表现，将臂丛神经麻痹分为三型：

（1）Ⅰ型（上臂型-Erb 瘫）：臂丛神经损伤最常见的类型，发生率约占全部病例的 90%，多数为 $C_{5~6}$ 损伤，少数为 $C_{5~7}$ 损伤，上臂型受累肢体呈现"服务员指尖（waiter tip）"位的姿势，肩外展及不能屈腕，肩关节内旋及内收，肘关节伸展，前臂旋前。C_7 受损手腕及手指屈曲。肱二头肌肌腱反射消失，拥抱反射不对称，握持反射存在。有 5% 可伴膈神经损伤所致的横膈膜麻痹。

（2）Ⅱ型（下臂型-Klumpke 瘫）：是最少见的一型，在臂丛神经损伤中的比例 <1%。累及 C_7、C_8 至 T_1，使手内收肌及手腕与手指长屈肌无力。握持反射消失，但肱二头肌和桡骨的反射仍存在。下壁型导致第一胸神经根容易受损，交感神经纤维受到损伤，从而引发身体同侧的霍纳综合征，除Ⅱ型表现外还有眼睑下垂、瞳孔缩小及半侧面部无汗。

（3）Ⅲ型（全臂型-全上肢瘫）：为所有臂丛神经根均受损。约占臂丛神经损伤比例的 10%，临床表现为全上肢松弛无力，包括握持和感觉在内的所有反射活动消失。如果第一胸椎上的交感神经纤维受损，可能会引发霍纳综合征。可同时存在胸锁乳突肌血肿，锁骨或肱骨骨折等并发症。

2. 根据臂丛神经损伤的程度可分为 4 种类型

（1）神经功能性麻痹（neuropraxia）伴暂时性传导阻滞。

（2）轴突断伤（axonotmesis）伴重度轴突损伤，但周围神经元成分完整。

（3）神经断伤（neurotmesis）伴完全性节后神经破坏。

（4）撕脱（avulsion）伴伤及脊髓节前的连接。

【鉴别诊断】

包括出现脑损伤和其他神经系统的相关症状。如锁骨、肱骨上端及颈椎下端损伤可能会引起类似臂丛损伤的症状。

1. 肩胛和上臂的 X 线片结果排除骨损伤。

2. 胸部 X 线片仔细查看是否有膈肌麻痹表现，存在呼吸窘迫高度提示伴有膈神经损伤。

3. 脑损伤观察有无其他相应的神经症状予以排除。

4. 损伤波及臂丛下部时注意同侧霍纳综合征。

【治疗】

最初采用保守治疗。出生第 1 周将前臂固定在上腹部以减少不适。1 周后用物理治疗和被动活动锻炼避免挛缩，待脊索的神经炎治愈后，物理治疗和被动活动锻炼疗法应持续 7~10 天。对肩关节、肘关节及手腕关节进行移动度活动（range-of-motion）训练。指导父母进行移动度活动练习。若 2~3 个月不恢复,应转诊至专科中心行进一步检查。若 3~6 个月不恢复,需考虑手术探查,修补损伤神经。对手术作用的评价尚未统一。当考虑手术时,肌电学诊断及影像学诊断如 CT 脊髓造影术或 MRI 有一定帮助。

若神经根受损较轻并未被撕裂,则完全康复的概率很大,90% 臂丛神经损伤会自动恢复。局限于 C_5、C_6 神经根损伤者预后最好。完全性臂丛损伤及下部臂丛损伤的预后差。根据出生后前两周临床表现的显著改善情况可以看出功能恢复是否正常或接近正常,大多数在 3 个月可以痊愈。如在生后 3 个月内出现肱二头肌抗重力运动及肩外展运动,预后良好。对恢复缓慢的婴儿,通过肌电图和神经传导的检查可以区分撕裂损伤和拉伸损伤。如果在 3 个月时,肱二头肌的功能还缺乏,通常推荐手术治疗。近年来,采用神经显微镜修补技术使臂丛神经麻痹的预后有了明显改善。

(刘　俐)

第二节　面神经损伤

【概述】

新生儿面神经(脑神经Ⅶ)损伤常见于面神经麻痹(facial paralysis),是最常见的外周神经损伤,活产婴儿中发生率可达 1%。

产钳助产及第二产程延长为其高危因素。使用产钳可压迫面部神经(尤其是中位产钳),无产钳因素时,骶骨峡压迫是一个重要因素。损伤为乳突-茎突孔导致的外周部面神经受压,或面神经下颌支受压。由于受压神经周围组织肿胀而不是神经纤维断裂引起症状。偶见原因为子宫的压力异常,如纤维瘤压迫。

【诊断】

多数患儿头面部有挫伤、裂伤等外伤表现。面神经损伤造成面神经麻痹而引起面瘫,主要有三种类型:

1. 外周神经损伤涉及整个一侧面部肌肉,为典型面神经下运动神经损伤。患侧鼻唇沟变浅,病变侧口角下垂。哭叫时,同侧前额不起皱纹,口角歪向对侧,且眼不能完全闭上,舌头不受影响。

2. 外周神经分支损伤导致的面瘫涉及一组面部肌肉,表现局限于前额、眼睑或口。

3. 中枢性面神经麻痹发生率低于外周神经损伤。瘫痪仅限于患侧下部或 2/3 处,表面光滑且鼻唇沟变浅,口角轻度下垂,额头和眼睑运动不受影响。

【鉴别诊断】

外伤性面神经损伤需与发育障碍所致面神经瘫区别。鉴别诊断包括:

1. **非外伤性面瘫伴综合征**　如 Moebius 综合征、Goldenhar 综合征、Poland 综合征、DiGeorge 综合征,13-三体综合征、18-三体综合征等。除面瘫外常有其他畸形或双侧性面瘫。有报告单侧性、非外伤性先天性面瘫,病因不明,恢复欠佳。

2. **歪嘴哭综合征**　是一种先天畸形的特殊面容,其歪嘴不是面瘫所致,而是由于单侧口角降肌发育不良所致的先天性面部畸形且合并其他器官畸形。多有染色体 22q11(22q11.2)微缺失,这种染色体的改变与遗传、基因突变、胎儿宫内感染、孕母疾病及服用药物等多种因素有关。患儿多有眼、耳等畸形,同时可伴有先天性心脏病,面部肌电图及染色体检查可诊断。

3. **颅内出血面瘫伴颅内损伤**　多为中枢性,伴有其他神经系统异常,头颅影像学检查有助于诊断。

【治疗】

治疗包括使用人工泪液及眼罩保护眼睛。由于恢复机会很大,神经外科修复术只在完整的临床和电生理检测瘫痪,1 年未恢复者需行神经修复术治疗。获得性面部神经损伤的预后良好,90% 以上可完全恢复,其余可部分恢复,通常 3 周完成。肌电描述法有助于预测恢复或潜在的残余影响。

(刘　俐)

第三节　骨　折

产伤性骨折常发生在产程延长、难产、巨大儿或胎儿窘迫需要快速娩出时。国内报告自然分娩时产伤性骨折发生率为 0.096%，难产时为 1.7%。最常见的部位为长管状骨如锁骨、肱骨或股骨，在密质骨部位常呈完全性骨折，而骨骺部则导致骨骺与干骺端分离。骨折后虽有明显移位和成角畸形，但疼痛往往不重，畸形也不明显，可自行恢复。骨折后骨痂出现较早，愈合较快，塑形功能强，临床上往往在骨痂隆起时方被发现，常易漏诊，故出生后仔细的查体非常重要。

一、颅骨骨折

【概述】

颅骨骨折(fracture of skull)有 5% 合并头颅血肿。新生儿颅骨弹性好，颅缝未闭，蛛网膜下腔较宽，在产道中均匀受压出现骨缝重叠，颅骨骨折并不多见。在使用产钳、胎头吸引器、骨盆狭窄或用力不当牵引等导致颅骨不均匀受力时可发生颅骨骨折。骨折可以是线形骨折，多发生于顶骨，如胎头吸引时。产钳助娩则易导致顶骨、额骨或颞骨凹陷性骨折。臀位分娩可发生多种骨折。引发颅骨骨折的机械力也可引起脑挫伤与颅内血管破裂。

【诊断】

临床有难产病史，伴头颅软组织损伤表现。骨折常为线性，以顶骨线形骨折最为常见，方向多与矢状缝垂直，其次为凹陷性骨折。大多数发生线性或凹陷性骨折时并无症状，除非有颅内出血(如硬膜下血肿或蛛网膜下腔出血)。若额部或顶部有较深的骨折，且局部凹陷有骨摩擦感，可出现前囟饱满，患侧瞳孔扩大或局部受压迫的神经症状。如前颅底骨折可见眼眶周围发绀、肿胀、瘀斑、球结膜下瘀血，鼻腔、口腔血性脑脊液，并造成额叶底部脑损伤。中颅底骨折可有颞肌下出血及压痛，常合并面神经及听神经损伤。后颅底骨折可有枕部或乳突部及胸锁乳突肌部位的瘀斑,颈肌有强直压痛,偶有第 9~12 脑神经损伤,脑脊液外漏至胸锁乳突肌及乳突后皮下,并引起该部肿胀、瘀斑及压痛,可并发延脑损伤。线形骨折若有硬脑膜撕裂,可导致脑膜脑疝等并发症。

如出现神经症状或怀疑存在凹陷性骨折,需行头颅 X 线片、头颅 CT 或磁共振检查以排除颅内病变。

【治疗】

凹陷性骨折需要神经外科评估确定。凹陷深度小于 0.5cm 者,常无临床症状,可自行恢复。有下列情况之一,需考虑手术:①X 线片可见碎骨在脑内者;②有颅内高压症状者;③有神经系统异常症状者;④未能自行恢复者;⑤有脑脊髓液从鼻孔、口腔或耳朵流出者(应使用抗生素),同时进行手术。伴有神经系统异常表现的颅骨骨折需立即经神经外科评估,若面积大,凹陷深、血管受损伴颅内出血或颅内压高者,需尽快复位手术,解除压迫造成进一步损伤和后遗症的发生。在 8~12 周时应进行影像跟踪,以评估可能的脑膜囊肿形成。

二、锁骨骨折

【概述】

锁骨细长而弯曲,呈横"S"形,其内侧 2/3 向前凸出而外侧 1/3 向后上方凸出,这两个不同弯曲的交界点较脆弱,受挤压时易发生骨折。尤其是阴道分娩肩难产或臀位分娩时,但正常产时也可能发生。

锁骨骨折(fracture of collar bone)是产伤性骨折中最常见的一种,发生率高达 0.46%,但近 40% 的婴儿直至出院后才被发现。骨折多发生在胎儿娩出时的前肩一侧,因胎儿迅速下降时,前肩胛部挤向产妇的骨盆耻骨联合处,使锁骨极度弯曲而发生骨折。骨折多发生于中央或中外 1/3 处,呈横形骨折,既有移位,也有不完全性骨折(青枝骨折)者。两侧锁骨发生的概率相近,多为单侧性。5% 的新生儿锁骨骨折合并臂丛神经损伤。

【诊断】

根据难产病史及临床表现可考虑为新生儿锁骨骨折。患侧手臂不动,动作减少或运动不灵活。患臂由于活动所带来的疼痛,可能会引起假瘫。局部有压痛及骨摩擦感或捻发音。移动时哭叫,触诊锁骨局部肿胀,锁骨上凹可消失。由于胸锁乳突肌痉挛,致使骨折向上、后移位,呈重叠或成角畸形。拥抱反射减弱或消失,如为青枝骨折和不完全骨折可能无症状,7~10天局部骨痂隆起时才被发现。

检查时将患儿平卧于床上,站在小儿足端与小儿面部相对,置患儿头于中心位,检查者从外向内沿锁骨进行扣诊,仔细体会局部软组织有无肿胀及压痛,"S"形两侧锁骨轮廓是否清楚、光滑、对称。若锁骨双侧不对称,患侧锁骨有增厚模糊感;局部软组织可能肿胀、压痛;双上肢活动度不一致,患侧上肢呈现"假性麻痹",紧贴胸部;有骨摩擦感或骨痂形成。

确诊依靠 X 线片,可证实骨折及移位情况。

【鉴别诊断】

需与肱骨的骨折、臂丛神经麻痹和肩关节脱位相鉴别,X 线片可明确诊断。

【治疗】

青枝骨折一般不需要处理。对无症状不完全锁骨骨折只需固定同侧肢体。对完全性骨折者,最早采用"8"字绷带固定2周,通常能完全恢复而不留后遗症。国外采用将患儿衣袖和衣服钉在一起固定在胸前,使肘部呈 90° 角屈曲,限制婴儿的运动,直到骨痂的形成。也有的学者认为,如无特殊处理,骨折可随小儿的生长发育,锁骨错位及畸形自行修复。必要时用止痛剂。

三、肱骨骨折

【概述】

肱骨骨折(fracture of humerus)发生率约 0.02%,为较常见的一种骨折。多发生于难产、臀位分娩、巨大儿或进行内倒转术操作时,剖宫产、低出生体重儿也有发生。骨折多发生在中段和中上 1/3 处,以横形或斜形骨折多见。

【诊断】

根据难产史、临床表现及 X 线检查可以明确诊断。在胎儿娩出时听到骨断裂声及感觉断裂。通常为娩出后患臂不能自然活动,被动运动可致疼痛及骨摩擦感,局部肿胀,骨折部缩短弯曲变形。X 线检查常见骨折移位或成角畸形。在严重病例中,骨膜大片剥离,周围形成大的血肿,且很快发生钙化。可并发桡神经受损,出现垂腕及伸指障碍。

【鉴别诊断】

需与臂丛麻痹相鉴别,X 线片可明确诊断。

【治疗】

肱骨骨折一般需用夹板固定 2 周,移位性骨折需要进行闭合复位铸型。

1. 绷带固定法　肱骨中上段骨折多采用将上臂固定于躯干侧,在胸廓与上臂间置一软垫,肘关节屈曲 90°,固定 10~14 天后即有明显骨痂形成。

2. 小夹板固定法　肱骨下段或尺桡骨骨折,采用小夹板固定。患儿仰卧,患侧上臂伸展,前臂旋前位,掌心向上,助手拉住患儿的腋窝作相对牵引术,术者一手拉住患肢肘部渐渐向远心牵拉,拉开骨折端重叠,并进行按捺整复,以矫正移位,然后在上臂前后左右用 4 块小夹板固定。内侧置一软垫,外侧板放置 2 个软垫,用布条绷紧,并屈肘90° 悬挂,固定 10~14 天。

3. 疼痛明显者应给予止痛药进行治疗。

4. 愈合良好,遗留骨折重叠和成角畸形,一般可自行矫正。

四、股骨骨折

【概述】

股骨骨折(fracture of femur)包括股骨干骨折和股骨近端、远端骨骺损伤,是产伤中最常见且较重的下肢骨折之一,发生率约为 0.13%。大多有胎位不正,臀位、横位产难产史。由于用手勾出下肢握住牵引或以器械牵拉而造成骨折,偶尔发生于剖宫产者,胎儿骨质薄脆者更易发生。

【诊断】

根据新生儿娩出情况、临床表现、X线检查或超声检查可以明确诊断。骨折多见于股骨中上段,呈斜形骨折。有时出现肿胀、运动减少及触诊疼痛才表现出来。部分局部有剧烈疼痛及肿胀,出现假性麻痹,两断端间出现骨摩擦感,患肢短缩。由于新生儿处于屈膝屈髋姿势,易出现骨折近端屈曲外展,远端向上内移位,表现为向前成角畸形。若股骨与髋端分离可能会被误认为臀部的发育不良。触诊时的压痛与脱位相比更明显。

【治疗】

1. Pavlik吊带固定双侧股骨,10~14天,至局部骨痂丰富、症状消失。

2. 悬垂牵引法下肢贴上胶布,外用纱布包扎后向上牵引于架上,使臀部离床2.5cm,固定10~14天。

3. 绷带固定法将患肢伸直紧贴于胸腹壁,之间置软垫或纱布,用绷带将下肢固定于躯干10~14天。此法固定不宜太紧,因会影响患儿呼吸。

4. 疼痛明显者应给予药物止痛。

(刘　俐)

第四节　头 颅 血 肿

【概述】

头颅血肿(cephalohematoma)多由分娩时损伤引起的颅骨骨膜和颅骨之间静脉破裂导致血液积聚,故血肿边缘清晰,有波动感,病变范围限于骨缝。活产儿中发生率高达2.5%,阴道自然分娩发生率为1%~2%,胎头吸引术助娩为6%~10%,而在产钳助产中约为4%。头颅血肿常伴发于胎头吸引、产钳助产。

【诊断】

根据临床即可诊断。多在顶、枕部出现局限性边缘清晰的肿块,不超过颅缝,有波动感,局部头皮颜色正常。大量出血所致的血肿可能引发高胆红素血症。感染是罕见的并发症,通常与败血症和化脓性脑膜炎有关。5% 的头颅血肿可合并颅骨骨折。

【鉴别诊断】

头颅血肿应与产瘤相鉴别(表 14-1)。

表 14-1 头颅血肿与产瘤的鉴别

项目	头颅血肿	产瘤(头皮水肿)
病因	骨膜下血管破裂	头皮血液循环受阻,血管渗透性改变,淋巴亦受阻,形成皮下水肿
出现时间	生后几小时至数天	出生时就发现
部位	位于骨上、顶骨或枕骨骨膜下	头先露部皮下组织
形状	稍隆起,圆形,境界清楚	明显隆起,边界不清
范围	不超过骨缝界限	不受骨缝限制,可蔓延至全头
局部情况	肤色正常,稍硬有弹性,压之无凹陷,固定,不易移动,有波动感	头皮红肿,柔软,无弹性,压之下凹,可移动位置,为凹陷性水肿,无波动感
消失时间	需 2~4 个月	生后 2~4 天

【治疗】

一般仅需观察,早期的切口和抽吸血肿可能会因压力的减低使出血加重,同时易引起感染。

头颅血肿数周后缓慢吸收,无并发症的头颅血肿无需治疗。巨大头颅血肿因失血过多造成贫血、低血压时需要输血。黄疸过重并持续不退需退黄治疗。怀疑感染时,应穿刺予以确诊。继发感染时头颅血肿迅速增大则需切开引流。出现神经系统症状较少见,需行脑部 CT 检查。大多数血肿 8 周内就会消失,如血肿钙化,在数月内可呈骨性肿块,且持续数月或数年。

(刘 俐)

参考文献

1. JOHN PC, ERIC CE, ANNE RH, et al. Manual of neonatal care. 7th ed. Philadelphia: Lippincott Williams & Wilkins, 2012: 63-73.

2. MOCZYGEMBA CK, PARAMSOTHY P, MEIKLE S, et al. Route of delivery and neonatal birth trauma, American Journal of Obstetrics and Gynecology, 2010, 202(4): 361. e1-361. e6.

3. 邵肖梅, 叶鸿瑁, 丘小汕. 实用新生儿学. 5版. 北京: 人民卫生出版社, 2019: 996-1001.

第十五章　新生儿随访

新生儿随访(neonatal follow up)是指新生儿出院后定期来医院接受检查、评估、咨询和治疗。新生儿医疗护理是一个长期的连续过程,住院治疗只是一个阶段,出院后随访是住院医疗的延续,需要较长时间,所有高危新生儿出院后都应该定期来医院随访。目前,新生儿随访以早产儿为主,早产儿出院后仍面临许多问题,患病率高,后遗症多,故早产儿出院后随访更为重要。

【随访目的】

1. **继续完成治疗**　有些疾病治疗疗程比较长,住院期间不能完成所有治疗措施,需要出院后在门诊继续治疗。

2. **观察和评估近期疗效**　有些疾病住院期间已完成治疗,但疗效有待进一步观察,需出院后继续观察疗效。

3. **观察和评估远期预后**　早产儿、脑损伤等患儿后遗症发生率比较高,通过随访有助于早期发现,早期干预,减轻后遗症发生率和降低伤残程度。

【组织管理】

1. **地点场所**　新生儿随访必须在一个单独和固定的门诊区域,要有足够的空间,有基本的配套设施。

2. **医务人员**　以新生儿科医师和护士为主,因为住院和出院医疗是一个连续过程,新生儿医师更加了解病情变化。同时,其他专业医师共同参与,如儿童保健科、营养科、神经科、内分泌科、康复科、呼吸科等医师。

3. **随访管理**　随访门诊要严格管理,包括预约系统、病例档案和信息化管理。制定规范便捷的随访流程,为患儿和家长提供良好的服务。

【随访对象】

原则上所有高危新生儿出院后都需要随访,但现阶段主要是出院后需要继续治疗,或需要继续观察疗效,或需要监测后遗症的新生儿。主要包括以下几方面:

1. **新生儿呼吸疾病** 主要是支气管肺发育不良,病程长,并发症多,容易继发哮喘和呼吸道感染,需要长期随访。使用过机械通气治疗者,需要随访。

2. **新生儿高胆红素血症** 近年来,因产妇住院时间很短,一般只有 3~4 天,新生儿即随母出院,但有些新生儿高胆红素血症的高峰时间为生后 5~7 天,所以新生儿出院后还应随访胆红素。有些阻塞性黄疸患儿出院后需要随访较长时间。

3. **新生儿感染性疾病** 中枢神经系统感染,宫内感染(如先天性梅毒、CMV 感染等)出院后都必须继续随访,观察各项医疗指标。

4. **新生儿脑损伤** 颅内出血、缺氧缺血性脑病、早产儿脑白质损伤、脑梗死等出院后都需要定期随访。

5. **新生儿惊厥** 许多惊厥患儿出院时原因尚不清楚,出院后必须继续随访,在 2~3 个月后复查脑电图和 MRI 等检查,以明确病因。

6. **新生儿代谢性疾病** 所有遗传代谢性疾病出院后必须长期随访。

7. **新生儿先天性疾病** 所有先天性疾病、先天畸形出院后都需要随访,如先天性心脏病、先天性消化道畸形等。

8. **早产儿** 新生儿随访主要从早产儿随访开始,早产儿出院后必须长期随访,早产儿是新生儿随访门诊的主要人群。

9. **其他** 喂养和营养问题、大于胎龄儿、小于胎龄儿、宫外生长发育迟缓等。

【随访时间】

一般出院后 6 个月以内的婴儿每月 1 次,6~12 个月每 2 个月 1 次,

12~24 个月每半年 1 次,然后可以每年 1 次。随访的关键时间为:

1. **出院后 7~10 天**　评估新生儿疾病恢复情况和是否适应家庭的环境,家庭治疗措施等。

2. **矫正年龄 3~6 个月**　检查和评估有无追赶生长和需要早期干预的神经学异常,完成一些重要检查项目,如听力检查、早产儿视网膜病检查、超声检查、磁共振检查等。

3. **矫正年龄 12 个月**　检查和评估是否存在脑瘫或其他神经学异常的可能性,是进行智力发育评估的重要时机。

4. **矫正年龄 2 岁**　是评估儿童生长发育的重要时机,检查和评估是否存在重大伤残,如脑瘫、中至重度精神发育迟滞。

5. **学龄前期**　可更好地进行认知和语言功能评估,进一步确认儿童的认知功能。

6. **远期**　有些新生儿需要更远期随访,如早产儿、脑损伤患儿、小于胎龄儿等。需要随访至学龄期,观察学习情况、心理行为、社交等,有些需要随访至青春期,观察内分泌代谢情况。

【随访项目和内容】

1. **生长发育**　在出院后的早期随访中,应定期测量体格发育指标,身高、体重、头围、胸围等,全面评估生长发育状况。

2. **营养指导**　在早产儿、危重新生儿出院后的早期随访中,营养指导非常重要。在新生儿随访门诊开设营养专项指导,指导正确喂养,监测营养指标、体格生长指标及血常规。使患儿营养状况保持在正常范围。

3. **甲状腺功能**　极低出生体重儿易发生暂时性甲状腺功能减退,影响生长发育、发生脑损伤。出院后需继续监测甲状腺功能。

4. **听力筛查**　听力筛查应在出院前进行,如果未通过应定期复查。所有听力障碍的婴儿都应在 3 个月前被发现,6 个月前予以干预。宫内病毒感染的听力障碍常为进行性发展,即使新生儿期听力筛查通过也应在 12~24 个月时复查。

5. **眼科及视力检查**　出生体重 <2 000g 的早产儿,要完成早产儿视网膜病随访。早产儿视网膜病阈值病变开始的高峰时间是矫正胎

龄 38 周,90% 的急性早产儿视网膜病患儿病变退化开始于矫正胎龄 44 周时。首次筛查时间为生后 4~6 周或矫正胎龄 32 周,直至急性早产儿视网膜病完全消退。

所有高危新生儿都应在 12~24 个月复查视力,近视是早产儿常见的屈光不正。早产儿和脑损伤患儿常表现为远视和散光。有早产儿视网膜病或伴有不可逆脑干损害,或纹状体损伤的颅内出血患儿也增加了斜视的危险。弱视是与视皮质发育不良有关的视觉丢失,通常是由于某些类型的视觉剥夺而没有器官的损伤,这种视觉丢失在某些患儿中可以通过早期治疗而恢复。

6. 运动功能检查　运动功能障碍是新生儿脑损伤和早产儿主要的后遗症之一,应早期发现,运动功能评估方法为:

(1) 新生儿行为神经测定(neonatal behavioral neurologicalassessment, NBNA):是吸取美国 Brazelton 新生儿行为评估和法国 Amiel-Tison 神经评估等方法的优点,结合国内的经验建立的我国新生儿 20 项行为神经测查方法,能较全面地反映新生儿的大脑功能状态,有助于发现各种有害因素造成的轻微脑损伤。用于早产儿测查时,需在矫正胎龄满 40 周后进行。

(2) 全身运动质量评估:是奥地利发育神经学家 Prechtl 根据早产儿、足月儿和生后数月内小婴儿的自发运动特点提出的一种提示脑功能障碍的评估方法,通过定期的全身运动质量评估可帮助早期(生后 3~4 个月)预测痉挛性脑瘫的发生。

(3) Amiel-Tison 神经学评估(Amiel-Tison neurologic assessment):由法国神经学家 Amiel-Tison 根据婴儿第一年的肌张力变化建立的一种在矫正胎龄 40 周时,以及以后进行的简单的神经运动功能检查方法,有助于早期发现运动落后、反射、肌张力和姿势异常。

7. 智力发育评估　新生儿随访过程中应定期评估智力发育状况,早期发现智力障碍。智力发育评估方法比较多,可根据实际情况选择。

(1) 婴幼儿智能发育系统:此测试方法是具有中国特色的 0~3 岁婴幼儿发育量表。检测结果以智力发育指数和心理动作发展指数来表示。

（2）格塞尔发育量表：为诊断量表，适用于出生 4 周至 6 岁的儿童。5 个行为领域的发育水平用发育商表示，低于 75 为发育落后，76~85 为边缘状态，85 以上为正常。2 个以上领域存在发育落后可诊断为全面发育落后。

（3）贝利婴儿发展量表：为诊断量表，适用于 1~42 个月的婴幼儿，主要有两个分量表，即心理量表和精神运动分量表，结果以指数表示，分别为智力发育指数和心理动作发展指数。

（4）个别领域发育量表：Peabody 运动发育量表适用于 0~6 岁儿童，包括粗大和精细运动两个分量表。Alberta 婴儿运动量表适用于 0~18 个月龄从出生到独立行走这段时期的婴儿，是评估婴儿运动发育的工具。汉语沟通发展量表采取家长访谈方式，对 8~30 个月的婴幼儿早期语言发展水平进行评估。

8. **心理发育评估和指导** 高危新生儿在成长发育过程中，神经行为和心理问题呈逐渐增多趋势，应及时评估，给予早期心理指导。

（陈　超）

参考文献

1. HINTZ SR，VOHR BR，BANN CM，et al. Preterm neuroimaging and school-age cognitive outcomes. Pediatrics，2018，142（1）：e20174058.

2. HOLLANDERS JJ，SCHAËFER N，VAN DER PAL SM，et al. Long-term neurodevelopmental and functional outcomes of infants born very preterm and/or with a very low birth weight. Neonatology，2019，115：310-319.

3. O'REILLY H，JOHNSON S，NI Y，et al. Neuropsychological outcomes at 19 years of age following extremely preterm birth. Pediatrics，2020，145（2）：e20192087.

4. PUTHATTAYIL ZB，LUU TM，BELTEMPO M，et al. Risk factors for re-hospitalization following neonatal dischargeof extremely preterm infants in

Canada. Paediatr Child Health, 2021, 26 (2): e96-e104.

5. CRUMP C. An overview of adult health outcomes after preterm birth. Early Human Development, 2020, 150: 105187.

第十六章　生命支持技术

第一节　新生儿氧疗

【概述】

氧疗是合并心肺疾病的新生儿常用的治疗手段之一,其目的是通过提供足够浓度的氧气,维持适宜的血氧饱和度及血氧分压,以保证组织用氧,从而避免缺氧对机体所造成的危害。但需要注意的是,氧气也是一种"药物",氧疗不当可能会造成损害,过度用氧,对新生儿特别是早产儿,会导致严重的并发症,如支气管肺发育不良、早产儿视网膜病等。如何合理用氧、安全用氧是新生儿治疗的重要方面。

【氧疗指征及目标】

海平面一个标准大气压下,吸入空气时,动脉血氧分压(PaO_2)<50mmHg 或经皮血氧饱和度(transcutaneous oxygen saturation,$TcSO_2$)<90% 时,应依据患儿缺氧程度选择不同的给氧方式,以维持 PaO_2 50~80mmHg(早产儿 50~70mmHg)或经皮血氧饱和度 90%~95% 为宜。

【氧疗方法】

1. **鼻导管吸氧**　适用于病情较轻的新生儿。常用橡胶管或硅胶管置于鼻前庭处,氧流量一般为 0.3~1L/min。该方法操作简单,但由于新生儿鼻腔较窄,易引起气道阻力增加。此外,若无条件加温湿化,流量过高时,不仅可引起鼻咽部的刺激诱发呼吸暂停,甚至导致低体温。此方法一般不适于早产儿。

2. **温箱内吸氧**　适用于恢复期或病情较轻的早产儿。一般氧流量为 0.3~1L/min,吸入氧浓度为 0.25~0.3。此法的缺点是易造成氧气的浪费。

3. **面罩吸氧**　适用于早产儿或对氧需求较高的新生儿。先将面罩对准患儿口腔及鼻腔处再进行固定,以免影响氧疗效果,氧流量一般为 1~1.5L/min。该方法克服了鼻导管及鼻旁导管的缺点,但应定时移去面罩,检查压迫的部位,以免引起局部皮肤破损。早产儿少用。

4. **头罩吸氧**　适用于对氧需求高或病情较严重的新生儿。将患儿头部置于头罩内,氧流量一般为 5~8L/min,可使氧浓度达 60% 或以上。使用头罩给氧时应注意:①最好通过空氧混合器供给气体,氧浓度可根据患儿需要设置;②输入的气体应加温湿化,避免冷气流导致患儿头部温度降低,特别是当流量过大时(>12L/min),易导致新生儿低体温;③为防止头罩内 CO_2 潴留,应给予足够的气流(流量至少 5L/min),同时保证头罩与患儿颈部之间留有适当空隙。早产儿少用。

【氧疗监测】

1. **FiO_2 监测**　可通过氧浓度分析仪测得,其读数范围为 21%~100%。使用时将其探头置于头罩内,最好连续监测,及时了解患儿实际的吸入氧浓度,有利于指导治疗。

2. **$TcSO_2$ 监测**　是临床最常用的检测手段,可同时测定脉率。此方法的优点是无创、操作简单,能精确、快速地反映体内氧合状态。常用的传感器有指套式、夹子式、扁平式等,将其置于肢体末端(指/趾)、鼻尖或耳垂等处测定即可。但需注意的是,当患儿末梢循环不良,如低体温、血容量不足及大剂量使用收缩血管药物时,$TcSO_2$ 的准确性会受到影响,不能反映体内的实际氧合情况。

3. **经皮氧分压监测**　常用经皮血氧监护仪进行监测,该方法相对无创,可连续监测血氧分压。当 PaO_2 为 50~100mmHg 时,经皮氧分压与 PaO_2 相关性较好。传感器由银制阳极、铂制阴极、热敏电阻及加热器组成,使用时将传感器放置于血管网丰富的部位,如上胸部、腹部,避免置于活动的肢体,以免影响测定的结果。该方法操作复杂、费时、要求高(需注意连续监测时,每 3~4 小时更换测定部位,以免造成传感器下方皮肤温度过高造成灼伤),当皮肤灌流不良时,$TcSO_2$ 与 PO_2 相关性差。

4. **动脉血氧分压(PaO_2)监测**　经动脉采血,通过血气分析测得

PaO_2，反映血浆中物理溶解氧的水平变化。病情较重的患儿，至少每4小时监测一次，病情平稳后，可每6小时或更长时间监测一次。该方法的缺点是有创、不能连续监测，若无动脉置管，需反复穿刺，增加患儿疼痛刺激。

【氧疗中需注意的问题】

氧疗的目的是纠正低氧血症，但若过度用氧，不仅抑制呼吸中枢加重 CO_2 潴留，甚至出现氧中毒，导致眼晶状体后纤维增生症如ROP、肺损伤如支气管肺发育不良，以及脱氮性肺不张等。因此，新生儿在用氧过程中应注意如下问题：

1. 早产儿及足月儿出生后均不宜常规给氧。胎儿血氧饱和度仅为 60%，足月儿出生后 $TcSO_2$ 大多数需 5~8 分钟方可达到 90% 以上，而早产儿比足月儿上升更慢且数值更低，约 10 分钟达到 85%~92%。故此过程中，应严密监测心率及血氧饱和度变化，无需常规给氧。

2. 并非所有呼吸暂停患儿均需用氧。对有呼吸暂停的新生儿可进行物理刺激，建立呼吸后，大多数 $TcSO_2$ 迅速恢复正常，部分患儿需药物或无创通气辅助治疗，仅少数患儿，特别是合并心肺疾病者，应根据其 $TcSO_2$ 决定是否用氧。

3. 新生儿复苏用氧　足月儿和胎龄≥35 周早产儿应使用 21% 氧气进行复苏；胎龄 <35 周早产儿自 21%~30% 氧气开始，根据脉搏血氧饱和度逐渐调整 FiO_2；胸外按压、气管插管正压通气时，需将氧浓度提高至 100%。

4. 若患儿的吸入氧浓度较高或长时间吸氧无改善者，应积极查找原因。

5. 对早产儿尤其是极低和超低出生体重儿，用氧时需向家属交待用氧的必要性和可能的危险性，并按 ROP 筛查标准进行定期检查。

6. ROP 筛查对象　对出生体重 <2 000g 或孕周 <32 周的早产儿和低出生体重儿，均应常规行眼底病变筛查，随诊直至周边视网膜血管化；对患有严重疾病、有明确较长时间吸氧史或新生儿科医生认为的高危患儿，可适当扩大筛查范围。

（富建华）

参考文献

1. 中国新生儿复苏项目专家组,中华医学会围产医学分会新生儿复苏学组.中国新生儿复苏指南(2021年修订).中华围产医学杂志,2022,25(1):4-12.
2. 中华医学会眼科学分会眼底病学组.中国早产儿视网膜病变筛查指南(2014年).中华眼科杂志,2014,50(12):933-935.

第二节　无创辅助通气

随着新生儿监护病房(NICU)救治水平及管理手段的日臻完善,新生儿呼吸系统的疾病谱和严重程度也发生了很大变化,因此,机械通气方式也随之而改变,在 NICU 中无创辅助通气的使用频率明显增加。目前,临床上常用的无创辅助通气模式包括经鼻持续气道正压通气(NCPAP)、加温湿化高流量鼻导管(heated humidified high flow nasal cannula oxygen therapy,HHHFNC)、双相气道正压(bi-level positive airway pressure,BiPAP)、经鼻间歇正压通气(nasal intermittent positive pressure ventilation,NIPPV)、经鼻无创高频振荡通气(noninvasive high-frequency oscillation ventilation,NHFOV)等,其中 NCPAP 是我国各级 NICU 最常用的无创辅助通气模式。

一、经鼻持续气道正压通气

【原理】

是指有自主呼吸的患儿在整个呼吸周期中均接受高于大气压的气体。由于呼气末增加了气体存留,功能残气量增加,防止了呼气末肺泡萎陷,从而提高肺氧合及减少肺内分流。其优点是患儿吸气相可获得持续的正压气流,潮气量增加,使患儿吸气做功较少,改善呼吸肌疲劳;呼气相增加了功能残气量,防止了气道和肺泡萎陷,改善了肺顺应性。NCPAP 适用于有自主呼吸且节律较规则的患儿,自主呼吸微弱、不规则或无自主呼吸的患儿不能应用。

【方式】

目前,NCPAP可通过鼻塞、鼻咽管、鼻罩、面罩等方式。面罩NCPAP与鼻塞NCPAP相比,尽管更为无创,但易引起腹胀及CO_2潴留,从而限制了临床应用。鼻罩NCPAP无效腔较小,但密封仍然不易解决。鼻塞及鼻咽管NCPAP在临床上最常用,后者缺点是管腔易被分泌物阻塞或管道折叠,而鼻塞NCPAP目前则被广泛应用于临床。

【临床应用】

1. **适应证**

(1) 有自主呼吸的超未成熟儿(胎龄<28周),可在产房内早期预防性使用。

(2) 可能发生呼吸窘迫综合征的高危新生儿。

(3) 当$FiO_2>0.3$时,$PaO_2<50mmHg$或$TcSO_2<90\%$。

(4) 早产儿呼吸暂停。

(5) 拔除气管插管后,出现明显的三凹征和/或呼吸窘迫。

(6) 微创注入肺表面活性物质治疗技术(less invasive surfactant administration, LISA)或气管插管-肺表面活性物质-拔管(intubation-surfactant-extubation, INSURE)方式补充肺泡表面活性物质(pulmonary surfactant, PS)后的序贯治疗。

2. **禁忌证**

(1) 无自主呼吸。

(2) 呼吸窘迫进行性加重,不能维持氧合,$PaCO_2>60mmHg$,pH<7.25。

(3) 先天畸形:包括先天性膈疝、气管食管瘘、后鼻道闭锁、腭裂等。

(4) 心血管系统不稳定:如低血压、心功能不全等。此外,肺气肿、气胸、严重腹胀、局部损伤(包括鼻黏膜、口腔、面部)也不主张使用。

3. **参数调节**　NCPAP压力调定应根据患儿基础疾病,以及疾病的不同阶段而进行设置,通常为3~8cmH_2O,呼吸窘迫综合征至少保证6cmH_2O,但一般不超过8~10cmH_2O,否则可因压力过大导致心排血量减少、潮气量降低。气体流量最低为患儿 3 倍的每分通气量或 5L/min，FiO_2 则应根据 $TcSO_2$ 进行设置和调整。

4. **持续气道正压通气撤离** 目前国内外尚无统一标准，但在 $FiO_2>40\%$ 或临床情况尚未稳定时，一般很难成功撤离 NCPAP。患儿病情稳定后，可逐渐降低压力，当压力 <4~5cmH_2O 时，无呼吸暂停及心动过缓，无 $TcSO_2$ 下降，呼吸功未增加时可考虑撤离 NCPAP。

5. **需注意的问题**

（1）对极低和超低出生体重儿，在生后早期甚至产房内即开始应用 NCPAP，可能会减少气管插管机械通气风险及 PS 使用。

（2）对中至重度呼吸窘迫综合征，可以在不间断持续气道正压通气的情况下采用 LISA 或 INSURE 方式补充 PS，能减少该类患儿气管插管机械通气比例。

（3）NCPAP 通气的患儿，若病情允许应每 4~6 小时休息 15~20 分钟，以避免局部组织受压或变形。

（4）尽管 NCPAP 属无创性的辅助通气方式，与呼吸机相比，避免或减少了肺气压伤，但使用不当仍可出现并发症，如鼻塞过紧导致局部组织受压，腹胀，喂养不耐受，压力过高导致心排血量减少、潮气量降低、CO_2 潴留等。

二、双相气道正压

【原理】

BiPAP 是一种无创通气条件下的流量触发型压力支持通气模式，可产生两个不同水平的压力，即吸气相提供高压水平（PIP，P_{high}），呼气相提供低压水平（PEEP，P_{low}），其气体交换原理与持续气道正压通气相同，由于 BiPAP 可设定额外的压力支持，使潮气量或每分钟通气量增加，因此通气效果理论上会优于 NCPAP。

【适应证】

早产儿呼吸暂停、新生儿呼吸窘迫综合征及拔管后序贯呼吸支持。少数研究显示，与 NCPAP 比，接受 BiPAP 治疗的呼吸窘迫综合征患儿，需机械通气比例更低、对氧气依赖时间更短。

【参数调节】

根据患儿基础疾病及疾病的不同阶段进行设置,一般 P_{low} 设定为 4~6cmH$_2$O,P_{high} 为 8~10cmH$_2$O,Ti(高压水平维持时间):0.5~1 秒,RR (压力转换频率):10~40 次/min,FiO$_2$ 则根据 TcSO$_2$ 进行设置和调整。

【撤离时机】

当患儿病情趋于稳定后,可逐渐下调参数,P_{high} 6cmH$_2$O,P_{low} 4~6cmH$_2$O,RR 10~20 次/min、FiO$_2$<0.3 时,患儿无呼吸暂停或心动过缓,无 TcSO$_2$ 下降可考虑撤离 BiPAP。撤离后可根据患儿的情况过渡至 NCPAP、HHHFNC 或鼻导管吸氧等。

【注意问题】

基本同 NCPAP,但由于 BiPAP 比 NCPAP 多了一个高压,发生腹胀、气漏的风险增加,临床上需根据患儿病情及时调整高压水平,并密切监测胃肠道及肺部情况,避免患儿剧烈哭闹。

三、加温湿化高流量鼻导管

【原理】

HHHFNC 是通过鼻导管将加热至人体温度、100% 湿化的空氧混合气体输送给患儿,当气体流速越大,产生的气道正压越大;当流量≥3L/min,HHHFNC 可对患儿产生有效的咽内压(单位:cmH$_2$O),咽内压间接估算公式 = 0.7+1.1 × F(F= 流速/kg)。与 NCPAP 相比,HHHFNC 临床应用方便、与患儿接触界面舒适,便于护理且很少导致鼻中隔损伤。

【使用方式】

直接经鼻塞导管(直径小于鼻腔内径的 50%,长度短于 1cm)输入加温湿化的空氧混合气体。

【临床适应证、禁忌证】

基本同 NCPAP。

【注意问题】

HHHFNC 用于超低出生体重儿、超未成熟儿呼吸窘迫综合征初始治疗的效果仍存在争议,因此不推荐使用。

四、经鼻间歇正压通气

【原理】

NIPPV 是一种对有自主呼吸的患儿同步触发呼吸的无创通气技术,主要通过产生间歇升高的咽部压力增加上呼吸道的压力,通过提供一个比 PEEP 更高的 PIP 间歇性膨胀来激发呼吸运动;通过产生比 NCPAP 更高的平均气道正压,支持肺泡扩张、增加肺泡的充盈、潮气量和每分通气量,从而增加功能残气量。

【使用方式】

通过鼻塞或鼻罩的方式给予间歇正压通气。

【临床适应证和禁忌证】

与 NCPAP 类似。而 NIPPV 还被看作是 NCPAP 或 BiPAP 失败后的营救性治疗。对于频繁或严重发作的呼吸暂停,以及拔管后降低失败率,NIPPV 疗效优于 NCPAP。

【参数调节】

NIPPV 有 4 个参数:即 PIP、PEEP、Ti、RR。一般 PEEP 设定为 $4\sim6cmH_2O$,PIP $15\sim25cmH_2O$,Ti 0.4 秒,RR $10\sim40$ 次/min,FiO$_2$ 则根据 TcSO$_2$ 进行设置和调整。

【撤离时机】

当患儿病情趋于稳定后,逐渐下调参数,PIP$<14cmH_2O$,PEPP$<4cmH_2O$,RR $10\sim20$ 次/min、FiO$_2<0.3$ 时,可考虑撤离 NIPPV,根据患儿的情况过渡至 BiPAP、NCPAP、HHHFNC 或鼻导管吸氧等。

【注意问题】

NIPPV 的效果可能优于 NCPAP、BiPAP 或 HHHFNC,但若患儿符合有创机械通气指征,应及时气管插管进行有创机械通气治疗,以免延误最佳救治时机。另外,NIPPV 更易发生腹胀、气漏,甚至坏死性小肠结肠炎、消化道穿孔等,临床上需密切监测患儿胃肠道及肺部情况,及时根据患儿病情调整参数或更换其他无创辅助通气模式。

五、经鼻无创高频振荡通气

【原理】

NHFOV 是近年出现的一种新兴无创通气模式,它是在 NCPAP 基础上叠加了压力振荡功能,与其他无创通气模式相比具有以下几个方面的优势:①有利于 CO_2 排出,减少 CO_2 潴留;②减少压力伤、容量伤的发生;③不需同步支持技术。

【临床适应证】

主要应用于其他无创通气模式失败后的营救性治疗;小胎龄早产儿呼吸窘迫综合征生后早期的无创通气治疗。禁忌证需特殊注意,活动性颅内出血者禁用。

【参数调节】

平均气道压(mean airway pressure,MAP)为 6~12cmH$_2$O,频率为 6~12Hz,振幅通常设置为 MAP 的 2 倍,振幅的设置以能观察到患儿下颌抖动即可。吸气时间比例为 0.33~0.50,FiO$_2$ 根据 TcSO$_2$ 进行调节,范围为 0.21~0.40。

【撤离时机】

患儿病情趋于稳定后,逐渐降低各参数,当 FiO$_2$<0.30,MAP<6cmH$_2$O 时,患儿无呼吸暂停及心动过缓,无 TcSO$_2$ 下降,可考虑撤离 NHFOV。

【注意问题】

NHFOV 作为一种新兴的无创通气模式,其安全性尚不明确,需警惕是否增加早产儿肺气漏及颅内出血的风险;NHFOV 作为其他无创通气模式失败后挽救性治疗,需边治疗、边观察,若患儿符合有创机械通气指征或病情恶化,应及时气管插管进行有创辅助通气。

(富建华)

参考文献

1. 中华医学会儿科学分会新生儿学组.早产儿无创呼吸支持临床应用建

议. 中华儿科杂志,2018,56(9):643-647.

2. 薛辛东,谭静. 无创辅助通气在新生儿监护病房的临床应用. 中国实用儿
   科杂志,2016,31(2):90-94.

第三节　新生儿常频机械通气

【概述】

呼吸衰竭是 NICU 常见的危重症之一,由于新生儿呼吸系统代偿能力低下,多数呼吸衰竭患儿需接受机械通气治疗,其目的是促进有效的通气和气体交换,维持血气结果在正常范围。NICU 中常用机械通气方式,包括常频机械通气和高频机械通气等。

【常频呼吸机主要参数】

1. **吸气峰压**(peak inspiratory pressure,PIP)　是指吸气相呼吸机管道和气道内气体的最高压力。压力型呼吸机应预先设置,所需 PIP 的高低与肺顺应性大小相关。提高 PIP 可使肺泡扩张,增加潮气量和肺泡通气量,降低 $PaCO_2$,同时也增加通气血流比,改善氧合,提高 PaO_2。但 PIP 过高可使已扩张的肺泡过度膨胀,减少静脉回流和心排血量。

2. **呼气末正压通气**(positive end-expiratory pressure,PEEP)是指呼气相管道和气道内的气体压力。适宜的 PEEP 可防止呼气相肺泡和终末气道萎陷,维持正常的功能残气量,进而改善 V/Q 和肺顺应性,提高 PaO_2。但过高的 PEEP 则可降低肺顺应性、减少潮气量和肺泡通气量,阻碍静脉回流。

3. **呼吸频率**(respiratory rate,RR)　即呼吸机送气频率。该值变化主要改变每分肺泡通气量,影响 $PaCO_2$。当潮气量或 PIP 与 PEEP 的差值不变时,RR 增加能改善每分通气量,从而降低 $PaCO_2$。

4. **平均气道压**(mean airway pressure,MAP)　是指一个呼吸周期中施于气道和肺的平均压力,不需要直接调节,由呼吸机自动计算得出。MAP 值等于一个呼吸周期中压力曲线下的面积除以该周期所用的时间,公式为:MAP=K×(PIP×Ti+PEEP×Te)/(Ti+Te),其中 K

为常数(正弦波为 0.5,方形波为 1.0)。除 FiO_2 外,MAP 是决定 O_2 摄取另一重要参数,提高 PIP、PEEP 及 I/E 中任意一项均可使 MAP 值增大,提高 PaO_2。

5. **吸气时间**(inspiration time,Ti)、**呼气时间**(expiratory time,Te)**和吸呼比**(I/E) Ti 是指呼气阀关闭,气体进入肺内的时间,该值可被调定,而 Te 和 I/E 随 Ti 和 RR 的变化由呼吸机自动计算给出。适宜 Ti 的设定应考虑肺顺应性的高低和气道阻力的大小,即肺部疾病的性质及严重程度,现 Ti 多设定为 0.3~0.6 秒。

6. **流量**(flow rate,FR) 是指单位时间呼吸机送入管道和气道的气体量。低流量通气时,气道压力升高缓慢,达 PIP 的时间较长,可减少气压伤,但不易纠正低氧血症;高流量通气,气道压力升高迅速,达 PIP 的时间短,可显著改善氧合,但过高易导致气压伤。临床常用流量为 4~10L/min,目前多数新生儿呼吸机的流量是自动调节的。

7. **吸入氧浓度**(FiO_2) 是指呼吸机送入管道和气道中气体的氧分数,其意义同氧浓度。增加 FiO_2 可使肺泡氧分压增加,从而提高 PaO_2,是最直接和方便的改善氧合的方法。

【**常用基本通气模式**】

1. **间歇指令通气**(intermittent mandatory ventilation,IMV) 又称间歇正压通气(intermittent positive pressure ventilation,IPPV),是指呼吸机以预设的频率、压力和吸气时间对患儿施以正压通气,在两次正压通气之间则患儿进行自主呼吸。该模式由于机器送气经常与患儿的呼气相冲突,即人机不同步,故可能导致肺气漏。

2. **同步间歇指令通气**(synchronous intermittent mandatory ventilation,SIMV) 是指呼吸机通过识别患儿吸气初期气道压力或气体流速,或腹部阻抗的变化,触发呼吸机以预设的参数进行机械通气,即与患儿吸气同步。SIMV 解决了 IMV 的人机不同步现象,从而避免其副作用。

3. **辅助-控制通气**(assist/control ventilation,A/C) 也称为同步间歇正压通气(Synchronous intermittent positive pressure ventilation,SIPPV),是一种辅助通气与控制通气相结合的通气模式,当患儿无自

主呼吸时,将完全依赖控制通气。有自主呼吸时,则呼吸机予以辅助通气,若自主呼吸较快时可发生过度通气,故应及时调低压力或更改通气模式。

4. **容量目标通气**(volumetric target ventilation,VTV) 又称容量保证通气(Volume-guaranteed ventilation,VG),通过预先设定目标潮气量,呼吸机可根据患儿前一次的呼出潮气量,计算下一次呼吸机送气所需的 PIP。随着患儿气道阻力和肺顺应性的改变,PIP 在最大压力允许范围内(Pmax)自动上、下调节,以达到目标潮气量。当患儿通气改善时,呼吸机会自动根据目标潮气量实时下调 PIP,减少平均气道压及患儿上机时间。

除上述通气模式外,还有压力支持(pressure support ventilation,PSV)、压力调节的容量控制模式(pressure regulation volume control ventilation,PRVC)及成比例通气(proportional assist ventilation,PAV)等模式。

【机械通气指征及参数调节】

1. **机械通气指征** 目前国内外尚无统一标准,其参考标准为:①FiO_2=0.6,PaO_2<50mmHg(6.7kPa)或 $TcSO_2$<85%(发绀型先天性心脏病除外);②$PaCO_2$>60~70mmHg(7.8~9.3kPa)伴 pH<7.25;③严重或药物治疗无效的呼吸暂停。具备上述任意一项者即可经气管插管应用机械通气。

2. **呼吸机初始调节参数** 应因人、因病而异,新生儿常见疾病机械通气的初调参数可见表 16-1。

表 16-1 常见疾病机械通气初调参数

疾病	PIP/cmH_2O	PEEP/cmH_2O	RR/次·min^{-1}	Ti/s	FR/L·min^{-1}
呼吸暂停	10~12	2~4	15~20	0.5~0.75	8~12
呼吸窘迫综合征	20~25*	4~6	20~60	0.3~0.5	8~12
胎粪吸入综合征	20~25	2~4	20~40	0.5~0.75	8~12
肺炎	20~25	2~4	20~40	<0.5	8~12

续表

疾病	PIP/ cmH$_2$O	PEEP/ cmH$_2$O	RR/ 次·min^{-1}	Ti/s	FR/ L·min^{-1}
新生儿持续性肺动脉高压	20~30	2~4	50~120	<0.5	12~15
肺出血	25~30	6~8	35~45	0.5~0.75	8~12
支气管肺发育不良	25~30	8~10	15~20	0.5~0.75	12~15

注:* 若呼吸窘迫综合征应用肺表面活性物质,参数可低于此值。

3. 适宜呼吸机参数判定　临床上以患儿口唇、皮肤无发绀,双侧胸廓适度起伏,双肺呼吸音清晰,SaO$_2$ 正常为宜,但动脉血气结果仍是判断呼吸机参数是否适宜的金标准。

4. 参数调节幅度　通常每次调节 1~2 个参数,每次参数变化的幅度不宜过大,但在血气结果偏差较大时,也可多参数一起调整。每个人调整参数的经验及习惯不同,只要掌握各参数的作用和参数调节原则,根据血气分析结果,有条件者最好结合肺功能波形,均能取得理想的效果。

【呼吸机撤离】

1. 当患儿原发病好转,感染基本控制,一般状况良好,动脉血气结果正常时应逐渐降低呼吸机参数,锻炼和增强自主呼吸。一般先降低 FiO$_2$ 和 PIP,然后再降低频率,同时应观察胸廓起伏、监测 SaO$_2$ 及动脉血气结果。

2. 当 PIP≤18cmH$_2$O,PEEP 2~4cmH$_2$O,RR 20 次/min,FiO$_2$≤0.4 时,动脉血气结果正常,可转为 NCPAP(气道压力值同 PEEP)。患呼吸窘迫综合征的早产儿,尤其是极低出生体重儿,拔管后会发生肺萎陷,撤离呼吸机后给予 NCPAP,可减少撤机后的再插管率。

【机械通气常见合并症】

1. 呼吸机相关性肺炎　是最常见的并发症。由于长时间气管插管和/或应用呼吸机引起的继发性肺内感染,可加重原发疾病,影响呼吸机的撤离。常见的致病菌为克雷伯菌、铜绿假单胞菌、肠杆菌及鲍

461

曼不动杆菌。

2. 肺气漏 多由通气压力过高所致。包括肺间质气肿、气胸、气腹、心包积气、纵隔积气、皮下气肿和空气栓塞。

3. 支气管肺发育不良 由于长时间机械通气、吸入高浓度氧或感染等因素所致。目前将其定义为生后28天或纠正胎龄(胎龄＋日龄)36周时仍需吸氧并伴胸部 X 线检查异常者。主要病理变化为肺发育障碍和肺间质纤维化。

4. 其他心血管系统的并发症 如心排血量降低、动脉导管开放等,以及其他潜在并发症,如早产儿视网膜病、喂养不耐受、发育延迟、颅内出血等。

(史 源)

第四节 新生儿高频机械通气

【概述】

新生儿呼吸衰竭是新生儿死亡的主要原因,长期以来机械通气(mechanical ventilation,MV)是对其进行治疗的主要临床技术,使许多造成呼吸衰竭的疾病如新生儿呼吸窘迫综合征、胎粪吸入综合征的死亡率大幅度下降。在强制性 MV 的干预时高频通气(highfrequency ventilation,HFV)是临床常用的技术;近年来,尽管高频喷射(high-frequency jet ventilation,HFJV)在北美地区(如加拿大)有个别新生儿中心进行应用,但尚无新生儿临床使用的报告;高频振荡通气(highfrequency oscillationventilation,HFOV)仍是目前对新生儿呼吸衰竭进行临床干预的主要 HFV 技术。

HFOV 主要通过不同方式发生的高频率振荡气流与机体和肺组织产生共振,以小于无效腔量的微小潮气量进行通气,使单位时间内含氧气流与呼出气流在每次的呼吸周期内交换极微,故气道和肺内始终充满着新鲜气流而保持肺内气体的持续交换,吸气、呼气均为主动性,以及直接、间接的气体交换(肺泡间互相通气),达到小容量气体对大面积肺组织通气的效果。目前,国内外已将 HFOV 技术作为新生儿临床重要的应用技术之一。

【疗效和安全性】

HFOV 自应用以来多数报告肯定其疗效;由美国和欧洲分别完成的 HFOV 多中心随机对照试验报告迄今为止为最强证据;其结果表明,与常频机械通气(conventional MV,CMV)比较,HFOV 的疗效明显,且不增加新生儿颅内出血的危险,一定程度上降低支气管肺发育不良的发病率。之后陆续发表的包括个体病例数据荟萃分析(individual patient data meta-analysis)也表明,在纠正胎龄 36 周时死亡或发生支气管肺发育不良,以及严重神经系统损害,HFOV 均略优于 CMV(统计学无显著差异),应用机械通气时合并需手术治疗的 PDA,HFOV 少于 CMV($P<0.01$),而气漏的发生则 HFOV 多于 CMV($P<0.05$)。近年来,新证据显示新生儿包括早产儿在出生后应用 HFOV 并不会带来远期肺功能障碍,也与青少年期肺部疾病的发病无显著关联。因此,HFOV 技术是一项在临床中对许多导致严重新生儿呼吸衰竭时治疗的比较可靠的先进技术。

【临床适应证】

目前没有关于新生儿应用 HFOV 的权威指南。国外的一些医院和组织制定了临床应用的指南和规范,包括加拿大国立儿童医疗中心、澳大利亚皇家阿尔弗雷德王子医院,西澳政府的儿童保健项目,以及新西兰一个地方新生儿医疗临床实践委员会等机构均发布了 HFOV 的临床应用指南。大部分指南强调将 HFOV 作为抢救技术(rescue therapy)而不作为常规技术使用。在应用 CMV 通气疗效不理想时,即早产儿 PIP 达 20~25cmH$_2$O,足月儿 PIP 达 25~28cmH$_2$O 时,且 SaO$_2$ 仍 <88%~90%;或二氧化碳分压 >65mmHg,可以改为 HFOV。适应证包括常频干预难以缓解的呼吸衰竭、呼吸窘迫综合征、新生儿持续性肺动脉高压、气漏、先天性膈疝及胎粪吸入综合征。肺力学参数中时间常数(time constant,TC)变短的肺病变为优先使用 HFOV 的指征。对于支气管肺发育不良应用 HFOV 疗效不一致。

需要注意的是,应用 HFOV 的重要禁忌证为严重气道梗阻性疾病,如气道内异物、严重胎粪吸入综合征造成气道阻塞,以及大面积肺不张等病变。

【上机和主要参数作用及其设置】

HFOV 需要调节的基本参数包括平均气道压/呼气末正压通气（MAP/PEEP）、振荡频率（f）和振幅（震荡压）。

1. **上机步骤（由 CMV 转换为 HFOV）**　对有应用 HFOV 指征的病例，可以先行 CMV 治疗；尤其是在使用模拟震荡气流的呼吸机时，通气模式包含可选择的 CMV 和 HFOV，先行 CMV 的好处是可以获得该病例应用 CMV 时的 MAP；在应用喇叭箱驱动的真正震荡气流呼吸机时则可直接应用 HFOV，此时只能经验性使用类似病变应用 CMV 时的 MAP 作为参考。

应用 HFOV 时主要有两种方式：一种为 IMV+HFOV。HFOV 叠加很低频率 IMV 可以对 HFOV 时处于持续膨胀状态的肺泡施行再扩张，以利于维持肺泡的张力和弹性。另一种方式为 CPAP/PEEP 之下的 HFOV，也就是单纯 HFOV。在由 CMV 转换为 HFOV 前，应先将 CMV 的 IMV 频率降至 3~5 次，然后转换为 HFOV。

2. **主要参数的作用及其设置**

（1）MAP/PEEP 平均气道压：即 MAP 是决定氧合功能的主要参数。气流在高频率和极短时间内以 MAP 为中线发生振荡运动，气流峰压始终间歇高于/低于此 MAP。MAP 主要通过调整 PEEP 形成，而在合并应用 IMV/HFOV 的模式下，MAP 除由 PEEP 因素导致外，IMV 的 PIP 和频率均组成 HFOV 的 MAP。在观察到 CMV 时 MAP 的基础上将此 MAP 提高 $2\sim5cmH_2O$（一般设置为 $10\sim15cmH_2O$）。然后调整 MAP 使 SaO_2 达到理想程度。IMV 的 PIP 应较 CMV 时下降 $2\sim5cmH_2O$，以适应已提高的 MAP 而不致产生过高的 PIP。

（2）振幅（或 ΔP）：目前应用的 HFOV 呼吸机中振幅一般以压力 cmH_2O 标示。在有些机器上也用压力阶差来标示。振幅实际意义是在一定振荡压力变化下所产生的肺内气体容量（潮气量）；即振幅的大小是决定振荡容量（潮气量）的主要因素。在频率和 MAP 不变的情况下，振幅越大则潮气量越大，反之亦然。当然，振幅在其他参数不变的情况下，也受到肺顺应性和阻力变化的影响。振幅一般直接通过振幅的调节装置设置。振幅是决定通气量的主要因素,因此,振幅与 CO_2 的排出紧密相关,是排出 CO_2 的主要参数。振幅是否适当参考以下临床目标:①调整振幅由低到高直至患者的环状软骨下、胸廓出现振荡运动;②15~20 分钟后 SaO_2 或 PO_2 上升,血气分析改善;③胸部 X 线片见肺底部于第 9 肋间为肺持续膨胀的标志。

(3) 振荡频率(f):用赫兹(Hz)表示(Hz=1 次/s,即 60 次/min);频率由可调的按钮或旋钮直接调定。在各型呼吸机中可调的频率范围基本相似。如前所述,胎龄/日龄越小可用的频率范围越大,新生儿的适用频率范围在 5~15Hz。

频率可以直接影响振幅,如在 MAP 或流量不变而单纯改变频率时,频率越高(越快)则振幅越小,频率越低(越慢)则振幅越大;并显著影响振荡容量(vibrationvolume,VT)和通气量,最终影响通气过程中的氧合与 CO_2 排除。频率与振幅、潮气量之间的相对变化是一种非完全线性关系。初始频率设置可以体重为参考:<1kg 为 15Hz;1~2.5kg 的为 12~15Hz;>2.5kg 的为 8~12Hz。在病情和血气分析稳定后可调至 6~10Hz,在准备撤离 HFOV 时逐渐调至 3~5Hz。

(4) 通气量指数:在 CMV 通气中,每分钟通气量为潮气量和通气频率之乘积(即 $MV=VT \times RR$),这也是 CMV 时肺内气体交换量的一种表达;在 HFOV 时因放大了气体交换量,故 HFOV 时的通气量指数为 $VT^2 \times f$,即通气量为潮气量的平方与频率之乘积,通气量之大由此可想而知。而通气量所决定的最大意义为排除 CO_2,因此该通气量指数也被一些学者称为排 CO_2 系数(coefficient of CO_2,DCO_2)。

总之,在 HFOV 应用中 MAP 主要决定了氧合功能,对潮气量影响极小,振幅是决定潮气量的重要参数;而频率一方面是决定通气量的主要因素;另一方面又可通过振幅并直接产生对潮气量的影响,因此在临床使用过程中必须考虑通气的主要目标,然后决定参数的调节,主要目标应为潮气量,一般不应低于 2.5~3ml/kg。

【不同病情下的参数调整】

1. **低氧血症** 主要通过提升 MAP(可至 25cmH_2O)增加氧合;如合并应用 IMV 可以增加 IMV 的频率,延长 IMV 的吸气时间或应用 SI

(sustained inflation,持续肺膨胀);增加深吸气。

2. **高氧血症**　下调 FiO_2,降低 MAP 减少氧合。

3. **高碳酸血症**　主要目标为提高 DCO_2:增加振幅和降低 f 均可增大潮气量,而增加潮气量对排出 CO_2 相对效率较高。

4. **通气过度**　降低 MAP 和 f;或终止 HFOV。

【HFOV 的撤离】

HFOV 的撤机指征原则上同 CMV 的撤机指征,即原发疾病已基本治愈或明显好转;患者有规则而有力的自主呼吸,以及血气分析正常持续至少 12 小时以上,且 FiO_2 在 0.4 以下。

HFOV 的撤离主要有两种方式:

1. **由 HFOV 直接撤机**　①维持原有 IMV 频率为 3~5 次/min;②逐渐调低 MAP 至 4~6cmH$_2$O;③逐渐调低振幅和频率;④在完成以上调整后,患者实际上处在持续气道正压通气模式下,此时 PEEP 应调至 4 或 4 以下,再按持续气道正压通气撤机。

2. **HFOV 过渡至 IMV(SIMV)撤机**　①降低 FiO_2 至 0.4 以下;②每次降低 MAP(PEEP)1~2cmH$_2$O 至 8~9cmH$_2$O;③在降低 HFOV 频率的同时逐渐增加 IMV 频率;④降低振幅至机体共振外观接近消失或刚消失水平;完成以上步骤后可以转为 SIMV 模式或 SIMV 加 PSV 并逐渐撤机。

(朱建幸)

参考文献

1. SWEET DG,CARNIELLI V,GREISEN G,et al. European consensus guidelines on the management of neonatal respiratory distress syndrome in preterm infants-2013 Update. Neonatology,2013,103:353-368.

2. GOLDSMITH JP,KAROTKIN EH,SIEDE BL. Assisted ventilation of the neonate. 5th ed. Louis:Elsevier,2011.

3. COOLS F,ASKIE LM,OFFRINGA M,et al. Elective high-frequency oscillatory versus conventional ventilation in preterm infants:a systematic review andmeta-

analysis of individual patients' data. Lancet, 2010, 375 (9731): 2082-2091.

4. MILLER AG, BARTLE RM, REHDER KJ. High-frequency jet ventilation in neonatal and pediatric subjects: A narrative review. Respiratory Care, 2021, 66 (5): 845-856.

5. HARRIS C, LUNT A, PEACOCK JL, et al. Outcomes of the neonatal trial of high-frequency oscillation at 16 to 19 years. N Engl J Med, 2020, 383 (7): 689-691.

6. KESZLERM, MCKINNEY R. Ventilation strategies in bronchopulmonary dysplasia: where we are and where we should be going? In: Updates on Neonatal Chronic Lung Disease: 2020: 257-267. Elsevier Inc.

7. ACKERMANN BW, KLOTZ D, HENTSCHEL R, et al. High-frequency ventilation in preterm infants and neonates. Pediatr Res, 2022: 8.

第五节 体外生命支持技术

体外膜氧合器(extracorporeal membrane oxygenation, ECMO)是目前最高级的生命支持技术之一,其主要是利用机械装置,维持对常规最佳治疗无效的心肺衰竭患者的心肺功能。通过 ECMO 对循环及呼吸的支持,可以降低甚至停止对于心肺存在损伤的治疗手段,如血管加压药或高参数设置的呼吸支持等,同时对衰竭的器官进行积极治疗,待其恢复或进行移植。

【体外膜氧合器的工作原理】

ECMO 的基本原理是通过静脉置管,利用机械泵将未经氧合的血液由患者体内引流出来,经由连接氧气的氧合器进行氧合,同时通过加温装置,将经过氧合并加温的血液由动脉或静脉置管回输给患者,以维持机体器官的供血供氧,替代患者受损的心肺功能,使患者心脏及肺脏充分休息,为其功能恢复争取时间。

ECMO 主要组成包括动静脉置管、采血泵、氧合器、气流调节装置、加热装置、ECMO 管道回路等。其中,置管根据 ECMO 治疗模式不同,可分为动脉置管、静脉置管和静脉双腔置管;目前使用较多的采血泵多为滚轴泵或离心泵,其中滚轴泵为被动方式利用重力作用引血,操作安全性及简便性有限,而离心泵则不依赖重力,且体积小、设备简单,因此目前使用比例逐步增高;氧合器目前常用新型中空纤维氧合器,可以允许氧气和二氧化碳进行弥散气体交换,但也可阻止液体及细胞透膜;气流调节装置与膜氧合器相连,可根据患者情况调节气流速度、氧浓度等;加温装置通常为水泵,热交换水流与血流反方向流动,以增加热交换效率,对 ECMO 管路中的血液进行加温,回输给患者;整个 ECMO 管道回路将以上各组成部分连接起来,另外,在泵前、泵后膜前、膜后还需要连接测压装置。

【适应证和禁忌证】

根据 2017 年体外生命支持组织(Extracorporeal Life Support Organization,ELSO)发布的第 4 版 ECMO 治疗新生儿呼吸衰竭的指南,ECMO 治疗的适应证为严重呼吸衰竭的新生儿,高度可能死亡但具有潜在可逆的病因基础,伴有以下一项或一项以上的情况:

(1) 氧合指数(oxygenation index,OI)≥40,持续 4 小时以上。

(2) 经过积极治疗超过 48 小时仍需要纯氧支持,或持续反复失代偿。

(3) 严重呼吸衰竭急性失代偿(PaO_2<40mmHg),对干预治疗无反应。

(4) 严重肺动脉高压合并右心室功能不全和/或左心功能不全。

(5) 缩血管药物抵抗的低血压。

2020 年 10 月 ELSO 对该指南进行更新,对于 OI 具体数值、积极治疗时间不再设定界限,而强调在积极常规治疗的基础上,组织氧输送(oxygendelivery,DO_2)仍不能满足机体需求,OI 持续上升或没有改善,即需考虑 ECMO 治疗。

$$OI = \frac{MAP \times FiO_2 \times 100}{动脉导管后\ PaO_2}$$

注:MAP 为平均气道压,FiO_2 为吸入氧浓度,PaO_2 为动脉血氧分压

ELSO 对于 ECMO 治疗儿童心脏衰竭的指征包括:①心脏手术及置管,包括手术前稳定、术后撤离心脏旁路失败、术后心排血量低等;②各种原因导致的心脏循环衰竭;③院内心搏骤停对传统心肺复苏无反应,需要进行体外心肺复苏(external cardiopulmonary resuscitation,ECPR)。而目前对于新生儿心脏支持应用 ECMO 指征,尚无统一标准,可以考虑借鉴儿童适应证。

ECMO 进行新生儿呼吸支持的主要疾病包括新生儿胎粪吸入综合征、先天性膈疝、新生儿持续性肺动脉高压、呼吸窘迫综合征、新生儿脓毒症,以及其他原因导致的严重呼吸衰竭等。而进行新生儿心脏循环支持的主要疾病大部分为先天性心脏病(如左心发育不良综合征、左/右心室流出道梗阻、房室间隔缺损等),其他原因则包括心源性休克、心肌炎、心肌病及心搏骤停。

ECMO 治疗的禁忌证:①致命的染色体缺陷(包括 13-三体综合征和 18-三体综合征,但不包括 21-三体综合征)或其他畸形;②严重且不可逆脑损伤;③不可控制的出血;④严重脑室内出血;⑤血管直径太小不能置管。

ECMO 治疗的相对禁忌证:①不可逆转器官损伤(除非考虑行器官移植);②体重小于 2kg(可考虑床旁超声评估血管大小);③孕周小于 34 周。

ECMO 治疗作为体外生命支持技术,属于有创操作,在符合治疗指征且无禁忌证的基础上,仍需获得患儿家属知情同意。治疗前应进行充分评估,仔细耐心与家属沟通,详细告知其 ECMO 治疗的必要性、可行性,以及可能存在的各种风险及并发症,尊重家属的选择权,在家属对于患儿病情及 ECMO 治疗有充分了解并签署知情同意书后方可进行 ECMO 治疗。

【体外膜氧合器支持模式】

ECMO 按照支持模式可分为静脉-静脉 ECMO(V-V ECMO)和静脉-动脉 ECMO(V-A ECMO)。V-V ECMO 由静脉采血,经过氧合器氧合后,再由静脉将血液回输给患者,由于仍依赖于患者心脏搏动将氧合后的血液泵入体循环动脉系统,因而主要辅助维持肺功能。

新生儿 V-V ECMO 通常使用右侧颈内静脉双腔置管,远端采血孔位于下腔静脉,近端采血孔位于上腔静脉,中间孔将氧合后的回血直接输送回右心房。V-A ECMO 则一般采用右侧颈内静脉及颈总动脉置管,静脉置管尖端位于上腔静脉与右心房连接处,动脉置管尖端位于右颈总动脉与主动脉弓交界处,血液由静脉置管采出,经氧合后由颈总动脉回输给患者,再通过主动脉弓供给全身灌注,因而可以同时替代心肺功能,适用于呼吸衰竭合并心脏循环衰竭的患者。与V-A ECMO相比较,V-V ECMO的优点在于静脉置管损伤较小、存在有搏血流、心肌灌注好、并发症相对较少。而V-A ECMO虽然能同时进行心肺支持,但其缺点在于动静脉双置管损伤大、撤机时需要结扎右侧颈动脉、心肌氧输送降低、非搏动血流影响脑灌注、体循环血栓风险高等。

目前对于新生儿患者,若其心脏功能尚正常,仅需呼吸支持,建议先考虑选择应用V-V ECMO,当患儿在V-V ECMO治疗过程中出现心脏循环功能衰竭时,可考虑转行V-A ECMO治疗。若患儿一开始就存在心脏循环功能衰竭,则应首选V-A ECMO。然而,目前因多种原因,我国各ECMO中心仍基本采用V-A ECMO治疗模式。

【体外膜氧合器前准备工作、置管流程、基本参数】

1. **ECMO前准备工作** ECMO是一项重要且精细的体外生命支持技术,建立良好稳定的ECMO团队是治疗成功的关键。一个完善的ECMO团队通常包括小儿外科医生(由经验丰富心血管外科或普外科医生组成)负责ECMO启动时动静脉置管、ECMO撤机时撤除置管的手术;麻醉师、手术室护士在置管、撤管过程中辅助外科医生工作;ECMO体外循环灌注师或专职护士负责ECMO管道安装、管道预充及治疗过程中的维护;新生儿科或重症医学科医生负责患儿整个治疗过程的指导及监控;呼吸治疗师进行呼吸机参数的调节及呼吸系统维护;药师与营养师对于患儿的药物、肠内外营养进行调整。当有潜在ECMO患者出现时,新生儿科医生需要一边评估患儿是否符合ECMO的治疗指征,一边及时与ECMO团队内所有成员取得联系并进行良好沟通,为ECMO治疗做好充分准备。

ECMO患者的选择应相当慎重,在启动ECMO治疗前需要由有经验的ECMO团队进行仔细评估,对于每一例潜在的ECMO治疗对象,都应该针对ECMO适应证、禁忌证及ECMO治疗过程中可能出现的风险进行全面分析讨论。在治疗前全面评估患儿的基本状态,确保在 ECMO 治疗前已对患儿施行本中心最优化的常规治疗手段,包括最优的机械通气(常频及高频机械通气)、一氧化氮吸入等降肺动脉高压治疗、肺表面活性物质应用、合理抗感染治疗、液体复苏及血管活性药物治疗等,若患儿在以上常规治疗基础上病情仍进一步恶化,则需要考虑 ECMO 治疗。完善 ECMO 前的相关检查,如血常规、C 反应蛋白、降钙素原等感染指标;血生化指标检查;凝血功能检查;动态监测血气了解动脉氧分压变化并计算 OI 趋势;进行血型鉴定并留取备血;头颅超声或头颅 CT 检查;心脏彩超检查;腹部超声检查。假如患儿符合 ECMO 治疗适应证,不存在绝对禁忌证,则应及时与家属谈话,争取家属知情同意,尽早开始启动 ECMO 治疗程序。

ECMO 患儿通常病情危重,故 ECMO 置管及启动一般均在新生儿重症监护治疗病房或儿科重症监护室床旁进行,所以需要设置专门的房间,保证有足够的操作空间,严格遵守无菌原则及手术操作规范,房间内需要配备无影灯、负压吸引器等手术辅助设备,手术器械、电刀、头灯等手术相关设备则可由麻醉师及手术护士提前准备并带入室。患儿需放置于远红外加热辐射台以方便操作,留置有创动脉及中心静脉,持续监测动脉血压及中心静脉压,合理调整呼吸机、一氧化氮治疗仪、输液泵等设备位置,预留足够的手术操作空间。

开始 ECMO 治疗前,先检查 ECMO 设备及耗材,确定设备无机械故障,核对耗材型号及有效日期等,一般动静脉置管均需要准备相邻的两种型号,以备在置管手术时外科医师根据患儿实际血管粗细选择合适的型号。上机前通常需要至少申请悬浮红细胞 2U,新鲜冷冻血浆 100ml,一方面预充管道,另一方面以备上机时出现血压波动后扩容。进行 ECMO 管道装机、预充,一般先用乳酸林格液预充管路排出空气,然后使用胶体(20% 人血白蛋白或新鲜冷冻血浆)或悬浮红细胞(每单位加入 50~100U 肝素)排出管路中晶体液,另外再加入 5% 碳酸氢钠 5~10ml,10% 葡萄糖酸钙 3ml,然后进行系统自循环,检查管路预充血液血气并进行相应调整。置管前通常根据患儿凝血情况给予肝素 50~100U/kg 抗凝,维持活化凝血时间目标范围为 200~250 秒即可开始置管操作。

2. **置管流程**　患儿置于远红外加热辐射台,肩部垫高,保持头部后仰并转向左侧,暴露右侧颈部。按照手术室要求进行消毒、铺巾,手术护士准备手术器械等。麻醉师床旁给予镇静、镇痛及肌肉松弛剂。通常先后给予咪达唑仑 0.3mg/kg、芬太尼 10~20μg/kg、罗库溴铵 0.6mg/kg 静脉注射,用药过程中应注意心率、血压等变化,麻醉成功后即可开始进行 ECMO 置管。置管的方式与 ECMO 治疗模式有关。

新生儿 V-A ECMO 一般采用右侧颈部动静脉双置管,分别经颈内静脉和颈总动脉分别插入静、动脉置管,静脉置管型号一般为 10~12F,动脉置管型号一般为 8~10F,静脉置管深度 6~7cm,尖端位于上腔静脉与右心房连接处,动脉置管深度 2~3cm,尖端位于右侧颈总动脉与主动脉共交界处。新生儿 V-V ECMO 置管选择右侧颈内静脉,一般选用 12~16F 双腔静脉导管,置入最佳位置为远端采血孔位于下腔静脉,近端采血孔位于上腔静脉,中间回血孔正对三尖瓣口,这样可以保证在采血通畅的同时减少回输血液的重复循环。一般建议外科医师置管时根据患儿血管情况尽量选择内径较粗的插管。另外,有时为了减轻 ECMO 治疗时引起的头部淤血,可在右侧颈内静脉朝向头端放置 8~10F 插管以引流头部静脉血液,该置管并非常规必需应用,可根据情况选择是否放置。置管完成后,需立即进行床旁 X 线片明确导管尖端是否位于最佳位置(图 16-1)。目前,也有建议认为应用

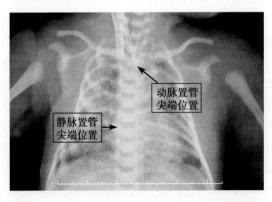

动脉置管
尖端位置

静脉置管
尖端位置

图 16-1　新生儿 V-A ECMO 动、静脉置管尖端位置

床旁血管多普勒超声判断导管位置更为准确,有条件的中心可以选择开展。

ECMO置管位置确认之后,灌注师或专职护士将主机自循环暂停,把ECMO管路清洁无菌部分递给置管外科医师,外科医师将管路中间钳夹2把止血钳,从中间剪断管路,迅速将两端分别与动、静脉置管连接,操作过程中注意避免空气进入管路。ECMO管路与患儿连接确认无误,即可开机进行ECMO治疗。

3. **基本参数**　ECMO上机后需要调节血流量、气流量。通常V-A ECMO血流量维持在80~100ml/(kg·min),V-V ECMO血流量维持在100~150ml/(kg·min),初始上机时可以按血流量高限设定。如果使用ECMO采血泵为滚轴泵,可以较为精确地控制血流量;但是,如果应用采血泵为离心泵,则需要通过设定转速来调节血流量,通常转速设定为2 000~4 000r/min,上机后调节转速使血流量达到上述范围。氧合器供气流量初始设置一般维持气血比(1~2):1,然后根据中心静脉血氧饱和度(ScvO$_2$)、乳酸水平、二氧化碳分压进一步调节气流量和血流量。需要注意的是,当离心泵转速长时间小于1 500r/min时,容易出现管路中血栓堵塞,因此,应尽量避免长时间低泵速流转。

由于ECMO患儿病情危重,在ECMO治疗前,患儿多处于高参数机械通气支持中。一旦ECMO治疗开始,即可降低机械通气参数使肺部得到充分休息。目前建议使用常频机械通气,参数设置如下:FiO$_2$ 0.21~0.30,PEEP 5~10cmH$_2$O,PIP 15~25cmH$_2$O,RR 15~25 次/min,吸气时间0.4~0.6秒,潮气量4~6ml/kg。有研究表明,于常频通气比较,应用高频机械通气会延长ECMO治疗和机械通气时间,故目前不推荐在ECMO治疗期间使用高频机械通气。

【并发症】

ECMO治疗过程中存在发生多种并发症的可能性,如常见的机械并发症和机体并发症。

新生儿ECMO常见的机械并发症包括:①置管位置异常;②氧合器失能;③离心泵故障;④管道渗漏或破裂;⑤管路堵塞。

新生儿 ECMO 常见的机体并发症包括①出血：是最为常见的并发症，其中颅内出血约占 10%。②血栓形成。③溶血。④肝素诱导的血小板减少性血栓形成。⑤液体超载及肾功能不全：当 ECMO 治疗患儿出现肾功能不全时，常常需要联合连续性肾脏替代治疗（continuousrenal replacement therapy，CRRT），但是两者连接可能增加溶血、出血等并发症。ECMO 与 CRRT 联用一般用 3 种方式连接：CRRT 从 ECMO 氧合器后引血，滤过后血液回输至 ECMO 采血泵前，此为临床最常用的模式；CRRT 从 ECMO 氧合器后引血，滤过后血液回输至 ECMO 采血泵后、氧合器前；CRRT 滤器进血和回血均连接于 ECM 采血泵前。⑥神经系统损害。⑦感染。

【监测与注意事项】

ECMO 治疗中需要注意监测患儿血气分析，以了解患儿氧合及二氧化碳清除情况，同时需要注意计算 DO_2 变化：$DO_2(ml/min)=CO_2\times CO(l/min)\times 10(dl/l)$，其中 $CO_2(ml/dl)=Hb(g/dl)\times SO_2\times 1.34(ml/g)+PO_2(mmHg)\times 0.003(ml/dl/mmHg)$［注：$CO_2$ 为血氧含量，Hb 为血红蛋白浓度，SO_2 为动脉血氧饱和度，PO_2 为动脉血氧分压，CO 为心排血量］。

通常，在 V-V ECMO 支持下需要维持 $SaO_2>85\%$，V-A ECMO 支持下维持 $SaO_2>90\%$。$ScvO_2$ 是反映组织氧供的重要指标，目标是使其维持为 65%~80%。在 ECMO 上机时初始氧浓度维持为 100%，视情况及时下调氧浓度。ECMO 治疗中二氧化碳的清除主要取决于气流量，通常上机时维持气血比（1~2）：1，监测血气使二氧化碳分压维持在 35~45mmHg 的正常范围。ECMO 支持治疗期间需要持续监测管路压力，一般需要维持泵前压力 >-30mmHg、泵后膜前压 <300mmHg、膜后压 <250mmHg、跨膜压 <60mmHg，若压力出现异常，需要考虑可能出现管路栓塞等情况，应立即处理。ECMO 患儿上机前多数有大剂量血管活性药物维持血压及循环，及时注意观察患者的尿量、外周循环、乳酸等指标，必要时需要提高血流量、输注血液制品或重新滴定缩血管药物。

ECMO 治疗中监测凝血功能是非常重要环节。目前，国际上新生儿 ECMO 通常应用肝素抗凝,在置管前首次应用肝素 75~100U/kg,之后维持量成人一般从 10~20U/(kg·h)开始,而新生儿血浆抗凝血酶Ⅲ(ATⅢ)水平低,因此需要更高的肝素剂量,通常从 28~30U/(kg·h)起步,逐渐增加至 40~50U/(kg·h)甚至更高。ECMO 治疗过程中,需要每 2~3 小时监测 ACT,使其维持为 180~220 秒,每 12 小时监测凝血酶原时间(prothrombin time,PT)、活化部分凝血活酶时间(activated partial thromboplastin time,APTT)、纤维蛋白原、D- 二聚体,维持纤维蛋白原 >1.5g/L,APTT 50~80 秒。同时每 12 小时监测一次血常规,维持血红蛋白 >120g/L,血小板 >50 × 10^9/L。若出现凝血功能异常、血小板降低,需输注血小板、血浆、冷沉淀、纤维蛋白原等凝血类物质时,必须经外周静脉输入,禁止在氧合器前输入,防止管道栓塞形成。

液体及营养管理是新生儿 ECMO 治疗中较难管理的部分。ECMO 上机后应尽早启动静脉营养支持,尽量使蛋白质摄入达到 3g/(kg·d),同时病情稳定后及时评估,尽早开始肠内营养。

新生儿 ECMO 治疗期间常需要适当镇静镇痛。芬太尼维持剂量 1~3μg/(kg·h)。苯二氮䓬类药物,如咪达唑仑,不作为常规镇静用药,若需要使用,尽量用最小剂量 0.05~0.3mg/(kg·h)维持,尽量短期使用。对于先天性膈疝患儿,ECMO 支持期间可能需要在镇静镇痛的基础上应用肌松药。

ECMO 支持期间根据患儿原发病情况,及时复查床旁 X 线片、心脏彩超、头颅及腹部超声。有条件的中心可考虑进行振幅整合脑电图和近红外光谱法进行 ECMO 治疗中的脑功能检测。

【撤机及撤机后处理】

ECMO 支持下患儿原发疾病明显好转,临床症状改善,仅依靠最低 ECMO 血流量即可维持良好的氧供及循环状态,则可考虑进行撤机试验。

V-V ECMO 撤机试验:将机械通气上调至完全支持状态(FiO$_2$ 0.3~0.5,PEEP 5~8cmH$_2$O,PIP 25~30cmH$_2$O,RR 30~40 次/min,吸气时间 0.4~0.5 秒),断开 ECMO 氧合器连接的氧气接口,并连接至出气口,

停止 ECMO 循环中任何形式的气体交换,观察在呼吸机支持下患儿自身肺部的通换气功能,评估 1~2 小时,监测血氧饱和度、血气分析,若情况稳定,可考虑撤机。

V-A ECMO 能否进行撤机试验取决于 ECMO 管路中是否设置桥连接。若未设置桥连接,则仅需按每小时 20ml 速度逐渐下降 ECMO 血流量,同时逐步上调呼吸机参数,当血流量降至 50ml/min 时,达到完全呼吸支持参数(设置参数参考 V-V ECMO 撤机试验),观察 2~3 小时,若患儿生命体征及血气分析指标满意,则可直接进入撤机程序。若 V-A ECMO 管路设有桥连接,则可进行撤机试验:以每小时 20ml 的速度逐渐降低 ECMO 血流量,同时相应上调呼吸机参数,当血流量降至 50ml/min 时,机械通气调整为完全支持状态,此时可以夹闭采血端和回血端,保持桥连接开放,使 ECMO 机器处于静脉-桥连接-动脉自循环模式,而与患儿连接断开,观察患儿自身呼吸及循环功能是否能维持基本氧合、血压。注意在此过程中,需每 5 分钟左右开放动静脉管路并夹闭桥连接冲刷一次,持续 5~10 秒,防止插管凝血。若监测血气指标满意,则可考虑撤机。

通常在 ECMO 撤机时需要同时拔除动静脉置管。目前国外有研究认为 ECMO 撤机后可以考虑延迟拔出动静脉置管,不仅不增加风险,反而可以避免撤机失败需要重新上机而反复置管风险。ECMO 撤机后,患儿仍需继续机械通气、呼吸支持,随着肺部原发病改善,呼吸机参数逐步下调,直至能够撤离有创呼吸支持,拔除气管插管后建议先给予无创呼吸支持,逐渐脱离氧气。部分 V-A ECMO 循环支持的患儿在撤离 ECMO 后,若循环功能仍未完全恢复,可能需要继续血管活性药物支持,在血压、外周循环、血气分析等维持正常的情况下,逐渐撤离血管活性药物。ECMO 撤离后的后续治疗及护理,需要根据患儿的原发病、身体状态、并发症情况等进行个体化处理。

还有一些特殊情况,如在 ECMO 治疗中原发病进展加重患儿被认为无逆转可能,或证实存在肺泡毛细血管发育不良等致命性先天疾患,或出现大量颅内出血等严重并发症,或家属坚决要求放弃治疗等,则无需进行撤机试验,而给予紧急撤机。在撤机后,根据情况给予继续常规治疗,或选择给予安宁疗护。

(史　源)

参考文献

1. BROGAN T,LEQUIER L,LORUSSO R,et al. Extracorporeal Life Support:The ELSO Red Book. 5th Edition. Extracorporeal Life Support Organization,Ann Arbor,Michigan,2017.

2. WILD T,RINTOUL N,KATTAN J,et al. Extracorporeal Life Support Organization(ELSO):Guidelines for Neonatal Respiratory Failure. ASAIO J,2020,66(5):463-470.

3. 中国医师协会新生儿科医师分会,《中华儿科杂志》编辑委员会.新生儿呼吸衰竭体外膜肺氧合支持专家共识.中华儿科杂志,2018,56(5):327-331.

4. 裘刚.新生儿重症监护室开展体外膜肺氧合的常见问题及对策.中华实用儿科临床杂志,2019,34(23):1761-1766.

5. 颜崇兵,裘刚,张育才,等.体外膜肺氧合救治危重症新生儿的临床应用.中华新生儿科杂志,2019,34(6):448-452.

第六节　血　液　净　化

【概述】

血液净化是指将血液从体内引出,消除其中的目标致病物质后再回输体内的治疗方法。血液净化的治疗对象是血液,治疗目的是清除血液中存在的致病物质。目标致病物质可能是血细胞成分、蛋白成分、免疫球蛋白、抗体、病毒或有害物质等。连续性血液净化(continuous blood purification,CBP)是指所有连续性、缓慢地经过体外循环和滤器进行清除水分和溶质的治疗方式的总称,血液净化治疗连续时间≥24小时,是血液净化的治疗方式之一。

477

【血液净化技术的分类】

1. 血液净化的核心技术 血液净化的核心技术有弥散(diffusion)、对流(convection)、吸附(adsorption)、超滤(ultrafiltration,UF)、置换,UF 是特殊形式的对流。

2. 血液净化技术的分类 血液净化技术分类,主要有血液透析(hemodialisis,HD)、血液滤过(hemofiltration,HF)、血浆置换(plasma exchang,PE)、血浆吸附(plasma adsorption,PA)/血液灌流(hemoperfusion,HP)、血液透析滤过(hemodiafiltration,HDF)等,以及多种技术联合使用。

【血液净化的原理】

1. 血液透析(HD) HD 主要利用弥散的原理,根据膜平衡的机制,依据溶质的浓度差实现清除,将患儿血液通过一种有许多小孔的薄膜和/或管道,称为半透膜,半透膜的一侧是血液,另一侧是透析液,这些小孔可以允许小分子通过,直径大于膜孔的分子被阻止留下,而半透膜又与含有一定化学成分的透析液接触,因两者之间的浓度梯度产生被动的物质转移。

HD 主要清除水溶性小分子物质,分子量一般小于 500D。HD 治疗的清除率取决于血液流量、透析液流量和滤膜的性质。HD 治疗过程中血液量没有变化,具有不需要置换液的优点,但同时具有清除大分子物质比较困难的缺点。

2. 血液滤过(HF) HF 主要通过调节血液净化器的细孔径,模仿肾小球滤过和肾小管重吸收功能,利用滤膜两侧的压力梯度差形成液体移动,使得 HD 无法清除的大分子物质有可能清除。

HF 主要清除中、小分子毒素或有害物质,分子量一般为 20~30kDa。无论是单次治疗还是单位时间,HF 滤过小分子物质的清除率均低于 HD,因含有被清除物质的滤过液被废弃,通过 HF 肯定会伴有血液容量的减少,需要通过置换液来补充减少的血液容量。

3. 血浆置换(PE) PE 是将患者的血浆采用膜过滤或离心方式分离丢弃,以达到清除血浆中存在的蛋白或蛋白结合性致病物质的目的,同时补充外源性血浆或蛋白。其中,PE 通常分为三类:单膜血浆置换、双重滤过血浆置换疗法（double filtration plasmapheresis，DFPP）和杂合模式的血浆置换，如配对血浆滤过吸附（coupledplasma filtration adsorption，CPFA）等。

单膜血浆置换是将血浆分离器的所有血浆废弃，然后置换等量的血浆及其代用品的治疗方法，其优点在于：可能清除掉的物质相对分子质量范围较广，则可以治疗的疾病范围也很广，缺点是需要补充与废弃血浆等量的血液制品，是三种疗法中使用血浆量最多的，故需要考虑由血液制品带来的感染和过敏等风险。

DFPP 是将通过血浆分离器的血浆再次用血浆成分分离器进行滤过，通过二级膜的血浆与置换液一起返回体内的治疗方法，其优点在于：利用相对分子质量的不同将致病物质与有用物质分离，回输有用物质而清除致病物质，缺点是对目标致病物质的清除性能较单膜血浆置换稍低。

CPFA 是将从血液分离出来的血浆通过血浆吸附器，清除致病物质的治疗方法。依据血浆吸附器内吸附材料的不同，可以选择性清除致病物质。因为 CPFA 不需要置换液，所以避免因血液制品带来的感染风险。吸附材料一般由与致病物质具有亲和性的配体和支撑这个配体的载体组成，配体能够产生吸附力或排斥力，具有选择吸附对象的特性。CPFA 配体分三种：疏水性氨基酸（苯丙氨酸、色氨酸），作用力是疏水结合，吸附对象物质为类风湿因子、免疫复合物及抗 DNA 抗体（苯丙氨酸）及抗乙酰胆碱受体抗体、免疫复合物（色氨酸）；硫酸葡聚糖，作用力是静电结合，吸附对象物质为低密度脂蛋白、抗心磷脂抗体、抗 DNA 抗体及免疫复合物；苯乙烯-二乙烯基共聚物，作用力是静电结合，吸附对象物质为胆红素与胆汁酸。

4. **血液灌流（HP）**　HP 是一种新型透析方法，在灌流器内部装入吸附剂，经过吸附、弥散、过滤等多重处理后，患者血液中的致病物质被清除，被净化后的血液能够再次输回至患者体中。由于 HP 疗法中使用吸附剂，吸附剂具有多孔、疏松、比表面积大等多种优点，对于中、大型分子的吸附及清除具有较好的作用。

【血液净化的治疗模式】

目前,血液净化治疗模式主要包括以下 7 种:

1. 缓慢连续超滤(slow continuous ultrafiltration,SCUF)。

2. 连续性静脉-静脉血液滤过(continuous venovenous hemofiltration,CVVH)。

3. 连续性静脉-静脉血液透析滤过(continuous venovenous hemo-diafiltration,CVVHDF)。

4. 连续性静脉-静脉血液透析(continuous venovenous hemodialysis,CVVHD)。

5. 连续性高通量透析(continuous high flux dialysis,CHFD)。

6. 连续性高容量血液滤过(high volume hemofiltration,HVHF)。

7. 连续性血浆滤过吸附(continuous plasma filtration adsorption,CPFA)。

新生儿连续性血液净化常用治疗模式包括如下 4 种:

1. 缓慢持续超滤(SCUF)。

2. 连续性静脉-静脉血液滤过(CVVH)。

3. 连续性静脉-静脉血液透析(CVVHD)。

4. 连续性静脉-静脉血液透析滤过(CVVHDF)。

【连续性血液净化的适应证】

患儿是否需要 CBP 治疗应由有资质的 NICU 或肾脏专科医师决定。NICU 或肾脏专科医师负责患儿的筛选、治疗方案的确定等。

1. **新生儿肾脏疾病**　新生儿急性肾损伤伴有血流动力学不稳定和/或需要持续清除过多水或毒性有害物质时,可考虑使用 CBP,如代谢异常、少尿或无尿、酸中毒、容量超负荷或液体超负荷(fluid overload,FO)。液体超负荷 =(当日体重−入院时体重)/入院时体重 × 100%。具体如下:

(1)新生儿急性肾损伤伴有血流动力学明显紊乱。

(2)新生儿急性肾损伤伴颅内压增高或脑水肿。

(3)新生儿急性肾损伤伴心功能不全。

（4）新生儿急性肾损伤伴高分解代谢,如急性肾损伤合并严重电解质紊乱、酸碱代谢失衡。

（5）新生儿急性肾损伤伴严重液体超负荷。

（6）新生儿急性肾损伤伴肺水肿。

（7）新生儿急性呼吸窘迫综合征。

（8）新生儿外科术后。

（9）新生儿严重感染等。

2. 新生儿非肾脏疾病

（1）新生儿多器官功能障碍综合征（multiple organs dysfunction syndrome,MODS）。

（2）新生儿脓毒血症或败血症性休克。

（3）新生儿急性呼吸窘迫综合征。

（4）新生儿挤压综合征。

（5）新生儿乳酸酸中毒。

（6）新生儿心肺体外循环手术。

（7）新生儿肝性脑病。

（8）新生儿药物或毒物中毒。

（9）新生儿严重液体潴留。

（10）新生儿需要大量补液。

（11）新生儿严重的电解质和酸碱代谢紊乱。

（12）新生儿过高热等。

3. 新生儿 CPB 治疗的具体指标

（1）代谢异常（如下列有 1 项或以上的即为代谢异常）:尿素氮 >26.5mmol/L 或相对升高≥50%,经过内科治疗失败的血钾 >6.5mmol/L,血钠 >155mmol/L,血钠 <120mmol/L,血镁 >4mmol/L 伴无尿和腱反射消失。

（2）少尿/无尿:非梗阻性少尿[尿量 <1.0ml/（kg·h）];无尿[尿量 <0.5ml/（kg·h）]。

（3）酸中毒:pH<7.15。

（4）容量超负荷或液体超载:利尿剂无反应的水肿（尤其肺水肿）;

或液体超负荷超过 10% 时。

【CBP 的禁忌证】

新生儿 CBP 没有绝对禁忌证。连续性血液净化治疗新生儿急性肾损伤专家共识中指出,下列情况下应谨慎使用:出生胎龄 <34 周,或体重 <2.0kg,置管非常困难情况下;不可纠正的低血压;出血倾向;颅内出血等。

1. **胎龄与体重** 出生胎龄 <34 周,或体重 <2.0kg,置管非常困难情况下。

2. **不可纠正的低血压** 新生儿容量性低血压应补足容量,其他性质低血压应行扩容、血管活性药物及其余相应措施。

3. **出血倾向** 凝血功能部分纠正后可行 CBP 治疗,或根据患儿凝血功能情况减少抗凝剂应用。

4. **颅内出血** Ⅲ级或Ⅲ级以上脑室周围-脑室内出血。

5. **体内重要脏器出血应止血后。**

【血管通路的建立】

CBP 技术的开展和实施必须要有良好的血管通路。中心静脉导管是各种血液净化治疗的常用血管通路之一,主要有单腔、双腔和三腔导管,目前双腔导管最常用。导管置入的部位为颈内静脉、股静脉和锁骨下静脉。新生儿体外循环回路通常需要置入双腔导管以保证足够的血流通过。新生儿常用的穿刺部位为颈内静脉、股静脉或锁骨下静脉,生后 7 天以内的新生儿可置脐静脉,穿刺困难的新生儿可选择 B 超引导下穿刺。新生儿导管型号选用 5.0F 单管双腔中心静脉导管,动脉孔在远心端,静脉孔在近心端,相距 1.0~1.5cm。

【新生儿 CBP 治疗参数】

1. 血泵初始流速 3~5ml/(kg·min);新生儿 CBP 治疗开始时血流速为 3~5ml/(kg·min),一般 CBP 启动时从较低速度开始,若患儿血压、呼吸、心率等生命体征逐渐趋向稳定,可逐渐上调血流速并维持于 5ml/(kg·min)。

2. 置换液 20~30ml/(kg·h)。

3. 透析液 15~25ml/(min·m²)。举例说明,体重 3kg 新生儿,身长 50cm,体表面积约 0.2m²,透析液 60~100ml/h,体表面积(m²)=0.006 1× 身长(cm)+0.012 8× 体重(kg)-0.152 9。临床单位换算也可以用透析液 20~30ml/(kg·h)。

4. 脱水速度取决于每天出入量、血泵流速和血流动力学状态,转流不间断。新生儿 CBP 治疗时脱水量的调节需要根据患儿尿量情况来设置,CBP 启动时宜较低[如 0~2ml/(kg·h)],患儿血流动力学状态等稳定情况下可逐渐提高,但每天总脱水量不宜超过体重的 10%。若经过 CBP 治疗,患儿尿量增多,可逐渐下调脱水量,直至停止脱水。

【CBP 的治疗时机】

连续性血液净化治疗新生儿急性肾损伤专家共识中指出,CBP 治疗新生儿急性肾损伤的时机为当肾脏功能和机体需求之间失衡,内科保守治疗失败,或出现威胁生命的并发症。

新生儿急性肾损伤的内科治疗原则包括病因治疗、液体管理、利尿剂使用、内环境稳定、营养支持和药物治疗等。

1. **对因治疗**　针对基础病因如肾前性、肾性及肾后性病因的特异性治疗。

2. **液体管理**　根据 AKI 的基础病因和患儿的血流动力学状态进行液体治疗。

3. **利尿治疗**　有容量超负荷或液体超载征象的 AKI 患儿可用利尿剂。

4. **电解质与酸碱平衡管理**　包括治疗 AKI 相关的电解质和酸碱平衡异常。

5. **营养支持治疗**　营养支持对 AKI 非常重要,能量目标尽可能达到 420KJ/(kg·d)。

6. **药物管理**　尽可能避免肾毒性药物。根据患儿的肾小球滤过率估计值(estimated glomerular filtration rate, eGFR)调整经肾脏排泄药物的剂量。

若经过上述内科治疗无效时,可以考虑腹膜透析(peritoneal dialysis, PD)治疗,或 CBP 治疗。基于国内外现有证据,启动 CBP 的决定,应该个体化,不应单独取决肾脏功能或急性肾损伤阶段。CBP治疗新生儿急性肾损伤的时机为当肾脏功能和机体需求之间失衡,经过内科保守治疗失败或出现威胁生命的并发症。

【CBP 治疗的终止指征】

何时终止 CBP 治疗的指征暂无统一标准。推荐患儿自身肾功能明显好转可以满足自身需求,或威胁生命并发症解除危险,可终止CBP 治疗。

【置换液和透析液的配制】

1. **置换液和透析液的配制室** CBP 置换液和透析液的配制要求在规定的配制室内完成。置换液和透析液的配制室,应位于透析室或NICU 清洁区内相对独立区域,透析室或 NICU 的周围无污染源,保持配制室内环境清洁卫生,用紫外线消毒,每天每班 1 次。置换液和透析液的配制桶须标明容量刻度,应保持配制桶和容器清洁,必须定期严格消毒。

2. **置换液和透析液的成分与浓度** 新生儿 CBP 的置换液和透析液配置的总原则:置换液和透析液的离子浓度要求与新生儿血浆离子浓度一致。

新生儿 CBP 透析液和置换液的成分构成基本相同,其电解质的浓度原则上应接近新生儿体内的细胞外液水平(表 16-2)。目前,透析液和置换液并无统一配方方案,也无确切的循证证据证明任何一种配方优于其他配方。置换液中的碱性缓冲液最常用的仍为乳酸盐和碳酸氢盐。对存在高乳酸血症或严重肝功能损害、乳酸清除能力降低的新生儿,建议使用碳酸氢盐进行 CBP。接受枸橼酸局部抗凝的CBP 时,应使用不含钙离子的透析液和置换液,并降低其中碳酸氢钠的含量。应及时评估新生儿体内的内环境(一般间隔 6~12 小时),根据危重症新生儿的血电解质、血糖水平及时调整置换液和透析液中电解质和糖浓度。

上海交通大学附属儿童医院新生儿科推荐,新生儿 CBP 中常采用 Ports 方案改良配方 1 或配方 2,见表 16-3。根据电解质监测调整离子浓度。

表 16-2 常用透析液和置换液的构成成分与浓度

成分	浓度/mmol·L^{-1}
钠	135~144
钾	0~4
钙	1.25~1.75*
镁	0.75~1.5
氯	100~115
碳酸氢根(或相当于碳酸氢根)	22~35*
葡萄糖	1~10(低糖配方) >10(高糖配方)#
pH	7.25~7.35

注:* 枸橼酸抗凝时,需调整碳酸氢根和钙离子浓度;# 根据患儿血糖水平选择配制液体的糖浓度。

表 16-3 血液净化置换液 Ports 方案改良配方

配方	成分	离子浓度/mmol·L^{-1}	适应证
配方 1	0.9% 氯化钠 2 000ml 5% 葡萄糖溶液 500ml 5% 碳酸氢钠溶液 125ml 10% 氯化钙溶液 *7.5ml 50% 硫酸镁溶液 *1.6ml	Na$^+$ 144.0 HCO$_3^-$ 29.0 Ca^{2+} 2.6 Mg^{2+} 2.6 Cl$^-$ 120.0	危重新生儿合并急性肾损伤,高血糖患儿适当减少葡萄糖用量
配方 2	5% 葡萄糖溶液 1 000ml 0.9% 氯化钠 3 000ml 5% 碳酸氢钠溶液 250ml 10% 氯化钙溶液 20ml 25% 硫酸镁溶液 *3.2 10% 氯化钾 #1.5ml/L	Na$^+$ 140.0,K$^+$ 2 HCO$_3^-$ 36.0 Ca^{2+} 0.7 Mg^{2+} 3.2 Cl$^-$ 116.0	肝衰竭或高血钾患儿合并急性肾损伤,高血糖患儿适当减少葡萄糖用量

注:* 为选项药物,可以根据情况增减;# 为 ml/L。

3. 新生儿 CBP 透析液中各种离子浓度的具体要求

(1) 钠:常用透析液钠离子浓度为 135~145mmol/L,少数特殊病情,如低钠血症患儿用低钠透析液(Na^+<130mmol/L),高钠血症患儿用高钠透析液(Na^+>145mmol/L)。

(2) 钾:透析液 K^+ 浓度为 0~4mmol/L,常用钾浓度为 2mmol/L,临床应依据患儿的实时血钾离子浓度进行适当调整。

(3) 钙:常用透析液 Ca^{2+} 浓度一般为 1.5mmol/L;当患儿伴有高钙血症时,透析液钙离子浓度调至 1.25mmol/L;当患儿伴有低钙血症时,透析液钙离子浓度调至 1.75mmol/L。

(4) 镁:透析液 Mg^{2+} 浓度一般为 0.5~0.75mmol/L。

(5) 氯:透析液浓度与细胞外液 Cl^- 浓度相似,一般为 100~115mmol/L。

(6) 葡萄糖:分含糖透析液(5.5~11mmol/L)和无糖透析液两种。

(7) 透析液碳酸氢盐:透析液碳酸氢盐浓度为 30~40mmol/L。

(8) 醋酸根:浓缩液中常加入醋酸 2~4mmol/L,调整透析液 pH 和防止 CO_2 逃逸挥发。

【并发症】

CBP 治疗危重症新生儿过程中可发生两类并发症,如机械并发症和临床并发症,主要包括低血压、出血倾向与凝血因子减少、血流感染、电解质异常及低体温等,应需要及时防治。

1. **低血压** 是 CBP 治疗中最常见的并发症之一,据文献报道,发生率约为 20%。低血压约 50% 出现在体外循环治疗时,其次,自主神经紊乱以及过敏反应也可能引起低血压。

2. **出血倾向与凝血因子减少** CBP 时出现出血倾向与凝血因子减少的可能原因为:

(1) 使用抗凝剂引起。

(2) 凝血因子被清除引起。

(3) 由患儿疾病本身引起。鉴于诸多原因,CBP 治疗过程中不仅需要监测凝血时间(APTT、PT),同时要监测凝血因子(纤维蛋白原和/或 FXⅢ)。CBP 治疗可引起患儿血小板减少,严重者(血小板≤$5×10^9$/L)需立刻停止 CBP 治疗。肝素抗凝可发生肝素相关性血小板减少症,注意及时监测血小板,观察血栓发生。若血小板低于 $50 \times 10^9/L$,应及时输注血小板。

3. **血流感染** CBP 治疗过程中出现血流感染的主要因素包括置换液和/或透析液污染,导管相关性感染。密切监测、及时发现、良好的穿刺技术是降低和防止血流感染的关键。

4. **过敏反应** CBP 治疗中出现过敏反应,因所选择的 CBP 治疗方法不同,过敏反应的原因亦不同。过敏反应可能带来致命危险,因此必须迅速采取对策。

5. **电解质异常** CBP 治疗有可能发生电解质异常,大多数是可以预防。较常见的电解质异常为钙、钠、代谢性酸中毒(pH 降低)、钾及磷等。报道最多的是低钙血症,为 6%~8%。低钙血症在内的电解质异常大多会带来致命性的心律失常,因此,实时监测电解质和心电图等非常必要,应及时补充并纠正相应的电解质异常。

6. **低体温** CBP 治疗时必须采用置换液加温装置,并将患儿放置于辐射台或暖箱内均可有效调节环境温度以保持体温。

【监测事项】

CBP 治疗过程中必须做好各项监测,如患儿的生命体征、心血管系统、血液系统、神经系统、肾脏疾病及系统性的矿物质和骨代谢紊乱监测等。

(史　源)

参考文献

1. 中华医学会儿科学分会新生儿学组 . 连续性血液净化治疗新生儿急性肾损伤专家共识 . 中华儿科杂志,2021,59(04):264-269.

2. SEE E,RONCO C,BELLOMO R. The future of continuous renal replacement therapy. Semin Dial,2021,34(6):576-585.

3. CAI C,QIU G,HONG W,et al. Clinical effect and safety of continuous renal replacement therapy in the treatment of neonatal sepsis-related acute kidney injury. BMC Nephrol,2020,21(1):286.

4. BELLOMO R, BALDWIN I, RONCO C, et al. ICU-based renal replacement therapy. Crit Care Med, 2021, 49(3):406-418.

5. 蔡成, 袁刚, 龚小慧, 等. 连续性肾脏替代治疗救治新生儿急性肾损伤的时机选择与效果. 中华围产医学杂志, 2018, 21(9):592-598.

第十七章　新生儿免疫缺陷病与疫苗接种

第一节　新生儿免疫缺陷病

新生儿出生或在头几个月之内可能表现出免疫缺陷的症状及体征,包括任何部位的感染、生长迟缓、慢性腹泻、心肺疾病(低氧饱和度提示这些问题之一)、黏膜病变如鹅口疮、口疮、溃疡、皮疹,色素异常或脱发、瘀斑、黑便、出血、淋巴结病变及肝脾大、综合征样的外观(异常的面容或体形)、腹胀、新生儿手术、延迟的脐带脱落、由活疫苗引发的感染(如轮状病毒疫苗、卡介苗、口服脊髓灰质炎疫苗等),出现上述任何特征应该怀疑原发性或继发性免疫缺陷病的可能。

一、原发性免疫缺陷病

【概述】

原发性免疫缺陷病(primary immunodeficiency disease,PID)是指一组由于先天性或遗传性因素所致的免疫器官、组织、细胞或分子缺陷,导致机体免疫功能不全的疾病。新生儿期 PID 的表现与年长儿不同,因为母体抗体的保护作用和发育过程的特点,抗体缺陷为主的免疫缺陷在新生儿期一般不易出现症状。黏膜屏障和细胞免疫尚未完善增加了感染风险,骨髓储备空虚导致脓毒症后发生中性粒细胞减少,这可能干扰 PID 的早期临床识别。

新生儿筛查的建立可以帮助在发生症状前早期识别患儿,并获得最佳的治疗机会和手段。部分 PID 疾病在新生儿期即可出现疾病

症状,重症联合免疫缺陷病(severe combined immunodeficiency,SCID)
患儿可以出现耐药性或机会性感染,红皮病的存在应引起对奥梅恩
综合征和母源性 T 淋巴细胞植入的怀疑。新生儿出现湿疹伴有严重
或反复感染时,应增加对 X 连锁免疫调节异常、多内分泌腺病和肠病
(immune dysregulation,polyendocrinopathy,enteropathy,X-linked,IPEX)、
威斯科特-奥尔德里奇综合征(Wiskott-Aldrich syndrome),高 IgE 综合
征(high IgE syndrome,HIES)等疾病的怀疑;男性患儿持续的血小板
减少需要考虑威斯科特-奥尔德里奇综合征;患有严重葡萄球菌感染
考虑 HIES;脐带脱落延迟超过 2 周是白细胞黏附分子缺陷(leukocyte
adhesion defects,LAD)的特征,早发持续腹泻怀疑 IL-10 和 IL-10 受体
缺陷等。重点筛查高危新生儿被证明是诊断 PID 疾病的一个有价值
的方法。

【新生儿常见的 PID】

1. **联合免疫缺陷**　临床上既有抗体缺陷又有细胞免疫缺陷表
现,但是不一定同时存在 T、B 细胞缺损。

(1) 重症联合免疫缺陷病:是以各种适应性免疫功能均明显丧失
为特征的先天性疾病。包括:①常染色体隐性遗传的重症联合免疫缺
陷病:如 *JAK3*、*IL7RA* 等基因突变所致。②X 连锁隐性遗传重症联合
免疫缺陷病:是 IL-2 受体和 IL-4、7、9、15、21 共有的 γ 链突变,主要
使 T 细胞成熟缺陷。③腺苷脱氨酶(adenosine deaminase,ADA)缺陷:
本病属常染色体隐性遗传,是 20 号染色体的 ADA 编码基因突变引起。
④网状组织发育不全:伴有白细胞减低的重症联合免疫缺陷病,常染
色体隐性遗传,造血干细胞和 T、B 细胞成熟障碍。

(2) X-连锁高 IgM 综合征(high IgM syndrome,HIGM):是由 *CD40LG*
基因突变导致,男性发病。诊断依据为血清 IgM 水平增高或正常,IgG
和 IgA 水平明显降低;可合并反复或持续中性粒细胞减少、血小板减
少和溶血性贫血;循环 T 细胞正常。

(3) 嘌呤核苷磷酸化酶(purine nucleoside phosphorylase,PNP):缺
乏可导致去氧三磷酸鸟苷(dGTP)堆积而抑制细胞增殖。

(4) 主要组织相容复合体(major histocompability complex,MHC)Ⅱ

类分子缺陷:表现为婴儿腹泻、生长停滞的一种常染色体隐性遗传综合征。循环淋巴细胞数正常,CD4 阳性 T 细胞减少。

2. 具有相关特征性表现的联合免疫缺陷

(1) 威斯科特-奥尔德里奇综合征:属 X-连锁隐性遗传,临床特征为湿疹、血小板减少和容易感染。致病基因位于 X 染色体短臂(Xp11.22),WAS 蛋白缺陷引起的细胞骨架缺陷影响了造血干细胞分化。

(2) DiGeeoge 综合征:大多是由于 22q11 丢失,新生儿出现难治钙抽搐和/或心力衰竭是最常见的临床表现,应怀疑本病。

3. 抗体缺陷为主的免疫缺陷　占 PID 的一半以上,发病率高,多于 6 月龄后发病,对胞外菌和肠道病毒易感,新生儿期临床诊断较困难。

4. 免疫失调性疾病　是免疫细胞的代谢或功能障碍引起的机体免疫调节功能异常所致的一类疾病。

(1) 免疫缺陷伴色素减少:常染色体隐性遗传病,临床表现为局部皮肤白化病及脑病。

(2) X 连锁淋巴组织增殖性疾病(X-linked lymphoproliferative disease,XLP):属 X-连锁隐性遗传,临床症状和免疫异常主要是由 EB 病毒感染引发。临床表现为肝功能损害、肝脾大、贫血和淋巴瘤等。分为 XLP1 和 XLP2 两型。

(3) 伴自身免疫的免疫缺陷病:①自身免疫性淋巴细胞增殖综合征(autoimmune lymphoproliferative syndrome,ALPS),由不同基因突变所致,临床表现为脾大、淋巴结肿大、自身免疫性血细胞减少等。②自身免疫性多内分泌腺病伴念珠菌病和外胚层发育不全,常染色体隐性遗传临床表现为自身免疫病。③X-连锁免疫调节异常、多内分泌腺病和肠病(IPEX):临床表现为自身免疫导致的腹泻,早发的糖尿病、甲状腺炎、溶血性贫血、血小板减少、湿疹等。④IL-10RA 缺陷:由 *IL-10RA* 基因突变导致 IL-10 信号通路异常。临床以早发性炎症性肠病为主要表现,如难治性腹泻、克罗恩病、严重结肠炎等。

5. 吞噬细胞异常　一种是中性粒细胞数量缺陷,另一种为吞噬细胞功能缺陷。①先天性中性粒细胞缺乏:*ELAN* 基因突变最常见。感染部位多变,以皮肤黏膜、耳、鼻、喉和肺部最常见。②慢性肉芽肿病(chronicgranulomatous disease,CGD):由基因突变引起的吞噬细胞还原型辅酶Ⅱ氧化酶缺陷引起,婴儿期发病多见,由长期不愈或反复发作的慢性感染和局部肉芽肿形成,常伴有淋巴结肿大和肝脾大。③白细胞黏附分子缺陷(leucocyte adhesion defects,LAD):LAD Ⅰ型是 ITGB2 基因突变所致,为常染色体隐性遗传。新生儿常因脐带感染引起脐带脱落延迟,感染部位无脓形成为本病特点。LAD Ⅱ型是由 FUCT1 基因突变所致,也为常染色体隐性遗传。LAD Ⅲ型是由 KINDLIN3 基因突变引起,同样是常染色体隐性遗传。

6. 固有免疫缺陷

(1) IL-1 受体相关激酶 4 缺陷(interleukin 1 receptor-associated kinase4,IRAK4):是由 TLR 信号通路的 IRAK4 基因突变引起,为常染色体隐性遗传病。

(2) 疣、低丙种球蛋白血症、感染、先天性骨髓粒细胞缺乏综合征(warts、hypogammaglobulinemia、infections、mycobacterial disease,WHIM):CXCL12 受体 CXCR4 基因突变引起,为常染色体显性遗传。临床表现为低丙种球蛋白血症、B 细胞数减少、中性粒细胞计数显著减少和多发疣。

(3) IL-12/IFN-γ 及其受体通路分子缺陷:临床主要表现对分枝杆菌和沙门菌易感。我国卡介苗接种进入国家疫苗接种计划,所以严重卡介苗感染在我国需要特别重视。

7. 自身炎症性疾病

(1) 家族性地中海热(familial Mediterranean fever,FMF):MEFV 基因突变所致,为常染色体隐性遗传。临床表现为反复发热、浆膜炎、血管炎和炎症性肠病。

(2) TNF 受体相关周期性发热综合征(TNF receptor-associated periodic syndrome,TRAPS):是 TNFRF1A 突变所致,为常染色体显性遗传。临床表现为反复发热、浆膜炎、皮疹和眼及关节炎症。

(3) 高 IgD 综合征:由 MVK 基因突变所致,为常染色体隐性遗传,临床特征为周期性发作性发热。各种免疫接种引起的反复发作性发热是早期诊断的线索。

(4) 新生儿起病的多系统炎症性疾病(neonatal onset multisystem inflammatory disease,NOMID)或慢性婴儿神经皮肤关节综合征(chronic infantile neurologic cutaneous and articular syndrome,CINCA):由 *NLRP3* 基因突变所致,为常染色体显性遗传病。临床以皮损、发热、骨关节病变、神经系统病变及外观畸形等表现为主。

(5) 化脓性关节炎、坏疽性脓皮病、痤疮综合征(pyogenic sterile arthritis,pyoderma gangrenosum,acne syndrome,PAPA):*PSTPIP1* 基因缺陷所致,为常染色体显性遗传病。临床以侵蚀性关节炎起病。

(6) Blau 综合征:是 *NOD2* 基因缺陷所致,为常染色体显性遗传病。临床表现为葡萄膜炎、肉芽肿性滑膜炎、先天性指侧弯、皮疹和脑神经病。

(7) 慢性复发性多灶性骨髓炎和先天性红细胞生成异常性贫血:是 *LPIN2* 基因突变所致,为常染色体隐性遗传。临床表现为慢性复发性多灶性骨髓炎、皮肤炎症性病损和贫血。

8. **补体缺陷** 约占 PID 的 2%,补体 C2 和 C9 最常见,感染是最主要的临床表现。

9. **拟表型免疫缺陷** 与体细胞突变有关。

【新生儿期早期诊断 PID 线索】

由于新生儿期早期诊断 PID 的方法还不够成熟,所以临床上需要重视现有的知识和技术,通过一些有线索的临床和实验室评价手段,可以帮助我们在新生儿期早期发现 PID,特别需要重视以下几个方面:

1. 对于难以解释和治疗的新生儿感染,应注意可能存在免疫异常。特别是没有其他器质性病变和代谢异常的反复感染、特殊病原体感染(机会菌、低毒的病原体、真菌等),常见病原体的致死性感染,多种病原体感染,常规治疗效果不佳的感染等。

2. 疫苗接种后的异常反应 我国 HBV 疫苗是基因工程疫苗,不会引起感染。卡介苗是减毒活疫苗,具有一定的毒力,机体抵御分枝杆菌感染需要相关细胞成分和细胞因子。主要的细胞组分包括 T 细胞、吞噬细胞和 NK 细胞等,相关细胞因子有 IFN-γ、IL-12、TNF-α 等。已有报道易发卡介苗严重感染的 PID 近 20 种,所以有卡介苗接种异常反应的新生儿都有必要进行系统的免疫学评价,以明确可能存在的 PID。

3. 特殊的临床合并症状　不少 PID 综合征常伴有一些特殊的合并症,把这些临床表现联系起来分析疾病,有助于甄别可能存在的 PID。

4. 对于家族中有因感染性疾病早期夭折或家族有先证病例的患儿,应推荐由免疫专科医生进行系统的免疫学评价。

【新生儿 PID 的治疗原则】

1. 保护性隔离,尽量减少与感染原接触;使用抗生素清除或预防细菌、真菌等感染;免疫替代疗法或重建。

2. 一般治疗　严格的保护性隔离避免感染,合并感染时按药敏选用杀菌类抗菌药物,且需要足量、足疗程。

3. 免疫球蛋白替代治疗　对早期发现联合免疫缺陷病的新生儿,如重症联合免疫缺陷病、威斯科特-奥尔德里奇综合征等,可定期注射丙种球蛋白以降低感染率。一般不用静脉注射血浆,因为血浆可能含有供者 T 细胞,可引起移植物抗宿主病。

4. 免疫重建　是治疗有严重细胞免疫缺陷患儿唯一有效的措施。包括①干细胞移植:骨髓移植对重症联合免疫缺陷病、威斯科特-奥尔德里奇综合征、慢性肉芽肿病和白细胞黏附分子缺陷等有治愈可骨髓移植和脐带血干细胞移植都有成功报道。②胎儿胸腺移植:主要用于细胞免疫缺陷病。③胎肝移植:主要是胎肝内含有多能干细胞,且可多次输注,很少发生严重的移植物抗宿主病。④输注胸腺上皮细胞培养物或胸腺素。

5. 纠正代谢缺陷　反复输注洗涤纯红细胞或 25~50Gy 照射过的库血,可以补充重症联合免疫缺陷病患儿的 ADA,对部分患儿有一定效果,但最终还需要干细胞移植治愈。

6. 其他(替代)治疗　基因工程技术获得的细胞因子开始应用于临床,IFN-γ 用于慢性肉芽肿病可减少感染频率和严重程度。

二、继发性免疫缺陷病

【概述】

继发性免疫缺陷病是指由多种因素(如年龄、感染、药物、代谢性疾病或环境因素等)引起机体免疫功能受损的免疫缺陷病。

【继发性免疫缺陷病的常见因素】

1. **年龄** 新生儿免疫功能不成熟,胎龄越小免疫功能越不完善,是影响免疫功能最主要的因素。

2. **营养不良** 营养不良是最常见的继发性免疫缺陷病的因素,以感染性腹泻和呼吸道感染最常见。T细胞数量和功能与低蛋白血症的严重程度密切相关。部分微量元素和维生素D缺乏可以影响机体的抗感染能力。

3. **代谢性疾病** 多种代谢性疾病可以引起免疫功能受损。

4. **除PID以外的其他遗传性因素** 染色体异常最常见,如21-三体综合征、特纳综合征等,免疫功能亦易受影响,感染发生率明显增加。

5. **药物** 在临床上,虽然细胞毒性的免疫抑制剂在新生儿中的应用不常见,但糖皮质激素的应用比较多。特别需要强化新生儿疾病治疗中糖皮质激素使用的适应证、剂量和疗程。

6. **手术和创伤** 手术和创伤可导致上皮细胞屏障功能破坏和炎症反应的激活,细胞免疫被活化可释放炎症因子,严重时可导致全身炎症反应综合征。

7. **环境因素** 电离辐射和紫外线照射可以影响骨髓造血功能和诱导T细胞凋亡,导致免疫功能受损。

8. **个人因素** 病毒感染可引起免疫抑制,巨细胞病毒和流感病毒可引起淋巴细胞和T淋巴细胞失能。

【与PID主要鉴别要点】

1. **病因** PID是遗传或先天性因素引起,有明确的致病基因或遗传背景;继发性免疫缺陷病为后天因素所致,有明确的原发病或环境、药物等因素。

2. **免疫受损环节** PID 多为单一免疫分子缺陷,对特定或同类病原体易感;继发性免疫缺陷病的免疫受损环节常累及较多,易感病原体多种多样。

3. **临床表现** PID 常以感染为首发症状,且症状相对严重。继发性免疫缺陷病以原发病为主要表现,感染症状相对较轻。

4. **家族史** PID 常有阳性家族史,但没有阳性家族史也不能排除 PID;继发性免疫缺陷病没有阳性家族史。

【治疗】

继发性免疫缺陷病的治疗措施主要是针对原发病,病因去除后,免疫功能大多能够恢复。新生儿的免疫系统发育成熟是个过程,一般不需要特殊干预,早产儿免疫功能更低。新生儿预防性应用 IVIG 没有意义,但早产儿感染严重时可考虑 IVIG 治疗。

三、获得性免疫缺陷病

获得性免疫缺陷病(acquired immunodeficiency syndrome,AIDS)也称艾滋病,是指由人类免疫缺陷病毒感染引起的免疫缺陷病。可通过多种途径引起垂直传播,如病毒经过胎盘破损处进入胎儿循环;分娩时接触含病毒的血液或分泌物;产后母乳喂养等。先天性艾滋病的临床表现多样,常为非特异性,包括淋巴结病、肝脾大、鹅口疮、生长发育停滞、反复或难治性细菌感染、卡氏肺孢子虫病,不建议母乳喂养。有关抗人类免疫缺陷病毒的药物治疗相关研究在新生儿艾滋病中还不多。

(冯　星)

参考文献

1. 孙碧君,孙金峤.原发性免疫缺陷病的筛查.中国小儿急救医学,2021,28(8):654-658.

2. TANGYE SG,HERZ WA,BOUSFIHA A,et al. Human Inborn Errors of Immunity:2019 Update on the Classification from the International Union of

Immunological Societies Expert Committee. J Clin Immunol, 2020, 40 (1): 24-64.

3. 吴怡隽. 重症联合免疫缺陷病的分类、早期筛查及治疗. 国际儿科学杂志, 2021, 48 (2): 122-126.

第二节　新生儿免疫接种

　　新生儿疫苗接种虽然只有乙型肝炎疫苗和卡介苗两种,但是对其疾病防治作用非常重要。另外,因新生儿时期有较多的未知因素,所以疫苗接种必须细致和谨慎。

一、新生儿乙肝疫苗接种

【概述】

　　乙型肝炎疫苗是针对 HBV 引起的、以肝脏为主要病变并可累及多器官损害的一种传染病疫苗。乙型肝炎被 WHO 列为要加强控制并最终消灭的传染病,注射乙肝疫苗是预防和控制乙肝最有效的措施之一。把它列入我国法定传染病疫苗接种以来,取得了极好的效果,乙型肝炎发病率已有明显下降。我国乙肝疫苗主要是基因重组疫苗,是由重组酵母或重组仓鼠卵母细胞表达的乙型肝炎表面抗原。

【接种对象、剂量和部位】

　　1. 足月新生儿的乙肝疫苗接种　　乙型肝炎表面抗原阴性的足月新生儿,无论 HBV 相关抗体如何,按照"0、1、6 个月 3 针疫苗接种方案"接种乙型肝炎疫苗,不必使用乙型肝炎免疫球蛋白治疗。生后 24 小时内接种首剂,全程 HBV 疫苗还需要在 1 个月、6 个月各加强注射一次。乙型肝炎表面抗原阳性母亲所生的新生儿,须及时注射乙型肝炎免疫球蛋白 0.5ml,并全程接种乙型肝炎疫苗(0、1、6 个月 3 针方案)。乙型肝炎免疫球蛋白需在新生儿出生后 12 小时内(理论上越早越好)肌内注射,其产生的保护性抗-HBs 于 15~30 分钟即可发挥作用,并可维持 42~63 天,无需再次注射乙型肝炎免疫球蛋白。疫苗接种部位是在上臂的三角肌或大腿前部外侧肌肉内注射,可两侧交替进行接种;剂量是 $10\mu g$(0.5ml)。

2. 早产儿的乙肝疫苗接种　　早产儿免疫系统发育不成熟,通常需接种 4 针乙型肝炎疫苗预防。HBsAg 阴性孕妇的早产儿,若生命体征稳定,出生体重 ≥2 500g,则可按 0、1、6 个月 3 针疫苗接种方案接种乙型肝炎疫苗,最好在 1~2 岁再加强 1 针接种;若生命体征不稳定,则应首先处理其他疾病,待稳定后再按上述方案接种。若早产儿体重 <2 500g,须待体重达到 2 500g 后再接种第 1 针(如出院前体重未达到 2 500g,在出院前接种第 1 针)乙型肝炎疫苗;1 个月后再重新按 0、1、6 个月的 3 针方案接种。HBsAg 阳性孕妇的早产儿出生后无论身体状况如何,在 12 小时内必须肌内注射乙型肝炎免疫球蛋白,间隔 3~4 周后需再注射 1 次。若新生儿生命体征稳定,应尽快接种第 1 针疫苗;若生命体征不稳定,则应待稳定后,尽早接种第 1 针疫苗;1~2 个月后或体重达到 2 500g 后,再重新按照 0、1、6 个月 3 针疫苗接种方案对新生儿进行疫苗接种。

【接种的禁忌证】

1. 体重小于 2 500g 的新生儿。
2. 对乙肝疫苗过敏的人群。
3. 各种急、慢性疾病的高峰期,如有发热、咳嗽。
4. 严重感染和 NICU 住院治疗中的新生儿。

二、新生儿卡介苗接种

【概述】

卡介苗接种是降低儿童结核病风险的重要干预手段,虽然我国取得了很好的预防效果,但是至今没有完全消灭,而且发病率时有起伏,甚至还有群体发病的现象,必须引起高度重视。

【卡介苗接种对象、剂量及方法】

新生儿生后 24 小时内接种,在左上臂三角肌上端接种 0.1ml,皮内注射。

【卡介苗接种禁忌证】

1. 发热,体温 >37.5℃。
2. 早产儿、低出生体重儿(体重小于 2 500g)。

3. 病理性黄疸。

4. 没有窒息、呼吸衰竭,颅内出血有显著临床症状、严重皮肤湿疹及皮肤病等。

5. 先天畸形、先天性心脏病、先天性脑积水等。

6. 免疫缺陷、免疫功能低下或正在接受免疫抑制治疗者。

7. 若新生儿的母亲乙肝 HBsAg 阳性,注射了乙型肝炎免疫球蛋白,或用过 IVIG 的新生儿应暂缓接种卡介苗。

8. 使用免疫球蛋白后至少需间隔 4 周才能接种减毒活疫苗,接种减毒活疫苗 2 周后才能使用免疫球蛋白。

(冯 星)

参考文献

1. 中国妇幼保健协会新生儿保健专业委员会,中国医师协会新生儿科医师分会.新生儿期疫苗接种及相关问题建议.中华新生儿科杂志,2017,32(2):161-164.

2. 杭州市疾病预防控制中心,苏州市疾病预防控制中心,上海市疾病预防控制中心.特殊健康状态儿童预防接种专家共识之一———早产儿与预防接种.中国实用儿科杂志,2018,33(10):737-738.

3. 杭州市疾病预防控制中心,苏州市疾病预防控制中心,上海市疾病预防控制中心.特殊健康状态儿童预防接种专家共识之一———原发性免疫缺陷病的预防接种.中国实用儿科杂志,2018,33(10):740-742.

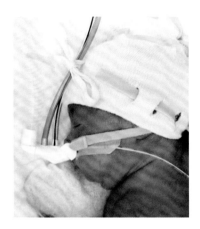

文末彩图 2-2　经鼻持续气道正压
通气管塞在鼻腔,固定在帽子上

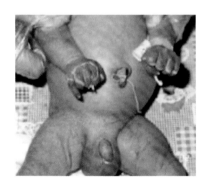

文末彩图 11-1　梅毒性天疱疹

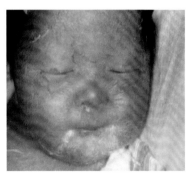

文末彩图 11-2　口周呈放射性裂纹

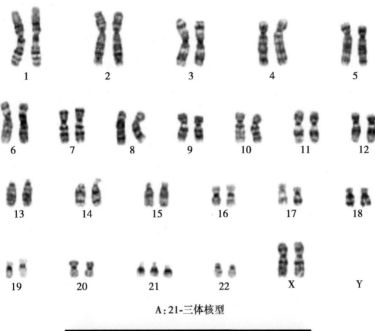

A：21-三体核型

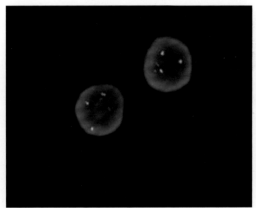

B：21-三体FISH检测结果图

文末彩图 12-1　21-三体核型与荧光原位杂交检测结果图

A. 核型分析可见三条 21 号染色体；B. 绿色荧光探针位于 21q22 区域。

75检